Fortschritte
der Elektrokardiologie
1963 und 1964

dargestellt von

G. L. Lempert

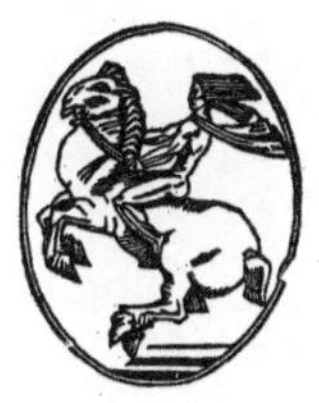

1966

Springer-Verlag

Wien · New York

ISBN-13:978-3-7091-7944-4   e-ISBN-13:978-3-7091-7943-7
DOI: 10.1007/978-3-7091-7943-7

Softcover reprint of the hardcover 1st edition   1966
Library of Congress Catalog Card Number 66-12162

Titel Nr. 9162

An meine Schüler
in der Ferne

Vorwort

The future of electrocardiography remains exciting and bright; it has not reached a plateau.

Burch - De Pasquale, A History of Electrocardiography (149/64, S. 19)

Die Entwicklung der medizinischen Forschung führt, wie kürzlich H. Schaefer (821/63) überzeugend darlegte, zu einem lawinenhaften Anschwellen der betreffenden Fachliteratur. In jüngster Zeit hat Bock (107/64) für die ständig zunehmende Distanz zwischen wissenschaftlicher Medizin und ärztlicher Praxis den prägnanten Ausdruck „Hyatus scientificus" gebraucht. Trotzdem müssen die Ergebnisse dieser Forschung der Praxis zugute kommen. Dem engeren Fachgebiet der Elektrokardiologie werden jährlich weit über 1000 Publikationen gewidmet; fast eine jede von ihnen ist in dem einen oder anderen Aspekt von gewissem Interesse, manche von ernster Bedeutung.

Unsere Darstellung der Fortschritte der Elektrokardiologie macht es sich zur Aufgabe, das laufend zur Publikation gelangende Material, thematisch geordnet und aus einheitlicher Sicht, konspektiv darzustellen. Auf Arbeiten, die ein substantielles Interesse beanspruchen können, wird ausdrücklich hingewiesen; die übrigen zur betreffenden Frage gebrachten Publikationen werden nur in Form von Literaturhinweisen erwähnt. Wir bemühten uns, diese Hinweise möglichst vollständig zu bieten — dies wird dem Leser, der einer Sonderfrage ein spezielles Interesse entgegenbringt, von bestimmtem Nutzen sein, auch dann, wenn die entsprechende Publikation eigentlich nichts substantiell Neues bringt.

Diese Ausrichtung ermöglicht es, den Umfang der einzelnen Folgen nicht übermäßig anschwellen zu lassen, so daß das Ganze auch für den vielbeschäftigten Praktiker zugänglich bleibt.

Die Struktur und der Text der „Fortschritte" sind auch darauf ausgerichtet, sie zur laufenden fachlichen Fortbildung geeignet zu machen: das Studium der einzelnen Folgen soll es dem Arzt ermöglichen, sich im Anschluß an einen Lehrgang der Grundausbildung oder das ernsthafte Studium eines geeigneten Lehrwerkes nicht nur auf dem laufenden zu halten, sondern auch seinen Einblick in die Einzelprobleme ständig zu vertiefen.

Unser Beginnen hat noch einen Sinn: es soll den Wert der meist vortrefflichen fundamentalen Lehrwerke länger erhalten und sie, angesichts der Fülle der laufenden Publikationen, vor einer, meist nur scheinbaren, vorzeitigen Überalterung bewahren.

Einleitend bringen wir in einheitlicher Darstellung die Folge 1 (1963/64).

Das alphabetisch geordnete Literaturverzeichnis wird gesondert für die Jahre 1963 und 1964 gebracht; allfällige Hinweise auf Arbeiten früherer Jahre, die notwendig sind, um die Entwicklung des betreffenden Problems näher zu beleuchten, werden als Anmerkungen geboten.

Im Interesse einer möglichst vollständigen Erfassung der laufenden Publikationen werden deren Autoren gebeten, Sonderdrucke ihrer Arbeiten an den Verfasser (Elisabethstraße 8, A-1010 Wien) senden zu wollen.

Arbeiten, die nicht in deutscher, englischer, französischer oder russischer Sprache publiziert sind, sollte eine Zusammenfassung in einer dieser Sprachen beigefügt werden.

Allentsteig, im Januar 1966

G. L. Lempert

Inhaltsverzeichnis

Inhaltsverzeichnis   XI

An die Leser!

Der Verfasser der vorliegenden ,,Fortschritte der Elektrokardiologie" erwägt, bei entsprechendem Interesse auch weitere Sondergebiete der Kardiologie von kompetenter Seite darstellen zu lassen. Es wird an folgende Teilgebiete gedacht:

1. Morphologie und Physiologie des Kreislaufs
2. Pathologie des Kreislaufsystems
3. Elektrokardiologie
4. Mechanokardiographie, Beurteilung der Hämodynamik und Röntgenkardiologie
5. Konservative und operative Behandlung des Kreislaufsystems

Da alle Teilgebiete möglichst einheitlich behandelt werden sollten, werden die Leser um eine ausführliche Stellungnahme zu den vorliegenden ,,Fortschritten der Elektrokardiologie" gebeten. Dabei wären Äußerungen sowohl zur Anlage und zum Aufbau als auch zum Umfang und zur Art der Darstellung erwünscht, ebenso eine Angabe der Teilgebiete, für die ein spezielles Interesse besteht.

Die Einsendungen sind an Dr. med. habil. G. L. LEMPERT, Elisabethstraße 8, 1010 Wien, zu richten.

Der Verfasser

1. Genese, Eigenschaften und Darstellung der elektrischen Aktivität des Herzens

In Anlehnung an die Ergebnisse der Modellversuche der Elektrophysiologen, die auch in der Berichtsperiode weitere Fortschritte auf dem Wege der Erforschung der intimsten Details der Elektrogenese im lebenden Herzen zu verzeichnen haben, konnten auch die eigentlichen Elektrokardiologen [1] die Lehre von der elektrischen Aktivität des gesunden und des kranken Herzens ausbauen, durch weitere Einzelheiten sowohl die schon früher gewonnenen Erkenntnisse stützen, als auch zum Reifen neuer Erkenntnisse beitragen.

Nur wenige Arbeiten sind der Kritik überlebter Vorstellungen gewidmet — in der Regel sterben diese, von niemandem einer Diskussion gewürdigt, einen stummen Tod.

Das kardioelektrische Feld

Die Vorstellungen vom Ursprung und den Eigenschaften des kardioelektrischen Feldes haben sich in der Berichtsperiode nicht wesentlich verändert und sind auch durch neue Forschungsergebnisse nicht sonderlich bereichert worden.

REYNOLDS (837/64) hat sich weitere Mühe genommen, die Details des Ionen-Transfers im Myokard, der ja die eigentliche Quelle der elektrischen Aktivität des Herzens abgibt, zu erforschen.

Außerordentlich interessant sind die an Einzelfasern des Kaninchenmyokards gewonnenen Versuchsergebnisse von GIBBS et al. (345/64): die Autoren konnten zeigen, daß eine bestimmten periodischen Reizen

---

[1] Der Terminus „Elektrokardiologie" ist, soweit bekannt, erstmalig von WILSON (1930) gebraucht worden. Im Gegensatz zur Elektrokardiographie, die eine *Methode* graphischer Registrierung der elektrischen Begleiterscheinungen der Herzsystole ist, umfaßt der Begriff „Elektrokardiologie" das *Teilgebiet* der *Kardiologie*, das zur Beurteilung kardialer Pathologie sich sowohl der Elektrokardiographie, als auch anderer Methoden der Erfassung der elektrischen Aktivität des Herzens (Elektrokardioskopie, Vektorkardiographie u. a.) bedient und dabei auch weitgehend die Ergebnisse physiologischer Forschungen, morphologische und klinische Erkenntnisse usw., in Betracht zieht.

Die Bezeichnung „Elektrokardiologie" erfreut sich in den letzten Jahren einer wachsenden Anerkennung (SCHÜTZ, VINOGRADOV, 1953; HOLLDACK, 1958; HOLZMANN, 1961; LEMPERT, 1961 u. 1963 u. a.).

entsprechende Form des Aktionspotentials (der monophasischen Kurve [2])
auch bei späteren Einzelerregungen erhalten blieb, daß also die Myokardfaser eine Art von „Reaktionsgedächtnis" besitzt.

Die Elektrophysiologie der Myokardfaser wird auch in einer Übersicht von JANSEN (448a/63) dargestellt.

In mehreren Arbeiten hat sich zur Frage der Eigenschaften des
kardioelektrischen Feldes SCHUBERT geäußert. Außer einer allgemeinen
Übersicht (904/64) publizierte der Autor (in Gemeinschaft mit THOSS
durchgeführte) Untersuchungen am unipolaren BW-Ekg, das an 60
Punkten des Rumpfes abgeleitet wurde. Die Ergebnisse der Untersuchungen ergaben annähernd wieder einmal eine Nullinie und ein
Dipolfeld (906/64).

Weitere Details über das kardioelektrische Feld siehe 32a, 66a,
539d—e, 904a, 910b/64 [2a].

Eine komparative Untersuchung der elektrischen Aktivität des
Herzmuskels veröffentlichte CORABOEF (205/64); ein neues Konzept
für den Repolarisationsvorgang entwickelte WHATELY (992/63).

Die ganze Problematik des kardioelektrischen Feldes wird in einer
Monographie von OBIASSI (734a/64) überzeugend dargestellt.

Die vektorielle Natur der EAH

Die Vorstellung von der vektoriellen Natur der EAH [3], die, auf die
klassische Publikation der Schule EINTHOVENs zurückgehend [4], in der
Berichtsperiode das 50jährige Jubiläum feiern konnte, hat durch mehrere
Arbeiten eine weitere Festigung erfahren und ist kaum noch umstritten.

Die organische Einheit der Vorstellung von einem summarischen
elektrischen Herzvektor, jetzt allgemein im ursprünglichen Sinne des
Kochschen Momentanvektors gebraucht [5], und der von einem Dipol
ist auch zu einer Selbstverständlichkeit geworden.

Detaillierte Studien über die Eigenschaften der räumlich orientierten
Momentanvektoren sind vornehmlich in den Arbeiten derjenigen Autoren

---

[2] *Monophasische Kurve* (Aktionsspannung) — graphisches Bild des
Erregungsablaufes eines isolierten Bezirkes der Herzmuskelfaser, bei künstlicher Ausschaltung des Einflußes anderer Bezirke auf die Registrierein-
richtung; zu beobachten auch bei frischer tiefer ischämischer Schädigung
breiter Myokardbezirke (s. auch Anm. 17).

[2a] Die bisher vollkommenste, „globale" Darstellungsart des kardioelektrischen Feldes wurde von RIJLANT geboten (Journal de Physiologie,
52, 2, 267—322, 1960; erschöpfendes Literaturverzeichnis).

[3] EAH — hier und weiter — Abkürzung für "elektrische Aktivität des
Herzens".

[4] Pflügers Archiv **150**, 275 (1913).

[5] Ztschr. Kreisl. Forsch. **28**, 200 (1936).

zu finden, die sich der verschiedenen Varianten der Axonometrie sowie der Spatiokardiographie bedienen (s. S. 27). Den Größenparametern des Raumvektors gilt eine Arbeit von SUCKLING (906/63).

Zur Frage der Bedingungen der Formierung des summarischen Integralvektors nehmen aufgrund ihrer Experimentalergebnisse VAN DAM et DURRER (1063/64) Stellung. Sie schätzen den Anteil der sich gegenseitig neutralisierenden Partialvektoren auf 75 Prozent der gesamten partiellen vektoriellen Kräfte [6].

Das Dipolkonzept

Die Gesetzmäßigkeiten des durch die EAH erzeugten, ständig wechselnden Dipols werden auch weiterhin in Formeln gekleidet (516, 546, 547, 661, 678, 711, 747/63), seine Veränderungen in den einzelnen Phasen des systolischen Zyklus einer genaueren Betrachtung unterzogen (63, 906, 923, 924/63).

Die am Modell von JOUVE et al. (479a/64) durchgeführten Studien des elektrischen Herzfeldes brachten wieder einmal Ergebnisse, die im Prinzip der Dipolkonzeption entsprachen; ein mathematisch-physikalisches Modell zur Genese des Ekg's stellen auch GELERNTER et al. (335/64) vor [7].

Eine ausführliche mathematische Analyse der durch die verschiedenen Ableitungssysteme gegebenen Möglichkeiten, das dominierende Dipolfeld neben gewissen Partialabgriffen der EAH zu erfassen, geben HELM et al. (408/64).

Die Frage des Summationscharakters der an der Oberfläche des Körpers registrierbaren Potentialdifferenzen, deren vektorielle Natur, wie schon erwähnt, nicht mehr in Frage gestellt wird, war nochmals Gegenstand von Modellversuchen von FISCHMANN et BARBER (276/63). Eine mathematische Analyse der Ergebnisse dieser Versuche bestätigt wieder die Gültigkeit der Vorstellung vom Integralcharakter dieser Potentialdifferenzen, und zwar für alle periphere Ableitungen. Diese Versuche zeigen erneut, wie es seinerzeit schon SCHAEFER und TRAUTWEIN [8] und anderen gelungen ist, daß eine „gezielte" Registrierung von „reinen" Partialvektoren nur unter Sonderumständen, vornehmlich am Modell, nicht jedoch an der Oberfläche des Körpers möglich ist.

Multipolare Komponenten der EAH. Das Bestehen von multipolaren Komponenten der EAH haben HORAN et al. (417, 418/63) mit Hilfe einer recht subtilen elektronischen Apparatur schlüssig nachgewiesen. Es sollten daher für Modellversuche Generatoren mit Multipol- (und nicht bloß Dipol-) Eigenschaften Verwendung finden (solche Generatoren

---

[6] Laut früheren Angaben beträgt der Anteil der durch gegenseitige Neutralisation „inaktivierten" Partialvektoren gar 90—96% (s. Anm. 71).

[7] Ein elektronisches Modell der EAH beschrieb ZABOTIN (1130c/64).

[8] Cardiologia **15**, 48 (1949).

wurden von HORAN et al. zum Teil auch direkt in die Versuchstiere implantiert).

Zu analogen Schlußfolgerungen kamen BRILLER et al. (118/63), die insbesondere darauf hinwiesen, daß multiple vektorielle Kräfte bei Myokardschädigungen verschiedenster Ätiologie festzustellen sind. In beiden Fällen wurde die Verarbeitung der Versuchsergebnisse einer Computer-Anlage anvertraut.

Einen Vorschlag für die Konstruktion eines der EAH äquivalenten Generators unterbreitet GESELOWITZ (322/63).

Trotz der unbestritten berechtigten Dominanz der Dipolvorstellungen im Bereiche der elektrokardiologischen Praxis bemüht man sich auch weiters die eventuell vorhandenen multipolaren Komponenten darzustellen. Von diesen Bemühungen zeugen die Arbeiten von FLOWERS (305/64), OLEJNICZAK (738/64) und GESELOWITZ (343/64), wobei dieser Autor wieder einmal unterstreicht, daß multipolare Komponenten des elektrischen Herzfeldes besonders in Fällen einer Kardiopathologie recht erheblich werden können. Derselben Ansicht sind auch H. V. und H. A. PIPBERGER (785/64), indem sie darauf hinweisen, daß präkardiale Ableitungen bis zu 15 Prozent nicht dipolarer Potentiale beinhalten, die jedoch z. Z. nicht differenzierbar sind [9]. In bezug auf das Bild der BWA [10] untersuchen dieses Problem SIMONSON et al. (936/64, s. S. 17).

In einer betont räumlichen Sicht versuchen dem Problem des kardioelektrischen Feldes YANO et al. (1123/64) näher zu kommen. Unter Verwendung des orthogonalen Frankschen Ableitungssystems und der Inanspruchnahme eines Computers zur Verarbeitung der an 252 Gesunden und 328 Kranken gewonnenen Ekg's, haben die Autoren sehr große individuelle Varianten des studierten Phänomens beobachtet, so daß sie nicht zu einer überzeugenden Einteilung gelangen konnten. Ebenso erging es HORAN et al. (436/64) bei einem entsprechenden Versuch an Vkg's.

Ausbreitung der Erregungsfront und das Dipolkonzept. SODI-PALLARES et al. (874/63) diskutieren wieder einmal den Zusammenhang des Ekg's mit der Ausbreitung der Erregungsfront, die in früheren Jahren ein bevorzugtes Forschungsgebiet abgab. Wie schon in früheren Werken [11] weisen die Autoren darauf hin, daß das Dipolkonzept des elektrischen Herzfeldes sich auf das Strattonsche Gesetz der Äquivalenz

---

[9] Eine didaktisch überzeugende Illustration der Möglichkeit eines Abgriffes multipolarer Komponenten der EAH in proximalen, herznahen Ableitungen bei Erfassung eines summarischen Dipols in den peripheren (Extremitäten-) Ableitungen bieten FATTORUSSO et RITTER (Atlas d'Electrocardiographie, Ve éd., Abb. 215, S. 282), Paris, Masson & Co, 1958.

[10] Hier und weiter — Abk. für *Brustwandableitungen.*

[11] SODI-PALLARES, D.: New Bases of Electrocardiography, p. 358. St. Luis: C. V. Mosby Co. 1956.

elektrischer Kräfte stützt, während die unmittelbar auf einzelnen Punkten der Herzoberfläche zu registrierenden elektrischen Kräfte den Gauss'schen Potentialen entsprechen: beide Betrachtungsweisen werden in gleichem Maße der Realität der EAH gerecht. Das praktisch wertvollste an der Arbeit ist in einer detaillierten Aufstellung von 18 Bedingungen zu sehen, deren Beachtung bei der Interpretation einer Ekg-Kurve erforderlich ist.

Eine vom Standpunkt der Dipol-Hypothese aufgebaute Übersicht über die Genese des Ekg's bringt in norwegischer Sprache STORSTEIN (898/63).

Das Ergebnis seiner Studien am an der Körperoberfläche abgegriffenen kardioelektrischen Felde hat dem IV. kardiologischen Weltkongreß in México SCHER (824a/63) vorgelegt.

Das detaillierte elektrische Herzbild

Parallel den Forschungen, die das Wesen der EAH summarisch zu erfassen und darzustellen trachten, bemüht man sich auch seit Jahren, die Details dieser Aktivität in minutiösen multiplen Ableitungen darzustellen. So setzte in der Berichtsperiode TACCARDI (923, 924/63; 1017, 1017a/64) seine Studien über die Verteilung der durch die EAH bedingten Potentiale auf der Oberfläche des Körpers fort und demonstrierte anläßlich des IV. europäischen kardiologischen Kongresses in Prag seine Forschungsergebnisse im Film (1018/64).

Elektrokardiotopographie

Unabhängig von diesem Forscher hat sich seit 1961 einer ähnlichen Technik AMIROV (21a/63; 17, 18/64) bedient. Dabei wurden im Film sowohl die Verteilung der Potentiale auf der Brustwand, als auch die zirkulären Bewegungen des die EAH während der QRS-Phase repräsentierenden Dipols festgehalten. Anhand von 290 Einzelbeobachtungen wurde die Art dieser Bewegungen sowohl beim Gesunden, als auch in Fällen kardialer Pathologie, dargestellt. Der Autor nannte seine Methode ursprünglich *Elektrokardiotoposkopie*[12], jetzt — *Elektrokardiotopographie*.

„Das elektrische Herzportrait"

KIENLE (486, Nr. 1—6/63; 513, Nr. 1—4, 514/64) setzte auch in der Berichtsperiode seine Studien der EAH fort, wobei er sowohl neue Details darüber zu berichten weiß, wie auch die Eigenarten des elektrischen Herzfeldes [das vom Autor jetzt in 4000 (!) Einzelkurven darge-

---

[12] Erstveröffentlichung: Kardiologija (russ.) 1, 2, 55 (1961).

stellt wird] in Einzelfällen der Kardiopathologie vorstellt. Das von
KIENLE in mühsamer Arbeit im Laufe von mehr als einem Jahrzehnt
in eigener Technik dargestellte „elektrische Herzportrait" (früher —
„Das elektrische Herzbild" [13], wurde vom Autor auch in der Berichtsperiode durch weitere Details bereichert. Dabei glaubt KIENLE die Ausbreitung des Erregungsprozesses entlag den einzelnen Myokardbündeln
verfolgen zu können, was neue diagnostische Möglichkeiten bieten
könnte [14]. Es ist besonders zu vermerken, daß neuere Publikationen
KIENLES, im Gegensatz zu den Darstellungen früherer Jahre, die Ergebnisse seiner umfangreichen und subtilen Forschungen nicht mehr im
Widerstreit zur Dipol-Theorie darstellen, sondern nur die durch die von
ihm erarbeitete Methode bedingten Sonderaspekte der EAH demonstrieren.

Synchronokardiographie

Ein Netz von nach einem Koordinatensystem angeordneten 86
unipolaren BW-Ableitungen entwickelten unter dem Namen *Synchronokardiographie* KAROLCZAK et al. (473/63; 497, 499 a/64). Die Ergebnisse
der Potentialmessungen an den erwähnten 86 Punkten der Thoraxober-
fläche werden graphisch dargestellt und nach bestimmten Prinzipien
diagnostisch ausgewertet. Eine konsequtive Filmaufnahme der im
Verlauf des systolischen Zyklus registrierten Potentialschwankungen
ergibt Bilder, die den von TACCARDI oder AMIROV zur Darstellung gebrachten im Prinzip identisch sind. Dabei betont KAROLCZAK, daß die
mit der Synchronokardiographie erzielten Untersuchungsergebnisse
nicht selten mit denen der Routine-Methodik nicht kongruent sind, so
z. B. bei der Analyse von intraventrikulären Reizleitungsstörungen vom
Typ des Bayley-Blocks (473/63) [15]. Auch zur Diskussion über die Möglichkeit einer Differenzierung einer systolischen Kammerüberlastung
von der diastolischen hat die Synchronokardiographie einen Beitrag
geleistet (499/64, s. auch S. 164).

Elektrokardiotachygraphie (ECTG)

Eine neue Methode zur Charakterisierung des elektrischen Herzfeldes
und der davon abgeleiteten skalaren Kurven ist in der „Elektrokardiotachygraphie" zu ersehen, die seit 1950 von mehreren Autoren ent-

---

[13] ERNSTHAUSEN, W. (gemeinsam mit F. A. N. KIENLE): Das elektrische
Herzbild. München, 1953; F. A. N. KIENLE, Grundzüge der Funktions-
elektrokardiographie. Karlsruhe, 1955. Kritik der Arbeit s. H. SCHAEFER,
Dtsch. med. Wschr. 80, 1, 11 (1955).

[14] KIENLE, F.: Der menschliche Herzschlag. Frankfurt a. M., 1958.

[15] BAYLEY, R. H.: Amer. J. Med. Sc. 188, 236 (1934).

wickelt wird [16]. Vermittels einer eigenen elektronischen Apparatur wird
neben dem Ekg deren erste Derivate registriert und somit eine neue
Kurve gewonnen, die die Geschwindigkeit der Potentialänderungen
augenfällig darstellt. In der Berichtsperiode widmeten sich der Entwicklung der Methode ANGELAKOS (24/63), DORCHIES LEBRUS (254a/64),
MANSURE et LANGNER (623/64), MARTINEZ-MUNOZ et al. (635a/64),
MILOVANOVITCH et MOUQUIN (681 a/64), sowie SHILINSKAITE (931 a—b/64).

Das Bikardiogramm

Unter Benützung von Mikroelektroden unternimmt SOKOLOV
(953/64) eine Nachprüfung der Berechtigung der Grundthesen der in
früheren Jahren so populären Bikardiogramm-Theorie [17]. Seine Versuchsergebnisse bestätigen erneut die Vorstellung, die monophasische
Kurve stelle die eigentliche Grundform der Erregung dar; dieses Ergebnis gibt den Grundthesen der Bikardiogramm-Theorie erneute Beweis-
kraft.

In ganz eigener Art stützt sich auf die Vorstellung vom Bikardiogramm ARNTZENIUS (35/64) bei einer Konstruktion des Vektorkardio-
gramms aufgrund der Ausbreitung der Erregungsfront, auf die drei
Grundebenen des Raumes projiziert. Er summiert dabei zwei Raumkurven, die der Depolarisation der rechten und der linken Kammer
entsprechen sollen und bekommt den konventionellen Vorstellungen
entsprechende Raumkurven.

Über die Erfahrung einer 15jährigen, der Erforschung der elektrischen Aktivität des Herzens gewidmeten Arbeit, berichten ausführlich
MORIN et al. (656/63).

Das magnetische Herzfeld

Den Grundgesetzen der Physik entsprechend, entwickelt ein jedes
elektrisches Feld auch magnetische Kräfte. Das dem elektrischen entsprechende magnetische Feld des Herzens gelangte in Arbeiten von
BAULE et MC FEE (62/63), sowie der von STRATBUCKER et al. (904/63)
zur Darstellung. Auf neue diagnostische Möglichkeiten durch Registrierung des magnetischen Herzfeldes gibt es vorläufig keine Hinweise.

---

[16] Die Bezeichnung „Elektrokardiotachygraphie" stammt von E. DON-
ZELOT et J. B. MILOVANOVITCH, 1er Congrès Mondial de Cardiologie, Paris
3—9 sept. 1950. 1 vol., Paris 1951, pp. 491—3.

[17] Das *Bikardiogramm* — Darstellung der Herzstromkurve als Re-
sultante einer Addition zweier monophasischer Kurven (s. Anm. 2), die
von entgegengesetzten, durch Verletzung vom übrigen Myokard isolierten,
Bezirken der Herzoberfläche abgeleitet werden können (Herzbasis und
Spitze; rechte und linke Kammer, äußere und innere Myokardschichten).
Bisher beste experimentelle Demonstration: HAAGER et WEBER, Z. Klin.
Med. 131, 136 (1936).

Beeinflussung des elektrischen Herzfeldes

In der Berichtsperiode wurde auch gezeigt, daß im Tierexperiment starke magnetische Kräfte das elektrische Herzbild zu verzerren geeignet sind (78, 465/64). Der Sinn dieser Untersuchungen erhellt aus der Kenntnis des Auftraggebers — der NASA (Weltraumforschungsbehörde der USA).

Die Frage der Beeinflußbarkeit des elektrischen Herzfeldes durch äußere Einwirkungen elektrischer Kräfte wird auch in den Arbeiten von Askanas et al. (40/63) sowie Kouwenhoven (536a/64) berührt. Die Arbeit von Askanas et al. ist von besonderem Interesse, da sie die Beeinflussung des elektrischen Herzfeldes durch elektrische Kräfte zum Gegenstand hat, die heute zum Zwecke einer Defibrillierung des flimmernden Myokards weiteste therapeutische Anwendung finden. Dabei werden die Formänderungen der räumlichen QRS-Schleife als „Velocitogramm" in eigens entwickelter Methodik berechnet und bildlich veranschaulicht; sie demonstrieren die linearen und Winkelgeschwindigkeitsparameter dieser Schleife sowohl in Ruhe als auch nach Beeinflussung durch die Stromimpulse.

Obgleich die unterschiedlichen Methoden der Vektorkardiographie bestimmt als eine Art der Darstellung des elektrischen Herzfeldes angesprochen werden können, sollen die dazu gehörigen Fragen aus didaktischen Gründen im Zuge der Darstellung der Fortschritte in der Registrierung der EAH erörtert werden.

2. Registrierung der EAH

Ekg-Technik

Eine längere Reihe von Arbeiten der Berichtsperiode war den technischen Problemen der Registrierung der EAH gewidmet (130, 227, 228, 236, 237, 297, 303, 321, 339, 363, 374, 380, 401, 428b, 449, 469, 478, 523, 558, 623, 737, 738, 753, 761, 943, 1001, 1012/63; 18a, 155a, 572a, 661a, 869a, 913a/64).

Ein besonders vollkommenes Gerät zur synchronen Aufzeichnung beliebiger Projektionen der EAH, insbesonders der orthogonalen Ableitungen und der Vektorkardiogramme, beschreibt Isaacs (454, 455/64). Eine unikale Apparatur zur synchronen Registrierung des Vkg's und des elektrokardiotopographischen Herzbildes konstruierte Amirov (18/64, s. auch S. 5). Mehrere Arbeiten gelten den Verfahren zur synchronen Registrierung des Ekg's mit anderen bei einer instrumentellen kardiologischen Untersuchung gewonnenen Kurven (222/63; 189, 441, 969/64). Ein japanischer Autor (Kimura, 519/64) brachte die neueren Entwicklungstendenzen im Ekg-Gerätebau zur Darstellung; Angaben über neue Geräte finden sich auch in den Publikationen von BROWN (141/64) sowie NAUGHTON (721/64).

Registrierfehler

Den Voraussetzungen zur Gewinnung eines vollwertigen Ekg's sowie der Bedeutung der dabei vorkommenden Registrierfehler galten die Arbeiten von BRADLOW (137/64), LEMMERZ (578, 579/64) und TRONCONI (1049/64).

Darauf, daß die elektrischen Eigenschaften einiger in Verwendung stehender Elektroden-Pasten unzureichend sind und bei synchroner Registrierung mehrerer Ableitungen zu einer Fehlerquelle werden können, macht KING (522/64) aufmerksam.

STAEWEN et al. (974/64) sowie STARMER et al. (976/64) warnen vor Gefahren für den Patienten, die apparative Fehler zu verursachen geeignet sind, wobei nicht nur elektrische Schocks, sondern gelegentlich auch ein Kammerflimmern verursacht werden können.

Verfahren zur Prüfung der Korrektheit elektrokardiographischer Apparaturen beschreiben ARZBACHER et al. (40/64) und DOWER et al. (257/64).

Hochfrequente Ekg-Komponenten

In letzter Zeit wurde von mehreren Autoren versucht, durch höhere Registriergeschwindigkeit genauere Einsicht in die Struktur des Kammerkomplexes zu gewinnen, was allerdings auch eine entsprechende Empfindlichkeit des Registriersystems zur Voraussetzung hat. Besonders oft werden bei Patienten mit Koronarerkrankungen hochfrequente (bis zu 1000 Hz!) QRS-Schwankungen festgestellt, die von Direktschreibern nicht wiedergegeben werden (561, 623, 749/64).

Hochfrequente Ekg-Komponenten kommen mit der Methodik der ECTG (s. S. 6) besonders gut zur Darstellung. Dieselbe Frage berühren noch einige Autoren (634, 635, 750, 786/64).

Dauerbeobachtung des Ekg's

Mehrere Autoren (301/63; 29a, 223, 351, 597a, 732, 804, 847/64) beschäftigen sich mit Vorrichtungen, die bei einer elektrokardiographischen Dauerüberwachung („Monitoring") von Patienten, insbesonders in Operationssälen oder Intensivpflegestationen, zur Anwendung kommen; andere — mit den technischen Voraussetzungen einer Registrierung der elektrischen Aktivität fetaler Herzen (ASA et al. 41/64; HON 432/64; HESS et al. 416/64).

Telemetrische Systeme

Im Zusammenhang mit Bemühungen, Computer-Systeme von hoher Leistungsfähigkeit in den Dienst der Ekg-Diagnostik zu stellen, hat eine telefonische Übermittlung der apparativ gewonnenen Daten an eine entsprechende Zentrale erneut mehrere Autoren beschäftigt (696/63; 173, 269a, 417, 426, 591, 665/64) [18].

Eine Reihe von Publikationen hat auch die eigentliche Telemetrie zum Gegenstand und zwar in erster Linie in ihrer Anwendung beim Raumflug (14, 32, 198a, 220a, 422a/64) und in der Sportmedizin (402, 854/64). In der letzterwähnten Arbeit wird besonders auf die Notwendigkeit einer Standardisierung der dabei zur Anwendung gelangenden Verfahren hingewiesen. Auch in der Arbeitsmedizin und bei Belastungsproben (s. S. 90) kam diese Technik öfters zum Einsatz (282, 283, 438/63; 308, 309/64). Allerdings sind nach Ansicht von ROSENFELD et al. (855, 856/64) telemetrische Einrichtungen für Zwecke einer routinemäßigen Belastungsprobe nicht erforderlich (s. auch S. 91).

Ax et al. (49/64) beschäftigen sich mit dem Problem der bei einer Anwendung telemetrischer Systeme auftretenden Artefakte; BARRY (66/64) beschreibt eine von ihm entwickelte neuartige telemetrische Anlage.

Auch in der Klinik, und zwar bei chirurgischen Manipulationen, sind telemetrische Systeme in Anwendung gebracht worden (FABRIS et al., 283a/64). Eine Übersicht über die telemetrische Übertragung des Ekg's wurde auch von UEDA et al. (1055a/64) veröffentlicht.

Elektroden

Von einigen Autoren werden auch neuartige Elektroden empfohlen, deren Vorteile besonders während einer Belastungsprobe (579/63; 222, 224, 414, 639, 856/64) oder bei der Telemetrie zur Geltung kommen. KERESZTY (508/64), der auch neuartige Elektroden empfiehlt, macht darauf aufmerksam, daß sich in den ersten 30 Sekunden nach Anlegen der Elektroden transitorische Veränderungen der T-Welle beobachten lassen.

Computers in der Ekg-Diagnostik

Das Bestreben, die Möglichkeiten der modernen Elektronik in den Dienst der Ekg-Auswertung zu stellen, führte in den letzten Jahren zur Anwendung von Elektronenrechnern, der Computers. Die Grundprobleme, Prinzipien, technische und methodologische Voraussetzungen

---

[18] Erstmalig wurde eine Fernübermittlung von Ekg-Kurven schon von EINTHOVEN durchgeführt (Le télécardiogramme, Arch. Néer. Sc. Exactes et Nat. Sér. II, XI, 239, 1906).

des Einsatzes von Computer-Systemen sind in den Arbeiten von ANGELAKOS (24/63), CACERES (136/63) und vieler anderer Autoren (262, 263, 338, 411, 488, 492, 693, 694, 744, 895, 1014/63; 16a, 198, 736, 975, 1126, 1130a/64) dargestellt worden. Die Ergebnisse von mit solchen Geräten durchgeführten Auswertungen von Massenuntersuchungen können nach beliebigen Gesichtspunkten gruppiert und einer statistischen Bearbeitung zugeführt werden (491, 1015/63; 104, 155, 259, 395, 436, 438, 520, 698a, 785, 787, 1123/64). Es wird dabei eine Programmierung von bis zu 7500 (!) Einzelsymptomen ins Auge gefaßt (137/63), wobei die Computers selbsttätig abnorme Kurven von normalen Kurven abscheiden und nur die Auswahl der Beurteilung eines Fachmannes vorlegen können.

COSMA et al. (177/63) stellen die Möglichkeiten der Computer-Systeme in den Dienst einer verfeinerten Analyse der Konfiguration von P-Zacken.

BLOMQUIST et al. (104/64) haben die Möglichkeiten des Computers zum Studium des Ekg's unter verschiedenen Einwirkungen (körperliche Belastung, niedrige Temperatur) genutzt.

Besonders interessant ist der Versuch, mit Hilfe eines Computers das Phänomen des Vorhofflimmerns näher zu erforschen (MOE et al. 685/64). KIMURA et al. (518/64) haben ein von ihnen konstruiertes Modell eines nach dem binarischen System arbeitenden Computers einem interessanten Test unterzogen, indem sie die Bedienung des Gerätes bei einer Auswertung schon registrierter Ekg's Studenten überließen. Es hat sich dabei ergeben, daß unter Zuhilfenahme des Computers von den Studenten eine richtigere Bewertung des Kurvenmaterials erzielt wurde, als sie durch einen Routine-Unterricht der Elektrokardiographie zu erreichen war.

Von RIJLANT stammt eine besonders überzeugende Darstellung der Möglichkeiten einer Computer-Analyse des Ekg's, wobei von besonderer Bedeutung die vom Verfasser ausgesprochene Überzeugung ist, die am Besten wörtlich zitiert werden soll: „I do think that the most important contribution of the analog computer to quantitative electrocardiography will be to provide a bridge between the dipol theoretical concept and the pragmatic multipolar approach" (842b/64, S. 335). Die Arbeit enthält ein ausführliches Literaturverzeichnis.

Eine kurz gefaßte Übersicht über die Anwendung des Computers bei der Auswertung der Ergebnisse einer Registrierung der EAH bringt LAUFBERGER (567/64, S. 155), eine ausführlichere — KOECHLIN (527/64).

Das von den Computers zu bearbeitende Material wird meist von einem Magnetband gespeichert und erst dann der Verarbeitung zugeleitet.

Eine der Methoden der Fixierung von Ekg-Phänomenen auf einem Magnetband, die sich sowohl zur Bearbeitung mit Computers, wie auch zur dauernden Speicherung mit nachträglicher Reproduktion eignen, beschreiben SMIRK et WALLIS (870/63); es wird dabei betont, daß die nachträglich reproduzierten Kurven den Originalkurven identisch sind. Die Methode bewährt sich besonders beim Studium von Herzrhythmusstörungen.

Verschlüsselungs-Systeme

Zur Bearbeitung von größerem Ekg-Material sind von mehreren Autoren (90, 329, 473, 776, 1014/63; 78a, 81, 829, 835/64) auch Verschlüsselungen und Lochkarten-Systeme vorgeschlagen worden, die sich mit den üblichen Zählmaschinen verarbeiten lassen.

Ableitungssysteme

Die Vorstellungen von der Art und den Grundeigenschaften des elektrischen Feldes des Herzens, vor allem — von seinem räumlichen Charakter, haben sich in den letzten Jahren voll durchgesetzt. Vom Standpunkt dieser Vorstellungen sind auch die weiteren Bemühungen um den Ausbau einer rationellen Registrierung der EAH, d. h. um das anzuwendende Programm unterschiedlicher Ableitungen, zu bewerten.

Dabei lassen sich deutlich zwei Grundtendenzen feststellen: eine, die sich um den weiteren Ausbau empirisch aufschlußreicher Spezialableitungen bemüht, die andere — die Bestrebungen umfaßt, dem räumlichen Charakter der EAH gerecht zu werden und dabei die wirkenden vektoriellen Kräfte möglichst anschaulich zur Darstellung zu bringen.

Das Problem der optimalen Erfassung der Details des elektrischen Herzfeldes, also das Problem eines rationellen Ableitungssystems, haben wir in unserer Monographie (553/63) ausführlich erörtert; es steht auch weiter zur Diskussion. Eine Betrachtung dieses Problems bieten H. V. und H. A. PIPBERGER (786/64), wobei sowohl die skalaren als auch die unterschiedlichen vektoriellen Ableitungssysteme und Beobachtungsmethoden besprochen werden, auch unter Inbetrachtziehung ihrer Eignung zu einer Computer-Bearbeitung. Die Autoren betonen die Wichtigkeit einer quantitativen Bearbeitung der Ekg-Kurven und halten dabei die Auswertung von je 8 Momenten des Kammerzyklus für ausreichend. Dabei wird auch ein gewichtiges Wort zugunsten synchron registrierter orthogonaler Ableitungssysteme gesprochen. U. a. wird auch die Frage der frontalen Ableitungssysteme berührt und die Überzeugung geäußert, die gleichzeitige Anwendung zweier Systeme der Frontalableitungen (des Einthovenschen und des Wilsonschen) sei sinnlos und verschwenderisch (s. auch S. 14).

HELM et CHOU (408/64), die sich mit demselben Problem befaßten, kommen, sich auf eine mathematische Analyse der Gegebenheiten stützend, zur Überzeugung, daß sich die EAH in ihrer Vielgestaltigkeit nur mit Hilfe von 2 Ableitungssystemen darstellen läßt — einem, das den summarischen Dipol erfaßt, und einem — das lokale Abgriffe in einem höheren Maße ermöglicht, als es die mit der V-Methode geschriebenen BWA tun.

Somit nähert sich die Auffassung dieser Autoren der schon erwähnten Ansicht von KIENLE (486/63, 513; 514/64), der ja seine Methodik der Darstellung des „elektrischen Herzportraits" in Partialabgriffen auch mathematisch stützt.

Über die Möglichkeiten, die elektrische Aktivität der linken Kammer zu registrieren, berichten YOUVE et al. (479a/64).

Für Ekg-Massenuntersuchungen schlagen ROSETTANI et al. (858/64) ein vereinfachtes System von Routine-Ableitungen vor.

Periphere Ableitungen

Der Dipolcharakter der summarischen EAH kommt am besten in peripheren Ableitungen zur Geltung, deren Elektroden in möglichst gleicher (und großer!) Entfernung vom Herzen placiert werden.

Zu diesen Ableitungen gehören sowohl die beiden Systeme der Extremitätenableitungen, als auch — bis zu einem gewissen Grade — die sogenannten orthogonalen Ableitungssysteme, die sich, Hand in Hand mit der Ausbreitung der vektorkardiographischen Registriertechnik, in den letzten Jahren eines wachsenden Zuspruches erfreuen.

Extremitätenableitungen. Die traditionellen Methoden zur Registrierung der Frontalprojektion der EAH — die klassischen bipolaren Standardableitungen EINTHOVENS, auf die sich die klinische Elektrokardiographie seit nunmehr bald 60 Jahren stützt, und die sogenannten „unipolaren" [19] Extremitätenableitungen, die vor nun 23 Jahren von GOLDBERGER lanciert wurden und eine weite Verbreitung gefunden haben [20], standen in der Literatur der Berichtsperiode kaum zur Diskussion. Besondere Beachtung verdient daher die Arbeit von ANGLE (26/63), in der auf eine den ersten diesbezüglichen Publikationen EINT-

---

[19] Wie seinerzeit REINDELL und KLEPZIG hinwiesen („Die neuzeitlichen Brustwand- und Extremitätenableitungen in der Praxis", Stuttgart, 1953) gibt es an sich keine echten unipolaren Ableitungen, da die Messung einer Potentialdifferenz immer 2 Pole des Meßinstrumentes voraussetzt.

[20] Wie inzwischen einwandfrei nachgewiesen worden ist [TESTONI, F. et GIANCOTTI, A.: Cardiologia 5, 277 (1954); FUMAGAGLI, B., Am. Heart 2 204 (1954) u. andere Autoren], bieten die Goldbergerschen (oder Wilsonschen) Extremitätenableitungen keine Vorteile gegenüber den Standardableitungen, da sie nur dieselbe frontale Projektion des räumlichen elektrischen Geschehens, wenn auch auf andere Ableitungslinien, bieten.

HOVENs kontemporäre Arbeit von KAHN [21] hingewiesen wird, der schon im Jahre 1909 unipolare Ableitungsmöglichkeiten von den Extremitäten beschrieben hat, ohne ihnen jedoch eine selbständige Bedeutung beizumessen. Der Zusammenhang der „unipolaren" Extremitätenableitungen mit den Einthovenschen Ableitungen wurde schon damals von KAHN klar dargestellt. Wie ANGLE berechtigt vermerkt, wäre bei entsprechender Beachtung der erwähnten Früharbeit viel Mühe erspart worden, die in den letzten 20 Jahren an das Studium der Goldbergerschen Ableitungen vertan worden ist; es wären auch keine Behauptungen von deren selbständiger Bedeutung aufgestellt worden. Im übrigen meint ANGLE, daß die seinerzeit von KAHN vorgeschlagenen Bezeichnungen der entsprechenden Ableitungen („IV, V, VI") den jetzt gebräuchlichen vorzuziehen wären, da sie eindeutig auf deren Zusammenhang mit den Standardableitungen I, II, III hinweisen.

Heute wird auf die Goldbergerschen Ableitungen (die auch einen großen technischen Aufwand durch Komplizierung der Ableitungswähler moderner Ekg-Apparate bedingen) nur von jenen Interpreten des Ekg's Wert gelegt, die die vektorielle Betrachtungsweise nicht voll beherrschen und sich noch immer bei Bewertung der einzelnen Kurven auf eine rein formelle, dogmatische Zacken-Semiotik stützen.

Im Zusammenhang mit der Besprechung der Extremitätenableitungen sei auch erwähnt, daß in einer mit Hilfe des Axonographen von KOWARZYK (s. S. 44) durchgeführten Untersuchung wieder einmal der Einfluß eines veränderten Gewebswiderstandes auf die Konfiguration der Extremitätenableitungen demonstriert wurde (905/64).

Orthogonale Ableitungen. Zur Darstellung des räumlichen Charakters der EAH eignen sich am besten orthogonale Ableitungen, wie es am frühesten Forscher erkannt haben, die sich der Vektorkardiographie widmeten.

Sekundär wurde auch den Komponenten der orthogonalen Vkg-Systeme, den skalaren orthogonalen Ableitungen, gewöhnlich nach den Raumachsen X, Y und Z bezeichnet, entsprechende Beachtung geschenkt.

Diese Ableitungen werden besonders gerne von jenen Autoren benützt, die sich zur Verarbeitung ihrer Untersuchungsergebnisse der Computers bedienen (obwohl dazu auch andere Ableitungen benutzt werden können — LAMB et STOWE, 537/63).

Der Möglichkeit der Verwendung orthogonaler Ableitungssysteme ist eine ganze Reihe von Arbeiten gewidmet. Eine eigene Vorrichtung zur Registrierung dieser Ableitungen direkt am Krankenbett empfiehlt GOLDMANN (340/63). Besonders ausführlich sind die theoretischen

---

[21] KAHN, R. H.: Arch. ges. Physiologie d. Menschen u. Thiere **129**, 291 (1909).

Aspekte der Errichtung eines orthogonalen Ableitungssystems von TOOLE et al. (943/63) dargestellt worden. Vergleiche von Ergebnissen einer Registrierung der EAH mit Hilfe von orthogonalen Ableitungssystemen einerseits und konventionellen — andererseits, hat auch OBIASSI angestellt (687, 688/63).

ABEL hat mit verschiedenen Mitarbeitern in der Berichtsperiode eine Reihe von Untersuchungen am orthogonalen Ableitungssystem durchgeführt. In einer Arbeit haben ABEL et IMMEL (6/63) drei orthogonale Systeme (des von BURGER, 1958/59, FRANK, 1956 und McFEE, 1961) [22] parallel angewandt und (allerdings nur bei 20 untersuchten Personen) gleich markante Ergebnisse erzielt.

In einer gemeinsam mit HERTLE durchgeführten Arbeit (2/64) wurden wiederum Vergleiche der Registrierergebnisse mit denselben drei orthogonalen Ableitungssystemen durchgeführt, wobei diesmal die Aufmerksamkeit der Autoren insbesondere dem Burgerschen Polarvektor galt. Wie auch nicht anders zu erwarten, erwies sich die Größe (jedoch nicht die Richtung!) des nach dem jeweiligen Ableitungssystem bestimmten Polarvektors verschieden; es ist offensichtlich, daß die Aussichten auf die Möglichkeit einer routinemäßigen Verwendung von orthogonalen Ableitungssystemen in entscheidender Weise davon abhängen, ob es gelingen wird, ein allgemein anerkanntes, wenn auch nur konventionell gültiges, Ableitungssystem festzulegen — wie es EINTHOVEN mit den Standardableitungen und einer Kommission der AMA (Amer. Med. Ass.) mit den „unipolaren" V-Brustwandableitungen gelang [23].

Auch in der Bewertung der einzelnen Ableitungssysteme vom Standpunkt einer möglichst exakten Darstellung des elektrischen Herzfeldes geben BLOMQUIST et al. (104/64) den orthogonalen Systemen vor den üblichen 12 Ableitungen den Vorzug (insbesondere auch, wie schon erwähnt, wegen ihrer Eignung zu einer Computer-Bearbeitung).

Ein orthogonales Ableitungssystem (das von FRANK) haben bei ihren Untersuchungen der EAH YANO et al. (1123/64) benutzt, in Fällen von Linksüberlastung — YANO et PIPBERGER (1122/64), der Rechtsüberlastung — ABEL et IMMEL (5/63), COSMA et ABEL (177/63) sowie TOOLE et al. (943/63).

Bei Studien an Koronarkranken und bei Belastungsversuchen bedienten sich der orthogonalen Ableitungen die schon erwähnten BLOMQUIST et al. (104/64), — beim Myokardinfarkt — ABEL (4/63).

DRAPER et al. (259/64) haben an 500 gesunden Untersuchungspersonen Normwerte für das Franksche lineare orthogonale Ableitungs-

---

[22] BURGER et VAANE: Amer. Heart J. **56**, 29 (1958); FRANK, Circulation **13**, 737 (1956); McFEE et al., Amer. Heart J. **62**, 93 (1961).

[23] Amer. Heart J. **15**, 107, 235 (1938).

system (wie auch für das aus diesem System abgeleitete Vkg) erarbeitet. Normwerte für diese Ableitungen gibt auch BINAGHI (87/63) an.

MASHIMA et al. (636/64) beschäftigen sich mit dem aufgrund der Frankschen Ableitungen bestimmten Kammergradienten.

Sehr wesentlich, wenn auch für einen Sachkundigen nicht überraschend und den Ergebnissen schon erwähnter Spezialuntersuchungen (118, 417/63) entsprechend, ist die von TANNENBAUM et al. (934/63) anhand von Untersuchungen von 409 Personen (davon 135 Herzgesunden) erarbeitete Erkenntnis, daß, bei im allgemeinen guter Übereinstimmung der Ergebnisse [24] mit den durch Routinemethoden gewonnenen, bei alleiniger Anwendung von orthogonalen Ableitungssystemen doch manche, diagnostisch wesentliche, Potentiale der präkardialen Mittelzone der Erfassung entgehen können (man denke an isoliert in den mittleren Positionen der BW-Elektrode auftretende Ekg-Anzeichen von lokalisierten Herdläsionen!).

ABILDSKOV et WILKINSON (9/63) beschäftigten sich speziell mit der Frage der Beziehungen der präkardialen zu den orthognalen Ableitungen. Sie benutzten das orthogonale System von McFEE et al. (s. Anm. 26) und konnten in den „allermeisten Fällen" eine genügende Information über entscheidende Merkmale des Ekg's erlangen; die Autoren bemerken jedoch auch, daß dabei die Projektion V 3 am schlechtesten erfaßt wird (was ja nicht verwunderlich ist); die Illustrationen der Arbeit zeigen allerdings nur markante, jedoch keine „abortiven" Fälle, bei denen ja bekanntlich die spezifischen Vorzüge der BW-Ableitungen am ehesten zur Geltung kommen und eine alleinige Anwendung von orthogonalen Systemen noch größere Gefahren von Fehlbeurteilungen mit sich brächte.

Im Bestreben, die EAH mit Hilfe eines orthogonalen Ableitungssystems zu studieren, das unter Verwendung von Koordinaten-Transformern [25] hergestellt wird, haben ABILDSKOV et al. (10/63) in Weiterentwicklung einer Arbeit aus dem Jahre 1961 [26] 50 Gesunde und 50 Personen mit Linksüberlastung untersucht. Die Methode ermöglicht es, die Richtung und Größe der QRS- und T-Vektoren, somit auch die des Ventrikelgradienten, unmittelbar festzustellen. Bei allem erkenntnismäßigen Interesse der Methode läßt sich in ihr kein Fortschritt für die Alltagsdiagnostik erkennen.

---

[24] Die Autoren arbeiteten nach der orthogonalen Methode von G. E. DOWER und J. A. OSBORNE (Amer. Heart J. **55**, 523 (1958)).

[25] Von McFEE et al. in: Biomedical Electronics 8, 52 (1961) beschrieben. Ähnliche Transformer wurden auch schon früher entwickelt (z. B. von einer Gruppe polnischer Autoren — Cardiologia **24**, 5, 276 (1954)).

[26] McFEE et al.: Amer. Heart J. **62**, 391 (1961).

Herznahe Ableitungen

Dem wenig sinnvollen Aufwand an die „unipolaren" Extremitäten-ableitungen ist das Bestreben entgegen zu halten, bevorzugte Partial-abgriffe der elektrischen Aktivität einzelner Myokardbezirke durch entsprechende Annäherung der aktiven Elektrode zu erreichen. Während sich durch alle peripheren Ableitungen, wie es ja die Extremitäten-ableitungen sind, nur identische Integralvektoren registrieren lassen, ermöglichen es proximale (herznahe) Ableitungen in einem gewissen Maße auch eine Einwirkung kleinerer Verletzungsvektoren zu erfassen, die an der Bildung der sich auf die peripheren Ableitungen projizierenden Integralvektoren nur einen geringen Anteil [27] haben. Deswegen sind auch die Bemühungen einzelner Autoren berechtigt, durch Annäherung der Elektroden der möglichen Quelle von Verletzungsvektoren, wie sie bei Herdläsionen des Myokards entstehen, näher zu kommen (siehe auch die vorhin erwähnten Arbeiten 118, 417/63).

Nehbsche Ableitungen. Auf halbem Wege zwischen den echten peri-pheren und den echten herznahen Ableitungen sind die von NEHB [28] empfohlenen geblieben. Obgleich sie nicht ins obligate Rüstzeug der Routine-Diagnostik Aufnahme fanden, werden sie noch gelegentlich angewandt. Den diagnostischen Wert der Nehbschen D-Ableitung überprüfte wieder einmal BERESNIJ (86/64). An 55 Fällen eines Hinter-wandinfarktes hatte diese Ableitung, im Gegensatz zu früher vielfach geäußerten Ansichten, keine besonderen diagnostischen Vorzüge; bei Herdläsionen der Lateralwand der linken Kammer war sie in 5 von 27 Fällen nützlich. Den Nehbschen Ableitungen galt auch eine Arbeit von CROCE (186a/63).

Brustwandableitungen (BWA). Die Brustwandableitungen, die in der Alltagsdiagnostik heute überall nach der Wilsonschen „V"-Methodik registriert werden, stellen die eigentlichen herznahen (proximalen) Ableitungen dar. Obgleich in allen Details erforscht, bieten diese Ab-leitungen — vor allem die Möglichkeiten ihrer Erweiterung — noch immer genügenden Anreiz zu weiteren Publikationen.

In Fortsetzung seiner früheren Studien (siehe Anm. auf S. 45) hat SIMONSON (936/64) ergänzende Angaben über die Schwankungsbreite des in den BWA erfaßbaren Bildes der EAH veröffentlicht. Er macht darauf aufmerksam, daß die Beeinflussung des Ekg-Bildes in den BWA durch Lokalpotentiale sogar beim Gesunden in 10 Prozent der Fälle (und in 20 Prozent beim Bestehen einer kardialen Pathologie!) in Betracht gezogen werden muß. U. a. wurden die Beziehungen der R/T Amplituden in den BWA von 640 herzgesunden Untersuchungs-personen studiert. Diese Beziehungen haben sich als so eng erwiesen,

---

[27] S. Anm. 8 u. S. 122.
[28] Klin. Wsch. **17**, 1807 (1938).

daß sie recht genau aus den Projektionen dieser Vektoren in 2 benachbarten BWA abgeleitet werden können — jede Störung dieser Kontinuität ist also auf eine Einwirkung lokaler Potentiale zurückzuführen.

Eine Illustration dieser Gesetzmäßigkeit bietet auch unsere Monographie (553/63) — die Abb. 62, S. 167 zeigt ein Ekg, bei dem eine zwischen TV 2 und TV 6 „interponierte" Abflachung des TV 4 als einziges Frühanzeichen eines letalen Infarktfalles erschien.

TAKASHIMA (1024/64) widmete eine neuerliche Untersuchung dem alten Problem der diagnostischen Bedeutsamkeit des R/S-Verhältnisses in den konventionellen „unipolaren" BWA. Nach der Darstellung dieses Autors soll ein aus dem R/S-Verhältnis der 6 Routine-BWA (V 1 bis V 6) abgeleitetes „mittleres Kammerpotential" gut die Beziehungen der „Rechtspotentiale" zu den „Linkspotentialen" darstellen. Es wurden auch je 6 BWA unter Placierung der Elektroden in 1. bis 6. JCR aufgenommen, wobei sich die „hohen" Ableitungen (aus dem 1. JCR) für das Erkennen der Rechtshypertrophie und die „tiefen" (aus dem 5. und 6. JCR) — für das der Linkshypertrophie wertvoll erwiesen haben sollen.

HAAN (398/64) widmete seine Aufmerksamkeit den Grenzwerten der oberen Umschlagpunkte der linken BWA (V 7 bis V 9).

Der Morphologie des Kammerkomplexes in den unipolaren BW-Ableitungen sind auch die Arbeiten von GARCIA (307/63) sowie WIELICZANSKY (1111a/64) gewidmet, während BERESNIJ (86a/64) sich mit den physiologischen Gesetzmäßigkeiten der Verteilung der elektrischen Herzpotentiale auf der Oberfläche des Thorax befaßte.

Mit semiunipolaren BWA beschäftigten sich SAMITLER et al. (876 a/64).

Den Bemühungen, eine bessere Erfassung örtlicher Verletzungsvektoren zu erzielen, entstammt auch die Arbeit von DIEDERICH et al. (215/63). Dabei wird — wie allerdings schon in früheren Arbeiten anderer Autoren — darauf hingewiesen, daß bei infarktverdächtigem Bild der I. Ableitung und „stummen" Routine-Brustableitungen hohe Positionen der aktiven thorakalen Elektrode zur Lokalisation des Läsionsherdes beitragen können, was auch PALMA et al. (755a/64) betonen.

Einem etwas anderen Zweck sind die von LENCI et al. (554/63) sowie MAESTRINI (582/63; 612, 613/64) empfohlenen zusätzlichen Thorakalableitungen V_E, V_{E_1}, V_{E_2} gewidmet. In den Projektionen dieser Ableitungen bieten die QRS-Komplexe — auch in Abwesenheit typischer Veränderungen in V 1 und V 2 — nach Angaben der Autoren ein besonders überzeugendes Bild der Rechtsüberlastung des Herzens, daß sich auch in 77 Prozent der Fälle in guter Übereinstimmung mit den bei Herzkatheterung gewonnenen rechtssystolischen Druckwerten befinden soll. Die Darlegungen MAESTRINIS werden auch von PALMA (703/63; 753, 753a, 755/64) gestützt.

Auch MONI et TARGIONI (651/63) haben sich mit neuartigen rechten BWA beschäftigt.

In derselben Richtung gehen auch die Ausführungen von GIEGLER et FIEHRING (347/64), die eigene Sternalableitungen zur Verbesserung der nach Ansicht der Autoren noch unbefriedigenden Ekg-Diagnostik der Rechtshypertrophie vorschlagen. Diese Sternalableitungen sollen beim Lungenemphysem und der Mitralstenose besonders wertvoll sein, da sie die Erfassung einer Rechtsüberlastung in 70 Prozent der Fälle ermöglichen. Die Ausführungen der Autoren stützen sich allerdings auf Ekg-Illustrationen, die nicht immer überzeugend wirken, da diese auch abgesehen von den empfohlenen „Sternalableitungen" Anzeichen von Rechtsüberlastung bieten.

Mit dem klinischen Wert der Brustwandableitungen haben sich auch ZOLI et al. (1143a/64) beschäftigt.

Intrabronchiale Ableitungen. Eine eigene Methode bipolarer intrabronchialer Ableitungen benutzten HANÁK et al. (383/63) [29]. Nach Angaben der Autoren sind diese Ableitungen dazu geeignet, besser die sich in der Hinterwand des Herzens entwickelnden Verletzungsvektoren zu erfassen, als es die üblichen Ableitungen tun. Auch regionale Störungen der intraventrikulären Erregungsleitung sind dabei besonders demonstrativ. Bei allem möglichen Erkenntniswert dieser Ableitungen erscheinen sie aus naheliegenden Gründen für die klinische Elektrokardiographie nicht annehmbar.

Oesophagus-Ableitungen. COPELAND et al. (199/64) berichten über ihre 5jährige Erfahrung der Anwendung einer neuartigen, von einem der Autoren (D. A. BRODY) konstruierten bipolaren Oesophagus-Elektrode. Diese bipolare Registrationstechnik der in der Speiseröhre erfaßbaren Herzpotentiale ermöglicht es, die dem linken Vorhof entstammenden Vektoren in verstärktem Maße zur Darstellung zu bringen, während sich die von den beiden Polen der bipolaren Elektrode erfaßten Kammerpotentiale weitgehend gegenseitig aufheben. Dies bringt eine Möglichkeit der Erfassung von pathologischen Alterationen der P-Wellen, also auch von Anzeichen einer ektopischen Vorhofserregung, mit sich.

Oesophagus-Ableitungen sind von ZANKIEWICZ (1134/64) zum Studium eines Falles von Koronarrhythmus angewandt worden; die Vorteile dieser Ableitungen beim Erkennen komplizierter Rhythmusstörungen werden auch von anderen Autoren erwähnt (248, 383, 509/64).

Intrakardiale Ableitungen. Demselben Zweck — einer bevorzugten

---

[29] Unipolare bronchiale Ableitungen wurden von denselben Autoren schon früher benutzt (Vnitr. lék. **7**, 12, 1346 (1961)). Erstmalig wurden sie von SAVJALOFF (Zschr. Kreisl. Forsch. **20**, 584, 1926), später von ZUCKERMANN et al. (Arch. Instit. cardiol. México **20**, 387, 1950) und anderen geübt.

oder besseren Erfassung von Partialpotentialen oder Sonderprojektionen — dienen bekanntlich auch die intrakardialen Ableitungen, die sich inzwischen besonders in der verantwortungsvollen präoperativen Differentialdiagnostik von Herzmißbildungen bewährt haben.

RICHARDS et FREEMAN (842/64) geben wieder einmal typische Ekg-Muster je nach Katheterlage in der *vena cava superior*, dem oberen oder dem unteren Anteil des rechten Vorhofs, dem *sinus coronarius* und in der *vena cava inferior*. Das intraatriale Ekg wird erneut durch von McLAURIN et al. (622/63) beschrieben.

VÍTEK et VALENTA (970, 971/63) weisen darauf hin, daß anläßlich einer Herzkatheterung (oder Punktion) gewonnene intrakardiale Ableitungen bei Septumdefekten mit großer Sicherheit eine Differenzierung der Lokalisation der Elektrode in der rechten oder linken Kammer ermöglichen, wodurch sich eventuell auch eine Anwendung von Kontrastmitteln erübrigen kann. GIUFFRIDA et al. (336/63) benutzten diese Ableitungen zur Differenzierung der einzelnen Typen von Vorhofseptumdefekten. In einer neueren Arbeit berichten VÍTEK et al. (1075/64), ebenso wie ROMODA et ISTVANFFY (791/63), über ihre Erfahrungen in der Bestimmung des Typs der Pulmonalstenose mit Hilfe der intrakavitären Elektrode. MacCREDIE (620/63), GANDHI et DATEY (306/63) sowie WILAND-ŽERA et al. (1113/64) unterstreichen den Nutzen intrakardialer Ekg-Registrierung beim Syndrom von EBSTEIN, PERMUTTI et VICENZI (730/63) — in der Diagnostik des *Ventriculus communis*. GIRAUD et al. (334/63) stellten mit Hilfe der endokavitären Elektrode Forschungen über die atrioventrikuläre Leitung an. Auch ŠUMBERA et al. (921/63) rühmen die Möglichkeiten intrakardialer Ableitungen.

Über seine Erfahrungen mit intrakardialer Erfassung der Herzpotentiale an kleinen Kindern berichtet anhand von 500 Beobachtungen WATSON (1097/64); demselben Thema gilt auch eine eigene Publikation des schon erwähnten tschechischen Autors VÍTEK (1074/64). Die Arbeit von WATSON bringt auch einen Überblick über die Geschichte der intrakardialen Ableitungen.

In einer anderen Arbeit (1096/64) berichtet WATSON über seine Bemühungen, rechtsatriale P-Wellen von linksatrialen zu differenzieren (— in 100 von 500 durchgeführten Untersuchungen gelang es dem Autor, die intrakardiale Elektrode in beide Vorhöfe einzuführen). Der Autor kommt zu Schluß, diese Differenzierung sei nicht möglich, da die Konfiguration der dabei registrierten P-Wellen nur von der Entfernung der Elektrode vom Sinusknoten, nicht jedoch von deren Placierung in dem einen oder anderen Vorhof abhinge [30].

---

[30] Kritik der Arbeit siehe ZAKOPOULOS, K. S., Amer. Heart J. **69**, 1, 144 (1965).

Während die überwiegende Mehrzahl der der intrakardialen Elektrokardiographie gewidmeten Arbeiten Ergebnisse der Registrierung der EAH an dem leichter zugänglichen rechten Herzen zur Darstellung brachte, berichten UNDERHILL et al. (1057/64) über ihre Erfahrungen bei der Linkskatheterung bei Patienten mit einer Stenose der Aortenklappe. Dabei brachte in 28 von 31 beobachteten Fällen die intrakavitäre Elektrode eine erhebliche Hilfe in der genaueren Lokalisation des stenosierenden Hindernisses.

Eine originelle, an der Oberfläche des rechten Vorhofes mit atraumatischen Nadeln zu fixierende Ringelektrode empfehlen WIEBERDINK et MEIJER (995/63). Die Elektrode wird an die Apparatur nach der V-Methodik angeschlossen, wobei die Verstärkung nach Maßgabe der Höhe der P-Zacke eingestellt wird. Auf diese Weise geschriebene P-Zacken zeigen einen charakteristischen negativen Ausschlag; es ist zu beachten, daß, wie auch zu erwarten, die Nahtverletzung des Vorhofmyokards oft zu einer Hebung des P-T_a-Segmentes führen kann.

Zum Abschluß des Berichtes über die die intrakavitäre Elektrokardiographie betreffenden Publikationen soll noch erwähnt werden, daß einer Gruppe von italienischen Autoren (CONFORTI et al., 195/64) eine intrakavitäre Registrierung der EAH aus dem Zerebrospinalkanal während eines nach der Pudenz-Methode durchgeführten Eingriffes gelang.

Simplifizierte Ableitungen

Als Beispiel eines eingeengten Programmes der Ekg-Registrierung ist der Vorschlag von LINDEMANN et al. (566/63) zu betrachten: die Autoren benützen bei Massenuntersuchungen eine einzige bipolare Elektrode, die eine Ableitungslinie schräg von vorne rechts oben (unter dem Schlüsselbein, rechts vom *Sternum*, „—") nach rückwärts links unten (an der linken hinteren Axillarlinie, zwei oder drei Fingerbreiten unter der Spitze der *Scapula*, „+") herstellt. Diese Ableitungslinie verläuft annähernd parallel den P- und QRS-Vektoren und muß daher die Projektionen dieser Vektoren auf eine beliebige Ebene erfassen; dabei seien angeblich Verschiebungen der Elektrodenlage um je 2 Zoll belanglos. Nach Angabe der Autoren lassen sich mit ihrer „schrägen Elektrode" 30—50 Menschen pro Stunde untersuchen. Bei 996 parallel in Standardableitungen und mittels der schrägen Elektrode durchgeführten Untersuchungen seien die Ergebnisse in 83 bis 87% der Fälle kongruent gewesen. Ob man 13 bis 17% möglicherweise irriger Ergebnisse (bei Vergleich mit den Möglichkeiten einer bescheidenen Routineuntersuchung mit nur 3 Standard- und 3 BW-Ableitungen werden es wohl erheblich mehr sein!) mit in Kauf nehmen darf, ist eine andere Frage.

Einen anderen Vorschlag einer singulären Ableitung unterbreitete auch
VLAHAKOS (972/63) [31].

GIONGO (352a/64) berichtete über die Anwendung der Ableitungen
von DI MARIA.

Die Vektorkardiographie

Wenn auch die Vektorkardiographie sich zu einer (scheinbar!)
selbständigen Untersuchungsmethode entwickelt hat und die einschlägige
Literatur nach einer eigenen Übersicht verlangt, kann eine Besprechung
der vektoriellen Betrachtung des Ekg's nicht an der eigentlichen Vektorkardiographie ganz vorbeigehen.

Auf Fragen der Vkg-Technik können wir nicht eingehen, doch gibt
eine ausführliche Betrachtung der vektorkardiographischen Apparatur
ABILDSKOV (8/63).

Der Theorie der Vektorkardiographie haben sich mehrere Forscher
zugewandt. So betrieben MÜLLER-BÜCHELE et al. (661/63) detaillierte
Studien des frontalen und sagittalen Planogramms; den Einfluß der
Lage der herznahen Vkg-Elektrode auf die registrierten Kurven (den
„Proximitätseffekt") untersuchten HOPFF et al. (415/63).

Ekg und Vkg

Eines der Grundprobleme der Elektrokardiologie ist jedoch in den
Beziehungen der beiden Grundmethoden der Registrierung der EAH —
der klassischen Elektrokardiographie und der eigentlichen Vektorkardiographie — zu erblicken. Dieser Frage ist eine kritische Arbeit von
OKADA (692/63) gewidmet; besonders wertvoll erscheint die von kompetenter Seite geäußerte Überzeugung, der auch wir uns anschließen, der
Hauptwert der Vektorkardiographie sei didaktischer Natur, da sie ein
rationelles Mittel zum Verständnis der Ergebnisse der Elektrokardiographie abgibt (CHATTILLON et DUCHOSAL, 156/63).

Anhand von 2000 Einzelbeobachtungen unternahmen es DESROCHERS
et KARAMEHMETOGLU (244/64) die Vorzüge der vektorkardiographischen
Methodik der Registrierung der EAH zu formulieren. Die Autoren unterstreichen, daß das Vkg eine genauere und detailliertere Charakteristik
dieses Phänomens abgibt und geben dafür auch konkrete Beispiele. Die
Horizontal- (Transversal-) Projektion der QRS-Schleife erleichtere die
Erkennung einer Rechtshypertrophie, auch ergebe das Vkg ein besseres

---

[31] In diesem Zusammenhang ist es vielleicht zweckmäßig, daran zu
erinnern, daß die schon in früheren Jahren vorgeschlagenen „Kurzmethoden"
der Ekg-Registrierung sich auch nicht durchzusetzen vermochten (z. B.
DOWBER, T. R. et al., Circulation 4, 559, 1952, SCHAFFER, A. et al, Amer.
Heart J. 5, 704, 1956).

Maß für den Grad einer Kammerüberlastung als das Ekg. Nach Ansicht der Autoren begünstige das Vkg bei älteren Untersuchungspersonen auch die Erkennung einer Fokalfibrose des Myokards. Ebenso lasse sich die Lokalisation prävalierend hypertrophierter Myokardbezirke an der Konfiguration der Vkg-Schleifen besser erkennen: während eine Hypertrophie das basalen Kammermyokardanteile im allgemeinen eine Ablenkung der QRS-Schleife nach oben und hinten bewirke, sei bei der Hypertrophie der *crista supraventricularis* auch eine Ablenkung dieser Schleife nach rechts festzustellen. Bei der Hypertrophie der Seitenwand der linken Kammer weicht die QRS-Schleife nach links ab (es muß aber in diesem Zusammenhang darauf aufmerksam gemacht werden, daß diese Verhältnisse bei einem Beherrschen der vektoriellen Betrachtungsweise auch aus dem Ekg zu ersehen sind G. L.). Die Autoren behaupten u. a., daß Restanzeichen eines überstandenen Infarktes am Vkg besser, als am Ekg zu erkennen seien, doch müsse dieser Ansicht die Warnung ABRAMSONS (8/64) entgegen gestellt werden — dieser Autor publiziert 4 Fälle vektorkardiographischer Anomalien an gesunden Untersuchungspersonen, deren Vkg irreführend den Verdacht eines Infarktes auszulösen geeignet war.

Es ist vielleicht zu erwähnen, daß BILGER et REINDELL (82/63) das Vkg als zur Untersuchung der Lageanomalien des Herzens besonders geeignet empfehlen. Dabei betrachten sie, wie es auch in der Routine-Ekg-Diagnostik seit langem üblich ist, die Divergenz der QRS- und T-Schleifen als markantestes Anzeichen einer Linksüberlastung des Herzens.

Eine Reihe von Arbeiten ist wieder, wie auch in den früheren Jahren, dem Problem der Korrelation verschiedener, in der Vektorkardiographie üblicher Ableitungssysteme gewidmet (298, 516, 676, 840a/63; 539c/64 u. a.). So setzen sich HORAN et al. (417/63; 435/64) mit den prinzipiellen Möglichkeiten der unterschiedlichen Vkg-Ableitungen auseinander und unterstreichen, daß kein Vkg-System mehr Information vermitteln kann, als ein System linearer orthogonaler Raumableitungen.

Interessant ist eine Arbeit von JAGIELSKI et GREŽLIKOWSKI (463a/64), in der einerseits die orthogonalen Systeme von DUCHOSAL-SULZER und GRISHMAN miteinander verglichen, andererseits — dem von den Autoren entwickelten oktahedralen Ableitungssystem, das relativ wenig von der Elektrodenlage abhängen soll, gegenüber gestellt werden. Die bei dieser Gegenüberstellung der Systeme DUCHOSAL-SULZER und GRISHMAN beobachteten Diskrepanzen sollen vorwiegend durch ein zum Herzen asymmetrisches Verhältnis dieser Systeme, nicht durch ungleiche Elektroden-Abstände bedingt sein.

KOWARZYK et al. (539a, b/64) schlagen ein „diamantoides" Ableitungssystem vor, dessen Elektroden 32 Facetten eines Icosadodecahedrons bilden. Das auf diese Weise gewonnene räumliche Bild der EAH ist fast mit dem nach Rijlants Kugelsystem identisch. Jagielski et Kozlowski (463b/64) vergleichen ihrerseits das in der Horizontalebene des Diamantoids gewonnene Vkg mit dem in der O-Ebene von Jouve und Koechlin [32].

Auch Arsenescu et Sabau (38a/64) sowie Arnold (32a/64) haben sich mit vergleichenden Vkg-Untersuchungen befaßt.

Die Ergebnisse einer äußerst interessanten Untersuchung, die sich zur Aufgabe gemacht hat, registrierte Ekg's mit nach Vkg's (mit Hilfe von einem Computer) berechneten skalaren Daten miteinander zu vergleichen, präsentierte dem Prager Symposium Jouve (477/64). Er kommt zum praktisch sehr bedeutsamen Schluß, bei genügend geschultem vektoriellen Denken läßt sich aus dem skalaren Ekg jede (in den Eigenheiten des betreffenden elektrischen Feldes beinhaltete!) Information ableiten. Dieselbe Ansicht äußerte in der Diskussion auch der Altmeister der Vektorkardiographie — P. W. Duchosal.

Vergleichende Vkg-Untersuchungen wurden auch von Beswick et Jordan (91/64) an 16 Gesunden durchgeführt. Bei einer Gegenüberstellung von 6 nominell orthogonalen Vkg-Systemen glauben die Autoren dem System McFee-Parungao wegen seiner Einfachheit den Vorzug geben zu müssen. Auch Musial et al. (707/64) sowie Van Burger et al. (150/64) haben ähnliche Untersuchungen vorgenommen. Die letztgenannte Autorengruppe hat dabei versucht, die Ergebnisse einer Vkg-Schreibung mit den von ihnen bevorzugten Methoden (Burger, McFee und Frank) sowohl nach subjektiven, als auch nach objektiven Kriterien zu beurteilen.

Fischmann et Elliot (299/64) stellten Versuche einer Vkg-Schreibung an einem homogenen Torso-Modell an, ohne daß die Ergebnisse dieser Versuche besonders aufschlußreich geworden sind.

Zao (1137/64) kommt in einer der Problematik der vektorkardiographischen Registriermethoden gewidmeten Betrachtung nicht nur zum Schluß, daß kein Vkg-System „ideal" sein kann, sondern — was aus verständlichen Gründen besonders bedauerlich ist — auch keines eine endgültige Bevorzugung verdient, daher nimmt es nicht Wunder, wenn immer wieder Versuche unternommen werden, neue — also sinngemäß vollkommenere — Ableitungssysteme des Vkg's auszuarbeiten (464, 537/64). Vorläufig scheint keines dieser Ableitungssysteme Aussichten zu haben, zu einer allgemein anerkannten Standard-Methode zu werden.

Bei Beschränkung auf eine Ableitungsart, wie es Draper et al.

---

[32] Rijlant, O.: Bull. Acad. roy. Méd. Belg., **21**, 19 (1956). — Jouve, A. et al.: Spatial Vectorcardiography, S. 76—83, Warszawa 1961. — Koechlin, R.: daselbst, S. 61—75.

(259/64) bezüglich des Frankschen Systems tun, lassen sich auch bestimmte Normen für gesunde Untersuchungspersonen aufstellen (in diesem Fall an 500 Personen durchgeführt, mit Computer-System bearbeitet).

Auch KLAJMAN et al. (499/63) haben aufgrund von 150 Vkg's gesunder Erwachsener dafür nach Altersgruppen gegliederte Normwerte angegeben; bei Kindern hat dies MARINI (599, 600/63) getan.

Die erste Anforderung, die an ein Vkg-Ableitungssystem gestellt werden darf, betrifft seine Fähigkeit, die dipolare Komponente des, wie HORAN (435/64) es nennt, elektrischen „Herzsignals" zu erfassen; falls das Ableitungssystem sich zur Erfassung nichtdipolarer Komponenten dieses Herzsignals fähig zeigt, muß es als „quasidipolar" bezeichnet werden, was sich vor allem auf die „unkorrigierten" Vkg-Ableitungssysteme bezieht. Die „korrigierten" Ableitungssysteme haben die Eigenschaft, die Grundkomponente des Herzsignals, die dipolarer Art ist, besser darzustellen.

Die Fehlerquelle aller Ableitungssysteme ist jedoch ungefähr gleich — an 20 Prozent. Wie schon erwähnt, wird in einer der Arbeiten von HORAN (436/64) der Versuch unternommen, die mit 3 verschiedenen orthogonalen Ableitungssystemen (SVEC III, FRANK und axial) an 35 gesunden Untersuchungspersonen gewonnenen und mittels eines Computers bearbeiteten Werte der QRS-Schleifen einander gegenüber zu stellen. Trotz penibler mathematischer Berechnungen ließen sich die nach verschiedenen Methoden registrierten Vkg's schwer miteinander vergleichen.

Das Grundproblem der Vektorkardiographie bleibt vorerst eine konventionsmäßige Normung der *Vkg-Ableitungssysteme.*

Eine Arbeit von PRESNJAKOV (803/64) ist einigen Fragen der Vkg-Nomenklatur gewidmet. Er schlägt vor, die einzelnen Ableitungslinien des Vkg's durch Symbole zu bezeichnen, die den Positionen der Elektroden entsprechen. Ob dieses System Aussicht hat, sich in der Praxis durchzusetzen, ist fraglich.

Ein anläßlich des Prager Kardiologen-Kongresses abgehaltenes, den Fragen der Synthese des Ekg's und des Vkg's gewidmetes Symposium, ergab zwar eine Anzahl interessanter Einzelmitteilungen (464, 498, 499, 538, 539, 707, 738, 801/64), jedoch keinen sichtbaren Fortschritt in der Lösung des Grundproblems. Im Rahmen dieses Symposiums versuchten insbesondere H. und Z. KOWARZYK die Voraussetzungen für eine Unifikation der Ekg- und Vkg-Ableitungssysteme zu umreißen.

Derselben Frage sind auch Arbeiten von KIMURA et TOSHIMA (489/63), TOOLE et al. (943/63), TOYOSHIMA (946/63), MUSIAL et al. (707a/64) sowie die von VINTERA (1073/64) gewidmet [33] (Anm. s. S. 26).

Eine interessante Technik der Synthese des elektrischen Herzbildes, das mittels der von ihm als „Elektrokardiotopographie" bezeichneten multiplen proximalen Ableitungen gewonnen wird (s. S. 5) mit der Vektorkardiographie entwickelte neuerlich AMIROV (18/64).

GIUSTI (356a/64) liefert ein Beispiel für die Möglichkeit einer diagnostischen Auswertung der Beziehung der T-Schleife des Vkg's zu den Gipfeln der T-Wellen in unterschiedlichen Ekg-Ableitungen (s. S. 37).

Das System von Akulinichev

Einige Arbeiten gelten den Erfahrungen, die mit dem in der UdSSR und einigen anderen Ländern weit verbreiteten Tetraheder-Vkg-System von AKULINICHEV [34] gemacht wurden. T. D. und V. G. PAVLOV (768/64) haben 2550 nach dieser Methode registrierte Vkg's nach einer von ihnen entwickelten, sich auf die Wahrscheinlichkeitstheorie stützenden, Methode bearbeitet und auch für einige Syndrome charakteristische Merkmale bestimmt. Obgleich diese Methodik vielleicht — wie es die Autoren behaupten — neue Möglichkeiten einer objektiven Bewertung des Vkg's bietet, scheint sie doch für den Alltagsbrbrauch nicht geeignet zu sein — abgesehen davon, daß sich die Ergebnisse der Untersuchung nach dem Akulinischev'schen Tetraheder-System schwer in Beziehung zu den Ergebnissen einer Vkg-Schreibung nach einem der orthogonalen Systeme in Einklang bringen lassen.

Übrigens wird dieses System der „präkardialen" Vektorkardiographie von AKULINICHEV in einigen Arbeiten (514, 516/63) einer überzeugenden, wenn auch in der Form zurückhaltenden, Kritik unterzogen.

Eine Abhandlung über die quantitative Vektorkardiographie publizierte BRINBERG (118a/63), eine allgemeine Übersicht über die Vektorkardiographie brachte kürzlich in norwegischer Sprache EGENBERG (271/64); auch zwei russische Monographien (224, 311a/63) sind zu erwähnen.

---

[33] Reiches Material zur Problematik der Beziehungen Ekg/Vkg bieten die Sammelbände: „Spatial Vectorcardiography" (Symposium on Theory, Technique and Clinical Application), Wroclav, October 1959. Edited by H. et Z. KOWARZYKOWIE, Warszawa 1961, sowie „Probleme der räumlichen Vektorkardiographie". Internationales Colloquium, Stary Smokovec, 1961. Bratislava 1963).

[34] Die auch als „präkardiale Vektorkardiographie" bezeichnete Methode von I. T. AKULINICHEV (Klin. med. 8, 44, 1951) bietet 5 Projektionen der räumlichen Vkg-Schleifen, die einander nach Art eines entfalteten Kuverts zugeordnet sind. 4 der 5 in bestimmter Ordnung gepolter Elektroden des Ableitungssystems sind am Präkordium lokalisiert, die fünfte — am Rücken, links von der Wirbelsäule, in Höhe des Skapula-Winkels. — Detaillierte Angaben über Theorie, Technik und Methodik der präkardialen Vektorkardiographie, sowie auch über deren Ergebnisse bieten die russischen Monographien 224/63 u. 1029a/64.

Spatiokardiographie

LAUFBERGER baute in der Berichtsperiode sein schon vor mehreren Jahren [35] entwickeltes System der *Spatiokardiographie* aus. Dabei wurden im Rahmen dieses Systems, das jetzt vom Autor auch „Orbitalspatiographie" benannt wird (547/63), einige neue Definitionen vorgeschlagen, die verschiedene Aspekte dieser räumlichen Erscheinung näher bezeichnen sollen. Danach soll die als Folge der räumlichen Integralvektoren gedachte (imaginäre!) Raumkurve als „Kardiale", deren aus den Projektionen auf die drei Grundebenen des Raumes konstruierbare Raumkurve — als „Frontale" bezeichnet werden. Abgesehen davon, daß die Bezeichnung „Frontale" für eine Raumkurve (statt für ihre frontale Projektion!) wohl nicht als besonders geglückt zu betrachten ist (besser wäre dafür wohl „Spatiale"), sind die Beziehungen zwischen der „Kardiale" und der „Frontale" nicht sehr übersichtlich, auch nicht der von OLEJNICZAK (695/63) neu propagierte Begriff der Rotationsachse der vektoriellen QRS-Raumkurve.

In einer Abhandlung über die „Herzorbita" (545/63) wird erneut die prinzipiell wichtige Feststellung gemacht, daß sich aus der Kenntnis der „Frontale", also, im Sinne des Autors, der Raumkurve, die Konfiguration eines an einer beliebigen Stelle der Körperoberfläche registrierbaren Ekg's voraussagen läßt [36]. Diese Tatsache stellt ja die eigentliche Korrelation der beiden Grundmethoden der Registrierung der EAH, der Elektrokardiographie und der Vektorkardiographie, dar. Im Jahre 1964 hat LAUFBERGER, abgesehen von einer Mitteilung beim Prager Kongreß, die den Möglichkeiten der Spatiokardiographie in der Diagnostik des Myokardinfarktes gilt (568/64), eine Monographie in englischer Sprache veröffentlicht (567/64), deren Inhalt weit über den Rahmen der eigenen Methodik des Autors reicht und sowohl alle Probleme des elektrischen Herzfeldes, als auch der theoretischen und praktischen Vektorkardiographie in exakter, mathematisch wohlfundierter Weise umfaßt.

Der QRS-Fläche widmete LAUFBERGER eine Sonderarbeit (568a/64).

Das elektrische Herzzentrum

Im Zusammenhang mit diesen Arbeiten (546, 547/63; 567/64) kommt auch wieder die Vorstellung vom (wohl nur imaginären und migrierendem) elektrischen Herzzentrum [37] zur Geltung, die ja zur Konstruktion von Raumvektoren unumgänglich ist.

Auf Arbeiten, die die unterschiedlichen Vkg-Registriermethoden im Zusammenhang mit einer bestimmten diagnostischen Fragestellung zu Hilfe ziehen, wird an entsprechender Stelle hingewiesen.

---

[35] Erstmalig in Čs. Fysiol. 1, 269 (1952).

[36] Demselben Gedanken entspricht eine vor längerer Zeit publizierte Arbeit von H. GILLMANN (Cardiologia 19, 47, 1951).

[37] ECKEY, P. et FRÖHLICH, R.: Arch. Kreisl. Forsch. 2, 349 (1938).

3. Der normale Erregungsprozeß und Bewertung des systolischen Komplexes des Elektrokardiogramms

Fragen des Ursprunges, des Weges und der Geschwindigkeit der Erregungsausbreitung sowie der Art des Erregungsablaufes im Myokard waren auch in der Berichtsperiode Gegenstand mehrerer Arbeiten. In Anbetracht des Umstandes, daß es gerade diese Faktoren sind, die die Konfiguration sowohl des Vorhof — wie auch des Kammerkomplexes bestimmen, ist es auch nicht anders denkbar.

Die Herzautomatie

Die elektrophysiologischen Grundlagen der Herzautomatie, die den normalen Erregungsprozeß des Myokards initiiert, wurden vor kurzem entsprechend dem heutigen Stand der Forschung zusammengefaßt (353, 770/64). Im Experiment an Hunden konnten VASSALLE et al. (1067/64) wieder einmal zeigen, daß die Herzautomatie, wie sämtliche Eigenschaften des Myokards, in erster Linie von der Elektrolyt-Bilanz der Herzmuskelfaser abhängig ist; intimere Mechanismen der Entstehung von Aktionspotentialen der Schrittmacher wurden von TRAUTWEIN et UCHIZONO (946a/63), DECK et TRAUTWEIN (229/64), SANO et al. (882a/64) sowie WOLLENBERGER (1118a/64) studiert.

VAN MIEROP et al. (1066/64) berichten über 2 Sektionsfälle einer angeborenen Asplenie, bei denen in beiden Vorhöfen zum System des Sinusknotens zugehöriges Gewebe festgestellt wurde; Ekg-Anomalien kamen dabei jedoch nicht zur Beobachtung.

Elektrophysiologie der Erregungsleitung

Im Zuge der fortlaufenden Grundlagenforschungen konnten BARR et BERGER (64/64) neuerlich am Vorhofmyokard des Frosches zeigen, daß die Überleitung des Aktionspotentials weitgehend durch elektrotonische Erscheinungen bedingt ist. Ähnliche Beobachtungen haben auch TARR et SPERELAKIS machen können (1029/64).

Die Rolle des Kaliums in der Erregungsleitung wurde wieder einmal von VASSALLE et al. (1067/64) studiert; den Einfluß von Kälte auf die Reizleitung untersuchten an Hunden LISTER et al. (602/64).

Eine kompetente Übersicht über die Elektrophysiologie der Erregungsleitung brachte HOFFMAN (424/64).

Sinu-nodale und intraatriale Leitung

Den Detailfragen der sinu-nodalen und intraatrialen Leitung hat sich JAMES (445/63) zugewandt. Er bestätigt erneut die schon bekannte Tatsache, daß sich im menschlichen Herzen die Erregung vom Sinus-

in den Atrioventrikularknoten auf drei Wegen ausbreitet und beschreibt genau deren Verläufe, wobei die Leitung vom Sinusknoten in den linken Vorhof hauptsächlich über das Bachmannsche Bündel [38] vor sich gehen soll. Es wird auch ein längerer Zusatzweg von der Septalregion des internodalen Traktes zum linken Vorhof festgestellt. Spezielle Leitungswege zwischen dem Sinus- und dem AV-Knoten wurden auch von TAKAYASHU (927/63) nachgewiesen.

In eine neue Richtung weisen die Forschungen von UDELNOV (1053/64), die auf das Bestehen von autonomen intrakardialen Reflexen hinweisen, die sowohl den Ablauf der kontraktilen Vorgänge im Kammermyokard beeinflussen, als auch auf deren elektrische Äquivalente, d. h. auf die PQ-Dauer, die QRS-Konfiguration und den Repolarisationsprozeß, einwirken.

Aktivation des Vorhofmyokards. Die schon in früheren Jahren weitgehend erforschte elektrische Aktivität des Vorhofmyokards, als des ersten Herzmuskelabschnittes, der den Erregungsprozeß durchmacht, wurde in der Berichtsperiode von MAKOLKIN (616/64) an 50 gesunden Untersuchungspersonen mit Hilfe der vektorkardiographischen Untersuchungsmethode (nach dem System von AKULINICHEV, s. S. 26) studiert. Es wurde dabei eine gegenüber der üblichen 25fache Verstärkung der erfaßbaren Herzpotentiale erzielt, was auch mit gewissen technischen Schwierigkeiten verbunden war; eine Störung durch Auflagerung der T-Schleife wurde dadurch eliminiert, daß die Intensität des Leuchteffektes nach der Inskription der P-Schleife stark herabgesetzt wurde. Der allgemeine Verlauf der P-Schleife war nach links, vorn und unten gerichtet, wobei der zentrifugale Anteil der Schleife immer nach vorne verlief. Es wurden vom Autor auch 4 Typen der P-Schleifen differenziert, was jedoch z. Z. diagnostisch nicht verwertbar erscheint.

Den negativen P-Wellen gilt eine Betrachtung von FRANK et BAUMGÄRTEL (315/64). Bei Durchsicht eines Reihenmaterials von 14.000 Ekg's konnten die Autoren 5 Typen negativer P-Wellen unterscheiden. Zur ersten Gruppe wurden negative P-Wellen gezählt, die lageunabhängig durch hämodynamische Faktoren bedingt sind (das — P III des P *mitrale* und das — P I bei atypischem P *pulmonale*); in die zweite Gruppe wurden negative P-Wellen eingereiht, die bei Schwankungen der vegetativen Lage zu beobachten sind. Die dritte Gruppe negativer P-Wellen umfaßt die durch eine abnorme Herzlage, also positionell, bedingten, in der vierten Gruppe werden negative P-Wellen zusammengefaßt, die auf eine Dislokation des Schrittmachers zurückzuführen waren. Die letzte, fünfte Gruppe negativer P-Wellen, umfaßt die durch mannigfaltige Störungen der intraatrialen Erregungsleitung bedingten. Die Autoren

---

[38] BACHMANN, G.: Ann. Int. Med. **14**, 1703 (1941).

bemerken allerdings, daß die Einreihung einer Einzelbeobachtung in
eine der 5 aufgezählten Gruppen nicht immer leicht ist.

Der Erregungsprozeß der Vorhöfe ist auch in einigen anderen Arbeiten
zur Darstellung gelangt (61, 95/63; 1095/64); die Untersuchungen der
elektrischen Aktivität der Vorhöfe vermittels einer Oesophagus- (199/64)
oder intrakardialer Elektrode (1096/64) sind schon früher erwähnt
worden.

P-Veränderungen infolge einer Dislokation des Schrittmachers. Den
Einfluß einer artifiziellen Verlagerung des Schrittmachers auf die
Richtung der Erregungsausbreitung in den Vorhöfen, mithin auch auf
die Richtung des P-Vektors und seiner Projektion auf die Linie der
I Standardableitung, studierten im Experiment SCHERF et al. (827/63).
Sie sahen bei Applikation des Delphinins (statt des bei solchen Versuchen bisher üblichen Akonitins) am linken Vorhof als Ausdruck seiner
Reizwirkung ein Vorhofflattern mit negativen P I-Zacken, es trat also
erwartungs- und erfahrungsgemäß eine Rechtsabweichung des P-Vektors
ein. Dieselbe Manipulation am rechten Herzohr erbrachte dementsprechend positive P I-Zacken. Bei gleichzeitiger Applikation des
Reizes auf beide Herzohren ergab sich eine unstete P I-Konfiguration
(was wohl durch eine unterschiedliche Dauer der Refraktärperioden
einzelner Vorhofmyokardbezirke auf dem Wege der Erregungsausbreitung zu erklären ist). Wenn auch die Ergebnisse dieser Arbeit nichts
wesentlich Neues oder Überraschendes bringen, so tragen sie, aus
kompetenter Quelle kommend, zur Festigung schon früher gebildeter
Vorstellungen bei.

Die schon vor einiger Zeit experimentell gesicherte Möglichkeit
eines Rückschlusses von der P-Vektorrichtung auf die Lokalisation des
Schrittmachers wurde in der Berichtsperiode durch 2 Arbeiten bestätigt, die dem linksatrialen ektopischen Rhythmus galten. Die Autoren
beider Arbeiten (643, 880/63) halten bei Anwesenheit einer negativen
P I-Welle (normale Herzlage vorausgesetzt!) die Lokalisation des
Reizursprunges im linken Vorhof als feststehend (bei einer Richtung
des P_F-Vektors [39] zwischen $+100$ und $+120°$).

MIROWSKI et al. (643/63) bestätigen auch, daß nur bei bestehender
Dextrokardie ein linksatrialer Schrittmacher positive P I-Wellen
erzeugen kann; in dieser Arbeit wird auch die bei dieser Lokalisation
des Reizursprunges beobachtete Konfiguration der P-Zacken in den
BW-Ableitungen dargestellt.

---

[39] QRS_F, P_F, R_F usw. — eine zweckmäßige Bezeichnung einer frontalen
Projektion der räumlichen Vektoren; P_T, R_T, QRS_T — wäre die Bezeichnung
für deren transversale („horizontale", nach der üblichen, jedoch nicht ganz
logischen Nomenklatur); P_S, R_S, QRS_S — sagittale Projektion der betreffenden Vektoren (Vkg-Schleifen).

Einen nicht voll überzeugenden Rückschluß zieht DOUGLAS (225/63) aus dem Verhalten der P-Welle in einem Fall von Trichterbrust: aus der Beobachtung eines — P I und — P_{aVR} schließt der Autor, die Möglichkeit einer Frontalprojektion des P-Vektors in den Sektoren zwischen +90 und +120° außer acht lassend, auf eine Ungültigkeit der Einthovenschen Dreiecksregel beim Bestehen einer Trichterbrust (?!).

Einer analytischen Betrachtung unterzogen DIENSTL et al. (217/63) 6 von ihnen beobachtete Fälle mit — P I. Das Material scheint nicht einheitlich gewesen zu sein: neben Fällen, die auf eine akute Rechtsüberlastung zurückzuführen wären (und mit einer Inversion der QRS-Achse einhergingen), war manchmal auch ein ektopischer (wohl linksatrialer) Reizursprung anzunehmen. Es wurde von diesen Autoren auch eine unstete Inversion der P I-Zacke festgestellt, wohl als Folge einer Migration des Schrittmachers.

Atrioventrikuläre Leitung

Die Anatomie des menschlichen AV-Leitungssystems ist erneut von TITUS et al. (940a/63) dargestellt worden.

Um die Erforschung der näheren Umstände der atrioventrikulären Leitung haben sich GIRAUD et al. (335/63) bemüht, die sich dazu, wie schon erwähnt, einer endokavitären Elektrode bedienten.

In diesem Zusammenhang ist in erster Linie auch die Arbeit von HOFFMAN et al. (402/63) zu erwähnen, die die Funktionstüchtigkeit des AV-Überleitungssystems anhand seiner Fähigkeit, vorzeitige Vorhoferregungen auf die Kammer fortzuleiten, studiert haben. Durch Anwendung einer subtilen Methodik der Registrierung direkt von den Einzelfasern abgeleiteter transmembranaler Potentiale konnte gezeigt werden, daß die Leitfähigkeit des AV-Systems eng mit der Größe dieser Potentiale und der Geschwindigkeit des Potentialanstieges zusammenhängt. Da nach der anläßlich einer regulären Erregung erfolgten Depolarisation der entsprechenden Einzelfaser die Fähigleit dieser Faser, ein normales Aktionspotential zu entwickeln, und somit auch den Erregungsprozeß mit normaler Geschwindigkeit weiterzuleiten, erst allmählich zurückkehrt, ist die im Experiment festgestellte Verzögerung der Überleitung von vorzeitig ausgelösten Erregungswellen voll erklärt [40].

LUTS (586/63) macht wieder einmal darauf aufmerksam, daß bei Beurteilung der PQ-Dauer immer die Herzfrequenz zu berücksichtigen ist, auch in der pädiatrischen Praxis.

Interessant sind sowohl die Fragestellung, als auch die Ergebnisse

---

[40] Über Geräte, die die unterschiedliche Leitfähigkeit des spezifischen Systems und des kontraktilen Myokards zu ihrer Differenzierung während operativer Eingriffe nutzen, s. S. 189.

einer Untersuchung, die DALY et al. (191/63) angestellt haben. 33 Patienten mit verschiedenen Reizbildungs- und Reizleitungsstörungen nebst 11 gesunden Personen wurden einer O_2-Beatmung ausgesetzt, wobei festgestellt werden konnte, daß unter Einwirkung des Sauerstoffes bei Patienten, die eine verzögerte AV-Überleitung aufwiesen, diese Verzögerung weiter zunahm. Auch konnte eine Herabsetzung der Herzfrequenz unter Einwirkung des O_2 festgestellt werden, was auf seine vagotrope Einwirkung in der Kette der autoregulativen Vorgänge im Kreislaufsystem schließen läßt. Ein größeres Angebot an Sauerstoff bewirkt, theoretisch betrachtet, eine bessere O_2-Versorgung der Gewebe und verringert dadurch das zur Deckung des aktuellen Bedarfes notwendige Minutenvolumen (bei gleichbleibendem Schlagvolumen — durch Herabsetzung der Herzfrequenz). Dieser Vorgang spielt sich vermutlich über eine Erhöhung des parasympathischen Tonus ab, daher auch, als Begleiterscheinung, die Verlängerung der PQ-Zeit. Daß ein extremer O_2-Hunger des spezifischen Systems, wie er beim anoxisch induzierten Herzstillstand besteht, auch Leitungsstörungen auf jedem Niveau bewirkt, nimmt auch nicht wunder (AMARASINGHAM et al. 21/63).

Im Experiment wurde die Neuroregulation der AV-Überleitung neuerlich wieder einmal von MAGGI et BANNÓ (613a/64) sowie von KOPILOVA et UDELNOV (532/64) untersucht.

Intraventrikuläre Leitung

Seit den klassischen Früharbeiten von LEWIS [41] waren die Wege der Erregungsausbreitung im Kammermyokard Gegenstand zahlreicher Untersuchungen, daher sind die diesbezüglichen Verhältnisse schon weitgehend als geklärt zu betrachten. Es sind auch in der Berichtsperiode nicht viele Arbeiten diesem Problem gewidmet. SPACH et al. (885/63) konnten in einer an Hunden durchgeführten experimentellen Arbeit erneut die Richtigkeit der herrschenden Vorstellungen von der intraventrikulären Erregungsausbreitung bestätigen. Besonderes Interesse verdient jedoch eine Arbeit von KATZ et PICK (477/63). Anhand von 4 Fällen von Schenkelblock mit Parasystolie-Herden im blockierten Ventrikel konnten diese Autoren aus einer variierenden Interferenz der nomotopen und der parasystolischen Erregungsausbreitung die transseptale Leitungsdauer berechnen. Diese, im Experiment bestätigte, Berechnungen ergeben für die Normfälle für beide Richtungen eine Zeit von 0,06—0,07″, unter pathologischen Verhältnissen — bis zu 0,115″. Dabei wird festgestellt, daß durch eine verzögerte Leitung in einem Schenkel ein echter Block dieses Schenkels vorgetäuscht werden kann,

---

[41] LEWIS, TH.: Phil. Trans. Roy. Soc. **207**, 221 (1906).

da die Erregung in solchen Fällen transseptal in kürzerer Zeit zur Ausbreitung gelangt.

Van Dam et al. (1064/64) untersuchten an Hundeherzen die Abhängigkeit der Reizausbreitung von der Erregbarkeit des Myokards, vor allem — von der Länge der Refraktärperiode. Es konnte dabei festgestellt werden, daß im allgemeinen die Dauer der absoluten und relativen Refraktärperiode im spezifischen Reizleitungssystem größer als im kontraktilen Myokard ist. Die supernormale Periode ist in diesem System auch besser ausgeprägt. Dabei war auch eine deutliche Zunahme der Dauer der Refraktärperiode in der Richtung vom Hisschen Bündel zu den Übergängen der Purkinje-Fasern ins kontraktile Myokard festzustellen. Diese Erscheinung ist wohl als Schutz des Reizleitungssystems vor übermäßigen Einwirkungen neuro-humoraler Reize aufzufassen; sie dient auch zur Erklärung der altbekannten Tatsache einer abnehmenden Automatiefrequenz vom Sinusknoten zu den peripheren Verzweigungen des Reizleitungssystems.

Wie Angelakos (24/63) zeigte, lassen sich zur Bestimmung der Geschwindigkeit der Erregungsausbreitung auch elektronische Geräte, nach dem Typ der Analogen-Differentiatoren, anwenden.

Erregungsfolge des Kammermyokards. Scher (893/64) veröffentlicht die Ergebnisse seiner Untersuchungen über die Sequenz der Erregungsausbreitung im Kammermyokard. Nachdem eingangs in kürze die der Entstehung von Ruhe- und Aktionspotentialen zugrunde liegenden physiko-chemischen Prozesse erörtert werden, kommt die Überzeugung des Autors zum Ausdruck, die Überleitung der Erregung zwischen den einzelnen „Zellen" der Herzfasern sei elektrischer Natur, wofür auch der geringe elektrische Widerstand der Interzellularplatten spricht. Dabei werden vom Autor 3 Phasen der Kammeraktivation unterschieden: die erste Phase entspricht der Erregungsausbreitung im Kammerseptum von links nach rechts, die zweite Phase umfaßt die Ausbreitung der Erregung der freien Kammerwände in der Richtung vom Endokard zum Epikard, die dritte entspricht der Erregung des Myokards der linken Kammer in der Richtung von der Spitze zur Basis. Diese 3 Phasen sind wohl nicht voneinander abgegrenzt, sondern von 1 bis 3 zeitlich etwas verschoben.

Diese Erkenntnisse sind nicht als prinzipiell neu, sondern als Bestätigung schon früher erhobener Befunde zu betrachten.

Klinischen Beobachtungen entstammend und den Erfordernissen der Routinediagnostik entsprechend ist eine Arbeit von Standl (893/63). Es wird darin neuerlich unterstrichen, daß die relative Konstanz der QRS-Konfiguration durch primäre Eigenschaften der Kammermuskulatur bedingt ist, wobei, wie bekannt, individuelle Anomalien ohne klinische Bedeutung sein können. Wenn Alterationen, meist in Gestalt von Knotungen des QRS-Komplexes, im Verlaufe eines pathologischen Prozesses auftreten, sind sie, im Vergleich gewertet, als sekundär, also pathognomonisch, zu betrachten.

Deck (228/64) zeigte in Experimenten am Schafherz, daß eine mechanische Dehnung der Purkinje-Fasern zur Verlangsamung der Erregungsausbreitung, also zu einer QRS-Verbreiterung führt.

Die Details der QRS-Struktur werden sowohl im Experiment an Hunden, als auch am Menschen mit Hilfe multipler präkardialer Ableitungen erneut von Horan et al. (438/64) festgelegt und der Bearbeitung mittels einer Computer-Anlage unterworfen. Es konnten dabei verschiedene QRS-Typen festgestellt werden, ohne daß ihnen eine diagnostische Bedeutung zuzumessen wäre. Daß neuerlich auch das Studium hochfrequenter QRS-Komponenten in den Bereich elektrokardiographischer Diagnostik gerückt ist, wurde schon erwähnt (s. S. 9).

Die schon durch frühere Arbeiten wohlfundierte Vorstellung vom Quellpunkt des Erregungsaustrittes [42] aus dem Interventrikularseptum auf die Herzvorderwand findet durch die Ergebnisse einer mit Mitteln der sogenannten Synchronokardiographie von Karolczak et Singer (473/63, s. S. 6) durchgeführten Untersuchung eine weitere Bestätigung.

Semiotische Ekg-Beurteilung

Ergänzend zu den Untersuchungen, die der Entstehung des QRSTU-Komplexes gelten, sind noch einige Arbeiten zu erwähnen, die einzelne Fraktionen dieses Komplexes einer rein semiotischen Betrachtung unterziehen — ein in der Praxis der Ekg-Beurteilung stets geübtes Verfahren.

Details der QRS-Konfiguration

Benchimol et al. (83/64) wandten ihre Aufmerksamkeit dem Initialanteil der QRS-Schleife, dem „Q" zu, wobei sich ihre Untersuchung auf das Bild der Q-Vektoren sowohl in den Extremitätenableitungen III und aVF, als auch in den Frankschen Projektionen des Vkg's stützt. Eine Analyse ihres Materials bringt die Autoren zur Überzeugung, daß bei der Diagnose eines Diaphragmalinfarktes das Vkg zum Ekg zusätzliche Information bringt.

Noch einige Autoren haben ihre Aufmerksamkeit der Q-Zacke im Zusammenhang mit einer Infarktdiagnose zugewandt (387, 1032, 1115/64, s. auch S. 121).

In Verfolgung einer früheren Beobachtung von Burch et De Pas-

---

[42] Begriffsursprung: Schaefer, H. et Trautwein, W.: Pflügers Archiv, **251**, 4, 417 (1949); am ausführlichsten bei Kienle, s. Anm. 13.

QUALE [43] haben GUP et al. (392/64) das Ekg von 404 Kindern im Hinblick auf das Verhalten der Q-Zacke untersucht. In 0,48% der Fälle wurde ein Fehlen von Q-Zacken in den Ableitungen I, aVL, V 5 und V 6 (also, vektoriell betrachtet, — eine Ablenkung des Q-Vektors nach oben und links) beobachtet, was, nach Ansicht der Autoren, die Auffassung bestätigt, das Symptom sei auf eine Septumfibrose zurückzuführen.

Über das Verhalten der Q-Zacke bei Defekten des Kammerseptums berichteten u. a. KÁRPATI et al. (500/64), bei muskulärer subaortaler Stenose — BRAUDO et al. (131/64).

Mit diagnostischen Interpretionen der Q-Zacken beschäftigten sich u. a. auch MURATA et al. (666/63), RUBIN et al. (802/63) sowie WYSS (1008/63).

Die terminalen Vektoren der QRS-Schleife, im Ekg als S-Zacke in Erscheinung tretend, ziehen seit je die Aufmerksamkeit vieler Autoren auf sich. Abgesehen von Arbeiten, die sich diesen Momentanvektoren im Zuge von axonometrischen Betrachtungen zuwenden (s. S. 42), ist eine Publikation von LEBEDEVA (572/64) zu erwähnen, die sich mit der Projektion der S-Vektoren auf die linken unipolaren BWA befaßt. Im Gegensatz zu der von einigen anderen Autoren geäußerten Ansicht, findet LEBEDEVA, daß der S-Zacke in diesen Ableitungen keine besondere Bedeutung beizumessen ist.

Einen markanten Fall des für ein *Cor pulmonale chronicum* pathognomonischen „S I, II, III Syndroms" (bedingt durch eine Rotation des Herzens um seine Transversalachse nach rückwärts) demonstriert PRYOR (809/64). Die Bedeutung besonders tiefer S II-Zacken diskutierte SANOCKA (815/63), die des „S II—S III Musters" — FISCH (265/63).

Über die diagnostische Bedeutung einer atypischen Konfiguration der QRS-Komplexe in der Übergangszone der BWA äußern sich BATTAGLIA et al. (68a/64).

Endschwankung des Kammerkomplexes

Der Endschwankung des Kammerkomplexes, dem ST—T-Abschnitt, gelten wiederum mehrere Arbeiten.

MARIANI (627/64) befaßt sich im speziellen mit „ungewöhnlichen" T-Wellen, die der Autor an 19 gesunden Patienten beobachtet hat. Er gliederte alle „abnorme" T-Wellen in 2 Gruppen ein:

1. die „ischämischen" T-Wellen;

2. die „abnormen" T-Wellen, die als Anzeichen einer Repolarisationseigentümlichkeit in 1 Prozent der Fälle auch bei gesunden Erwachsenen beobachtet werden.

Der Autor meint, daß diese abnormen T-Wellen besonders labil

---

[43] BURCH, G. E. et DE PASQUALE, N.: Amer. Heart J. **60**, 336 (1960).

sind und sich oft bei Inspiration oder Belastung normalisieren. Den hypothetischen Grund für das Auftreten solcher abnormer T-Wellen sieht MARIANI zum Teil in vorübergehenden Schwankungen des Repolarisationsprozesses, zum Teil auch in Schwankungen der Leitfähigkeit der Myokardfasern. In einem Teil der Fälle könne dieses Phänomen auch durch minimale Lageänderungen erklärt werden.

FLEISCH (303/64) wendet seine Aufmerksamkeit 2-gipfeligen und biphasischen T-Wellen zu, die sowohl bei kreislaufgesunden Untersuchungspersonen, wie auch bei Koronarinsuffizienz zu beobachten sind, am häufigsten aber während der Belastung von Jugendlichen mit vegetativer Dystonie auftreten.

BLACKMANN et al. (103/64) weisen gelegentlich der Demonstration eines von ihnen beobachteten Falles transitorischer Alteration der T-Wellen bei einem gesunden Jüngling auch auf die mannigfaltigen Ursachen dieser Erscheinung hin. Negative T-Wellen in BWA, die auf eine tiefe Inspiration prompt schwanden, beobachteten an 5 gesunden Jünglingen und Erwachsenen BLACKMANN et KUSKIN (102/64).

Bei einer größeren Beobachtungszahl (2164 Patienten) konnten SHIELDS et PEREZ-MERA (932/64) negative T-Wellen in den rechten BWA in 2,4% der Fälle beobachten, ohne daß dieses Anzeichen diagnostisch verwertbar wäre [44].

Mit den negativen T-Wellen in den Standardableitungen befaßten sich BROKHES (119/63), FARINA (261a/63) sowie LOLOV (572/63). Die isoelektrische Ta-Welle, der Vorhofserregung zugehörig, bespricht GROSS (371/63).

Der Frage der T-Alterationen wandten sich auch KIESSLING et al. (515/64) zu, wobei diese Autoren zu anderen Schlüssen kommen. Bei 11.000 untersuchten gesunden Personen konnten isolierte, „unmotivierte“ T-Alterationen in 468 Fällen festgestellt werden, also mehr als 4 mal öfter, als im Material von MARIANI. In 46 Fällen mußten diese Alterationen ernster bewertet werden, wobei die Letalität in dieser Gruppe der Untersuchungspersonen 226% zur Letalität in der Gruppe der Personen mit einem allseits „normalen“ Ekg betrug, während bei Bezug auf die Gesamtheit der 468 Fälle diese Quote 165% betrug. Dabei trat der Tod zumeist in den ersten 5 Jahren nach Feststellung der T-Alterationen ein.

Den „funktionellen“ Veränderungen der Endstrecke des Kammerkomplexes gilt auch eine Arbeit von HERLES et al. (411/64), während

---

[44] Die statistische Wahrscheinlichkeit des Auftretens negativer T-Wellen in den einzelnen Positionen der BW-Elektrode ist altersabhängig und wurde von VAQUERO et al. (Arch. Instit. cardiol. México 17, 155, 1947) errechnet, von R. ZUCKERMANN (Grundriß und Atlas der Elektrokardiographie, III. Auflage, S. 74. Leipzig, 1959) graphisch dargestellt.

PITKIN (787a/64) sich der prognostischen Bedeutung unspezifischer T-Alterationen in den BWA zuwendet.

Normvarianten des Endteiles des Kammerkomplexes bespricht WOSKE (1119a/64).

Ein besonderes Interesse verdient die Publikation von CHOU et al. (181/64), die zeigen konnten, daß sich die diagnostische Auswertung der Vektoren der T-Phase des systolischen Zyklus am Vkg besser als am Ekg durchführen läßt. Gegenüber den Möglichkeiten eines skalaren Ekg's lasse sich am Vkg auch die Breite der T-Schleife als diagnostisches Argument verwerten. Das Verhältnis der Länge der T-Schleife zu deren Breite betrage bei Gesunden Erwachsenen (aus 130 Beobachtungen errechnet) 2,66 : 1, während sich bei 17% der Patienten mit bekannter oder vermutlicher Kardiopathie (vorwiegend beim Infarkt und Herzhypertrophie!) besonders breite T-Schleifen beobachten lassen. — Zu dieser Feststellung der Autoren ist jedoch zu bemerken, daß in Fällen eines merklich geänderten $\frac{\text{Breite}}{\text{Länge}}$-Verhältnisses der T-Schleifen auch entsprechende Deformationen der T-Wellen im Skalar-Ekg zu sehen sind.

Ein eigenes Kriterium zur Beurteilung des Repolarisationsablaufes nach den unterschiedlichen Ableitungen schlägt GIUSTI (356a/64) vor. Der Autor lenkt seine Aufmerksamkeit auf den Umstand, daß bei länglich-elliptoider T-Schleife die Gipfel der T-Wellen in synchron registrierten Ekg-Ableitungen zum selben Zeitpunkt erscheinen, während eine Asynchronie dieser Gipfel durch die Projektionsverhältnisse einer breiten, kreisförmigen — also anormalen — T-Schleife bedingt ist.

Das ganze Problem der atypischen Kammerrepolarisation unbekannter Genese betrachten von der diagnostischen Seite PLAS et al. (789/64).

QRS/T Beziehungen

Während der Zusammenhang der Alterationen der T-Welle mit dem Myokardzustand schon in der Frühzeit der Elektrokardiographie sichtbar wurde, ist die Erkenntnis der entscheidenden Bedeutung der Beziehungen des Anfangsteiles des Kammerkomplexes, der QRS-Gruppe, zu seinem Endteil, dem ST—T-Abschnitt, erst dank der Forschungen WILSONS und seiner Schule in den 30er Jahren gereift.

Zur theoretisch und praktisch hochbedeutsamen Frage dieser Beziehungen nehmen HERLES et JEDLIČKA (396/63; 411/64) Stellung.

Sie bringen anhand von entsprechendem Beobachtungsmaterial den Gedanken zum Ausdruck, daß bei Beurteilung der Alterationen der T-Welle zwischen absoluten und relativen zu unterscheiden sei. Zu den ersteren wären sowohl die primären (auf Einwirkung von Verletzungsvektoren in der Endphase des Kammerzyklus zurückzuführende Veränderungen des Repolarisationsvorganges), als auch die sekundären (durch Veränderungen der Fläche des QRS-Komplexes bedingten) T-Alterationen zu rechnen, die echt, also nicht projektionsbedingt, sind, während es bei der „Hyperkinese" (ausgiebiger systolischer Aktivität der Kammern — in der Terminologie der Autoren) auch relative, projektionsbedingte T-Veränderungen gibt. Beachtung verdient die Ansicht der Autoren, die Hyperkinese beeinflusse in unterschiedlichem Maße die Rotationen des Herzens während der Anfangs- und Endphase seines systolischen Zyklus. Dies sei auch eine der Ursachen für eine im Zuge der Hyperkinese des Herzens feststellbare Verringerung des räumlichen Ventrikelgradienten, wobei der Winkel SÂ$_{QRS}$/SÂ$_T$ eine Vergrößerung erfährt (454/63).

In weiterer Ausarbeitung des von ihm vorgeschlagenen Systems zur graphischen Fixierung vektorieller Befunde (s. S. 45) empfiehlt neuerlich WIRTH-SOLEREDER (1117/64) weitere ausführliche Kriterien der unterschiedlichen Ekg-Syndrome, unter besonderer Berücksichtigung der QRS/T-Beziehungen.

Eine neue Methode zur Differenzierung der Neigung der Herzachsen, also auch zur Festlegung der QRS/T-Beziehungen, die FRAGOYANNIS (313/64) vorgeschlagen hat, ist schon erwähnt worden.

Auch GOLTSMAN (343/63; 360, 361/64) brachte weitere Beiträge zur Methodik der Bewertung der QRS/T-Beziehungen, deren Bedeutsamkeit auch weiter unbestritten bleibt.

Auch am Vkg sind die Beziehungen der QRS- und T-Schleifen studiert worden.

Sehr interessant sind die Ergebnisse der Forschungen von REYNOLDS et YU (838, 839/64), die im Experiment am Hund eine Temperaturdifferenz zwischen dem Endo- und Epikard (sowohl der rechten als auch der linken Kammer) feststellen konnten. Dabei erwies sich an der linken Kammer die äußere Myokardschicht wärmer, als die innere (bei der rechten Kammer war die Temperatur maximal im Inneren der Kammerwand), die linke Kammer — um 0,1° kälter, als die rechte (was durch die kühlende Wirkung des Blutstromes zu erklären wäre). Die festgestellte Temperaturdifferenz zwischen der Innen- und Außenwand der linken Kammer könnte auch die kürzere Refraktärperiode der Außenschicht und damit auch eine Konkordanz der QRS- und T-Anteile des Kammerkomplexes bewirken, obwohl die Autoren selbst ihrer Meinung Ausdruck verleihen, diese Temperaturdifferenz könne nicht der einzige Faktor sein, der die Beziehungen QRS/T bestimmt. Auf jeden Fall sind die erwähnten Feststellungen bemerkenswert und der weiteren Klärung der QRS/T-Beziehungen förderlich.

Der Kammergradient. Mit dem Maße dieser Beziehungen — dem Wilsonschen Kammergradienten (ob linear, areal oder spatial) beschäftigten sich mehrere Autoren. Van Dam et Durrer (1063/64) bestätigen die klassische Konzeption vom Kammergradienten, wobei sie in ihren an Hunden durchgeführten Experimenten die dieser Konzeption zugrunde liegende Tatsache einer allgemeinen Richtung des Repolarisationsprozesses (von der Spitze zur Basis) erneut beobachten konnten. Pipberger (786/64) schließt sich der Mehrheit der bis jetzt zu dieser Frage geäußerten Meinungen an — er betont die theoretische Bedeutsamkeit des Begriffes „Ventrikelgradient", zweifelt aber, trotz der von ihm ausdrücklich empfohlenen quantitativen Auswertung des Ekg's, an der praktischen Anwendbarkeit des errechneten oder graphisch bestimmten „$\hat{G}$". Abel et Hertle (4/64) haben Beziehungen des $\hat{G}$ beim Herzinfarkt festgestellt. Auf den Vorschlag von Zao, einen räumlichen Kammervektor in Ergänzung zum $\hat{G}$-Begriff zu konstruieren, wird an anderer Stelle hingewiesen (s. S. 45).

Interessant sind die Untersuchungsergebnisse von Brambilla (129/64), der eine sichere Beziehung zwischen dem räumlichen Ventrikelgradienten ($S\hat{A}\hat{G}$) — und der Dauer des Herzzyklus (QT) — aber auch der Zeit der gleichmäßigen Kammerdepolarisation (ST-Dauer) feststellen konnte. Nach Meinung des Autors können die von ihm errechneten Beziehungen auch zur Grundlage einer praktisch bedeutsamen analytischen Prozedur werden, besonders, wenn dazu ein Computer eingesetzt werden kann — sie könnten die Differenzierung von primären und sekundären T-Veränderungen (s. S. 37/38, 82/83) erleichtern. Mit dem $\hat{G}$ befaßten sich auch Franz (293/63) sowie Mashima (636/64).

Der QT-Abschnitt

Die Gesamtdauer der Kammererregung, für die der QT-Abschnitt das Maß abgibt, war auch in der Berichtsperiode in die Thematik der Untersuchungen einbezogen. Dabei geschah dies unter sehr verschiedenen Gesichtspunkten.

Die schon seit Bazett, also seit über 45 Jahren [45], bekannte Abhängigkeit der Dauer der elektrischen Kammersystole, des QT-Abschnittes, von der Herzfrequenz wurde von Simonson et al. (864/63) erneut einer genaueren Analyse unterzogen. Dabei hat es sich gezeigt, daß sich innerhalb der QT-Gesamtzeit die Dauer des eigentlichen ST-Abschnittes als am meisten frequenzabhängig erweist, daß also innerhalb des Erregungsablaufes der einzelnen Myokardfasern die Dauer des Zustandes gleichintensiver Erregung, des Plateaus der monophasischen Kurve, am ausgesprochensten mit der Zunahme der Herzfrequenz abnimmt.

Dabei wird, wie längst bekannt, bei einer absoluten Verkürzung der QT-Dauer mit Erhöhung der Herzfrequenz ihre relative Dauer größer.

---

[45] Heart **7**, 353 (1920).

Hutcheon et Laffan (431/63) haben im Experiment an Katzen während einer durch Äther oder Epinephrin bewirkten Tachykardie feststellen können, daß sowohl die absoluten wie auch die relativen QT-Veränderungen, bei ausgesprochener Frequenzabhängigkeit, von der auslösenden Ursache unabhängig sind.

Zur Frage der normalen Dauer der elektrischen Systole des Herzens äußerten sich erneut Babsky et al. (51/64); die Beziehungen zwischen der elektrischen und der mechanischen Herzsystole bei intensiver Muskelarbeit studierten Smirnov et Zaiceva (945/64)..

Der prinzipiellen Seite der Anwendung statistischer Methoden beim Bestimmen von Normativen der elektrischen Herzsystole ist eine russsche Arbeit gewidmet (132/63).

Die QT-Dauer wurde auch bei Patienten mit einer akuten Störung des zerebralen Kreislaufes untersucht (und dabei der Schwere des Allgemeinzustandes entsprechend verlängert befunden — Maksimuk, 620/64); die Beziehungen zwischen der Dauer dieses Ekg-Abschnittes und den plethysmographisch registrierten Kreislaufzeiten (an Personen im höheren Alter) wurden von Mottola et al. (701/64) geklärt. In einer Arbeit von Krosch et al. (543/64) wurden Probleme der Bestimmung der QT-Dauer bei Untersuchungspersonen mit erhöhtem oder erniedrigtem Ca-Spiegel (der ja, wie bekannt, die Dauer der Systole maßgeblich beeinflußt), erörtert. Im Experiment wurde auch der Einfluß des Mangans auf die QT-Dauer untersucht (169/63). Mit der QT-Dauer bei dem Hyperthyreoidismus befaßte sich auch Constantiniu (196/64).

Gross (370/63) hat feststellen können, daß die in der II Ableitung meßbare korrigierte QT-Dauer (QTc) beim Rechtstyp (α QRS über +60°) länger, als beim Linkstyp ist. Der Autor erklärt diese Beobachtung durch Verschiedenheit der Muskelmassen, doch wird es sich vermutlich um Projektionsphänomene im Zusammenhang mit Rotationen des Herzens um seine Längsachse handeln.

Ein russischer Autor (Pshenichnyi, 812/64) bestreitet überhaupt die Berechtigung der Waller-Bazettschen Annahme, die QT-Dauer sei der Dauer der Kammersystole gleichzusetzen. Der Autor meint, die QT-Zeit sei ein von der Dauer dieser Systole nicht unmittelbar abhängiger Indikator des funktionellen Myokardzustandes. In diesem Sinne zeigen bei verschiedener Herzfrequenz relativ niedrigere QT-Werte optimale Verhältnisse für die EAH an, relativ längere — weniger günstige. Einen bedeutsamen Unterschied zwischen den Mittelwerten bei männlichen und weiblichen Untersuchungspersonen konnte der Autor, entgegen älteren Angaben, nicht feststellen.

Für die Beziehungen der elektrischen zur mechanischen Systole des Herzens, und zwar im Zuge einer Digitalisierung, haben sich auch Meyer et Herles (671/64) interessiert; Guilbault et al. (391/64) untersuchten im Experiment die Abhängigkeit dieser Beziehungen von der O_2-Versorgung des Präparates, TACCOLA (1019a/64) — die Einwirkung des Kohledisulfids. STYPOWA (992b/64) beschäftigte sich mit den Beziehungen der QT-, QU- und TU-Abschnitte, während NAKAMOTO et al. (714/64) die QT-Dauer bei einigen Krankheitsbildern studierten.

Das Verhalten des QT-Abschnittes im Kindesalter wurde u. a. von OSKOLKOVA (743/64) sowie von RI (841b/64) beleuchtet.

Die U-Welle

In einer ausgedehnten Übersicht faßte ALTIERI (16/64) wieder einmal das zusammen, was über die Elektrogenese, die pathophysiologische und klinische Bedeutung der U-Wellen bekannt ist.

Der Natur und dem diagnostischen Wert dieser Wellen widmeten eine Arbeit KLÜTSCH et al. (503/63). Dabei schließen sich diese Autoren der Ansicht an, die U-Wellen verdanken ihre Entstehung der Potentialdifferenz zwischen subendo- und subepikardialen Muskelfasern und entsprechen dem absteigenden Schenkel des negativen Nachpotentials.

NAKAMOTO (712/64) hat die Ekg's von 513 Untersuchungspersonen statistisch bearbeitet, indem er das Vorkommen der U-Welle bei Patienten mit (der klinischen Wertung nach) neurogenen Beschwerden dem Vorkommen bei organisch bedingten gegenüber stellte.

Die Ergebnisse dieser nach Altersgruppen aufgegliederten Bearbeitung sprechen dafür, daß das Auftreten einer besonders prägnanten U-Welle (gewöhnlich mit optimaler Projektion in V4) bei, unabhängig von der Altersgruppe, über 90 Prozent der Untersuchten mit organisch bedingten Beschwerden festzustellen war, während bei Patienten mit neurogenen Beschwerden die U-Welle 2 bis 3 mal seltener zu sehen ist, und zwar öfter bei Jugendlichen in der Altersgruppe unter 30 Jahren. Im späteren Alter wird die U-Welle wieder in ansteigender Häufigkeit beobachtet. Die statistische Signifikanz dieser Ergebnisse ist jedoch nicht voll überzeugend.

Auf eine Hypokaliämie wird eine postextrasystolische Alternation der U-Wellen zurückgeführt, die MULLICAN et FISCH (705/64) beobachtet haben; nach experimenteller Einwirkung von Angiotensin traten negative U-Wellen, besonders in V4, auf (PLAVŠIČ et LAMBIČ, 790/64).

Dem Studium der U-Welle bei verschiedenen pathologischen Zuständen haben sich auch japanische Autoren zugewandt (NAKAMOTO et al., 714/64; SANO et al., 882/64).

Spannung des Ekg's

Eine semiotische Betrachtungsweise des Ekg's schließt auch eine Bewertung der Spannung des QRS-Komplexes ein. Auch zu dieser Frage gibt es in der Berichtsperiode einige Publikationen. So haben BAYLEY et BERRY (63/63) den Einfluß der Inhomogenität des Mediums auf die Höhe der an der Körperoberfläche zum Abgriff gelangenden Potentialdifferenz, also auf die sogenannte „Spannung" des Ekg's, untersucht. In ihren Versuchen bewirkte eine Verminderung des intrakavitären Widerstandes (wie bei Anämien) eine Vergrößerung der QRS-Spannung in den anliegenden BW-Ableitungen; eine Steigerung dieses Widerstandes (wie bei der Polyzythämie) hatte gegenteilige Wirkung. Dabei ist die am Modell erarbeitete Erkenntnis von Interesse, daß der unhomogene Charakter des Mediums den Dipolcharakter des in peripheren Ableitungen erfaßbaren elektrischen Feldes des Herzens nicht aufhebt, jedoch auf die an der Körperoberfläche zur Registrierung gelangende Größe der Potentialdifferenz einwirkt. Bedeutsam ist ferner, daß die Wirkung des spezifischen Widerstandes innerhalb der Herzhöhlen auf die an der Körperoberfläche erfaßbare Potentialdifferenz auch von der Richtung des Dipols im gegebenen Moment des systolischen Zyklus abhängt.

In einem anderen Aspekt zeigten ANGELAKOS et GOKHAN (25/63) den Zusammenhang zwischen der Blutfüllung des Herzens und der von ihm nach außen entwickelten Potentialdifferenz: in ihren Versuchen führte eine Einschränkung des venösen Zuflusses zu einer Verkleinerung des QRS-Komplexes, was von den Autoren auch als Ausdruck einer verminderten intrakardialen Blutmenge gedeutet wird. Durch einen kleinen Kunstgriff haben sich MITO et al. (682a/64) die Aufschlüsselung eines Niederspannungs-Ekg's erleichtert — sie registrierten es mit einem 5fachen Verstärkungsfaktor also 1 mV = 50 mm und konnten auf diese Weise sonst kaum erkennbare U-, P- und T-Wellen differenzieren. Dabei erwies sich die Dauer (Breite) dieser Ekg-Elemente in der vergrößerten Kurve merklich größer, als bei der Standard-Verstärkung. Dem Niederspannungs-Ekg gilt auch eine Arbeit von SOLTI et al. (957/64).

YASUI et al. (1125/64) befassen sich mit den prinzipiellen Fragen einer semiotischen Ekg-Diagnostik.

Axonometrische Diagnostik

Obgleich nicht direkt vom Begriff der semiotischen Diagnostik umfaßt, soll hier auch über die zum Gebiet der vektoriellen Analyse des Ekg's gehörenden axonometrischen Publikationen berichtet werden.

Einen Beitrag zur primären, „frontalen" Axonometrie, wie sie seinerzeit ZARDAY [46] inaugurierte, brachten ŠČEGLOVA (1012/64) sowie FRAGOYANNIS (313/64). Dieser schlägt eine neue Methode zur Differen-

---

[46] Archiv f. Kreisl. Forsch. 7, 233 (1940).

zierung der Neigung der Herzachsen vor, deren wesentliches Merkmal darin zu sehen ist, daß eine entscheidende Bedeutung dem „Vektor 1" beigemessen wird. Als solchen bezeichnet der Autor den Vektor des Kammerseptums, also annähernd den Momentanvektor Q, der gewöhnlich mit dem Vektor 0.02" identifiziert wird. Dabei wird die Richtung dieses Vektors zur Richtung des mittleren $\hat{A}_{QRS}$ sowie des T-Vektors in Beziehung gesetzt und daraus ein neuer Quotient aufgestellt. Dieser stellt die Winkelgrößen $\hat{A}QRS/\hat{A}T$ (θ) und Vec $1/\hat{A}T$ (ω) gegenüber, wobei der Quotient $\dfrac{\theta}{\omega}$ in der Norm unter 1 und bei einer Linksüberlastung 1 betragen soll. Bei einer genaueren Betrachtung des Wesens des vorgeschlagenen neuen Quotienten erscheinen jedoch auch dabei die altbekannten angulären QRS/T Beziehungen ausschlaggebend; die Einschaltung der Bewertung der Richtung des Q-Vektors scheint keine besonderen Vorteile zu bringen.

Mit einigen Aspekten einer quantitativen Auswertung der QRS-Achsenwerte haben sich auch LUTS et VIHANDU (587/63) beschäftigt.

Extreme Richtungen der QRS-Achse

Auch der diagnostischen Bedeutung extremer Richtungen der QRS-Vektoren gelten einige Arbeiten (264, 265, 468/63). Dabei zeigten ELLIOT et al. (245/63) anhand einer Analyse von 195 Fällen mit isolierter extremer Linksabweichung der QRS-Achse (bei Fehlen anderer Ekg-Anomalien!) bei „Kreislaufgesunden", daß diesem Symptom als solchem eine gewisse pathognomonische Bedeutung zukommt, da in derlei Fällen eine okkulte Hypertonie, ein latenter Diabetes oder ausgesprochene Atherosklerose bedeutend öfter zu eruieren waren, als bei Untersuchungspersonen mit normalem Ekg.

FLAMENT (278/63) hat seine Aufmerksamkeit den — relativ seltenen — Fällen von invertierter QRS-Vektorenrichtungen mit überwiegend negativen Ausschlägen in allen 3 Standardableitungen zugewandt. Unter allerdings insgesamt nur 12 Fällen war die durchaus ungewöhnliche QRS-Vektorenrichtung in 3 Fällen auf einen überstandenen Myokardinfarkt, in 4 — auf eine markante Rechtsüberlastung, in 2 — auf einen Rechtsblock zurückzuführen. Diese Fälle lassen sich theoretisch durch partielle Asystolie einzelner Myokardbezirke oder Störung der normalen Neutralisation von Partialvektoren ohne weiteres erklären. In 3 Fällen war die QRS-Inversion jedoch auch bei „Herzgesunden" festgestellt worden, wobei man zur Erklärung dieser Erscheinung eine angeborene Anomalie der intraventrikulären Leitung annahm.

Zur Frage der diagnostischen Bedeutung einer extremen Linksabweichung der QRS-Achse, die schon in früheren Jahren zur Diskussion stand, gibt es noch 2 interessante Betrachtungen. BANTA et al. (62/64) halten zwar eine extreme Linksabweichung für pathognomonisch, doch durchaus unspezifisch, also nicht unbedingt, wie oft angenommen, auf eine Koronarkrankheit hinweisend. Die Berechtigung, eine solche Linksabweichung auf einen „peri-infarction Block" zurückzuführen, ist zweifelhaft. Im Gegensatz zu den Ansichten dieser Autoren nehmen ELIOT et al. (277/64) eine extreme Linksabweichung der QRS-Achse als Zeichen eines „peri-infarction Block" unwidersprochen hin.

LIBANOFF (594/64) hat sein Material von 85 Fällen extremer Linksabweichungen der QRS-Achse einer exakten vektoriellen Analyse unterzogen. Seiner Ansicht nach wird die Linksabweichung meist durch eine Myokardfibrose verursacht, die zu einer Unterbrechung der Leitung in einem peripheren Ast des Leitungssystems führt; die Haupt- und Terminalvektoren der QRS-Schleife weisen dabei nach links, oben und rückwärts, da es sich meist um eine Leitungsunterbrechung in einem peripheren Ast des Leitungssystems in anterolateralen Bezirk der linken Kammer handelt („Parietalblock"). Dabei verursacht eine mäßige Fibrose des Myokards keine wesentliche Verzögerung des Ablaufes der QRS-Schleife (das QRS ist nicht über 0.1" verbreitert). Nur die Deformation des Initialanteiles der QRS-Schleife läßt den Parietalblock als peri-infarction-Block (als Folge eines anteroseptalen Infarktes) deuten. Zur Differenzierung von Linksschenkelblock wird darauf hingewiesen, daß bei diesem initiale Septalvektoren fehlen, die Depolarisationsschleife hat dabei einen gleichmäßig verzögerten Ablauf.

Der Bedeutung extremer Linksabweichungen der QRS-Achse bei der Erkennung angeborener Herzmißbildungen gilt eine Arbeit von STOERMER et al. (988/64).

Axonokardiographie

Außer der klassischen „Axonometrie der Frontalprojektion" ist inzwischen auch eine räumlich orientierte Axonometrie entwickelt worden. Diese „räumliche Axonometrie", die H. und Z. KOWARZYK seit 1957 in ihrer Variante als *Axonokardiographie* bezeichneten, kam in der Berichtsperiode in einer Reihe von Arbeiten zur Anwendung (325, 327, 443, 515, 653/63; 347a, 539, 539b, 707/64). Eine der Arbeiten von H. und Z. KOWARZYK (514/63) ist besonders durch eine Untersuchung der Abhängigkeit der manifesten Größe und Richtung der entsprechenden Projektion der Integralvektoren von der Beschaffenheit des Ableitungssystems interessant. Es wird dabei wieder einmal anschaulich der Unterschied der Frontalprojektionen eines bestimmten Vektors in dem klassischen Dreieck- und in einem orthogonalen Ableitungssystem dargestellt.

Wie schon seit 45 Jahren [47] werden weitere Versuche unternommen, die Bestimmung der frontalen Vektorenprojektion durch Hilfseinrichtungen oder visuelle Orientiere zu erleichtern (343, 344, 806, 919, 991/63; 360, 361/64); in ihrer schon erwähnten Arbeit beschreiben H. und Z. KOWARZYK ein eigenes Gerät, den Axonokardiographen, der auch räumliche Vektorenkonstruktionen ermöglicht.

In ihrer dem Kardiologen-Kongreß in Prag vorgelegten Mitteilung (539/64) setzen sich die Autoren ausführlich mit der geometrischen Charakteristik des von ihnen entwickelten Bezugssystems auseinander.

ZAO (1135, 1136/64) empfiehlt einen imaginären räumlichen Kammervektor zu konstruieren, der senkrecht zu einer von den mittleren QRS- und T-Vektoren gebildeten Fläche errichtet wird und sowohl graphisch konstruiert, wie auch mathematisch berechnet werden kann. In Ergänzung zu dem von WILSON begründeten Begriff des Ventrikelgradienten sieht ZAO in der von ihm empfohlenen Konstruktion einen stabileren Indikator des Zustandes des Kammermyokards; ob die Methode auch einen Weg in die Praxis finden wird, bleibt abzuwarten.

4. Schwankungsbreite des elektrokardiographischen Herzbildes beim Gesunden

Der „Norm“-Begriff in der Elektrokardiographie

Der Begriff der elektrokardiographischen „Norm“ und die Möglichkeiten ihrer Abgrenzung gehören zu der Grundproblematik der diagnostischen Auswertbarkeit des Ekg's. Er war Gegenstand der allerersten Arbeiten EINTHOVENS vor nunmehr 60 Jahren, ist, über unzählige Zwischenpublikationen, vor kurzem in einer Sondermonographie von SIMONSON [48] zur Darstellung gelangt und erscheint sowohl in Übersichten in seiner Gesamtheit (98, 616/63), als auch öfters in verschiedenen Teilaspekten in der Literatur der Berichtsperiode.

Leider läßt sich der prinzipiell und praktisch eminent wichtige Begriff einer Norm in Bezug auf das Ekg, ebenso wie in Bezug auf andere biologische Phänomene, schwer und nur bedingt abgrenzen, worauf in der Berichtsperiode auch VUYLSTEEK et al. (1080/64) sowie GRÜTZNER et SCHMIDT (389/64) hinwiesen. KAJEVITSER (485/64) äußerte sich zur Frage der Norm-Grenze gegenüber einem partiellen Rechtsschenkelblock (s. auch S. 73); als Ergänzung zu seiner Monographie publizierte SIMONSON (936/64) neuere Angaben über die Schwankungsbreite des Ekg-Bildes in den BWA. Dabei wird, im Rahmen einer „erweiterten

---

[47] Seit DIEUAIDE, F. R.: Arch. intern Med. **27**, 558 (1921).

[48] SIMONSON, E.: Differentiation between Normal and Abnormal in Electrocardiography. St. Louis, 1961.

Norm", der Einfluß mannigfaltiger, in den Bereich des Physiologischen gehörenden oder an diesen Bereich angrenzenden, Faktoren beschrieben, besprochen oder in Rechnung gestellt.

Vergleichende Untersuchungen, bei denen die an gesunden Personen erhobenen Ekg-Befunde den mit anderen Methoden (Rö, Spirographie) gewonnenen gegenüber gestellt wurden, haben BEERENS et al. (77a/64) angestellt.

In erster Linie ist es der Einfluß von Umweltsfaktoren, der eine Beachtung verdient und der auch in der Literatur der Berichtsperiode nicht unberücksichtigt geblieben ist.

HINKEL et al. (420/64) machen wieder einmal auf die außerordentliche Labilität des Endteiles des Kammerkomplexes im Ablauf des Alltages aufmerksam; diese Feststellung bezieht sich auf ein jedes Lebensalter und sowohl auf Männer als auch auf Frauen. Die Autoren betonen, daß sich die individuell sehr verschiedene Labilität der EAH nicht in eine Beziehung zu einer eventuellen Bedrohung durch eine Koronarkatastrophe bringen läßt. In Bezug auf die Bewertung „abnormer" T-Wellen kommen die Autoren in einen offenbaren Widerspruch zu den schon erwähnten Feststellungen von KIESSLING et al. (515/64, s. auch S. 36).

Mit den verschiedenen Korrelationen bestimmter Ekg-Abschnitte bei gesunden Untersuchungspersonen befaßt sich eine Arbeit von SHAPIRO et al. (928/64).

Einfluß von Positionsfaktoren

Unmittelbar an das Problem der Norm schließt sich in der Elektrokardiologie auch das Problem des Einflusses von Positionsfaktoren auf das an der Oberfläche des Körpers erfaßbare elektrische Herzbild an. Dieses Problem war schon Gegenstand frühester Untersuchungen EINTHOVENS und SAMOJLOFFS (1908); es beschäftigt auch heute sowohl die Theoretiker der Elektrokardiologie, als auch — in diagnostisch besonders bedeutsamer Weise — die Praktiker (so SCHMIDT, 835/63).

Neuerlich wurde der Einfluß des Körperbaus auf die Projektionsverhältnisse der EAH auch in Modellversuchen studiert (HIRSCH et al. 422/64). In den meisten Fällen der Praxis wirkt sich der Einfluß der Positionsfaktoren auf die Projektionen der EAH nicht in isolierter Form, sondern in gegenseitiger Wechselwirkung mit verschiedenen anderen Faktoren aus. So ist es mit den Schwankungen der QRS- und T-Vektoren während der Schwangerschaft, mit denen sich neuerlich WENGER et al. (1104/64) befaßten. Sie weisen wieder einmal darauf hin, daß diese Schwankungen, besonders im letzten Drittel der Schwangerschaft, sehr weitgehend sind und sich kaum diagnostisch verwerten lassen. Besonders labil zeigte sich, wie ja allbekannt, der T-Vektor.

Über Schwankungen der Richtung der QRS-Achse im Zusammenhang mit der Entbindung berichtete Novitskij (734/64).

Nicht anders steht es mit den Ekg-Veränderungen, die nach einer Mahlzeit beobachtet werden (40a/63; 114, 756/64) — da spielt ja außer einer gewöhnlichen Einwirkung eines positionellen Faktors (höherer Zwerchfellstand) eine kaum differenzierbare und bewertbare Vielzahl anderer Faktoren mit [49].

Eine sehr ausführliche Studie über das Verhalten der Herzfrequenz gesunder Menschen beim Übergang vom Liegen zum Stehen haben Drischel et al. (235/63) veröffentlicht. Anhand einer Ekg-Beobachtung von 300 Herzgesunden beiderlei Geschlechts wurde festgestellt, daß die Adaptation der Herzfrequenz beim erwähnten Lagewechsel sich in 2 Phasen vollzieht: die unmittelbare „Sofortreaktion" bringt eine reichliche Beschleunigung der Herzaktion (um 36—37 Schläge/Min.) mit sich. Nach einer gegenphasischen Reaktion mit merklicher, jedoch individuell verschiedener, Verlangsamung der Herzfrequenz erfolgt unter geringer nochmaliger Frequenzerhöhung die endgültige Einstellung mit gewissen periodischen Schwankungen. Das Verhalten der Herzfrequenz bei einer und derselben Untersuchungsperson erwies sich als am Morgen und Nachmittag verschieden. Dabei war die Reaktion am Morgen einer durch Sympathomimetica verursachten ähnlich, die am Nachmittag — der durch Parasympathomimetica bedingten.

Die Wirkung der Positionsfaktoren im Sinne einer Orthostase sind besonders bei telemetrischer Registrierung von Belastungs-Ekg's in Rechnung zu stellen (851/63).

Auch in Modellversuchen hat sich der Einfluß positioneller Faktoren auf die Projektionsverhältnisse des elektrischen Herzfeldes neuerlich bestätigt (Hirsch et al., 422/64).

Kowarzyk (536b/64) widmete eine Betrachtung der Einwirkung von Positionsfaktoren auf das Vkg.

Auf den Einfluß einer abnormen Herzlage auf das Ekg wird auch bei Besprechung angeborener Herzmißbildungen eingegangen (s. S. 182).

In erster Linie auf die Einwirkung positioneller Faktoren sind auch Ekg-Veränderungen zurückzuführen, die beim *Pectus excavatum* (Actis-Dato, 14/63, Buchan et al., 125/63) oder bei Hilustumoren (Huber, 422/63) zur Beobachtung gelangten.

Einfluß von neurogenen Faktoren

Die Schwankungsbreite des Ekg's wird auch bekannterweise von neurogenen Faktoren beeinflußt. doch sind in der Berichtsperiode dieser

---

[49] Die Einwirkung von Positionsfaktoren auf das Ekg wird synoptisch zum entsprechenden röntgenologischen Bild von Schmidt (834a/63) dargestellt.

Frage nur wenige Publikationen gewidmet. Im Experiment an Hunden haben RANDALL et PRIOLA (826/64) erneut den Einfluß einer Stimulation des Sympathicus auf den Ablauf des Erregungsprozesses im Herzen studiert; die Autoren konnten nur die altbekannte positiv chronotrope Wirkung des Sympathicus bestätigen.

UEDA et al. (957/63) interessierten sich für den Einfluß einer elektrischen Stimulation des Sympathicus auf das Reizleitungssystem. Dabei stellten sie fest, daß diese eine sinu-nodale Interferenzdissoziation mit nodalen Tachykardien provoziert, wobei der linke Sympathicus mehr den Atrioventrikularknoten, der rechte — den Sinusknoten beeinflußt. Diese Beobachtungen sollten jedoch nicht isoliert von denen am parasympathischen System gewertet werden, da inzwischen die reziproken Beziehungen des vago-sympathischen Systems durch neuere Forschungen eine Revision erfahren haben [50].

Ekg-Veränderungen (Störungen der Repolarisation und des Herzrhythmus) bei Beeinflussung des vago-sympathischen Gleichgewichtes studierten im Experiment an Hunden SOLTI et al. (878/63). Ähnliche Erscheinungen konnten diese Autoren auch reflektorisch von der Niere und dem Nierenbecken auslösen, was auch von einer gewissen klinischen Bedeutung ist. Ekg-Veränderungen bei der akuten Dilatation der Niere wurden auch von NASI (674/63), der der Harnblase — von FRACCHIA et al. (287, 288/63) festgestellt.

Den Einfluß einer Stimulation des Vagus auf das Reizleitungssystem studierten MENDEZ (668/64). Sie konnten zeigen, daß sich unter parasympathischen Einwirkungen der Übergang des AV-Knotens in das Hissche Bündel als schwächstes Glied der Kette zeigt und am ehesten die Erregungsausbreitung hemmt.

Die Ekg-Anzeichen einer allmählichen Steigerung des Einflusses des Vagus bei Kindern im Alter von 1 bis 36 Monaten verfolgte ARSHAVSKAJA (39/64), bei älteren Personen — JENIKEJEVA (456/63).

BOTTI et al. (105/63) beschrieben durch induzierte Schwankungen des neuro-vegetativen Tonus bewirkte Ekg-Veränderungen, während BABSKY et ULJANINSKY (47/63) den Einfluß der Vagus-Hemmung auf atriale und ventrikuläre Automatie-Zentren studierten. SMIRNOV (871/63) untersuchte an Hunden erneut den Einfluß eines gesteigerten Vagus-Tonus auf die Konfiguration der T-Welle.

Im Tierexperiment ließ sich wieder einmal der Einfluß des Vagus auf die Dauer des Repolarisationsprozesses zeigen (ARRIGO et DULLO, 37/64); UEDA et al. (1054/64) demonstrieren durch Stimulation der Herznerven bewirkte Alterationen des Ekg's und des Vkg's.

---

[50] UDELNOW, M. C.: Die nervöse Regulation des Herzens (russ.). Moskau, 1961.

KURAMITSU (552/64) hat vom Bulbus oder dem Karotissinus ausgelöste reflektorische Einflüsse auf das Ekg beschrieben, die er an 134 gesunden Jünglingen beobachten konnte.

Auf eine segmentare Störung der sympathischen Innervation des Herzens im Zuge einer Ganglionitis führen PASTINSZKY et KENEDI (717—719/63) Ekg-Veränderungen zurück, die sie beim Herpes zoster beobachten konnten; dabei erwies sich die Intensität der registrierten Veränderungen der Schwere der Krankheit parallel.

In einer späteren Mitteilung (765/64) wird von denselben Autoren auch ein dermato-kardialer Reflex erwähnt, der sich in Ekg-Veränderungen bei täglicher Hautreizung manifestieren soll.

PRIOLA et RANDALL (8 `, 826/64) sowie WALLACE et SARNOFF (1090a/64) zeigten den Einfluß der sympathischen Fasern auf den Erregungsablauf.

Wohl auch auf eine ungewöhnliche Empfindlichkeit des vagosympathischen Systems gegenüber vagalen Einflüssen ist eine interessante Beobachtung von ADAMS (12/64) zurückzuführen. Es handelt sich in diesem Fall um einen bei einem 51jährigen Mann seit 20 Jahren beobachteten periodischen Ausfall der Aktivität des Sinusknotens, der zu kurzen Synkopen führte — bei Intervallen zwischen 2 Systolen von bis zu 2,92″. Das Phänomen wurde jedesmal durch eine besonders tiefe Inspiration ausgelöst und war durch Atropin beeinflußbar. Klinisch bestanden auch andere Anzeichen einer Vagotonie: Hyperchlorhydrie, Pylorospasmus, habituelle Bradykardie.

Durch Vagusreizung provozierte ektopische Einzel-Systolen (*„escaped beats"*) beobachteten neuerlich in Experimenten an Hunden WALLACE et DAGGETT (1089/64).

Durch Störungen des vagosympathischen Gleichgewichtes erklären CAMPANACCI et MAGNANI (141/63) Alterationen des Repolarisationsprozesses, die sie bei Kranken mit dem Dumping-Syndrom beobachtet haben.

Den biochemischen Mechanismen der nervösen Regulation des Herzens ist eine russische Monographie gewidmet (768/63). Wohl auch neuro-reflektorischer Genese sind Ekg-Veränderungen, die WILLIAMS et al. (999/63) anläßlich in lokaler Anästhesie durchgeführter stomatologischer Prozeduren festgestellt haben.

Eine Reihe von experimentellen Arbeiten ist den Fragen der Beeinflußbarkeit des Ekg's durch zerebrale Faktoren gewidmet und zwar durch Strahleneinwirkungen und Gehirnverletzungen (256/63) im besonderen einer Reizung des Hypothalamus (628/63) oder der Hirnrinde (267, 267a/64). Im Experiment an Hunden bewirkte eine Reizung des Mesencephalon auf multisynaptischem Wege (über die mediale Retikularformation, den Hypothalamus und das sympathische System)

Ekg-Veränderungen im Sinne eines WPW-Syndroms (614/63). Auch während einer fraktionierten Pneumoenzephalographie wurden Ekg-Veränderungen beobachtet (Davie et al., 194a/63).

Durch lokalisierte Läsionen an verschiedenen Stellen des Hundegehirnes konnten sowohl Herdläsionen im Myokard, als auch entsprechende Ekg-Alterationen produziert werden (Rizzon, 844/64).

Ernste, doch reversible Ekg-Veränderungen sah Eichbaum (271a/64) auch nach Schädeltraumen.

Auch die Einwirkung der Elektronarkose (374/64) sowie die des Lärmes auf das Ekg wurden erwähnt (365, 855/63).

Fragen der neuralen Beeinflußbarkeit des Ekg's sind auch Gegenstand mehrerer weiterer Arbeiten gewesen (253, 400, 463, 475, 525, 759, 852/63, 263aa, 449a, 994b/64); wohl ins selbe Gebiet gehören Ekg-Veränderungen, die durch therapeutisch angewandten Elektroschock hervorgerufen wurden (102/63); durch Unfall verursachter Elektroschock kann sogar einen Infarkt provozieren (730/64).

Die durch die verschiedenen Anästhesie-Verfahren ausgelösten Ekg-Veränderungen (s. S. 105) gehören bestimmt, wenigstens zum Teil, in dieses Kapitel.

Altersnorm des Ekg's

Großes Interesse wurde in der Berichtsperiode auch den schon seit 50 Jahren diskutierten Fragen der Altersnorm des Ekg's entgegengebracht.

Eine russische Arbeit (122/63) bringt Angaben über das Ekg-Bild praktisch gesunder Untersuchungspersonen verschiedenen Alters; in einer anderen wird anhand von Experimenten festgestellt, daß mit zunehmendem Alter die Resistenz des Herzens alterierenden Einwirkungen gegenüber ansteigt (458/63).

Auch eine japanische Publikation (700a/64) bringt anhand der Untersuchungsergebnisse an 689 gesunden Japanern zwischen 6 und 70 Jahren nach Alter geordnete mittlere Werte für die QRS- und T-Vektoren. Dabei konnten auch gewisse Geschlechtsunterschiede festgestellt werden.

Pränatale Ekg-Diagnostik

Eine große Anzahl von Arbeiten ist der Ekg-Diagnostik schon in der pränatalen Periode gewidmet. Dabei wurden sowohl die technischen Voraussetzungen für diese Untersuchungen (38, 133, 183, 263, 380, 410, 413, 611, 798, 892/63; 41, 200a, 434, 462/64) als auch deren klinische Bedeutsamkeit (133, 308, 312, 539, 617, 633, 799, 825/63) ausführlich erörtert. Hess et al. (416/64) sowie Morton et al. (698a/64) bedienten sich zur Beobachtung des fetalen Ekg's telemetrischer Einrichtungen, wobei HON in einer eigenen Arbeit (432/64) die Möglichkeiten einer Verringerung der bei der Registrierung des fetalen Ekg's auftretenden Störungen bespricht. Wegen der Fülle der Publikationen kann nur auf den Inhalt der wichtigsten eingegangen werden.

Einige Arbeiten von HON galten speziellen Fragen: der fetalen Herzfrequenz (411, 412/63) sowie den Rhythmusstörungen bei Feten und Neugeborenen (411/63), mit denen sich auch SØRLAND et al. (882/63) befaßt haben. HON et LEE haben eine Reihe von Untersuchungen speziell am Ekg des sterbenden Feten angestellt (414/63) und sich auch mit der Frage der Gewinnung quantitativer Daten aus dem fetalen Ekg befaßt (433/64).

Mit Hinsicht auf die berüchtigte Thalidomid-Katastrophe gewinnen Arbeiten von LAURO et al. (548/63) und VIGNALI (969/63) an Interesse und Bedeutung, die Alterationen des fetalen Ekg's nach Verabreichung von Drogen an die gravide Mutter zum Inhalt haben.

MERGER (633/63) fixiert den Aufgabenbereich der pränatalen Ekg-Diagnostik: sie soll a) eine eventuelle Zwillingsschwangerschaft, b) das Leben und c) eine eventuelle Schädigung der Frucht verifizieren.

BUXTON et al. (133/63) geben bekannt, daß von den von ihnen beobachteten 44 diagnostischen Zweifelsfällen 42 durch Ergebnisse der Elektrokardiographie richtig beurteilt wurden; auch andere Arbeiten (285, 362, 421, 915, 988/63) berichteten über günstige Erfahrungen der pränatalen Ekg-Untersuchung.

Einen Beitrag zur Kenntnis des normalen fetalen Ekg's bringen LARKS et al. (542/63; 564/64); CAUCHEY (150/63) berichtet über die Variationen des fetalen Ekg's in Abhängigkeit von der Schwangerschaftsdauer.

BENVENISTE et al. (84a/64) sowie CHACHAVA et al. (174/64) beschrieben das fetale Ekg während des Geburtsvorganges.

Interessant sind die Mitteilungen von BARDEN et STANDER (54/63) sowie LARKS (543/63), die eine Abhängigkeit des fetalen Herzrhythmus vom intrauterinem Druck feststellen konnten.

Einer genaueren Auswertung der Einzelsymptome des fetalen Ekg's spricht SCHOLL (840/63) das Wort. Nach seinen Beobachtungen soll der zeitliche Ablauf der fetalen Kammerschwankung sowohl von der kindlichen, als auch von der mütterlichen Herzfrequenz abhängig sein. Der fetale QRS-Komplex läßt, der Darstellung des Autors entsprechend, Rückschlüsse auf die Größe des kindlichen Herzens, und somit auch auf den Reifegrad der Frucht zu. Eine fetale Arrhythmie (auch eine Extrasystolie) muß nicht unbedingt eine Gefahr für das Kind anzeigen; eine Verlängerung der Überleitungszeit kann jedoch auf eine Erschwerung der fetalen Hämodynamik hindeuten und somit die Anzeige zu einer sorgsamen Beobachtung ergeben.

Sureau et al. (1002/64) bringen jedoch eine warnende Betrachtung über die Möglichkeit einer durch Registrierfehler vorgetäuschten fetalen Tachyarrhythmie und verlangen größte Zurückhaltung in der klinischen Interpretation des fetalen Ekg's. Anläßlich einer pränatalen Ekg-Untersuchung wurde wiederholt auch ein kompletter Herzblock festgestellt (452, 884, 1009/63), dabei lagen in dem von Wyss et Töndury (1009/63) beobachteten Fall multiple Herzmißbildungen vor.

Gochberg (359/64) bringt eine Übersicht der 25 publizierten Fälle von pränatal diagnostiziertem Herzblock. Eine eigene Statistik dieses Autors eruiert das Vorkommen eines schon pränatal erkannten Herzblocks auf 22.000 Entbindungen. In Sektionsfällen konnte als Ursache des angeborenen Herzblocks eine fibröse Veränderung im Gebiete des Reizleitungssystems unterhalb des AV-Knotens, doch oberhalb der Teilung des His'schen Bündels in seinen linken und rechten Schenkel, festgestellt werden. Die Ätiologie dieser Fibrose bleibt ungeklärt, sie wird daher auf einen Entwicklungsfehler zurückgeführt. Es wird ausdrücklich darauf aufmerksam gemacht, daß ein kongenitaler Herzblock absolut nicht deletär zu sein braucht und sogar die Möglichkeit einer normalen Entwicklung und Lebensdauer beinhaltet. Solche, prognostisch günstige Fälle, lassen sich schon pränatal aus der langsamen und regelmäßigen Herzfrequenz erkennen, ohne daß die für einen fetalen Notzustand charakteristischen Frequenzschwankungen auftreten.

Larks (563/64) veröffentlichte eine Betrachtung, die auf die weitgehende Ähnlichkeit eines mit in der Mittellinie des mütterlichen Abdomens placierten Elektroden registrierten fetalen Ekg's mit dem in der II Standardableitung registrierten Ekg's des Neugeborenen hinweist. Diese Feststellung erlaubt es, bei Beurteilung eines entsprechend registrierten fetalen Ekg's auf die Kriterien zurückzugreifen, die für die II Standardableitung eines Neugeborenen-Ekg's gültig sind.

Kendall et al. (506/64) berichten über 7 Fälle von Anomalien des fetalen Ekg's, die es ermöglichten, rechtzeitig (vom Gesichtspunkt eines angezeigten geburtshilflichen Eingreifens aus), eine Gefahr für das Kind zu erkennen. Solche Ekg-Zeichen können auch unabhängig von einer eventuellen Bradykardie (oder Tachykardie, s. 111/63) auftreten. Das Ekg eines sterbenden Feten studierte Aresin (31 aa/64).

Von Zilianti (1141 a/64) wird die Vermutung ausgesprochen, daß eine bei der Mutter *sub partu* festgestellte Migration des Schrittmachers als Zeichen einer Bedrohung des Fetus anzusehen sei.

Ins Gebiet der Kasuistik gehört die Publikation von de Paulini (240/64). Über eine Ekg-Diagnose der Zwillingsschwangerschaft berichtet Bolte (113/64).

Schwartze et al. (917/64) demonstrierten dem Prager Kongreß

die Ergebnisse ihrer vektorkardiographischen Untersuchungen, die
an Embryonen im 3. und 5. Entwicklungsmonat bei Gelegenheit aus
medizinischen Indikationen vorgenommener Uterusextirpationen gewonnen werden konnten. Diese Untersuchungen wurden durchgeführt,
um die Erforschung fetaler Ekg's auf eine möglichst frühe Entwicklungs-
periode des Embryos zurückzuführen, was einem rechtzeitigen Erkennen
angeborener Kardiopathien förderlich sein müßte. Ähnliche Untersuchungen haben auch GRANGU et al. (379/64) angestellt. Allgemein
gehaltene neuere Übersichten über die Möglichkeiten der pränatalen
Elektrokardiographie werden von einer Reihe von Autoren veröffentlicht
(21, 113, 307, 320, 442, 480, 495, 507, 727, 933, 1036, 1079, 1079a, 1097/64),
wobei sich STORER (989/64) dazu recht skeptisch äußerte.

Das Ekg des Neugeborenen

Das Ekg des Neugeborenen wurde in der Berichtsperiode sehr
eifrig studiert. Allein aus dem Jahre 1963 stammen zu diesem Thema
6 Publikationen von WALSH (976—981/63). Bei einem im Verlaufe
der ersten 5 Lebenstage angelegten Ekg-Längsschnitt des Verhaltens
der P-Zacke und des PR-Abschnittes bei 68 gesunden Neugeborenen
wurde beobachtet, daß die Dauer der P-Zacke frequenzunabhängig ist;
desgleichen die PR-Dauer (nach Ablauf der ersten Lebensstunde!).
Dabei wurden während dieser ersten Lebensstunden auch Verlängerun-
gen der P- und PR-Dauer gesehen (979, 980/63).

Eine eigene Arbeit (977/63) galt dem Verhalten des QRS-Komplexes
in der ersten Lebenswoche, wobei der naheliegende Gedanke ausgesprochen wird, daß die Evolution des Ekg-Bildes während dieses Lebens-
abschnittes der hämodynamischen Umstellung parallel geht. Interesse
verdient die Feststellung eines für das WPW-Syndrom charakteristischen Ekg-Bildes schon bei einem zwei Stunden alten Neugeborenen,
bei dem sich bei einer allseitigen Durchuntersuchung keinerlei Anzeichen
einer Kardiopathologie und auch (allerdings nur in einer kurzen Beobachtungsperiode!) keine Anfälle von paroxysmaler Tachykardie feststellen ließen. Es wird dabei der Überzeugung Ausdruck verliehen, daß
derlei unzweifelhaft kongenitale Anomalien öfter bestehen, als sie
beobachtet werden (978/63). Keine prinzipiell neuen, aber für die Praxis
bedeutsamen Erkenntnisse bringen einige andere, dem Ekg des Neugeborenen gewidmete Arbeiten (185, 205, 319/63). Vom Standpunkt
der geburtshilflichen Faktoren wird das Ekg des Neugeborenen von
OGAWA et al. betrachtet (690/63).

JAGIELSKI et al. (463/64) beobachteten das Ekg von 400 Neugeborenen
innerhalb der ersten 3 Lebenswochen, wobei die Kinder in 2 Gruppen
eingeteilt wurden: 276 ohne irgendwelche Komplikationen während der
Schwangerschaft oder der Geburt und 124 mit solchen Komplikationen.

Dabei konnten die Autoren ein unterschiedliches Verhalten im Ablauf der Herzfrequenz unmittelbar nach dem Abbinden der Nabelschnur beobachten — dieser Abfall war in der Gruppe der „bedrängten" auffälliger (wohl nur relativ — als Folge der durch die Komplikationen bedingten Tachykardie, G. L.). Die Dauer der P-Welle, der PR- und QRS-Abschnitte verringerte sich im allgemeinen während der Beobachtungsperiode; das Fehlen dieser Verkürzung einzelner Ekg-Abschnitte bezieht der Autor auf eine Störung der Adaptation des Herzens an die postnatalen Zirkulationsverhältnisse.

Der 1963 publizierten Reihe von Beobachtungen über das Ekg des Neugeborenen fügte WALSH (1093/64) eine Studie über das Verhalten des S-T-Segmentes und der T-Welle im Verlaufe der ersten Lebenswoche hinzu. Sie konnte bei 68 reifen Neugeborenen während dieser Zeit eine allmähliche Abkürzung des ST-Segmentes mit gleichzeitiger Zunahme der Länge der T-Welle feststellen. Es wurde auch ein Wandel in der Richtung des T-Vektors in den ersten Lebensstunden festgestellt: die T-Wellen waren in den mittleren und linken präkardialen Ableitungen gleich nach der Geburt positiv und negativ — einige Stunden später.

CASTELLANOS et al. (144/63) widmeten ihre Aufmerksamkeit den T-Wellen in den rechten BWA während der ersten Lebensmonate. Ihr Material erlaubte ihnen zu behaupten, daß positive $T\ V_{1-2}$-Wellen, von der ersten Lebenswoche an festgestellt, keinen Hinweis auf eine Rechtsüberlastung abgeben, während bei Linksüberlastung da noch ein negatives $T\ V_{5-6}$ hinzu kommt.

Bei streng isolierter Linksüberlastung (Trikuspidalatresie!) erscheint die T-Welle in allen Positionen der Brustwandelektrode positiv.

In einer anderen Arbeit befaßten sich CASTELLANOS et al. (168/64) auch mit der T-Schleife des Vkg's vom Standpunkt ihrer Bedeutsamkeit in der Diagnostik von angeborenen Herzmißbildungen.

BUFFA et al. (147a/64) untersuchten den Einfluß der Anoxie auf das Ekg des Neugeborenen und verglichen die erhobenen Kurven mit entsprechenden histopathologischen Befunden.

Nicht sehr überzeugend ist die Deutung der beim Neugeborenen beobachteten T-Eigenheiten im Sinne einer Kammerischämie als Folge einer Linksüberlastung des noch nicht an die neuen Aufgaben adaptierten Myokards (HAIT et GASUL, 381/63).

Eine Arbeit von VALLBONA et al. (961/63), die wohl ein mehr theoretisches Interesse beanspruchen darf, ist der Frage der Frequenzregulierung bei Neugeborenen gewidmet; eine Publikation von GIERÓN-ZASADZIENOWA et al. (326/63) berichtet über einen Fall von *Tachyarrhythmia parasystolica congenita* beim Neugeborenen (es werden dabei sowohl das Ekg- als auch das Vkg-Bild ausführlich besprochen).

Südafrikanische Autoren (SUTIN et SCHRIRE, 1003/64) versuchten

die Ekg's von 3 ethnisch verschiedenen Gruppierungen zugehörigen
Neugeborenen gegenüberzustellen. Während im Verhalten der Herzfrequenz, der P- und der T-Wellen kein Unterschied festgestellt werden
konnte, glauben die Autoren einen solchen beim QRS-Komplex in den
BWA gesehen zu haben. Die Behauptung der Autoren, der festgestellte
Unterschied sei statistisch signifikant, muß mit Reserve aufgenommen
werden, da die Zahl der Beobachtungen (insgesamt 180 Kinder in allen
3 Gruppen) relativ gering ist.

In Indien durchgeführte Ekg-Studien an Neugeborenen (PARIHAR
et TULPULE, 759/64) erbrachten Resultate, die, nach Feststellung
der Autoren, im Verhalten des ST—T-Abschnittes sowie der Richtung
der T-Wellen von den amerikanischen Berichten etwas differierten;
da auch hier die Zahl der Beobachtungen gering war (50 Neugeborene),
ist diese Feststellung auch nicht als überzeugend zu betrachten.

Die Veränderungen des Ekg's von Säuglingen und Kleinkindern
in der Wachstumsperiode zwischen 1 und 36 Monaten beobachtete
ARSHAVSKAJA (39/64). Wie schon erwähnt, war die wesentlichste Veränderung in den Anzeichen einer allmählichen Zunahme der vagalen
Einflüsse zu erblicken.

Es ist selbstverständlich, daß die von KYRIELEIS (530/63) ausführlich dargestellten Formveränderungen des menschlichen Herzens
nach der Geburt nicht ohne Einfluß auf das Ekg bleiben können, doch
ist diese Frage in der Berichtsperiode nicht aufgeworfen worden.

VYHNÁLEK et ZAPLETAL (1081/64) beschreiben den Einfluß einer
wegen einer Rhesus-Inkompatibilität durchgeführten totalen Bluttransfusion auf das Ekg des Neugeborenen. Sie führen (vermutungsweise!) die von ihnen beobachteten Ekg-Veränderungen auf den Einfluß
des Zitrats des konservierten Blutes zurück. Auch wird auf die bedroh-
liche Bedeutung einer eventuellen QT-Verlängerung hingewiesen.

SUTIN et al. (1004/64) veröffentlichten ihre Ekg-Beobachtungen
bei idiopathischen Atemstörungen der Neugeborenen.

Das vektorkardiographische Bild der EAH von 107 Neugeborenen
und Säuglingen, nach FRANK registriert, untersuchten NAMIN et al.
(716/64). Sie fanden dabei eine sehr weite Streuung der erhobenen
Werte; Längsschnittbeobachtungen erwiesen sich manchmal aufschlußreicher.

Nach der Methodik von AKULINICHEV untersuchte das Vkg Neu-
geborener KUBERGER (545a/64).

Das Ekg des Frühgeborenen. FONSECA-COSTA et al. (311/64) haben
eine ausführliche Untersuchung des Ekg's des Frühgeborenen angestellt.
Es kamen dabei 88 frühgeborene Kinder von der Geburt bis zu einem
Alter von 7 Wochen zur Beobachtung; bei diesen Kindern konnte eine
relativ weite Streuung der QRS-Achsenwerte festgestellt werden. Die

QRS-Komplexe in den unipolaren BWA erwiesen sich etwas kleiner, als die bei den rechtzeitig Geborenen; die QT-Werte waren relativ lang. Die beobachteten Kinder wurden in 4 Gewichtsklassen eingeteilt, wobei bei den relativ leichteren Kindern öfters eine Q-Zacke in V 6 und ein negatives T in den rechten präkardialen Ableitungen beobachtet werden konnte, was von den Autoren vermutungsweise als Ausdruck minderer Reife gedeutet wird. Die gestorbenen Frühgeborenen (10 von 88) wiesen keine Ekg-Besonderheiten auf.

Beim Vergleich des Ekg's von 68 reifen und 37 (gesunden) frühgeborenen Kindern konnte WALSH (1091/64) feststellen, daß bei den (gleichgewichtigen!) ausgetragenen Neugeborenen die PQ, QRS und QT-Dauer im Durchschnitt größer war, als bei den Frühgeborenen; auch waren bei ihnen die üblichen Anzeichen eines Rechtsüberwiegens ausgeprägter.

In einer anderen Arbeit (981/63) wird anhand von Untersuchungen von 82 gesunden Frühgeborenen festgestellt, daß sich Abweichungen des Ekg-Bildes gegenüber dem von ausgetragenen Kindern nur innerhalb der ersten Woche nach der Geburt feststellen lassen.

Dem Ekg frühgeborener Kinder galten noch einige Arbeiten (80, 751, 870, 1092/64); die von BENEDIKT (84/64) befaßte sich insbesondere mit dem Ekg Frühgeborener mit interkurrenter Pneumonie.

Das Ekg im späten Kindesalter

Dem Studium der EAH von Kindern im Verlaufe ihrer weiteren Entwicklung, vornehmlich in vektorkardiographischer Sicht, haben sich wiederum mehrere Autoren zugewandt (351, 420, 570, 847/63). GERARD et al. (338/64) veröffentlichten an 283 gesunden Kindern im Alter von 0 bis 16 Jahren gewonnene, in 11 Altersstufen eingeteilte, Grenzwerte der einzelnen Ekg- und Vkg-Parameter. Außer der schon erwähnten, dem Vkg des Säuglings gewidmeten Arbeit, publizierten NAMIN et CRUZ (718/64) auch die Ergebnisse ihres Studiums des Frankschen Vkg's von 84 Kindern im Alter von 2 bis 12 Jahren. Sie fanden dabei die Streubreite der Richtung des 0,02″ QRS-Vektors, des ÂQRS und des maximalen T-Vektors in jeder Projektion relativ gering, daher erscheinen die entsprechenden Werte auch diagnostisch bedeutsam.

Die Streubreite anderer Momentanvektoren des QRS-Zyklus erwies sich nur in ihrer sagittalen und transversalen Projektion als mäßig, in der Frontalprojektion war sie jedoch relativ groß.

Mit dem bedeutungsvollen und immer wieder in der Literatur diskutierten Problem der diagnostischen Verwertbarkeit der QRS-Achsenrichtung im Kindesalter befaßten sich auch WERSHING et WALKER

(990/63). Anhand von Bestimmung der QRS-Achsenrichtung [51] bei 883 gesunden Kindern und Jugendlichen im Alter zwischen 6 Monaten und 20 Jahren, die nach der altbewährten Methode von CARTER et al. [52] vorgenommen wurde, erwies sich die Schwankungsbreite der beobachteten Werte (zwischen -60 und $+134°$) noch beträchtlich größer, als gewöhnlich angenommen; 15,8% der untersuchten Ekg's wiesen α QRS-Werte über $+90°$ auf, in 1,8% lag die QRS-Achse links von $0°$.

Der Einfluß von Positionsfaktoren — in erster Linie des Zwerchfellstandes — scheint bei Kindern nur während der Perioden des intensiveren Wachstums statistisch erheblich zu sein. Die Autoren kommen jedoch zum wenig befriedigenden Schluß — die QRS-Achsenrichtung sei zwar bedeutsam, doch im Einzelfall diagnostisch nicht ausschlaggebend. Ihre Ekg-Befunde an hochwüchsigen Kindern teilten PEÑALOZA et al. (774 b/64) mit.

PROSKURIKOVA (807/64) beschäftigte sich mit den reflektorisch bedingten Frequenzveränderungen im Kindesalter, während ARSHAVSKAJA (37/63) feststellen konnte, daß bei Mädchen die Herzfrequenz im Durchschnitt höher ist, als bei Knaben.

Eine sehr gründliche Studie über das Phänomen der paroxysmalen Tachykardie bei Kindern veröffentlichte LUNDBERG (584/63, s. auch S.191); experimentell herbeigeführte Rhythmusstörungen bei Kindern werden von KANEMATSU (489 a/64) ausführlich dargestellt; den Einfluß von Körperübungen auf das Ekg untersuchte an Schülern SASHENKOVA (884 a/64).

Versuche, mit Hilfe der Methodik der Axonokardiographie (von der schon früher die Rede war, siehe S. 44), weitere Aufschlüsse über die Eigenschaften der elektrischen Aktivität des Kinderherzens zu erlangen (443/63 — für das Ekg des Neugeborenen, 653/63 — für das von Kindern im Alter von 5 Monaten bis 12 Jahren), brachten, im Gegensatz zu den Meinungen der Autoren, keine überzeugenden Resultate.

In 4 Sonderarbeiten unterzieht RI (841 a—d/64) das Ekg im Kindesalter einer ausführlichen Besprechung, wobei eine dieser Arbeiten (841 d/64) speziell das Ekg von Kindern mit Störungen des Elektrolythaushaltes behandelt; das Ekg gesunder Kinder wird auch von OSHIMA et al. (698/63) dargestellt, während sich MEDRANO et al. (659 aa/64) mit dem Vkg normaler Kinder befaßten. Die Autoren studierten insbesondere die 4 Hauptvektoren des QRS-Zyklus, im speziellen — den Alters-

wandel der $\dfrac{R}{Q}$ und $\dfrac{R}{S}$ — Beziehungen.

---

[51] In diesem Zusammenhang sei auch auf zwei Arbeiten MARINIS hingewiesen, die Normwerte von nach orthogonalem System registrierten Vkg's gesunder Kinder bringen (599, 600/63). Normwerte vom Vkg nach Altersgruppen geordnet bringt auch KLAJMANN et al. (499/63).

[52] Bull. J. Hopkins Hosp. 30, 162 (1919).

Einige russische Autoren (715a, 883a/64) haben das Vkg gesunder Kinder in den Akulinichevschen Ableitungen studiert.

In Oesophagusableitungen wurde das Ekg des Kindes von ANIBALDI et al. (28/63) untersucht.

Dem Ekg im Kindesalter galt auch eine Übersicht von KATO (501/64) sowie die Monographien von WASSERBURGER (986a/63) und die von MAZO (653/64).

BRANZI et al. (104a/63) versuchten die Evolution des Ekg's bei Jugendlichen mit ihrer somatischen Entwicklung in Beziehung zu bringen.

Das Ekg im Erwachsenenalter

Das Ekg im Erwachsenenalter wurde zwar in unterschiedlichen Aspekten untersucht, doch konnten dabei keine unmittelbaren Anzeichen eines direkten Alterseinflusses festgestellt werden. Die Ergebnisse einer an 3889 Personen im Alter über 14 Jahren (aus einem Gesamtkontingent von 12.202 Personen beiderlei Geschlechts) durchgeführten Massenuntersuchung legten dem Prager Kongreß VUYLSTEEK et al. (1080/64) vor. Im Material dieser Autoren wiesen 11 Prozent der Untersuchten im Alter über 40 Jahren am Ekg pathologische Zeichen auf, was 7 Prozent der Gesamtbevölkerung ausmacht. Die Ergebnisse dieser Untersuchung gaben den Autoren Anlaß, wiederum die Frage der Kriterien für ein „normales Ekg" aufzuwerfen.

Ins Gebiet der Genetik gehören die Ergebnisse von vergleichenden Ekg-Untersuchungen an erwachsenen männlichen Zwillingen, die von TAKKUNEN (1026/64) veröffentlicht wurden.

Ein interessanter, wenn auch nur kasuistischer Versuch einer durch 25 bzw. 27 Jahre geführten Längsbeobachtung der Ekg's [53] einer männlichen und einer weiblichen Untersuchungsperson, brachte sachlich nichts neues (849/63), ebenso die Beobachtungen von ITRI (441/63).

Über Ekg-Befunde bei jungen Schweizer Soldaten berichtet AMSLER (22/63), über Störungen der Repolarisation des Kammermyokards bei Jugendlichen — WAREMBOURG (985/63) und SCHMIDT-VOIGT (836/63).

NIGRO et al. (683/63) befaßten sich insbesonders mit Gegenüberstellungen der Befunde bei Männern und Frauen.

Das Ekg der älteren Jahrgänge. Entsprechend den Veränderungen der Bevölkerungsstruktur ist in der Literatur der letzten Jahre ein ansteigendes Interesse am Ekg der älteren Generation festzustellen. Auch in der Berichtsperiode gab es eine Reihe von Publikationen zu dieser Frage. RACHEV et al. (824/64) legten dem Prager Kongreß die Ergebnisse ihrer Untersuchungen an 588 Personen mit klinischen

---

[53] Parallel wurden auch die Herztöne, die Herzgröße und der arterielle Druck beobachtet.

Anzeichen einer Atherosklerose vor, die ja immerhin *in praxi* als eine Begleiterscheinung des Alters angesehen werden kann. In diesem Kontingent wurden Anzeichen einer leichteren Myokardischämie in 23,48% der Fälle festgestellt, eine Verlängerung der QT-Dauer — in 25,09%. Die QRS-Achse erwies sich in 34,35% der Fälle im Bereich der Norm, in 11,23% zeigte sich eine Rechts- und in 54,42% der Fälle — eine Linksabweichung.

Der Frage der Richtung der QRS-Achse bei 658 älteren Untersuchungspersonen (im 7. bis 10. Lebensjahrzehnt) wandten sich insbesonders Gorman et al. (369/64) zu.

Die Autoren kommen (wie auch viele vor ihnen) zum Schluß, daß das Alter als solches keine wesentliche Linksabweichung der QRS-Achse bedingt. Bei Gliederung des Beobachtungsgutes in 2 Gruppen — der der „Herzgesunden" (308 Personen) und der „Herzkranken" (350 Personen) konnte festgestellt werden, daß bei den Herzgesunden keine wesentliche Linksverschiebung der QRS-Achse mit zunehmendem Alter eintrat; in der Gruppe der Herzkranken war diese unverkennbar. — Mit der Bedeutung der Linksabweichung der QRS-Achse setzten sich insbesondere Banta et al. (62/64) auseinander. Die Linksabweichung der QRS-Achse bei älteren Personen ist Gegenstand zweier Arbeiten von Berthaux et al. (89, 89a/64). Die Autoren konnten anhand der Untersuchungsergebnisse von 300 Personen im Alter von über 60 Jahren mit einer α_{QRS}-Richtung $\leq$ —30° feststellen, daß ein ausgesprochener Linkstyp der QRS-Achse sowohl bei Personen mit schweren Kardiopathien, als auch bei praktisch gesunden, und zwar oft auch bei mageren(!) Personen vorkommt. In solchen Fällen konnte die Entwicklung des Linkstyps mit dem Alter, parallel der Ausbildung einer Linkshypertrophie beobachtet werden.

Das Ekg im Greisenalter war auch Gegenstand der Untersuchungen von Abdulajev et Akhverdjiev (4a/64) sowie Jenikejeva (456/63).

Untersuchungen über Geschlechts- und Alterseinflüsse auf die Häufigkeit von Rhythmusstörungen bei Herzkranken hat Bayerl (75/64) an 2575 Patienten angestellt. Die statistische Auswertung des Materials brachte keine neuen Erkenntnisse.

Eine ausführliche Analyse der bei 1386 Patienten mit Atherosklerose festgestellten Rhythmusstörungen bringen Zucchini et al. (1024/63). Nach Angaben von Dobreanu-Enescu (221/63) sind für atherosklerotische Myokardalterationen besonders Störungen der intraatrialen Leitung charakteristisch.

Vergleichende Untersuchungen über das Ekg-Bild während und nach der körperlichen Belastung bei gesunden älteren und jüngeren Menschen stellten Strandell (900/63) und Castelli et al. (146/63) an.

Steenhouwer et al. (894/63) bringen unter erschöpfenden Literaturangaben eine Analyse ihrer eigenen Beobachtungen an 100 Untersuchungspersonen im Alter von über 65 Jahren. Dabei festgestellte Rhythmusstörungen erwiesen sich oft als klinisch belanglos. Im übrigen wiesen auch 52 der 100 älteren Untersuchungspersonen pathologische Ekg's auf, ohne dabei entsprechende Beschwerden zu haben. Die Autoren schließen sich der wohl richtigen allgemeinen Anschauung an, daß es eigentlich kein spezifisches Altersbild des Ekg's gibt, während eine jede Alterspathologie selbstverständlicherweise auch das Ekg beeinflussen kann. PERKO et PIERI (728/63) messen den Ekg-Befunden älterer Leute überhaupt keine besondere Bedeutung bei.

BURCH et DE PASQUALE (128/63), die sich mit dem Alters-Vkg beschäftigt haben, konnten darin Unregelmäßigkeiten feststellen, deren anatomische Grundlage im Sektionsbefund nicht zu finden war. Demselben Thema ist auch eine russische Arbeit gewidmet (658/63). Nach Altersgruppen geordnet stellen das Vkg gesunder Erwachsener KLAJMAN et al. (499/63) dar.

MOTTOLA et al. (701/64) versuchten, die Veränderungen in den Beziehungen zwischen der elektrischen Systole und den photoplethysmographischen Wellen im Greisenalter festzustellen, ohne daß die Ergebnisse dieser Untersuchung von klinischer Bedeutung wären. ATANASOV et al. (46/64) publizierten Beobachtungen des Verhaltens des Ekg's während chirurgischer Eingriffe an älteren Personen.

Dem Ekg des Greisenalters wandte seine Aufmerksamkeit auch RULLI (867/64) zu; eine größere Statistik des Alters-Ekg's bringen BAGOZZI (50/63), MATSUMOTO (612/63) und PALAREA (702/63).

Umweltseinflüsse auf das Ekg

Einen Versuch, die Folgen ungünstiger Umwelteinwirkungen auf das Kreislaufsystem zu klären, stellt eine Arbeit von ROSKAMM et al. (859/64) dar. An 86 Spätheimkehrern aus der Kriegsgefangenschaft wurden jedoch nur in 14 Fällen Ekg-Abnormitäten (auch nach Belastung!) festgestellt — diese Zahl erwies sich als niedriger, als bei gleichaltrigen Normalpersonen (allerdings muß dabei vermerkt werden, daß die Untersuchungen sehr spät — 6 bis 12 Jahre nach der Rückkehr — vorgenommen wurden).

Das Ekg ethnisch verschiedener Gruppen

Von einigen Autoren wurden auch Versuche unternommen, ethnisch bedingte Unterschiede im Ekg-Bild festzustellen. Außer dem wohl durch eine vorwiegende Pflanzennahrung bedingten selteneren Auftreten von Ekg-Anzeichen einer ischämischen Herzkrankheit bei Bewohnern heißer klimatischer Zonen (SCHRIRE, 901/64; SRIKANTIA

972/64) konnten auch bei größeren Untersuchungsreihen (39.408 Patienten von SCHRIRE, 902/64) bedeutsame Unterschiede nicht festgestellt werden.

Das Ekg-Bild bestimmter ethnischer Gruppen brachten für die Japaner UEDA (955/63), für verschiedene Gruppen von Afrikanern POWELL (800/64) und für die Einwohner West-Indiens PYKE (765/63); auch dabei ließen sich ethnisch bedingte Eigentümlichkeiten nicht überzeugend fixieren.

Ergebnisse von Ekg-Untersuchungen an Gesunden in Agra wurden von MATHUR et al. (648/64) veröffentlicht.

SHIELDS et PEREZ-MERA (932/64) glauben, bei ihren Untersuchungen im Verhalten der T-Wellen in den BWA einen großen Unterschied bei Weißen und Negern gesehen zu haben, ohne daß die Autoren selbst von der Sicherheit dieser Feststellung überzeugt wären.

Über ähnliche Studien an Neugeborenen (759, 1003/64) ist schon berichtet worden (s. S. 55).

Auch die elektrokardiographischen Beobachtungen bei verschiedenen physiologischen Zuständen (z. B. der Schwangerschaft, 1099/64), im Dienste der Arbeitsmedizin oder der sportlichen Betreuung stehen in unmittelbarer Beziehung zur Problematik der Schwankungsbreite des normalen Ekg's, daher sollen einschlägige Arbeiten auch in diesem Kapitel Erwähnung finden.

Berufliche Einflüsse auf das Ekg

Über die Ergebnisse ihrer im Verlaufe der letzten 2 Jahre durchgeführten elektrokardioskopischen Untersuchungen an über 22.000 Arbeitern der sidero-metallurgischen Industrie berichteten in Prag BRAVO et ALZUA (135/64). Die Autoren konnten die allmähliche Entwicklung der elektrischen Anzeichen eines *Cor pulmonale* beobachten; bei Arbeitern, die ständig einer Rauch- oder Staubeinwirkung ausgesetzt waren, sah man Veränderungen der P-Welle, denen sich mit der Zeit auch Anzeichen eines partiellen Rechtsblockes sowie eine Rechtsdrehung der QRS-Achse anschlossen. Dabei wird betont, daß die Ekg-Anzeichen einer sich entwickelnden Rechtsüberlastung viel überzeugender waren, als röntgenologisch erfaßbare Anzeichen einer Lungenläsion. Andere Autoren (56/63) studierten das Ekg von Bergarbeitern oder Arbeitern unter extremer Hitzeeinwirkung (738a/63); auch die Herzfrequenz von Ärzten während verschiedener beruflicher Verrichtungen kam (mit Hilfe der Telemetrie) zur Registrierung (438/63).

CHEVROLLE (162/63) berichtet über elektrokardiographische Beobachtungen an 702 arbeitsfähigen Personen im Alter von über 50 Jahren;

dabei wurden in 12 Fällen Anzeichen überstandener Myokardinfarkte festgestellt, 4 davon früher nicht diagnostiziert. Die Untersuchungen wurden sowohl in Ruhe als auch nach Belastung durchgeführt; diese brachten in 3 Fällen Anzeichen eines überstandenen Infarktes zutage, die dem Ruhe-Ekg nicht anzusehen waren. Demselben Thema ist eine Arbeit von MEHL (625/63) gewidmet. Über Ergebnisse von Ekg-Untersuchungen vor der Einstellung zur Arbeit berichtet RUSSO (808/63).

FOGUELSON (282, 283/63, 308, 309/64) berichtete wiederholt über seine radiotelemetrischen Beobachtungen unmittelbar während des Arbeitsprozesses. Der Autor betont insbesondere, daß nur diese Methode imstande ist, den unmittelbaren Einfluß des Arbeitsprozesses auf den Herzzustand festzustellen, insbesondere — die dabei auftretenden Adaptationserscheinungen oder Überlastungen bei gesteigerter Arbeitsintensität. Ähnliche Beobachtungen haben auch BELLET et al. (79/64) gemacht. Vergleichende Untersuchungen an Schwerarbeitern und Büroangestellten der italienischen Eisenbahn haben unter Anwendung der Belastungsprobe PUDDU et al. (814/64) angestellt. Auch TAYLOR et al. (935a/63) veröffentlichten die Ergebnisse ihrer Ekg-Beobachtungen an italienischen Eisenbahnern. Ähnliche Untersuchungen wurden an 969 Angestellten verschiedener Altersgruppen auch in Moskau durchgeführt (GLAZUNOV et al. 357a, 358/64).

MATHIVAT et CLEMENT (644/64) haben bei Seeleuten gelegentlich (in 59 Fällen) Störungen der Kammerrepolarisation feststellen können, mit geringen Schwankungen bei wiederholten Untersuchungen. Die Autoren empfehlen zur Differenzierung pathognomonischer Repolarisationsstörungen von harmlosen die verschiedenartigen Belastungsproben, die K$^+$-Belastung und die Ergotaminprobe, als auch die Probe mit der Hyperpnoe. Eine künstliche Hypoxie resp. Hyperventilation erbrachte den Autoren keine verwertbare Resultate (s. auch S. 106). (Über die Möglichkeiten, die Belastungstests in den Dienst der Arbeitsmedizin zu stellen, wird auf S. 96 berichtet.)

Das Ekg in der Luftfahrtmedizin

Von erheblicher sicherheitstechnischer Bedeutung sind zweifellos alle Untersuchungen, die am fliegenden Personal, insbesondere den Piloten, durchgeführt werden.

PLAS et al. (788/64) konnten feststellen, daß die Ekg-Veränderungen bei Übermüdung des Flugpersonals beachtenswert sind. Sie empfehlen zur genaueren Differenzierung erhobener Befunde dieselben Kriterien, wie MATHIVAT et CLEMENT (siehe oben). Zu einer praktisch sehr bedeutsamen Frage — der der „Flugfähigkeit“ von Personen nach überstandenem Infarkt — wurde in dieser Arbeit auch Stellung genommen.

Die Autoren verleihen ihrer Überzeugung Ausdruck, Flugreisen seien (in Ermangelung spezieller Gegenindikationen) schon 6 Wochen nach einem überstandenen Infarkt zulässig.

LAMB et POLLARD (559/64) berichten über 60 von ihnen beobachtete Fälle von Vorhofflimmern beim Flugpersonal der amerikanischen Luftwaffe, in Form eines durch verschiedene Faktoren ausgelösten Paroxysmus auftretend. Die Anfälle waren in 36 Fällen einmalig, in 21 Fällen kamen sie wiederholt vor, in 3 Fällen bestand die Flimmerarrhythmie als Dauerzustand. In keinem der beobachteten Fälle konnte dafür eine Thyreotoxikose verantwortlich gemacht werden; die Beurteilung des Einzelfalles richtete sich nach hämodynamischen Gesichtspunkten. Von JOHNSON et LAMB (474a/64) wurde bei Fliegern in 56 Fällen auch ein Linksblock festgestellt.

SMITH (946/64) wendet sich der Bedeutung des WPW-Syndroms in der Beurteilung der Dienstfähigkeit des Flugpersonals zu. Der Autor meint, daß das (bei 31 von 33.700 Fliegern) festgestellte WPW-Syndrom als solches keine Einschränkung des Flugdienstes bedingen sollte, mit Ausnahme von Fällen, wo außer dem typischen Ekg auch Anfälle von paroxysmaler Tachykardie beobachtet werden (im Material des Autors — in 5 von 31 Fällen). Vom Autor wurde auch kein Spätauftreten von Anfällen paroxysmaler Tachykardie beobachtet, auch keine im Zusammenhang damit zu bringende Todesfälle. In einer anderen Arbeit (947/64) berichtet derselbe Autor über seine Erfahrungen in der Verarbeitung von an Fliegern in Belastungstests erhobenen Befunden mit Hilfe von Computers. Die Wichtigkeit einer periodischen Ekg-Untersuchung von Verkehrspiloten unterstreichen BERNARDES (73/63) sowie KIRCHHOFF (496/63), der auch Reihenuntersuchungen an Militärfliegern vorgenommen hat. KIRCHHOFF besprach auch allgemeine Fragen der Bedeutung der Elektrokardiographie in der Luftmedizin (523/64).

Das Ergebnis seiner Ekg-Untersuchungen unter Beschleunigungseinwirkungen veröffentlichte in einer kleinen Sonderschrift KNIEP (505a/63); in der Unterdruckkammer schrieb das Ekg KIRCHHOFF (524/64).

Das Ekg in der Sportmedizin

ROSE et DUNN (854/64) haben mit Hilfe von telemetrischen Einrichtungen das Ekg von Sportlern während der Ausübung von Höchstleistungen beobachtet. Sie betrachten die „T-Restitutionszeit" (die Zeit der Rückkehr im Verlaufe der sportlichen Belastung alterierter T-Wellen zu ihrer Ausgangsform) als bestes Maß für die sportliche Leistungsfähigkeit, für den Trainings-Zustand. U. a. empfehlen die Autoren auch eine Standardisierung der bei ähnlichen Untersuchungen in Verwendung kommenden Elektroden.

Smith et al. (948/64) beschreiben das Ekg der Marathonläufer. Wie auch zu erwarten, war für das Ausgangs-Ekg eine Bradykardie typisch; nach Bewältigung der Marathon-Leistung kam es bei einem Teil der Beobachteten zu einer Erhöhung der P- und T-Wellen. Das Ekg von Marathonläufern beobachteten auch Venerando et al. (1068/64), das von Schwimmern — Hollos (427a/64) sowie Cecchi et al. (172b/64).

Cullen et Collin (211/64) hatten Gelegenheit in 2 Fällen beim Training im Langstreckenlauf das Auftreten transitorischer Leitungsstörungen in Gestalt eines Wenckebach-Blockes zu beobachten; Hanson et Tabakin (402/64) haben mit Hilfe der Telemetrie längere Ekg-Beobachtungen an Schiläufern angestellt, wobei zu vermerken ist, daß bei einem Gewicht des Übermittlungsgerätes von nur 282 Gr. eine tadellose Wiedergabe der Kurven erzielt wurde.

Probleme der Ekg-Begutachtung bei Athleten besprechen Miraldi et al. (642/63) sowie Lee et al. (550/63).

Der Rolle des Ekg's in der Sportmedizin ist eine Monographie von Butchenko (131/63) gewidmet.

Mellerowicz et al. (663/64) empfehlen für die Sportmedizin standardisierte, abgestuft ansteigende ergometrische Belastungsproben. Belastungsproben zur Bewertung des Trainings-Zustandes von Athleten haben auch Puddu et al. (814/64) mit Erfolg angewandt (s. auch S. 97).

5. Störungen der Erregungsfolge

Wie schon im Kapitel 3 erwähnt, ist es der Weg der Ausbreitung des Erregungsprozesses im Myokard, der in erster Linie die Vektorenfolge und damit auch die Konfiguration des Ekg's bestimmt, daher führen die Störungen der Erregungsausbreitung, deren morphologisches Substrat wieder einmal von Lev (586a/64) dargestellt wurde, auch zu den augenfälligsten Veränderungen der registrierbaren Stromkurve.

Ätiologie und Mechanismen der Leitungsstörungen

Da die Erregungsausbreitung an ein morphologisches Substrat gebunden ist, beanspruchen auch Angaben darüber ein berechtigtes Interesse der Elektrokardiologen. Dieses Substrat — das Netz neuraler Endverzweigungen im Myokard — studierten wieder einmal im Experiment Hirsch et al. (421/64).

Ein größere Übersicht über erworbene, nicht chirurgisch bedingte, Störungen der intrakardialen Erregungsleitung brachten Friedberg et al. (319/64). Sie versuchen, ihr Material nach ätiologischen Gesichtspunkten auszurichten, stoßen dabei jedoch auf große Schwierigkeiten.

Die Auswirkungen einer Störung des Elektrolythaushaltes auf die Erregungsausbreitung (in allen Abschnitten des Reizleitungssystems) zeigten wiederum in Experimenten an Hunden VASSALLE et al. (1067/64).

Daß die Digitalis die verschiedenartigsten Leitungsstörungen verursachen kann, wurde neuerlich von PAFF et al. (752/64) im Experiment an Hühnerembryonen gezeigt; auch Kälteeinwirkungen auf das Reizleitungssystem hat (im Experiment an Hunden) reversible Leitungsstörungen hervorgerufen (LISTER et al. 602/64). Den Überleitungsstörungen bei primären Myokardiopathien gilt eine detaillierte Übersicht von MARRIOTT (631/64).

Lokalisierte Störungen der Erregungsausbreitung

Publikationen der Berichtsperiode, die die unterschiedlich lokalisierten Störungen der Erregungsausbreitung zum Gegenstand haben, werden — soweit sie nicht Störungen des Herzrhythmus hervorrufen, die im Kapitel 9 zusammengefaßt sind — entsprechend den einzelnen Abschnitten dieser Erregungsausbreitung zur Darstellung gebracht.

Sinu-atriale Leitungsstörungen

Störungen auf der ersten Etappe der Erregungsausbreitung — auf dem Wege vom Sinusknoten zu den Vorhöfen — lassen sich bekanntlich nur indirekt, an einer abnormen Richtung des P-Vektors oder an Störungen des Herzrhythmus — den sinu-atrialen Varianten einer Wenckebach-Periodik [54] — erkennen. Dabei bleibt es im Einzelfall ungewiß, ob eine Aberranz der Richtung des P-Vektors durch eine Störung der sinu-atrialen oder der intraatrialen Leitung, eine Verlagerung des Schrittmachers oder gar durch positionelle und projektionsmäßige Faktoren bedingt ist.

Daß sowohl sinu-atriale, als auch atrioventrikuläre Leitungsstörungen reflektorisch durch einen Fremdkörper in der Speiseröhre ausgelöst werden können, zeigt eine Beobachtung von RIZZON et al. (780a/63).

Die Störungen der sinu-atrialen Leitung werden in einer kleinen Monographie von GREENWOOD et FINKELSTEIN (382/64) abgehandelt; auch muß auf die Arbeit von TORRES et ANGELAKOS (1041/64) hingewiesen werden, die im Experiment an Kaninchen zeigen konnten, daß solche Leitungsstörungen auch durch eine Abkühlung der Sinusknotengegend hervorgerufen werden können.

---

[54] Besonders demonstrativ dargestellt von R. ZUCKERMANN, Grundriß und Atlas der Elektrokardiographie, III. Auflage, S. 175, Leipzig, 1959.

Intraatriale Leitungsstörungen

Störungen der intraatrialen Leitung sind meist Folgeerscheinungen einer intensiven und dauernden Überlastung sowie entsprechender Dilatation des linken Vorhofes und werden zweckmäßigerweise im Zusammenhang mit den Überlastungsanzeichen der Vorhöfe besprochen (s. weiter, S. 165); durch atherosklerotische Prozesse bedingte Störungen der intraatrialen Erregungsausbreitung werden vornehmlich von Autoren vermerkt, die sich mit dem Ekg des Greisenalters beschäftigen (s. S. 58). Der speziellen Frage der atrio-atrialen Dissoziation ist eine Arbeit von Mihulova et al. (639/63) gewidmet.

Einige Arbeiten von kasuistischem Interesse sind auch einer Erwähnung wert. So berichten Hayes et Kerby (406/64) über eine Beobachtung an einem 75jährigen Patienten, bei dem das Ekg 2 Ketten von P-Wellen zeigte, die eine mit Überleitung auf die Kammern, die andere, von geringerer Frequenz, nur von örtlichen Depolarisationen des Vorhofmyokards zeugend.

Scherf et Cohen (894/64) stellen 3 Fälle von ungewöhnlicher interatrialer Reizleitungsstörung mit Doppelung der P-Welle vor; 2 Fälle — Igarishi et al. (435/63). Eine transitorische interatriale Leitungsstörung wurde von Wenger et al. (1105/64) beobachtet.

Das pathologisch-anatomische Substrat konnte in einem Fall von interatrialer Reizleitungsstörung mit Zweiteilung der P-Wellen von Eiselsberg et al. (273/64) festgestellt werden: bei der Obduktion ließ sich eine hypoxische Myokardschädigung im Gebiet des Tandler-Bachmannschen Bündels nachweisen.

Auf eine Störung der intraatrialen Leitung ist auch ein Teil der zu beobachtenden negativen P-Wellen zurückzuführen (540/64, s. S. 30).

Atrioventrikuläre (AV-) Leitungsstörungen

Störungen der atrioventrikulären Leitung sind am Ekg durch abnorme Beziehungen der Anfangsteile der Vorhof- und Kammerkomplexe (der P-Zacken und der QRS-Gruppe) zu erkennen. Bekanntlich manifestieren sich solche sowohl in einer Verzögerung der Überleitung (verlängerte PQ-Dauer), sporadischer Leitungsunterbrechung (Ausfall der QRST-Gruppe bei erhaltenem P-resp. T_a-Wellen oder einer dauernden, mehr oder weniger vollständigen AV-Dissoziation mit Aktivierung sekundärer oder tertiärer Reizbildungszentren. Alle diese Störungen können, je nach Art und Intensität der einwirkenden Ursache, der funktionellen Labilität der Erfolgsgewebe und den Gleichgewichtsschwankungen der amphotonen vago-sympathischen Innervation sowohl vorübergehend, wie auch in dauernder Form in Erscheinung treten.

Die traditionelle Einteilung der Störung der atrioventrikulären

Leitung nach Graden erscheint heute nicht mehr voll befriedigend: schon die Einordnung der bekannten AV-Überleitungsstörungen in eine Gradation suggeriert die unrichtige Vorstellung, es handle sich um eine rein quantitative Stufung, während eine Leitungsverlangsamung und eine Leitungsunterbrechung qualitativ verschiedene Erscheinungen sind — wenn sie auch durch eine quantitativ zunehmende Wirkung einer bestimmten Noxe bedingt sein können. Einen Vorschlag einer neuen Klassifikation und Terminologie atrioventrikulärer Dissoziationen unterbreitet PICK (740/63). Auch die von uns im Jahre 1963 publizierte Monographie (553/63) bedient sich einer eigenen Einteilung dieser Dissoziationen: wir differenzieren semantisch eine *Verzögerung* der AV-Überleitung (entsprechend dem traditionellen „Block I Grades"), einen sporadischen (oder periodischen) *Ausfall* einer Überleitung („Block II Grades"), die Wenckebachschen Perioden (als Kombination der ersten zwei Arten von AV-Überleitungsstörungen) und eine mehr oder weniger vollständige *AV-Dissoziation* (Interferenzdissoziation bzw. kompletter Herzblock).

Es wird auch wohl noch eine Zeit dauern, bis sich eine neue, modernere und sinngemäß überzeugende Klassifikation der AV-Überleitungsstörungen allgemein durchgesetzt haben wird.

Eine umfangreiche Untersuchung über die Ätiologie der AV-Überleitungsstörungen veröffentlichten in der Berichtsperiode MOREAU et al. (654/63). Von ihren 552 Beobachtungen gehören 260 zur Gruppe des kompletten Blocks, wobei die Aufarbeitung nach dem Grundleiden keine überzeugenden Ergebnisse bietet. Beachtenswert ist allerdings die Beobachtung, daß infolge eines Myokardinfarktes eintretende Überleitungsstörungen meist temporärer Natur sind (wohl infolge einer vorübergehenden Ischämie perifokaler Myokardbezirke), während die stabileren Störungen „idiopatisch" auftreten.

DALY et al. (191/63) veröffentlichten die Resultate ihrer Untersuchungen über die Einwirkung der O_2-Beatmung auf die AV-Überleitung. In ihrem Material von 33 Fällen verschiedenartigster Überleitungsstörungen neben 11 herzgesunden Versuchspersonen konnten die Autoren bei Gegenüberstellung von vor und nach einer O_2-Beatmung registrierten Ekg's feststellen, daß eine solche Beatmung bei Patienten mit schon verlangsamter AV-Leitung diese Überleitung noch weiter verzögert. In Fällen einer Flimmerarrhythmie bewirkte der Sauerstoff eine Verlangsamung der Kammerfrequenz (also auch eine — vielleicht in diesem Fall erwünschte — Verschlechterung der AV-Überleitung!). Die Grundfrequenz eines Sinusrhythmus wurde nach Sauerstoffapplikationen langsamer, die O_2-Wirkung war also in allen Aspekten einer parasympathischen Einwirkung analog (oder löste eine solche aus).

Die Abhängigkeit der Dauer der AV-Überleitung vom Kaliumspiegel studierten im Experiment an Hunden FISCH et al. (275/63): in 76 von 78 Fällen wurden durch einen Überschuß an Kalium verschiedene Varianten der AV-Überleitungsstörungen hervorgerufen; ein Großteil davon wird allerdings beim Menschen nicht beachtet (wohl deswegen, weil eine eventuelle klinisch zu beobachtende Hyperkaliämie nicht den im Experiment erzielbaren Grad erreicht). Dabei erwiesen sich durch K^+ bewirkte Überleitungsstörungen als vom Vaguseinfluß unabhängig.

DALL (216/64) studierte den Einfluß einer Therapie mit Kortikosteroiden auf die AV-Überleitung. Er konnte als Regel die Verkürzung des PR-Intervalles feststellen, wobei als Mechanismus dieser Einwirkung eine Veränderung des extra- und intrazellulären Kaliumgradienten anzunehmen ist; in einigen Fällen kommt auch die antiinflammatorische Wirkung der Steroide in Betracht.

Funktionelle Eigenschaften des AV-Leitungssystems wurden von HOFFMANN et al. (402/63) untersucht; die Eigenarten dieser Überleitung bei Erkrankungen der Schilddrüse beschrieb SWANN (916/63).

Eine Reihe von Arbeiten galt der Kasuistik. So hat PATAKI (766/64) eine angeborene AV-Leitungsstörung bei zwei Schwestern beobachtet.

Atypische AV-Überleitungsstörungen werden ausführlich von DONOSO et al. (254aa/64) sowie von FURBETTA et al. (322a/64) abgehandelt.

Einige Mitteilungen beziehen sich auf das Auftreten von AV-Leitungsstörungen im Zusammenhang mit verschiedenen Krankheitsbildern: so werden diese Störungen von MIROWSKI et al. (682/64) sowie BANDIERA et al. (60/64) bei Kindern mit akutem Rheuma und Glomerulonephritis beobachtet; COELHO (191/64) sah sie bei der Paramyeloidose; ZIELINSKA (1141/64) bei typhoidem Fieber.

Intraventrikuläre Leitungsstörungen

Die intraventrikulären Leitungsstörungen blieben, wie seit je, im Zentrum der Aufmerksamkeit vieler Forscher. Es waren insbesondere Fragen der Mechanismen dieser Störungen, ebenso wie deren atypische Manifestationen, Gegenstand einzelner Untersuchungen.

Der Schenkelblock. Während das typische Ekg-Bild eines kompletten Schenkelblocks schon kaum mehr zur Diskussion steht, waren es Sonderfragen einer gestörten intraventrikulären Leitung, denen mehrere Arbeiten galten.

Im Jahre 1964 veröffentlichte OSTRANDER (745/64) seine Untersuchungsergebnisse. Es wurden von ihm 8641 Erwachsene einer Ekg-Untersuchung unterzogen, wobei sich im anfallenden Material je 18 Fälle von komplettem Rechts- bzw. Linksschenkelblock feststellen ließen. Dabei konnten in 25 der insgesamt 36 beobachteten Fälle von Schenkelblock keine klinische Anzeichen einer Kardiopathologie festgestellt werden (es handelte sich dabei zwar meist um ältere Menschen mit Hypertension, Hypercholesterinämie, Hyperglykämie und Übergewicht, doch waren diese nicht öfter anzutreffen und nicht stärker ausgeprägt als auch bei Personen entsprechenden Alters ohne Anzeichen eines Schenkelblocks im Ekg).

Zur Frage der Ätiologie und Pathogenese des Schenkelblocks hat sich BAUER geäußert. In einer seiner Publikationen (72/64) werden 167 eigene Beobachtungen von Schenkelblockfällen, davon 27 auch vor Entwicklung des Blocks, analysiert. Ganz unerwartet war der bei 8 Patienten mit Aorteninsuffizienz erhobene „paradoxe" Befund eines Rechtsschenkelblocks!

In der folgenden Arbeit (69/64) konnte BAUER schon über die Entwicklung des Schenkelblocks bei 30 Kranken berichten. Die Zahl der Rechts- bzw. Linksblockfälle war, genau wie bei OSTRANDER et al., gleich — je 15. Bei 22 von 30 Patienten war das Auftreten des Blocks von klinischen Erscheinungen begleitet, in 8 Fällen entwickelte sich der Block unauffällig. In den meisten Fällen geschah dies parallel zu einer chronischen Herzinsuffizienz — in solchen Fällen als Zeichen *mali ominis*. 11 Patienten starben während der Beobachtungszeit. Von 8 Patienten, bei denen sich der Schenkelblock unauffällig entwickelte und auch ohne sichtbare Beeinträchtigung einherging, zeigten 6 Rechts- und 2 Linksblock. Der Statistik des Schenkelblocks galt auch eine Arbeit von SQUADRITO et al. (971 a/64).

Es wurden auch 2 Fälle von Rechtsschenkelblock bei Kranken mit Herzmißbildungen beschrieben: einer von HEGGTVEIT (407/64) mit einem *Aneurysma partis membranacei* des Kammerseptums, der andere von SCHWARTZ (914/64) — beim Vorhofseptumdefekt. In diesem Fall wurde vom Autor versucht, den Moment der Erregungsverspätung anhand der Deformation der QRS-Schleife im Vkg und des V1-Bildes im Ekg genauer festzustellen. Die Beziehungen zwischen der Dauer des QRS und dem Moment der Erregungsverzögerung beim Schenkelblock wurden auch von MARANHÃO et al. (625/64) abgehandelt.

Ein Rechtsschenkelblock ist auch bei einer herzgesunden Normalperson beobachtet worden (NITSCHKOFF, 729/64).

Viel Mühe wurde wieder an histologische Studien von Herzen mit den Ekg-Anzeichen eines Schenkelblocks gewandt. Die Resultate wurden sowohl in der schon erwähnten Arbeit von FRIEDBERG (319/64), als auch in einer Zahl anderer Publikationen niedergelegt. Wie schon viele vor ihm, konnte ROSSI (862/64) an den 6 von ihm histologisch untersuchten Fällen wegen der komplizierten anatomisch-physiologischen Verhältnisse keine völlige Übereinstimmung der histologischen mit den Ekg-Befunden feststellen.

Bilateraler Schenkelblock. Ein Bericht über 29 von ihm beobachtete und teilweise auch histologisch verifizierte Fälle von bilateralem Schenkelblock wurde dem Prager Kongreß von Lenègre (582/64) vorgelegt und auch gesondert publiziert (581/64). Das Ekg präsentierte in den Standardableitungen das Bild eines Linksschenkelblocks, in den präkardialen Ableitungen — das eines Rechtsblocks. Histologisch wurden gröbere sklerotische oder nekrotische Veränderungen an beiden Schenkeln des His'schen Bündels festgestellt, die meist an einem Schenkel (öfters rechts) total, am anderen — subtotal waren. In 13 der 29 beobachteten Fällen hat sich später ein kompletter AV-Block eingestellt; 16 der 29 Beobachtungen beziehen sich auf Kranke mit einem vor kürzerer oder längerer Zeit überstandenem Herzinfarkt.

Den Schwierigkeiten einer Ekg-Diagnose des bilateralen Schenkelblocks gilt eine Publikation von Lepeschkin (584/64). Dabei wird auf die entscheidende diagnostische Bedeutung der mit dem Auftreten von Anzeichen von Rechts- und Linksblock beim selben Patienten verbundenen Schwankungen der PR-Dauer hingewiesen. Der Autor berichtet auch über eigene Beobachtungen, die von ihm früher als „atypischer Rechtsblock", jetzt jedoch als eine Kombination von komplettem Rechtsblock mit partiellem Linksblock gedeutet werden.

Mit dem Problem des bilateralen Schenkelblocks beschäftigte sich auch Bardan (53/63); der Autor empfiehlt zur Kennzeichnung des beiderseitigen Schenkelblocks eine Reihe (vom Autor als relativ bezeichneter) Kriterien, die jedoch nicht besonders überzeugend wirken.

Über einen Fall von fixiertem unvollständigem Linksblock mit intermittierendem, frequenzabhängigem Rechtsblock berichteten Grieco et al. (357/63). Dabei wiesen sie, ebenso wie Bardan, auf die Kombination einer verlängerten PQ-Dauer mit dem Bild eines unilateralen Schenkelblocks als auf ein äußeres Anzeichen eines bilateralen Schenkelblock hin.

Die Vkg-Untersuchungen, die Castellanos et al. (171/64) an Patienten mit bilateralem Schenkelblock unternommen haben, führen zu Ergebnissen, die sich mit denen von Lepeschkin (s. oben) decken.

Auf einen inkompletten Linksblock bei Bestehen eines kompletten Rechtsblocks weist eine Linksrichtung der Initialvektoren bei Horizontallage des Herzens hin. Allerdings sind, wie die Autoren bemerken, solche Vektorenrichtungen auch bei der Septum-Fibrose zu beobachten. Entscheidend für die richtige Diagnose ist jedoch die mit einer Änderung der intraventrikulären Leitung schwankende PR-Dauer.

Die Autoren weisen auch darauf hin, daß ein bilateraler Schenkelblock auch durch Auflagerung des Bildes eines Rechtsblocks auf das eines WPW-Syndroms vorgetäuscht werden kann.

Schenkelblock-Studien im Experiment. Wie schon seit 50 Jahren, wurde auch weiterhin versucht, Details der Störung der intraventrikulären Erregungsleitung im Experiment (meistens an Hunden) zu klären. UHLEY et RIVKIN (1056/64) haben sich im speziellen mit dem Studium des Ekg's nach Unterbrechung des Hauptstammes sowie der peripheren Verzweigungen des linken Schenkels des Hisschen Bündels befaßt (die Experimente wurden unter Verwendung einer Herz-Lungen-maschine durchgeführt). Eine Durchschneidung des Hauptstammes des linken Schenkels bewirkte eine Verbreiterung des QRS-Komplexes mit Deformation seines letzten Anteiles. Bei Durchschneidung des Vorder-astes des linken Schenkels wurde keine QRS-Verbreiterung beobachtet, wohl aber bei Durchschneidung des hinteren Astes sowie bei grober Verletzung der Septalfasern. Die Ergebnisse ihrer Untersuchungen bewegen die Autoren zur Annahme, daß es möglich sein könnte, aus der Konfiguration des QRS den Ort der Verletzung des Septums zu erkennen. Allerdings muß im Zusammenhang mit diesem Schluß daran erinnert werden, daß eine Übertragung von Versuchsergebnissen an Tierherzen auf die Verhältnisse am Menschenherzen zu sehr gewichtigen Fehlschlüssen führen kann [55].

Der Entstehung vom Rechtsblock galt eine Arbeit von KYRIACO-POULOS et al. (555/64), wobei im Experiment das Hundeherz durch Anlage einer supraventrikulären Pulmonalstenose einer Rechtsüber-lastung ausgesetzt wurde. Demselben Ziel widmeten eine Untersuchung auch MOORE et al. (691/64), die Aktivationsfolgen von 20—30 Ober-flächenbezirken der rechten Kammer vor und nach der Durchtrennung von Verzweigungen des rechten Schenkels des Hisschen Bündels studier-ten. Die Versuchsergebnisse berechtigen zur Folgerung, daß Anzeichen eines partiellen Rechtsschenkelblocks durch Überdehnung der intra-ventrikulären „falschen Sehnen", Verzweigungen des rechten Schenkels, bedingt sind. Unter anderem erbrachten die mittels Mikroelektroden durchgeführten Untersuchungen auch den Beweis, daß der dem vorderen Papillarmuskel anliegende Basalteil des rechten Schenkels nicht die Aktivierung des anliegenden Septumteiles bewirkt. Daß chirurgische Manipulationen an der Oberfläche des rechten Ventrikels keinen Rechts-block bewirken, konnten im Experiment an Hundeherzen GENENDER et al. zeigen (315/63).

Beobachtungen über das Verhalten des U-Vektors in Fällen eines Rechtsschenkelblocks haben SANO et al. (882/64) angestellt.

Atypische Schenkelblockformen. Die Frage der atypischen Block-

---

[55] Wie seinerzeit — die Übertragung von in Versuchen an Hunden ge-wonnenen Vorstellungen von der Lokalisation eines Schenkelblocks auf den Menschen (EPPINGER und ROTHBERGER, 1910).

Neuerdings hat HERMANEK (397/63) in mehreren Arbeiten am Kaninchen, das neben dem Hunde ein beliebtes Versuchsobjekt abgibt, auf diesen Umstand aufmerksam gemacht.

formen, die im Anschluß an ein Infarktgeschehen gelegentlich aufzu-
treten pflegen, wird in einigen Arbeiten aufgeworfen. Dabei findet
PRYOR (760a/63; 810/64), der auch einen Sektionsfall demonstriert, daß für
einen nach anterolateralem Myokardinfarkt auftretenden Peri-infarction-Block eine den diskrepanten Linkstyp begleitende QRS-Verbreiterung auf mindestens 0,14″ beweisend sei. LIBANOFF (594/64), der
sich mit den Fragen der Entstehung des diskrepanten Linkstyps
speziell befaßt, und sich dabei sowohl auf das Ekg-, als auch auf das
Vkg-Bild stützt, betrachtet als für einen anteroseptalen Infarkt charakteristisch ein posteriores Abweichen der initialen QRS-Schleife.

Nach der Ansicht von BANTA et al. (62/64) sollte die Bezeichnung
„Peri-infarction-Block" nur Ekg-Bildern vorbehalten bleiben, die den
seinerzeit von FIRST angegebenen Kriterien [56] entsprechen, deren Bedeutsamkeit ein Divergieren der Anfangs- und Endvektoren der QRS-Schleife
um 180° darstellt.

Fokale Blocks. Anhand von Experimentalergebnissen konnten
NOSEDA et al. (686/63) zeigen, daß fokale Reizleitungsstörungen („fokale
Blocks") immer eine umschriebene Läsion des Myokards zur Ursache
haben. Auch HUGENHOLTZ et al. (426/63) erzielten (ebenso wie NOSEDA
am Hundeherzen) durch lokale Kokainisierung beliebige Reizleitungsstörungen, die auch im Ekg typische Bilder ergaben (die Lokalisation
experimentell gesetzter Läsionen wurde durch Vitalfärbung der Appli-
kationsstellen verifiziert).

KAROLCZAK et al. (473/63; 498/64) stellten ihre schon früher erwähnte Methodik der Synchronokardiographie (s. S. 6) in den Dienst
des Studiums der Lokalisation von Reizleitungsstörungen. Die Ergebnisse ihrer Untersuchungen berechtigen zur Annahme, daß den
seinerzeit von BAYLEY [57] beschriebenen Ekg-Bildern von Störungen der
intraventrikulären Leitung Läsionen der Vorderwand des Herzens
zuzuordnen sind.

LEMMERZ et SCHMIDT (552/63) beschäftigen sich mit den Varianten
rechts präkardial registrierter Erregungsausbreitungsstörungen. Die
Autoren finden dabei Anlaß, wieder einmal den Mangel an Einheitlichkeit in der Ekg-Nomenklatur zu beklagen, werfen dabei auch die Frage
des Sinnes einer nomenklatorischen Differenzierung einzelner Schenkelblockformen auf, indem sie auf die zahlreichen Zwischenformen rechts-
ventrikulärer Leitungsstörungen hinweisen.

Partieller Schenkelblock. Mit den einzelnen Varianten des partiellen
Schenkelblocks beschäftigt sich auch eine Reihe von Autoren. So
demonstrieren SCHAMROTH et BRADLOV (890/64) einen Fall von Links-

---

[56] FIRST, S. R. et al.: Circulation 2, 31 (1950).
[57] S. Anm. 15.

·block, der bei Überschreitung einer bestimmten Herzfrequenz (s. S. 76) mit allmählicher Zunahme des Grades der Blockierung auftritt.

Mit Fragen des partiellen Linksblockes befaßten sich noch einige Autoren. Dabei bringen WASSERBURGER et al. (986/63), den üblichen Anschauungen entsprechend, diese Leitungsstörung mit sklerotischen Alterationen des Myokards der linken Kammer in Zusammenhang, während JINO et al. (462/63) den von ihnen beobachteten Fall von intraventrikulärer Leitungsstörung mit einem septischen Zustand in Verbindung setzen.

Von KAJEVITSER (585/64) konnte bei Anlehnung an die üblichen Kriterien (ein rSr'-Komplex in V 1—2) der partielle Rechtsblock an 64 von 3060 Untersuchungspersonen im Alter von 12 bis 65 Jahren festgestellt werden. Eine genauere Untersuchung unter Anwendung eines erweiterten Ableitungsprogramms, inklusive einer Vkg-Registrierung nach AKULINICHEV, brachte den Autor zur Überzeugung, daß die erwähnten Kriterien nur mit einer Korrektur zu gelten haben und zwar nur dann, wenn die Fläche der zweiten positiven Zacke in V 1—2 größer als die der ersten ist (also bei $\hat{A}R'$>$\hat{A}r$); das Bild des rSr' ist also als eine Normvariante anzusehen.

Über die Auswertung eines RSR'-Bildes in V 1 hat sich WIELICZAŃSKI (1111a/64) geäußert. Mit dem Akulinichevschen Vkg-System (s. S. 26) läßt sich, nach Angaben bulgarischer Autoren (PAVLOV et BACHVAROV, 767/64), ein partieller Rechtsblock auch dann erkennen, wenn seine Anzeichen im Ekg nicht besonders überzeugend sind.

Mit der klinischen Auswertung des Ekg-Befundes eines partiellen Rechtsblocks befaßten sich BOITEAU et BOURASSA (111/64). Nach Ansicht von LITTMANN (568/63) sind periphere Blocks klinisch bedeutungsvoller und prognostisch ungünstiger, als Leitungsstörungen in höheren Verzweigungen des His'schen Systems (was übrigens auch nicht gerade neu ist); er bestätigt auch die Frequenzabhängigkeit dieser Erscheinungen. Auch WOJCIKIEWICZ (1118/64) hat sich mit der prognostischen Auswertung des Schenkelblockbildes im Ekg beschäftigt. Die klinische Bedeutung der unterschiedlichen Leitungsstörungen beleuchten aufgrund einer statistischen Analyse von 30.000 Ekg's TABEAU et al. (922/63).

MELINKOS et al. (627/63) unterzogen das Phänomen des Schenkelblocks einer Betrachtung vom Gesichtspunkt seiner Auswirkung auf die Letalität ihres urologischen Krankengutes.

Verschiedene Störungen der intrakardialen Erregungsleitung bei praktisch gesunden Untersuchungspersonen beschrieben GARELLO et al. (332/64).

Ekg- und Vkg-Bild intraventrikulärer Leitungsstörungen. In einer eingehenden experimentellen Arbeit beschäftigten sich MICHELI et al. (637/63) vergleichend mit dem Ekg- und Vkg-Bild der intraventrikulären

Leitungsstörungen. Die wesentlichsten der durch an Hundeherzen vorgenommenen Experimente gewonnenen Erkenntnisse besagen, daß die unterschiedliche Morphologie der Vkg-Schleifen (der auch, wie nicht anders zu erwarten, eine entsprechende Ekg-Symptomatik parallel ging) beim Schenkelblock durch die jeweiligen Varianten der Aktivationsfolge des Septummyokards bestimmt wird. Den allgemeinen Vorstellungen entsprechend, erwies sich auch bei dieser Untersuchung das Vkg-Bild eines Schenkelblocks in seiner transversalen Projektion bedeutend markanter, als in der frontalen.

Das Ekg- und Vkg-Bild eines partiellen Rechtsblocks wurde auch von MESQUITA (635/63) sowie SANDA et al. (920/63) dargestellt.

Die Bedeutung der transseptalen Leitungsverhältnisse bei der Bildung von Schenkelblockbildern im Ekg wurden in den schon erwähnten Untersuchungen von KATZ et PICK (477/63) dargestellt. Diese Untersuchungen zeigten die Möglichkeit der Entstehung echter Schenkelblockkurven nicht nur als Folge einer ganz unterbrochenen, sondern auch einer nur verzögerten Leitung im betreffenden Schenkel des His'schen Bündels — die (mit normaler Geschwindigkeit!) transseptal fortschreitende Erregungsausbreitung ergibt dieselbe Vektorenfolge, wie sie bei einem echten Schenkelblock entstehen würde.

Die auffällige und gelegentlich auch (beim Rechtsschenkelblock!) bizarre Form der QRS-Schleifen bei intraventrikulären Leitungsstörungen veranlaßte wieder mehrere Autoren zum Studium des Vkg's solcher Fälle. PRACKA (801/64) wandte sich insbesonders dem Vkg-Bild der EAH bei Patienten mit Schenkelblock bei bestehender Kammerhypertrophie zu. TOYAMA et al. (1043/64) haben das Vkg von 45 Personen mit Rechtsblock nach FRANK registriert. Das Material ließ sich je nach dem Bild der Horizontal- (Transversal-) Projektion der QRS-Schleifen, der Richtung der Initial-, der Maximal- und der Endvektoren des QRS, sowie auch des maximalen T-Vektors, in 6 Gruppen einteilen. Die Autoren kommen zum Schluß, daß in den (relativ wenigen) Fällen einer antero-sinistralen Richtung des Anfangsvektors der QRS-Schleife der obere Zweig des rechten Schenkels nicht blockiert zu sein scheint, während eine rein nach vorne gerichtete QRS-Schleife auf einen Block der Erregungsleitung in diesem Zweig hinweist. Eine Abweichung der Terminalvektoren der QRS-Schleife ist auf einen Block des rückwärtigen Zweiges des rechten Schenkels zu beziehen.

SALTZMANN et al. (873/64) haben die Details der QRS-Vektorenfolge mit der Frankschen Vkg-Methode an 18 Patienten registriert, die bei einer Linksabweichung der QRS-Achse in den Extremitätenableitungen ein Bild des Rechtsblocks in den BWA boten. Die Autoren konnten dabei 2 Gruppen differenzieren: die Gruppe A, mit einer im Gegensinne des Uhrzeigers rotierenden Transversalschleife und kleinen, nach vorne gerichteten Vektoren, läßt auf die Möglichkeit eines Vorderwandinfarktes schließen; die Gruppe B — mit großen anterioren Vektoren und einer Transversalrotation im Sinne des Uhrzeigers — auf die eines Hinterwandinfarktes. Die Autoren kommen zur Überzeugung, daß die differenzierenden Eigenschaften des Vkg's größer, als die des Ekg's sind. GIUSTI et al. (355/64) haben mit derselben Methode (die ja von den meisten Autoren bevorzugt wird) 7 Patienten mit Anzeichen von Schenkelblock (4 rechts und 3 links) nach überstandenem Myokardinfarkt untersucht und dabei feststellen können, daß die durch den Block bedingten Abweichungen der QRS-Vektoren die Erkennung eines Infarktes nicht beeinträchtigen.

Transitorischer Schenkelblock. Daß eine Leitungsstörung im Bereich des einen oder anderen Schenkels des Hisschen Bündels nicht unbedingt voll ausgeprägt und stabil, sondern auch nur transitorisch sein kann, ist zwar längst bekannt, wurde jedoch wieder in einer Reihe von Publikationen demonstriert.

Transitorische Reizleitungsstörungen waren Gegenstand einer tiefgründigen Analyse von SCHAMROTH et CHESLER (822/63). Dabei werden diagnostische Merkmale und Mechanismen passagèrer, intermittierender oder singulärer Leitungsstörungen, die in Form von mannigfaltigen aberranten Ventrikelkomplexen in Erscheinung treten, gebracht und deren klinische Bedeutung besprochen.

In mehreren Arbeiten hat sich mit diesem Problem BAUER auseinandergesetzt. In einer dieser Arbeiten, speziell der Frage der Entwicklung des Schenkelblocks gewidmet (69/64), weist der Autor erneut darauf hin, daß ein den Herzinfarkt begleitender Schenkelblock (durch Läsion des perifokalen Gewebes bedingt) gewöhnlich nur transitorisch zu sein pflegt. Unter 167 Patienten mit einem Schenkelblock erwies sich dieser in 10 Fällen als transitorisch, in 9 Fällen trat er intermittierend auf (72/64). Anläßlich der Analyse der eigenen 14 Beobachtungen eines transitorischen Schenkelblocks weist der Autor darauf hin, daß sich dieser auch nach längerer Zeit bei Besserung des Zustandes des Kranken zurückbilden kann — bei einem der beobachteten Patienten sogar nach 6 Jahren, bei einem anderen — nach einjährigem Bestehen sogar 3 mal! Es wird auch darüber berichtet (71/64), daß 5 von den beobachteten Patienten ihren Linksschenkelblock durch tiefes Einatmen willkürlich auftreten und verschwinden lassen konnten; auch ließ sich dieser Effekt durch Karotissinusdruck, Neostigmin, Reserpin und Kalzium bewirken. Allerdings war in 4 der 5 beobachteten Fälle eine Rückkehr zu normalen Leitungsverhältnissen nur bei einer Herabsetzung der Herzfrequenz festgestellt worden, also wiederum als Äußerung des Phänomens einer kritischen Herzfrequenz zu betrachten. In 2 Arbeiten (965, 966/63) beschäftigten sich VESELL et LOWEN mit der Frequenzabhängig-

keit der Erscheinungsformen intraventrikulärer Reizleitungsstörungen.
Es wird dabei u. a. auf 4 bislang publizierte Fälle hingewiesen, in denen
der Schenkelblock nur bei Beschleunigung der Herzfrequenz über einen
bestimmten kritischen Grenzwert hinaus in Erscheinung trat [58]. Eine
postextrasystolische Pause, also ein verlängertes Ruheintervall, kann
daher (ausnahmsweise!) eine gestörte intraventrikuläre Reizleitung
vorübergehend normalisieren.

Acht Fälle eines transitorischen Rechtsblocks waren Gegenstand
einer subtilen Untersuchung von Scherlis et Lee (831/63). Dabei
bestätigen diese Autoren neuerlich, daß Initialvektoren der QRS-
Schleife durch den Rechtsblock nicht beeinflußt werden. Es wird, was
diagnostisch bedeutungsvoll ist, darauf aufmerksam gemacht, daß,
während beim Entstehen eines Rechtsblocks hohe R-Zacken in den
rechten BW-Ableitungen nicht unbedingt als Zeichen einer Rechtshypertrophie gewertet werden sollten, solche Zacken in den linken
Positionen der thorakalen Elektrode dagegen auf eine begleitende
Linkshypertrophie verdächtig sind. Es wurde auch gezeigt, daß Anzeichen eines Myokardinfarktes weder im Ekg noch im Vkg durch einen
Rechtsblock maskiert werden.

Romero et al. (853/64) unterwerfen einer analytischen Betrachtung
4 von ihnen beobachtete Fälle eines transitorischen Linksschenkelblocks. Einen Fall von transitorischem Rechtsblock, durch forcierte
Zwerchfellatmung ausgelöst, beschreibt Lin (596a/64); Fojt et al.
(309a/64) sahen einen Schenkelblock nach einer Belastungsprobe
auftreten.

Der Frage des Schenkelblocks gilt auch eine Arbeit von Taccolo et
al. (926/63); einen Fall eines transitorischen Schenkelblocks beschrieben
Fulle et al. (299/63), transitorische intraventrikuläre Leitungsstörungen
waren auch Gegenstand mehrerer russischen Arbeiten (342, 657, 757/63).

Im Experiment an Hunden konnte ein transitorischer Schenkelblock
auch durch lokale Kokainisierung des betreffenden Zweiges des Reizleitungssystems herbeigeführt werden (Watt et Pruitt, 1098/64).

Benitez wies in seiner Mitteilung anläßlich des IV kardiologischen
Weltkongresses in Mexico-City (927/63) wieder einmal auf die Möglichkeit funktioneller Leitungsunterbrechungen am Übergang der Purkinje-
schen Fasern in die Ventrikelmuskulatur hin (seit Oppenheimer und
Rothschild, 1917, als „Arborisationsblock" bekannt).

Auf den Zusammenhang atrioventrikulärer und intraventrikulärer
Leitungsstörungen wiesen Mashima et al. (609/63) hin: sie beobachteten

---

[58] Dem Phänomen der „kritischen Herzfrequenz" und ihrer Einwirkung
auf die Konfiguration des Kammerkomplexes sind schon mehrere frühere
Arbeiten von H. Vesell gewidmet (Amer. J. med. Sci. **202**, 198, 1944;
Amer. Heart J. **63**, 4, 466, 1962).

in 4 Fällen von AV-Block nach Wiederherstellung der Überleitung Anzeichen einer intraventrikulären Leitungsstörung nach Art eines Rechtsblocks.

Der elektrische Alternans

Eine Sonderform aberranter Erregungsausbreitung im Kammermyokard stellt das Phänomen des „elektrischen Alternans[59] dar, bei dem es sich um eine intermittierende Alteration des Kammerkomplexes handelt, der vermutlich eine partielle Asystolie einzelner Myokardfasern zugrunde liegt. Es ist sehr wahrscheinlich (wenn auch experimentell noch nicht erhärtet), daß diese Asystolie durch intermittierende Störungen in einzelnen Verzweigungen des Reizleitungssystems bedingt ist, daher ist das Phänomen zweckmäßig in einem mit den Leitungsstörungen zu besprechen.

Eine erschöpfende Darstellung aller Erscheinungsformen dieses relativ seltenen Ekg-Bildes bringt (mit eigener Klassifikation) die schon erwähnte Arbeit von LITTMANN (568/63). Der Autor vertritt eine andere Auffassung, als die eben vorgebrachte und schließt sich den schon früher geäußerten Ansichten an, der elektrische Alternans sei auf anomale Rotationsschwankungen des durch den Perikarderguß aus seiner gewöhnlichen Fixation gelösten Herzens zurückzuführen und spricht damit der Theorie eines „anatomischen" und nicht „elektrischen" Alternans das Wort. Eine neue Unterstützung dieser Ansicht bietet die Arbeit von BASHOUR et COCHRAN (57/63); diese Ansicht teilen auch LAWRENCE et CRONIN (549/63)[60].

Im Lichte der durch Verwendung einer intrazellulären Elektrode gebotenen neuen Möglichkeiten haben KLEINFELD et al. (502/63) das Phänomen des elektrischen Alternans einer allseitigen Betrachtung unterzogen. Dabei zeugen die Ergebnisse der von diesen Autoren durchgeführten Experimente davon, daß dieses Phänomen auf phasengebundene Schwankungen des Ionentransportes durch die Membran der Myokardfasern zurückzuführen ist.

KIMURA et YOSHIDA (490/63) berichten über einen Fall von elektrischem Alternans der T-Welle, ohne daß dabei eine Alternation des QRS-Komplexes zu beobachten wäre. Diese Erscheinung trat nach Tiefatmung oder Lageveränderungen, mit geringer Frequenzsteigerung einhergehend, deutlicher hervor und wurde bei Kranken mit Hypokal-

---

[59] Erstmalig von Th. LEWIS erwähnt (1919).

[60] BURCH, G. E. et PHILLIPS, J. J. (Amer. Heart J. 64, 2, 666, 1962) sind allerdings der Ansicht, daß der elektrische Alternans durch den Einfluß des Exsudates auf die Ausbreitung der Biopotentiale des Herzens zu erklären ist.

zämie und gestörter Nierenfunktion beobachtet. Ob dieses Phänomen mit den entsprechenden Stoffwechselstörungen auch kausal verbunden war, bleibt ungeklärt.

12 Fälle eines elektrischen Alternans demonstrieren in allen Details CHUNG et al. (186/64). Die Genese dieser Fälle war verschieden, doch konnte in keinem Fall eine Perikarditis oder ein Perikarderguß festgestellt werden. 4 der beobachteten Fälle sind im Verlaufe von Operationen am Herzen aufgetreten; während die Alternation als Regel in 2 : 1-Folge auftritt, konnte an einem der 12 Fälle das Phänomen in einer 3 : 1-Folge beobachtet werden.

Mit der Erscheinung des elektrischen Alternans setzt sich auch FISCH (271/63) auseinander; einen kasuistischen Beitrag liefert TOSO (945/63).

Vom hämodynamischen Gesichtspunkt wird das Problem des Herzalternans von JEZEK et DAUM (460/63) sowie von MITCHELL et al. (646/63) einer Betrachtung unterzogen.

Zwei Fälle von elektrischem (und hämodynamischem) Alternans wurden auch von LITTMANN (603/64) in allen Details vorgestellt.

Das WPW-Syndrom

Eine Sonderstellung in der elektrokardiologischen Forschung nimmt das Problem der Störung der normalen Erregungsfolge in Gestalt einer vorzeitigen Erregung bestimmter Myokardbezirke ein. Das Ekg-Bild dieser Anomalie, deren Träger bekanntlich eine verkürzte PQ-Zeit aufweisen und zu Anfällen von paroxysmaler Tachykardie neigen, ist in seiner Eigenart erstmalig schon vor 35 Jahren von WOLF, PARKINSON und WHITE beschrieben worden [61] und wird seitdem berechtigterweise als WPW-Syndrom bezeichnet.

Seit dieser Zeit übt die mannigfaltige Problematik dieses Syndroms eine unwiderstehliche Anziehungskraft aus; jährlich erscheint eine ansehnliche Anzahl von diesem Phänomen gewidmeten Arbeiten, ohne daß bis jetzt eine Einheitlichkeit der Anschauungen über seinen Mechanismus erarbeitet werden konnte. Auch 1963/64 hat man sich um das WPW-Syndrom reichlich bemüht.

------

[61] Amer. Heart J. **5**, 683 (1930). Früher (erstmalig von F. N. WILSON, Arch. Intern. Med. **16**, 1008, 1915) beschriebene Einzelbeobachtungen wurden als Varianten von intraventrikulären Leitungsstörungen mißdeutet. Auch WOLFF, PARKINSON und WHITE führten noch die von ihnen beschriebene Verbreiterung des QRS-Komplexes auf einen Schenkelblock zurück.

Mechanismus des Syndroms

Wie schon seit Jahren, versuchten es einige Autoren, den Mechanismus der Antesystolie [62] im Experiment zu erforschen. Wie bereits eingangs erwähnt, ist der eigentliche Mechanismus des WPW-Syndroms noch nicht als geklärt zu betrachten. Früher gelegentlich geäußerte Vermutungen, bei Koinzidenz des WPW-Phänomens mit einem Vorhofflattern sei auch das Bestehen einer kreisenden Erregung anzunehmen, sind, nach Ansicht von GIRAUD (334, 927/63) nicht stichhältig, während GREENWOOD et FINKELSTEIN (355/63) noch jetzt der Ansicht sind, daß für das Auftreten von paroxysmaler Tachykardie (bei Patienten mit der typischen WPW-Konfiguration des Kammerkomplexes außerhalb der Anfälle) ein Kreisen der aus dem präexzitierten Teil des Kammermyokards austretenden Erregungswelle verantwortlich zu machen ist. In diesem Zusammenhang berichten die Autoren über einen Fall von WPW-Syndrom, der sich durch eine ventrikuläre — statt der typischen supraventrikulären — Form der Kammerkomplexe während der Tachykardieanfälle auszeichnete.

HOMOLA (429/64), der schon seit mehreren Jahren Studien des WPW-Syndroms betreibt, besprach anläßlich des Prager Kongresses die Mechanismen dieser „ventrikulären Form" des Syndroms, wobei insbesondere auf die Beziehungen der atriogenen Erregungswelle zu Kammerkomplexen ventrikulärer Genese hingewiesen wurde, die oft nach Art von Summationssystolen in Erscheinung treten.

ROZENBLIT et REICH (863a/64) betrachten das WPW-Syndrom als Manifestation einer einfachen AV-Dissoziation.

Die sehr kompetenten SCHERF et COHEN vertreten in ihrer kürzlich erschienenen, dem WPW-Syndrom gewidmeten Monographie (895/64) den Standpunkt, das Syndrom sei auch jetzt am besten durch die alte Theorie des akzessorischen Bündels, als einer angeborenen Anomalie, zu erklären.

Wie in früheren Jahren wird das WPW-Syndrom gelegentlich auch mit entzündlichen Prozessen in Beziehung gebracht (ZAMFIR et al. 1016/63), ohne daß in diesem Fall die Argumentation der Autoren besonders überzeugend wäre. In einem anderen Fall (URR, 1059/64) sprechen die Beobachtungen doch zugunsten einer aquirierten, und zwar durch entzündliche Prozesse bedingten, Natur des Leidens (bei 5 Patienten mit einem normalen Ausgangs-Ekg Auftreten eines WPW-Syndroms

---

[62] Die Bezeichnung „Antesystolie" ist zwar nicht ganz genau (es handelt sich ja nicht um eine vorzeitige Erregung des ganzen Myokards, sondern um die eines bestimmten, relativ kleinen Teiles), doch semantisch sinnvoll und wird daher von vielen Autoren bevorzugt.

mit Anfällen paroxysmaler Tachykardie nach überstandener Karditis beobachtet). OUGIER et al. (747a/64) sahen das WPW-Syndrom am 12. Tag einer akuten rheumatischen Arthritis auftreten, wobei das am 3. Krankheitstage registrierte Ekg sich noch als normal erwies. In diesem Fall blieb das WPW-Bild durch 6 Monate nach dem akuten Krankheitsschub bestehen.

Experimentelle Daten

GROZDOV (372/63) zieht aus den Ergebnissen seiner Versuche den Schluß, das WPW-Syndrom sei durch einen parabiotischen Zustand des oberen Anteiles des AV-Knotens bedingt, wobei in tiefer gelegenen Myokardbezirken Erscheinungen eines Perielektrotonus auftreten, mit entsprechend gesteigerter Erregbarkeit. Die konkreten Manifestationen dieses Phänomens hängen angeblich vom parasympathischen Tonus ab [63]. Die Behauptung dieses Autors, WPW-ähnliche Erscheinungen seien auch unter Einwirkung einer ionisierenden Radiation zu beobachten, verdient zwar ein gewisses Interesse, erfordert jedoch eine genaue Nachprüfung, umsomehr als manche Autoren (z. B. KLÜTSCH, 505/63) im Experiment an Hunden selbst bei massiver ionisierender Bestrahlung keine Veränderungen des Ekg's wahrnehmen konnten.

Von ANSELMI et al. (30/63) wurden WPW-ähnliche Kammerkomplexe durch Setzen von extrasystolischen Reizen an der Außenwand der linken Kammer provoziert, wobei sich die PQ-Zeit auch verkürzt darstellte.

ROGEL et KAPLINSKY (788/63) konnten WPW-ähnliche Veränderungen des Ekg-Bildes bei einer experimentellen Reizung subepikardialer Myokardschichten beobachten; auch SUAREZ et al. (905/63) haben einen experimentellen Beitrag zum WPW-Problem geleistet.

Nach selektiver Reizung des Mesencephalons beim Hunde sahen MAUCK et al. (614/63; 650/64) das Auftreten von WPW-ähnlichen Alterationen des Ekg's. Dabei konnte, wie schon vorher erwähnt (s. S. 49), festgestellt werden, daß die Einwirkung vom Mesencephalon aus durch Steigerung des sympathischen Tonus geschieht [64] und auf einem multisynaptischen Weg über die mediale Retikularformation und den Hypothalamus erfolgt.

---

[63] Einen ähnlichen Erklärungsversuch des WPW-Phänomens brachte schon vor 10 Jahren ein anderer russischer Autor (ISAKOV I. I., Klin. med. (russ.) **3**, 65, 1953). Diese Ansicht wurde, als ungenügend fundiert, von PRINZMETAL et al. abgelehnt, die dem WPW-Problem eine eigene monographische Darstellung widmeten (PRINZMETAL, M. et al, Accelerated Conduction. New York, 1952).

[64] Dies entspricht den Experimentalergebnissen von A. V. LIRMAN [Klin. med. (russ.) **5**, 60, 1956].

Histologische Befunde

Lev et al. (560/63) berichten über histologische Befunde am AV-Leitungssystem in einem Fall, wo sich *intra vitam* im Ekg eine Kombination der Anzeichen eines WPW-Phänomens mit denen eines inkompletten Linksblocks zeigte (vermutlich angeboren, mit Anfällen von paroxysmaler Tachykardie seit der Kindheit). Bei einer genauen histologischen Serienuntersuchung wurde in diesem Fall außerhalb des Leitungssystems eine Kommunikation zwischen dem rechten Vorhof und der rechten Kammer festgestellt, ebenso auch eine Verbindung zwischen der Übergangsstelle des AV-Knotens ins Hissche Bündel und dem rechten Vorhof. Ähnliche Befunde wurden von Lev et al. [65] ebenso wie auch von mehreren anderen Untersuchern schon viel früher erhoben, ohne daß der kausale Zusammenhang mit dem beobachteten WPW-Phänomen überzeugend wäre (für den im konkreten Fall beobachteten partiellen AV-Block konnte eine Atrophie des linken Schenkels des Hisschen Bündels verantwortlich gemacht werden).

Das elektrische Bild beim WPW-Syndrom

Auch das elektrokardiographische Bild des WPW-Syndroms fesselte weiter die Aufmerksamkeit zahlreicher Autoren.

Mit den seinerzeit beschriebenen A- und B-Typen des WPW-Syndroms [66] beschäftigten sich sowohl Matter et Hayes (649/64), die über einen Fall berichten, wo beide Typen der Präexzitation abwechselnd zu beobachten waren, als auch Zakopoulos et al. (1133/64), die die Koinzidenz eines Rechtsblocks mit dem WPW-Syndrom bei 2 Patienten demonstrieren konnten (sowohl beim A- als auch beim B-Typ), ohne daß strukturelle Läsionen des Herzens festzustellen wären. Es wird dabei darauf hingewiesen, daß sich eine Kombination des WPW-Syndroms vom B-Typ mit einem Rechtsblock besonders oft bei Patienten mit der Ebsteinschen Anomalie findet.

Castellanos et al. (171/64) machen darauf aufmerksam, daß ein Rechtsblock bei Bestehen eines WPW-Syndroms einen bilateralen Schenkelblock vortäuschen kann.

Das erstmalig von Öhnell [67] beschriebene Harmonika- (Akkordeon-) Phänomen in Fällen einer für das WPW-Syndrom charakteristischen Kammerschwankung wurde wieder einmal, diesmal von Rafalowicz et al. (767/63), einer Betrachtung unterzogen.

WPW bei Herdläsionen des Myokards. Daß eine durch die Antesystolie bedingte Deformation des Kammerkomplexes eine Infarkt-

---

[65] Lev, M. et al.: Circulation **24**, 41 (1961).
[66] Seit Rosenbaum, F. F. et al.: Amer. Heart J. **29**, 281 (1945).
[67] Öhnell, R. F.: Acta med. Scand. Suppl. 152 (1944).

diagnose erschweren kann, zeigen sowohl SOVA et JEŽEK (884/63), als auch SODI-PALLARES et al. (873/63).

Mit den Anzeichen eines Myokardinfarktes bei Patienten mit einem präexistierendem WPW-Phänomen beschäftigte sich auch GOLDMAN (341/63); der Autor bringt seine Überzeugung zum Ausdruck, daß sich Anzeichen eines Hinterwandinfarktes auch in solchen Fällen einwandfrei, selbst ohne Vergleichskurven, identifizieren lassen.

Es wird auch über eine Beobachtung des WPW-Phänomens in einem Fall von Rhabdomyom berichtet (700/63). Wie fast immer in solchen Fällen, bleibt die Frage „apud hoc — propter hoc ?" offen.

Das Vkg-Bild des WPW-Syndroms. Auch das Vkg-Bild des WPW-Syndroms wird in einigen Arbeiten geboten (84, 517/63). Wie fast alle, die der Vektorkardiographie einen wohl nicht immer voll kompensierten Müheaufwand widmen, finden diese Autoren das Vkg aufschlußreicher, als das entsprechende Ekg.

In Gemeinschaft mit NEVRTAL hat HOMOLA anhand von 21 eigenen Beobachtungen das spatiokardiographische Bild der EAH beim WPW-Syndrom dargestellt (431/64), wobei er in 2 Fällen den Übergang normaler Kammerkomplexe in solche vom WPW-Typ beobachten konnte.

Die Δ-Welle. Das eigentliche Merkmal einer vorzeitigen Myokarderregung, die von SEGERS erstmalig beschriebene Δ-Welle [68], hat selbstverständlich auch in der Berichtsperiode die Aufmerksamkeit mehrerer Autoren auf sich gezogen. Dabei betrachtet FOX (286/63) die bekannten und vielfach beschriebenen Formschwankungen der Δ-Welle als Ausdruck einer Labilität des Vagustonus, wobei er annimmt, daß die diese Welle produzierende Erregung von einem autonomen supraventrikulären Fokus im AV-System ausgeht.

Mit der Morphologie der Δ-Welle, wie auch mit anderen atypischen Formen des Kammerkomplexes beim WPW-Sandrom beschäftigten sich, wie schon früher erwähnt, HOMOLA (409/63) und ROBERTSON et al. (782/63), wobei diese Autoren besonders betonen, daß jegliche Kombination intraventrikulärer Leitungsstörungen mit Anzeichen einer Präexzitation möglich ist.

Besonders interessant ist die Arbeit der rumänischen Autoren LÖBEL et al. (571/63), die der Ansicht Ausdruck verleihen, daß sich nach der Fläche der Δ-Welle die Größe des von der Präexzitation betroffenen Myokardbezirkes schätzen läßt. Dabei wird unterstrichen, daß der zum QRS-Komplex diskordante Anteil des ST-T nur von der Größe der Δ-Welle, und nicht der des Grund-QRS-Komplexes bestimmt wird. Diese Erkenntnis kann auch zur Differenzierung primärer, durch Einwirkung myotroper Noxen auf den QRS-Komplex bedingter, ST-T-

---

[68] SEGERS, M. et al.: Cardiologia 8, 113 (1944).

Deformationen von sekundären, durch eine großflächige Δ-Welle bedingten, beitragen.

Von Bedeutung ist auch die Feststellung der genannten Autoren, daß die Welle der Präexzitation nicht retrograd zu den Vorhöfen zurückgeleitet wird; die Refraktärperiode des zusätzlichen Leitungsweges oder des in eine Präexzitation geratenen Myokardbezirkes soll der Refraktärperiode des normalen Leitungsweges gleichen.

Mit der die Präexzitation dokumentierenden Δ-Welle beschäftigten sich auch QUAGLIA et al. (818/64).

Die PQ-Zeit

Mehrere Autoren haben ihre Aufmerksamkeit einer Teilfrage des WPW-Problems gewidmet — der Frage der zum Syndrom gehörenden Verkürzung der AV-Überleitungszeit. Dabei wurde eine alte Beobachtung bestätigt, daß es neben „typischen" Fällen des WPW-Phänomens mit verkürzter PQ-Zeit auch Fälle mit normaler AV-Überleitung gibt [69].

In diesem Zusammenhang ist einer Beobachtung von HOMOLA (409/63) besondere Bedeutung zuzumessen, der in einem Fall von WPW in peripheren (Extremitäten-) Ableitungen keine Δ-Welle erkennen, dafür aber eine „normale" PQ-Zeit messen konnte, während die BW-Ableitungen eine rudimentäre Δ-Welle und dabei, wie üblich, auch eine verkürzte PQ-Zeit zeigten. Dieses Phänomen läßt sich auf zweierlei Weise erklären — entweder durch eine sagittale Richtung des Δ-Vektors, der dadurch nicht auf die frontale Ebene projiziert, oder durch die geringere Empfindlichkeit der peripheren Ableitungen, die es verhindert, daß kleinere Potentialdifferenzen einer Δ-Welle in diesen Ableitungen zur Darstellung kommen, während sie bei quellennahen Lokalisationen der aktiven Elektrode, wie sie bei den BW-Ableitungen gegeben ist, differenzierbar in Erscheinung treten.

Einen Fall des Lown-Ganong-Levine-Syndroms (kurzes PQ als einziges Zeichen eines WPW) demonstriert PAWLUK (768aa/64).

Die paroxysmale Tachykardie beim WPW-Syndrom

Die bei einem Großteil der Kranken mit den Anzeichen einer Antesystolie auftretenden Anfälle von paroxysmaler Tachykardie (die im Zusammenhang mit den Störungen des Herzrhythmus abgehandelt werden, s. S. 195), veranlaßten TOBIEN et GÖTTING (941/63) bei den von ihnen beobachteten Patienten mit dieser Rhythmusstörung, aber ohne WPW-Anzeichen außerhalb der Anfälle, die PQ-Zeit in- und außerhalb

---

[69] Ob es sich dabei nicht um Fälle einer Verkürzung der ursprünglich verlängerten PQ-Zeit, also doch um eine — zwar nur relative! — Verkürzung handelt, blieb unerörtert.

dieser zu untersuchen. Dabei konnten die Autoren außerhalb der Anfälle
2 verschiedene Modi der AV-Überleitung feststellen — einen normalen
und einen beschleunigten, mit verkürzter PQ-Zeit. Diese Fälle wurden
als ein Übergang zum WPW-Syndrom betrachtet. Dabei soll sowohl
eine kardiale Disposition, wie auch eine vegetativ-nervöse Regulationsstörung vorliegen, die zueinander in eine „konditionelle Synergie" treten.

Hämodynamische Auswirkungen der Präexzitation

Sehr interessant und bedeutsam sind die Untersuchungen, die die
hämodynamische Auswirkung der Antesystolie zum Gegenstand haben.

Bei Gelegenheit einer Herzkatheterung bei einem Patienten mit
dem WPW-Syndrom gelang es ARAVANIS et al. (31/64) anhand einer
Druckkurve den sehr interessanten hämodynamischen Beweis zu erbringen, daß es sich in diesem Fall tatsächlich um eine Präexzitation
der rechten Kammer handelt. Im Experiment konnten ROGEL et al.
(852/64) zeigen, daß die vorzeitige Erregung eines Teiles des rechten
Kammermyokards beträchtliche Veränderungen an den intrakardialen
Druckkurven hervorzurufen geeignet ist, während die hämodynamischen
Auswirkungen des Syndroms in der Praxis gering sind, da sich dabei
autoregulatorische Mechanismen von homeometrischen Typ einschalten.

Die hämodynamischen Auswirkungen der im Zusammenhang mit
dem WPW-Syndrom auftretenden paroxysmalen Tachykardien werden
bei den Störungen des Herzrhythmus erwähnt (s. S. 194).

Klinische Beobachtungen

Nicht klein ist die Zahl der Veröffentlichungen, die den klinischen
Erscheinungsformen des WPW-Syndroms gelten. So bringt PAWLUK
(722/63) eine Analyse von 41 eigenen Beobachtungen.

Einen Bericht über die WPW-Fälle der Bostoner Klinik von A. S.
NADAS veröffentlichen ŠWIDERSKI et al. (1014/64). An einem Kranken-
gut von 10.000 Kindern wurde das WPW-Syndrom im Ekg an 49
Patienten beobachtet (unter allen Kindern und Jugendlichen im Alter
bis zu 16 Jahren betrug die Inzidenz des Syndroms 0,1%). Die von den
Autoren berichteten Details bringen keine wesentlich neuen Ergebnisse.

Die italienischen Autoren CROCE et NOSEDA (206/64) widmen eine
Publikation den Zusammenhängen zwischen dem WPW-Syndrom und
dem Herzinfarkt; BIÖRCK et al. (96a/64) sowie MARRIOTT (631/64) sahen
eine Koinzidenz vom WPW-Syndrom und familiärer Kardiomegalie.

Zur Frage der Beziehung der Häufigkeit des WPW-Syndromes zu
den verschiedenen Altersgruppen haben sich mehrere Autoren geäußert
(409, 474, 527, 960/63; 24/64). Dabei wurde das Syndrom schon bei
einem 2 Stunden alten, vollkommen gesunden, Säugling beobachtet

(978/63), was wohl für die kongenitale Natur der Erscheinung (allerdings nur in diesem Falle!) spricht.

An einem Patienten mit der Ebsteinschen Anomalie wurde eine WPW-ähnliche Konfiguration des Kammerkomplexes von Lo Bue et al. (605/64) festgestellt.

Wie alljährlich, kam zum Thema des WPW-Syndroms auch eine Reihe kasuistischer Beiträge zur Publikation (385a/63; 148, 366, 430, 690, 863a/64).

Der von Farinelli et al. (288/64) publizierte Fall stützt die Theorie der für das Zustandekommen des WPW-Syndroms ursächlich bedeutsamen Übererregbarkeit bestimmter Myokardbezirke.

Als Kuriosum sei vermerkt, daß eine für das WPW-Syndrom charakteristische Konfiguration des Kammerkomplexes wiederholt auch an Rindern beobachtet wurde (795/63; 995/64).

Therapeutische Beeinflußbarkeit

Die für das WPW-Syndrom charakteristische Tachykardie-Paroxysmen, die ja die eigentliche klinische Bedeutung dieses Syndroms bedingen [70], sind auch vom therapeutischen Gesichtspunkt Gegenstand mehrerer Untersuchungen geworden (s. S. 214). Dabei wird sowohl über eine gelungene Coupierung von Anfällen supraventrikulärer paroxysmaler Tachykardie mit Hilfe eines äußeren elektrischen Gegenschocks berichtet (508/63; 278/64), als auch von einer erfolgreich angewandten äußeren Herzmassage in einem Fall von Kammerflimmern erzählt, das sich bei Bestehen eines WPW-Syndroms im Anschluß an einen Anfall von paroxysmalem Vorhofflimmern ereignet hat (18/63).

Über die Möglichkeit einer temporären Blockierung der Präexzitation durch Ajmalin wird von Brauch (130/64) sowie Puech et al. (815/64) berichtet. Georgopoulos et al. (335a/64) konnten denselben Effekt auch bei Anwendung des Antazolin sehen.

6. Das Ekg bei diffusen Einwirkungen auf das Myokard

Diffuse Einwirkungen auf das Myokard, und mithin auch auf das Ekg, beanspruchen — in erster Linie wegen ihrer Häufigkeit und diagnostischer Bedeutsamkeit — mit Recht ein Sonderinteresse, sowohl in theoretischer, als auch in praktischer Sicht.

Wegen ihres notorischen Mangels an Spezifität bieten solche durch diffuse Einwirkungen bedingte Veränderungen des Ekg's auch die

---

[70] Es ist signifikant, daß amerikanische Versicherungsgesellschaften der Ansicht sind, daß das Bestehen eines WPW-Syndroms das Risiko der Versicherung verdreifacht (Wolff, L.: Circulation 10, 282, 1954).

größten Interpretationsschwierigkeiten und verführen zu einer unbefriedigenden und wenig besagenden Terminologie, zum vielgeschmähten „Myokardschaden" (s. S. 217).

Es ist deswegen nicht verwunderlich, daß den mannigfaltigen Fragen, die in den Bereich dieses Kapitels fallen, ein Großteil der Arbeiten der Berichtsperiode gewidmet ist.

Ein tieferes Eindringen in das Wesen der durch diffuse Einwirkungen auf das Myokard bedingten Veränderungen (abgesehen von den durch diese Einwirkungen bedingten Leitungs- und Rhythmusstörungen, die in den entsprechenden Kapiteln abgehandelt werden) ist nur auf der Grundlage der Kenntnis des Einflusses dieser Vorgänge auf den Erregungsprozeß des Myokards möglich, daher ist es angebracht, die Theorie der Frage kurz in Erinnerung zu bringen.

Grundformen eines gestörten Erregungsablaufes

Die Elektrophysiologie des Herzens kennt 2 Grundformen einer Änderung des Erregungsablaufes in der einzelnen Myokardfaser. Bei geringeren schädigenden Einwirkungen reagiert die Einzelfaser mit einer Veränderung des *zeitlichen Ablaufes* der Erregung (meist Verzögerung, selten — Beschleunigung), bei stärkerer Schädigung — mit einer Verringerung der *Intensität* des Erregungsprozesses (die sich im Plateauverlust der monophasischen Kurve äußert). Es können dabei auch beide Wirkungen gleichzeitig in Erscheinung treten.

Auch ist es als feststehend anzunehmen, daß als entscheidender Mechanismus im Entstehen von Deformationen des Kammerkomplexes (wie sie sehr anschaulich durch das Bikardiogramm-Schema zur Darstellung gelangen) die verschiedene Empfindlichkeit einzelner Myokardbezirke gegenüber diesen, ihrem Wesen nach diffusen, Einwirkungen zu sehen ist.

Die in der Klinik geübte Interpretation der erhobenen Ekg-Befunde ist bis zum heutigen Tag vorwiegend empirisch geblieben (und wird dann semiotisch gehandhabt — s. S. 34ff.). Dies ist zum Teil durch das Fehlen entsprechender experimenteller Grundlagen zu erklären, zum Teil — durch eine nicht immer zureichende Befähigung der durch das klinisch erfaßbare Geschehen beeindruckten Ärzte zu tieferem Einblick in die (nur vermutbaren!) Alterationen der Erregungsabläufe in den einzelnen Myokardfasern [71].

Unter den diffus auf das Myokard einwirkenden Faktoren sind vor allem Störungen der Trophik des Herzmuskels, in des Wortes weitestem

---

[71] Zum tieferen Verständnis der elektrophysiologischen Grundlagen einer klinischen Interpretation des Ekg's sei das Werk von H. SCHÄFER, Das Elektrokardiogramm, Theorie und Klinik, Stuttgart, 1951, empfohlen.

Sinne, zu nennen. Diese Störungen, in erster Linie durch quantitativ
oder qualitativ ungenügende Blutversorgung des Myokards bedingt,
bleiben — bei gewisser Intensität und Dauer der Einwirkung — nicht
ohne Einfluß auf den intrazellulären Stoffwechsel und die Membran-
funktion, somit auch auf den Erregungsablauf (wie eben geschildert —
im Sinne seiner Verzögerung oder Intensitätsminderung).

Alterationen der T-Welle

Wie schon seit der Frühperiode der Elektrokardiographie bekannt,
gehören Alterationen der T-Welle (erstes Anzeichen eines verzögerten
oder beschleunigten Erregungsablaufes!) zu den Frühindizien diffuser
Myokardveränderungen. Auf den unspezifischen Charakter dieser Veränderungen hat erneut FISCH (272/63) hingewiesen. SLEEPER et ORGAIN
(869/63) versuchen es, Richtlinien für eine Differenzierung pathognomonischer T-Veränderungen von „gutartigen“ zu formulieren und vertreten die Ansicht, daß eine Normalisierung „pathologischer“ T-Wellen
nach Fasten (!), tiefer Einatmung, Hyperventilation oder Belastung für
deren „gutartige“ Natur spricht. Derselben Art war auch die Untersuchung von SALVETTI et al. (874/64).

Daß die Abgrenzung der auch bei Gesunden zu beobachtenden
Alterationen der T-Welle (102, 243, 627, 932/64, s. auch S. 35) von
den pathognomonischen keine einfache Sache ist, ist allbekannt. Ob
dabei die schon früher (s. S. 37) erwähnte, von CHOU et al. (181/64)
empfohlene, Beurteilung der T-Schleife des Vkg's diagnostisch weiter-
hilft — bleibt abzuwarten.

Einen experimentellen Beitrag zur Kenntnis der Mechanismen
der Deformationen der T-Wellen brachten vor kurzem VAN DAM et
DURRER (1063/64). Sie konnten an Hunden zeigen, wie lokale Differenzen im Repolarisationsprozeß auf die Gestalt der T-Welle einwirken; dabei wurde festgestellt, daß der Prozeß der Repolarisation
des Myokards von meßbaren Temperaturdifferenzen begleitet ist, was
den Ergebnissen von REYNOLDS et YU (s. S. 38) entspricht.

Die klinische Bedeutung abnorm hoher T-Wellen wurde erneut
von TABEAU et al. (1015/64) besprochen.

Verlagerung der S-T-Strecke

Da eine Verlagerung des ST-Niveaus als Regel auf eine Intensitätsminderung der Erregung, also eine tiefere Störung des Myokardstoffwechsels zurückzuführen ist, ist diesen Verlagerungen im allgemeinen auch eine größere Bedeutung zuzumessen.

Eine ätiologisch ausgerichtete Klassifikation der ST-Deviationen
bringen CASKEY et ESTES (166/64); im Experiment an Hunden wurden

von Toyoshima et al. wieder einmal durch eine akut gesetzte Myokardischämie bedingte ST-Verlagerungen studiert (1045/64, s. S. 117).

Der schon vor längerer Zeit festgestellten diagnostischen Bedeutung einer betont horizontal verlaufenden ST-Strecke oder ihrer Verlängerung wendet sich erneut Gross (385/64) zu. Es wird dabei angegeben, daß in der Norm die ST-Strecke entweder überhaupt nicht meßbar (in 39% der Fälle), oder sehr kurz ist (im Durchschnitt 0,04—0,12"). Die Länge der ST-Strecke nimmt bei jeder Myokardschädigung zu: bei Koronarinsuffizienz beträgt sie im Mittel 0,147" und erscheint am längsten bei der Herzinsuffizienz (0,157"). Wie üblich, wird diese Verlängerung der ST-Strecke durch den verzögerten Ablauf des Repolarisationsprozesses erklärt. Eine Verlängerung der ST-Strecke wurde im Experiment an Meerschweinchen auch nach Schädeltraumen beobachtet (Eichbaum et Pereira, 272/64); Alexander (15/64) sah sie auch bei respiratorischer oder metabolischer Alkalose.

Daß auch während der ST-Periode, und auch beim Gesunden, die Einwirkung geringer vektorieller Kräfte registrierbar ist, wurde wieder einmal von Parkin (761/64) betont. Entsprechend der sagittalen, nach vorne ablenkenden Richtung dieser Kräfte sieht man dabei harmlose Elevationen des ST-Segmentes, am ehesten in den rechten BWA.

Wie Gillmann et Engstfeld (350/64) wieder einmal betonen, treten sogar bei kurzen Störungen der Sauerstoffversorgung des Myokards „akute Desintegrationspotentiale" auf, die sich in erster Linie durch Dislokationen des ST-Segmentes des Ekg's manifestieren. Solche Desintegrationspotentiale stellen sich bekanntlich auch bei jeder Störung der optimalen Stoffwechsellage ein, die durch eine diffuse Einwirkung anderer Faktoren bedingt sind, daher ist eine solche Dislokation des ST-Segmentes ein zwar beachtenswertes, doch ganz und gar unspezifisches diagnostisches Zeichen.

Da aber eine ST-Dislokation meist doch in erster Linie auf eine relativ schlechte O_2-Versorgung des Myokards — die ja das wesentlichste pathogenetische Moment der Koronarinsuffizienz ist — hinweist, spielt in der Beurteilung dieses Leidens die Beobachtung des ST-Segmentes des Ekg's eine entscheidende Rolle. Daß dabei aber auch individuelle Faktoren eine wesentliche Rolle spielen, ist selbstverständlich und wird neuerlich von Ostfeld et al. (744/64) belegt, die die Ergebnisse ihrer Massenbeobachtungen nach dem bekannten Minnesota-Code [71a] bearbeitet haben.

Mit den „primären" Depressionen der ST-Strecke befaßte sich Kwoczynski (529/63); auf mögliche diagnostische Fehler in der Be-

---

[71a] Circulation **21**, 1160 (1960); Kritik und Verbesserungsvorschläge in: Brit. Heart J. **27**, 595 (1965).

urteilung des ST—T-Abschnittes wird von Bengolea et al. (69/63) hingewiesen.

Dem ST-Segment gelten auch 3 Arbeiten des türkischen Autors Ekmekçi (274—276/64).

Das Ekg bei der Koronarinsuffizienz

Den Prototyp einer prävalent diffusen Einwirkung auf das Myokard liefert die Koronarinsuffizienz.

Den Ekg-Befunden, die bei den mannigfaltigen klinischen Erscheinungsformen einer diffusen Koronarinsuffizienz erhoben wurden, gilt eine Reihe von Publikationen (333/63; 319a, 357a, 754, 779, 816, 887/64), den Vkg-Befunden — eine Arbeit von Gasilin (311/63).

Die Frühdiagnose einer Koronarinsuffizienz suchten durch ihre im orthogonalen Ableitungssystem erhobenen Befunde Jacono et al. (461/64) sowie Petrovskij (781a/64) zu fördern.

Henry et al. (409/64) konnten im Experiment an Hunden zeigen, daß alle infolge einer Koronarinsuffizienz auftretenden Ekg-Anzeichen einer Myokardläsion recht labil sind.

Morphologisches Substrat der Koronarinsuffizienz

Von großem Interesse ist eine Untersuchung von Katuss et al. (476/63), die 14 Patienten mit einer (durch Ergebnisse der Ekg-Untersuchung erhärteten) Koronarinsuffizienz einer Koronarographie unterzogen. In allen Fällen waren Verengungen der Kranzgefäße nachweisbar, jedoch kennzeichnenderweise nicht bei einem Patienten mit einer Aortenstenose, wo die Myokardischämie nicht durch Koronarläsion, sondern durch eine Diskrepanz zwischen der Belastung und der Durchblutung des Myokards bedingt war. Alle Kranken, bei denen angiographisch Verengungen an bedeutsamen Bezirken der Koronargefäße bestanden, litten an einer Ruhe-Angina pectoris, während bei den anderen nur eine Belastungsangina festzustellen war.

Das Ekg bei der Atherosklerose

Ekg-Veränderungen bei atherosklerotischen Läsionen des Herzens, von denen schon früher die Rede war (s. S. 59), wurden auch von Mikhailov (676/64) erörtert.

Die bei Personen mit einer ausgesprochenen Atherosklerose zur Beobachtung gelangenden ST-Dislokationen (Rachev et al., 824/64) sind jedoch für die Atherosklerose nicht pathognomonisch und nur Folge einer zu den Manifestationen dieses Leidens gehörenden relativen Koronarinsuffizienz.

Ekg-Diagnostik einer latenten Koronarinsuffizienz

Daß eine latente Koronarinsuffizienz sich oft nur im Belastungsversuch offenbart, wurde erneut von MASTER et GELLER (640/64) gezeigt; diese Frage wird weiter im Zusammenhang mit einer ausführlichen Besprechung der Problematik der Belastungsproben erörtert.

Die Belastungstests

Seit 1914 (R. KAHN) ist man bei einer Ekg-Untersuchung bemüht, latente oder unterschwellige Störungen der Trophik des Myokards durch verschiedene Manipulationenen (Belastung, künstliche Hypoxämie u. a.) in überschwellige, d. h. manifeste, zu verwandeln.

Obgleich die prinzipielle Seite dieser Methoden diskutabel ist — es ist nicht immer ratsam, einem Kranken, bei dem man eine Störung der Myokardtrophik vermutet, durch Kunstgriffe diese Trophik, wenn auch nur vorübergehend, weiter zu verschlechtern — läßt sich nicht leugnen, daß verschiedene Varianten der Belastungsproben manchmal das einzige Mittel sind, um eine nur auf dem subjektivem Krankheitsbild und indirekten Indizien begründete Diagnose zu verifizieren und Initialformen einer Myokardschädigung durch das Ekg zu dokumentieren. Daher erfreut sich das Belastungs-Ekg nun schon seit über 50 Jahren eines stetigen Zuspruches. Wir wollen nun zu diesem Thema die Autoren der Berichtsperiode zu Worte kommen lassen.

Im Gegensatz zu den meisten anderen Autoren, die größte Vorsicht bei der Indikationsstellung zu einer Belastungsprobe empfehlen, sind KALTENBACH et KLEPZIG (471/63) der Ansicht, daß ein normales Ruhe-Ekg keine unbedingte Vorbedingung zum Anstellen einer Belastungsprobe ist; auch ein alter Herzinfarkt ergebe dazu keine absolute Kontraindikation. Dabei sei im Interesse des Erlangens zuverlässiger Ergebnisse auf einer raschen Registrierung des Belastungs-Ekg's größter Wert zu legen.

Obgleich auch weiterhin die seinerzeit von MASTER [72] empfohlene Methodik des Stufentests dominant bleibt, gelangen, besonders für Spezialzwecke, neue Vorschläge zur Publikation.

Telemetrie im Dienste der Belastungstests. Neue Möglichkeiten der Durchführung von Belastungstests unter verschiedenartigsten Verhältnissen eröffnete die Entwicklung telemetrischer Systeme. [Hinweise auf Arbeiten, die die dabei angewandte Technik erörtern, wurden auf S. 10 gebracht; über die Untersuchungsergebnisse berichten viele Autoren (65a, 76, 123a, 302, 479, 801, 862, 902, 942/63; 14, 254, 854/64).] Mit einem solchen System wurden an Rekonvaleszenten auch Beobachtungen über die Verträglichkeit verschiedener Belastungen unmittelbar an der

---

[72] Seit MASTER, A. M.: U. S. Naval Med. Bull. **40, 346** (1942).

Arbeitsstelle durchgeführt (283/63; 308, 309/64). SEMLER et GUSTAFSON (851/63) haben telemetrisch auch bei intensivster Arbeit hervorragende Kurven gewonnen; sie machen mit Recht darauf aufmerksam, daß bei Bewertung dieser Kurven eine Einwirkung von positionellen Faktoren wie auch eventueller orthostatischer Reaktionen zu eliminieren wäre.

Die Vorzüge telemetrisch durchgeführter Belastungsproben betonte ABARQUEZ et al. (1/64). In 110 Fällen eines während und nach der Belastung registrierten Ekg's haben die Autoren während der Belastung „positive" Resultate 4 mal öfter beobachtet, als bei üblicher Registrierung nach der Belastung. Die Autoren bringen ihre Überzeugung zum Ausdruck, daß auch ein vollkommen negatives Ergebnis des Belastungstests nicht unbedingt von einer genügenden Koronarreserve zeugt.

Die von diesen Autoren geäußerten Ansichten sind nicht unwidersprochen geblieben. MASTER et ROSENFELD (641/64) äußern die Ansicht, daß telemetrische Systeme für Zwecke der klinischen Diagnostik nicht erforderlich sind, da die Ekg-Veränderungen *während* der Belastung oft weniger aussagen (erhöhter Koronardurchfluß!) als einige Zeit *nach* der Belastung (Sauerstoffdefizit!) [73].

Sonderelektroden für Belastungstests. Es werden für die Belastungsproben auch Sonderelektroden vorgeschlagen (ROSENFELD et MASTER, 856/64; DAVIES et COPELAND, 222/64, MURAYAMA et al., 706/64). Von ROSENKRANZ et DREWS (857/64) wird auch die Überzeugung ausgesprochen, daß bei Verwendung von Spezialelektroden während der Belastungstests auf eine Registrierung von Extremitätenableitungen verzichtet werden kann.

Über ein Verfahren zur Eliminierung der bei einer Belastungsprobe oft auftretenden Verzerrungen der Ekg-Kurve berichten RAUTAHARJU et BLACKBURN (828/64).

Dosierung der Belastungstests. Seit vielen Jahren ist man allseits bemüht, die zur Provokation der für eine Koronarinsuffizienz pathognomonischen Ekg-Veränderungen notwendige Belastung zu dosieren. Als „ideales" Instrument einer dosier- und meßbaren Belastung sind schon seit mehreren Jahren verschiedene, zum Teil recht raffinierte, Ergometer in Gebrauch.

MELLEROWICZ et al. (663/64), die langjährig Belastungsproben im Dienste der Sportmedizin anwenden [74], schlagen vor, je nach individuellen Gegebenheiten die ergometrische Belastungsleistung mit 25, 50 oder 100 Watt zu bemessen und deren Dauer bis zu 6 Minuten auszudehnen.

---

[73] Der Ansicht von ABARQUEZ schloß sich neuerlich PHIBBS an (Amer. J. Cardiol. **15**, 5, 738—740, 1965).

[74] S. auch MELLEROWICZ et al.: Ztschr. f. Kreisl. Forsch. **50**, 173 (1961).

Puceiko (813/64) setzt zur Manifestierung einer latenten Koronarinsuffizienz die betreffenden Untersuchungspersonen einer Belastung mit dem Hand-Dynamometer aus und erzielt dabei, nach seinen Angaben (Erfahrungen an 104 Personen), voll brauchbare Resultate.

Es werden immer wieder Arbeiten veröffentlicht, die die Resultate von mit verschiedenen Methoden durchgeführter Belastungstests miteinander vergleichen. Dabei konnten sowohl Michael et Wolffe (636/63), als auch Tschirdewahn et al. (952/63) feststellen, daß die Ergebnisse der mit Hilfe eines Ergometers und einer der Varianten der Stufenproben („Steptests") durchgeführten Untersuchungen im Prinzip, *ceteris paribus*, identisch sind. U. a. empfehlen Tschirdewahn et al. auch eine von ihnen ausgearbeitete Variante des Stufentests, die sich durch gute individuelle Dosierbarkeit auszeichnet [75].

Als theoretisch bestes Maß für den Grad einer Belastung hält Simonson (862/63) den O_2-Verbrauch des Herzens in cm^3/Min./Gramm Herzgewicht, der annähernd am O_2-Gesamtverbrauch in cm^3/Min. pro Kilogramm Körpergewicht geschätzt werden kann (Körpergewicht und Herzgewicht stehen in guter Korrelation zueinander!). Dabei ist zu beachten, daß der O_2-Verbrauch mehr mit einer Zunahme der Herzfrequenz, als mit der des Herzvolumens ansteigt, wodurch sich die bei Kranken mit Koronarinsuffizienz oft beobachtete Tachykardie besonders ungünstig auswirkt. Auch erklärt dies eine besonders ungünstige Reaktion bei Belastung von Untrainierten.

Zu einigen wichtigen Fragen der Methodik der Durchführung einer Belastungsprobe nehmen Blackburn et al. Stellung. In einer Arbeit (99/64) äußern sich die Autoren zur Frage der zweckmäßigsten Ableitungen zur Evalvation eines Belastungs-Ekg's; sie finden die Ableitungen II, aVF, V2—6 am aufschlußreichsten; maximale Empfindlichkeit zeigt die Ableitung V5 (in 89% der Fälle „positive" Ergebnisse).

In einer anderen Arbeit (100/64) wird zur Frage der günstigsten Registrationsmomente für das Belastungs-Ekg Stellung genommen, womit die Autoren unbeabsichtigt in die eben erwähnte Diskussion Abarquez—Master eingreifen. Nach Ansicht von Blackburn et al. sind in 90 Prozent der Fälle eindeutige Ergebnisse sofort *nach* der Belastung zu erheben, während Störungen des Herzrhythmus meist schon *während* der Belastung auftreten; maximale Veränderungen seien of erst einige Minuten nach der Belastung zu erheben; in einem Fall war eine Negativierung des T in den BWA nur 4 Minuten nach Ende der Belastung festzustellen!

Empfindlichkeitsschwellen des Myokards. Bei Anwendung von Be-

---

[75] Eine einfache Methodik gut dosierbarer Belastung wurde vor einiger Zeit auch vom Autor dieser Zeilen ausgearbeitet (Lempert, G.: Latv. valsts Fiz. kult. inst. raksti II, 153, lett., 1958).

lastungsproben spielt ein nicht genügend beachteter Umstand eine ententscheidende Rolle: während bei der Mehrzahl der Fälle einer relativen Koronarinsuffizienz im Verlaufe der Belastung die Schwelle der Schmerzempfindungen höher liegt, als die einer manifesten Störung des im Ekg dokumentierten Ablaufes des Erregungsprozesses, gibt es auch ein umgekehrtes Verhalten. Während also bei der Mehrzahl der unter Belastung Untersuchten die für eine Koronarinsuffizienz pathognomonischen Ekg-Zeichen auftreten, ohne daß der Kranke besondere Beschwerden hat, bringt in anderen Fällen der Patient typische Klagen vor, bevor noch entsprechende Ekg-Veränderungen auftreten.

Auch eine Arbeit von KIMURA (494/63) unterstützt diese Vorstellungen von den Empfindlichkeitsschwellen des Myokards (s. S. 98).

Der theoretischen Seite des Problems eines adäquaten Belastungs- (und auch Hypoxie-) Tests wendeten sich ILIESCU et CHITÁ (450/64) zu. Sie weisen darauf hin, daß viele Widersprüche zwischen dem klinischen Bild einer Angina pectoris und dem nicht selten „negativen" Ausfall einer Belastungsprobe dadurch zu erklären sind, daß der mit der Belastung gesetzte „metabolische stress" im konkreten Fall ungenügend war. Sie schlagen vor, die Beurteilung eines minimalen koronaren Durchflusses anhand eines eigenen Index vorzunehmen, der sowohl hämodynamische, wie auch oxymetrische Werte berücksichtigt.

In 2 Veröffentlichungen (DALDERUP, 215/64 und FABRE et al. 283/64) werden noch einmal die Ekg-Veränderungen besprochen, die bei gesunden Untersuchungsprersonen unter adäquater Belastung eintreten.

Reaktionen auf die Belastung. Über die Reaktionen des Herzens auf die Belastung, im Experiment am Tiere und beim Menschen, berichten mehrere Autoren (32, 123, 158a, 349, 359/63). Dabei betont RAZZAK (774/63), daß verschiedenartige extrasystolische Allorhythmien (ventrikuläre Bi-, Tri- und sogar Quadrigeminien) nach Belastung auch bei Untersuchungspersonen mit sonst völlig normalem Herzen beobachtet werden.

Daß eine Belastung auch Rhythmus- und Leitungsstörungen provozieren kann, zeigen SALOMON (811a/63), FOJT et al. (309a/64, MONMA et al. (689/64) sowie GOUGH et GAIPIN (372/64); MILLER (681/64) sah während der Belastungsprobe auch einen Anfall von paroxysmaler Tachykardie.

Die bei Belastung auftretenden Extrasystolen wurden selbstverständlich bei Untersuchungspersonen mit verschiedenen Kardiopathien öfters, als bei Gesunden beobachtet (ROSKAMM et al., 860/64).

Zur Bewertung der individuellen Toleranz einer Belastung gegenüber empfehlen DAVIES et HARRIS (221/64) den Grad der Beschleunigung der Herzfrequenz zu beachten.

An Jugendlichen untersuchten die Einwirkung der Belastung auf die Herzfrequenz GRAIG et CUMMINGS (349/63); ähnliche Studien hat auch SCHWARZ (843/63) angestellt.

ARVEDSON (37a/63) beschäftigte sich mit dem Einfluß einer an 23 gesunden Jugendlichen durchgeführten veloergometrischen Belastung auf die in den Frankschen orthogonalen Ableitungen registrierten QRS- und T-Vektoren. Er konnte dabei feststellen, daß sich unter der Einwirkung der Belastung (und zwar maximal sofort nach ihr) die QRS-Vektoren nach rückwärts und der T-Vektor nach vorne und oben verlagerten, daß diese Hauptvektoren des Kammerzyklus also unter dem Einfluß einer Belastung eine Dysaxie entwickelten.

Daß auch neuro-humorale Faktoren die Reaktion auf eine Belastung maßgeblich beeinflussen, zeigten APTHORP et al. (30a/64): sie beobachteten an 8 der 12 Patienten, die sich wegen einer schweren *Angina pectoris* einer Sympathektomie unterzogen haben, im Ekg eine bedeutend geringere Reaktion auf gleiche Belastung. Der Eingriff hat offensichtlich das vagosympathische Gleichgewicht nach der Vagusseite verschoben, also O_2-sparend gewirkt.

Eine vektorielle Analyse des Einflusses einer mit dem „doppelten MASTER-Test" durchgeführten Belastungsprobe auf Personen mit Hochdruck brachten CATELLI et al. (148a/63).

Diagnostische Möglichkeiten der Belastungstests. Eine große Zahl von Arbeiten ist verständlicherweise den durch Anwendung von Belastungsproben gegebenen diagnostischen Möglichkeiten gewidmet.

Eine besonders eingehende Untersuchung dieser Frage stellte ÅSTRAND (42/63) an. Es wurden von ihm 73 Patienten im Alter von 55—70 Jahren wiederholt (im Abstand von 5 Jahren) streng dosierten Belastungsproben mittels eines Veloergometers ausgesetzt. Dabei fanden sich in zwei Dritteln der Fälle Extrasystolen bei einer oder beiden Untersuchungen, jedoch ohne Zusammenhang mit eventuellen Veränderungen des Kammerendteiles. In 20% der Fälle ist die Reaktion auf eine identische Belastung innerhalb von 5 Jahren (nach Veränderungen der ST-T-Strecke beurteilt) intensiver geworden, wobei, was besonders bedeutungsvoll ist, das Ruhe-Ekg auch unverändert geblieben sein konnte. 5 der 73 untersuchten Personen hatten in der Zwischenzeit von 5 Jahren Myokardinfarkte durchgemacht; es ist bemerkenswert, daß alle diese 5 Personen bei der ersten Untersuchung nur ganz geringfügige Ekg-Veränderungen nach der Belastung aufwiesen — danach erlaubt also das Ergebnis des Belastungstests keine Beurteilung des Grades einer Infarkt-Gefährdung [76]. Die Hälfte der Untersuchten mit einer *Angina pectoris* in der Anamnese und einem positiven Belastungstest vertrugen die Prozedur schlecht — es traten dabei wieder anginöse

---

[76] Dieser Ansicht steht allerdings die von SIMONSON (862/63) gegenüber, der aufgrund seines Materials angibt, die Sterblichkeit bei Personen mit einem positiven Belastungstest sei 7mal größer als die der Untersuchungspersonen mit einem negativen Ausfall dieses Tests.

Beschwerden auf (die bekanntlich ihrerseits eine weitere Verschlechterung des Myokardzustandes bedingen können). Diese Feststellung läßt erneut die Frage aufkommen, inwieferne es zu verantworten ist, Patienten mit einer *Angina pectoris* einer Belastungsprobe auszusetzen, was durchaus im Einklang mit den Ansichten SIMONSONS (862/63) steht. Demselben Problem ist auch eine Arbeit von MÜLLER (662/63) gewidmet.

MASTER et ROSENFELD nehmen in 3 Publikationen (642, 855, 856/64) zu einigen Problemen der diagnostischen Anwertung von Belastungsproben Stellung. Zur Frage der Zuverlässigkeit der Ergebnisse dieser Proben wird in einer dieser Arbeiten (642/64) anhand von 860 Dauerbeobachtungen behauptet, daß der 2-Stufentest bei negativem Ausfall einigermaßen bedeutsame Myokardischämien ausschließt.

Die ST-Strecke. ROBB et MARKS (846/64) haben an 1659 Versicherungsanwärtern mit dem Masterschen Stufentest gewonnene Erkenntnisse niedergelegt. Die Autoren werten nach der Belastung aufgetretene ST-Depressionen als Zeichen einer Koronarinsuffizienz, wobei sie den Grad der Ausprägung dieser Depression als Maßstab für die Schwere des Leidens gelten lassen. Die Autoren teilen die schon erwähnte Meinung von MASTER, nach der negative Resultate der Belastungsprobe eine fortgeschrittene Koronarinsuffizienz ausschließen.

Bei gesunden Untersuchungspersonen konnten ROSKAMM et al. (860/64) nach einer Belastung entweder keine ST-Senkung feststellen, oder, als Zeichen einer Regulationsstörung im Ablauf des Myokardstoffwechsels, war nur eine ST-Senkung von aszendierendem Verlauf zu vermerken (im Gegensatz zur horizontalen, deszendierenden oder muldenförmigen, „ischämischen" ST-Senkung.)

Den durch die Belastungsprobe verursachten ST-Depressionen widmeten ihre Aufmerksamkeit auch TAKAHASHI et al. (928/63). Die Autoren kommen, ebenso wie MASTER et ROSENFELD (s. S. 91) zu einer Überzeugung, die der in einigen Publikationen der letzten Jahre vertretenen entgegensteht: sie behaupten, die Depressionen der ST-Strecke seien einige Minuten nach Ende der Belastung überzeugender als solche, die während der Belastung auftreten.

Die QT-Dauer. Im Gegensatz zu der von MASTER (642/64) geäußerten Ansicht, die in Bezug auf die QT-Dauer auch von ABARQUEZ (1/64) geteilt wird, messen ROBB et MARKS (846/64) einer eventuellen, nach Belastung auftretenden Verlängerung der QT-Zeit keine diagnostische Bedeutung bei.

Wie schon erwähnt, sieht FLEISCH (303/64) auch eventuelle T-Alterationen (Zweigipfligkeit, Negativierung), die während einer Belastungsprobe auftreten können, nicht als Zeichen einer Koronarinsuffizienz an, da sie auch bei Gesunden, besonders bei Jugendlichen mit vegetativer Dystonie, zu beobachten sind.

Der Einwirkung einer Belastung auf die Gesamtdauer der elektrischen Kammersystole, den QT-Abschnitt, hat seine Aufmerksamkeit auch ENDSJO (251/63) zugewandt. Die von ihm mitgeteilten Untersuchungsergebnisse wirken nicht besonders überzeugend: bei 13 der insgesamt 31 dem doppelten MASTER-Test ausgesetzten Patienten mit einer Koronarinsuffizienz wurde nach der Belastung eine paradoxe QT-Verlängerung festgestellt, während bei den übrigen die übliche, einer Zunahme der Herzfrequenz entsprechende, QT-Verkürzung zu beobachten war.

KAWAI et HULTGREN (502/64) betonen, daß das Verhalten des QT-Abschnittes nach einer Belastung die Differenzierung „echter" Belastungsreaktionen (mit QT-Verlängerung) von „falschen" (ohne eine solche) erleichtert.

Die erwähnten ROSKAMM et al (860/64) haben sowohl 62 Gesunde wie auch 22 Personen nach überstandenem Myokardinfarkt einer Ergometer-Belastung im Liegen ausgesetzt. Bei gesunden Untersuchungspersonen wurde dabei eine Verkürzung der PQ-Dauer festgestellt (nicht jedoch bei Personen nach überstandenem Infarkt!); die absoluten QT-Werte erwiesen sich nach der Belastung infolge der Frequenzsteigerung verkürzt, die relative QT-Dauer nahm hingegen zu, wohl als Zeichen einer verminderten Leistungsfähigkeit des Herzens.

Die TU-Strecke. Dem Verhalten der TU-Strecke und der U-Welle nach einer Belastung galt eine Arbeit von TORREGIANI (944/63).

Es ist interessant, daß GRANATH et STRANDELL (378/64) gewisse Relationen zwischen den elektrischen und hämodynamischen Auswirkungen einer Belastung feststellen konnten.

Belastungstests in der Arbeitsmedizin. Mehrere Arbeiten (146, 900, 1000/63; 101, 615/64) sind den Eigenarten der Reaktion auf physische Belastung bei Untersuchungspersonen verschiedenen Alters gewidmet; andere berichten über ihre Erfahrungen mit der Ekg-Untersuchung im Dienste der Arbeitsmedizin. MEHL (625/63) konnte jedoch nach einer Ekg-Untersuchung von 813 Betriebsangehörigen einer Metall-Konstruktionsfabrik keine beachtenswerte Resultate erbringen. Erwähnenswert wäre vielleicht nur die Feststellung dieses Autors, daß sich die bei den Reihenuntersuchungen beobachteten Rhythmusstörungen als altersunabhängig erwiesen, während Anzeichen von Linksüberlastung und ischämischen Myokardiopathien naturgemäß vornehmlich bei älteren Untersuchungspersonen zu verzeichnen waren. CHEVROLLE (162/63) hat sich bei seinen Untersuchungen von werktätigen Personen speziell der Altersgruppe über 50 Jahren zugewandt. Dabei waren bei 702 in Ruhe und nach Belastung untersuchten Personen im erwähnten Alter in 5,7% der Fälle latente Kardiopathien festgestellt worden, darunter in 4 Fällen bis dahin unerkannte Myokardinfarkte. Bei 3 von diesen 4 Patienten traten Ekg-Anzeichen eines überstandenen Myokardinfarktes erst nach der Belastung auf.

Psychische Belastung. Es ist interessant zu vermerken, daß HOFFMANN (403/63) bei Ekg-Untersuchungen von Autolenkern während der Fahrt bei ihnen, infolge der psychischen Belastung, oft Veränderungen feststellen konnte, die den bei einer körperlichen Belastung beobachteten entsprachen. Der Autor glaubt, bei solchen Personen eine größere Unfallsgefährdung annehmen zu können.

In einer größeren Übersicht wiegt SIMONSON (862/63) sehr genau alle *pro* und *contra* ab, die sich bei der Anwendung der Belastungstests ergeben. Auch er betont, daß ein positives Ergebnis eines Belastungs-Ekg's auch auf einen latenten Herd lokalisierter Ischämie hinweisen kann.

PUDDU et al. (814/64) untersuchten vergleichend die nach einer Belastung auftretenden Alterationen der T-Wellen bei je 100 Schwerarbeitern und Büroangestellten der italienischen Eisenbahnen. Die Differenz zwischen der Häufigkeit einer der Belastung folgenden Abflachung der T-Wellen bei Schwerarbeitern (in 4,5% der Fälle beobachtet) und bei Büroangestellten (in 20% der Fälle festgestellt), ist statistisch signifikant und spricht nach Überzeugung der Autoren für einen hohen Wert solcher Untersuchungen. Ähnliche Ergebnisse brachten auch die Untersuchungen derselben Autoren bei Sportlern.

Belastungstests bei Sportlern. Bedeutsam sind die Untersuchungsergebnisse von ABRAMOVICH (11/63), der bei serienmäßig durchgeführten Belastungsproben an Sportlern eine deutlich erkennbare Abhängigkeit der Reaktion (hinsichtlich Frequenzerhöhung und QRS-Achsen-Abweichung) vom Ausgangszustand des Herzmuskels feststellen konnte.

Die Wirkung einer sportlichen Routine-Belastung studierten an Schwimmern HOLLOS (427a/64) sowie HUNT (429/63). Dabei waren bei 16 von 20 untersuchten Sportlern nach einem Sprint-Schwimmen über 110 Yard Veränderungen des Ekg's gegenüber dem Ausgangsbilde festzustellen. Es fand sich zumindest eines der folgenden Anzeichen:

1. Verlängerung des PR-Intervalles um 0,04—0,11″ (in 12 Fällen);
2. eine „echte" ST-Verlagerung in 2 und eine „falsche" in 8 Fällen [77];
3. T-Abflachung (18× !), T-Inversion (8×).

Die Frequenzsteigerung betrug im Mittel 92,7% zum Ausgangswert. HUNT betrachtet die festgestellten Alterationen des Ekg-Bildes berechtigterweise als physiologische Folgen der Anstrengung.

---

[77] Nach den Kriterien von LEPESCHKIN und SURAWITZ beurteilt (New Engl. J. Med. **258**, 511, 1958).

Mit einer praktisch sehr wichtigen Frage — der Unterscheidung von durch eine Orthostase bedingten Ekg-Veränderungen, von denen, die bei echten Belastungsversuchen zu registrieren sind, beschäftigt sich ausführlich SCHMIDT-VOIGT (836/63).

Ihre Erfahrungen mit dem Orthostase-Ekg legten auch BRACCHETTI (110/63) sowie KROSCH (542/64) nieder.

Zur Frage der Belastungstests gab es in letzter Zeit noch eine Reihe von Publikationen (565b, 805, 1005/63; 30, 104, 200, 324, 326, 334, 472, 525, 874, 884/64), wobei GROSSI et al. (388/64) wieder einmal das ganze Problem der Belastungstests einer kritischen Betrachtung unterzogen und auf die mit der Durchführung der Probe verbundenen Gefahren aufmerksam machten.

KINAWI et al. (521/64) schlagen eine neue Modifikation der Belastungsprobe vor, indem sie vor deren Durchführung den Probanden in einen hypoglykämischen Zustand versetzen. Ob durch diesen Kunstgriff den latenten Gefahren der Belastungstests in genügender Weise Rechnung getragen wird, ist mehr als zweifelhaft.

Daß eine richtig dosierte ergometrische Belastung nicht nur zu diagnostischen Zwecken eingesetzt werden kann, sondern auch zum Training von Personen nach überstandenem Myokardinfarkt gute Dienste leistet, wurde von LAGERLÖF et MALMSTRÖM in einem Bericht an den Prager Kongreß dargelegt (557/64).

Die hämodynamischen Auswirkungen einer an Hochdruckkranken und Patienten mit überstandenem Herzinfarkt durchgeführten Belastungsprobe wurden von MAKOUS et al. (618/64) studiert.

Hypoxämie-Test. KIMURA et al. (493, 494/63) vergleichen den diagnostischen Wert von Belastungsproben mit dem des Anoxie- oder richtiger, Hypoxie-Test [78]. Sie kommen zur Überzeugung, der „Anoxie"-Test sei, als der empfindlichere, empfehlenswerter, doch werden dabei viel öfter anginose Reaktionen beobachtet — wohl deswegen, weil durch diesen Test die O_2-Versorgung des Myokards unmittelbar beeinträchtigt wird, während bei körperlicher Belastung einem höheren O_2-Bedarf auch eine kompensatorische Verbesserung der Koronarzirkulation entgegenwirkt. So zeigten 5 von 21 Patienten bei der Durchführung der Hypoxämie-Probe einen niedrigeren Schwellenwert für Schmerzempfindungen, als für die hypoxischen Ekg-Veränderungen, während dies bei der üblichen Belastungsprobe nur in 1 von 33 Fällen festzustellen war. Daraus wird von den Autoren eine Indikation zur Registrierung eines Belastungs- (oder Hypoxie-)Ekg's eventuell auch über die Schmerzschwelle hinaus, abgeleitet (!). Dieser Umstand schafft eine Situation,

---

[78] Erstmalig von GREENE und GILBERT (1921) vorgeschlagen und von LEVY (1948) im Detail ausgearbeitet.

die äußerstes Verantwortungsbewußtsein erfordert, um bei der Ekg-Untersuchung um eines objektiven, wenn auch nicht immer eindeutigen Argumentes willen, nicht gegen den obersten Grundsatz des Arztes — des *primum nil nocere* — zu verstoßen.

Mit der Hypoxie-Probe beschäftigten sich auch ILIESCU et CHITÁ (450/64) sowie GIUSTI et al. (356/64), wobei diese Autoren auch den Hypoxietest als bedeutend überzeugender als die üblichen Belastungstests ansehen und seine Anwendung für die Fälle empfehlen, wo die Belastungstests negativ ausfallen. In dieser Arbeit werden auch genauere Kriterien zur Bewertung der Ergebnisse eines Hypoxietests vorgeschlagen.

Andere Tests zur Manifestierung latenter Kardiopathien

Es gab in der Berichtsperiode auch einige Publikationen über andere Tests zur Manifestierung latenter Kardiopathien.

Als eine Art von Belastungsprobe ist auch die Ergospirometrie anzusehen; die dabei beobachteten Veränderungen des Ekg's sind von DE COSTER (196/63) beschrieben worden.

Mit einem kombinierten Belastungs-Apnoe-Test beschäftigten sich ROGANTI et al. (787/63), mit dem Apnoe-Test — PAVLENKO et PISKOV (766a/64).

MUSSAFIA et al. (708/64) haben neben echten Belastungsproben auch eine O_2-Beatmung und Nitroglyzeringaben zur Klärung des Myokardzustandes zur Anwendung gebracht und dabei feststellen können, daß die Reaktion auf die unterschiedlichen Einwirkungen durchaus nicht identisch war und einer weiteren Diskussion bedarf.

Die Verwendung des sogenannten „Stein-Tests" [79] besprachen sowohl der Autor (STEIN, 896/63) wie auch DAMIR et KOLOMEJSKAJA (218/64). Die letztgenannten Autoren kommen zur Überzeugung, daß die mit dieser Methode (es kam das Ergometrin, ein Ergonovin-Malleonat, zur Anwendung) erzielbaren Ergebnisse überzeugender sind, als die der Belastungsproben. Allerdings wird vermerkt, daß die Durchführung der Probe sowohl anginose Beschwerden, wie auch Übelkeit und Erbrechen auszulösen imstande ist.

Dem Hydergin-Test gilt eine Arbeit von NECCHI DELLA SILVA (722/64); dem Reserpin-Test — eine von LUKASIK et WOJEWODSKA (606b/64), dem Hydrazon-Test — eine von ZHUK et al. (1140a/64).

Belastungsversuche nach medikamentösen Einflüssen. Einige Autoren berichten über Ergebnisse von Belastungsversuchen an Patienten, die der Einwirkung von Medikamenten ausgesetzt waren: so der Nitrate (518/63) oder der Propyldiphenylamine (171/63).

---

[79] STEIN, J.: Amer. Heart J. **37**, 36—45 (1949).

Kawai et Hulgren (502/64) studierten wieder einmal den Einfluß der Digitalis auf das Belastungs-Ekg. Es wurden an 15 Herzkranken und 16 Gesunden vor und nach der Lanoxin-Medikation Belastungstests nach Master durchgeführt. In der Gruppe der 16 Gesunden mit negativem Resultat der Probe vor der Belastung hat das Lanoxin in 8 Fällen eine Positivierung der Probe provoziert. Bei den 15 Herzkranken stieg der Anteil der positiven Ergebnisse der Probe von 4 auf 14! Die Autoren führen den beobachteten Effekt des Lanoxins auf Kalium-Verschiebungen zurück und glauben, daß an digitalisierten Patienten Belastungstests erst 3 Wochen nach Ende der Digitalisierung vorgenommen werden sollten (Über die sogenannte „Kalium-Probe" wird auf S. 111 berichtet).

Christensson et al. (182/64) widmeten ihre Aufmerksamkeit dem Einfluß der Diuretika auf die Resultate einer an gesunden Untersuchungspersonen vorgenommenen Belastungsprobe. Es wurden Alterationen des ST—T-Abschnittes beobachtet, die auch auf eine Störung des Elektrolythaushaltes zurückgeführt werden können.

Der Effekt der Digitalis beim Belastungstest wurde an gesunden Personen auch von Nordström-Ohrberg (731/64) studiert.

Die Problematik der diagnostischen Auswertung der Ergebnisse von Belastungs- und Hypoxieproben wurde auch in weiteren Arbeiten einer Betrachtung unterzogen (23, 76, 631, 746, 804/63).

Der Vielzahl von Publikationen, die die einzelnen Aspekte der durch die Belastungs- oder Hypoxietests gegebenen diagnostischen Möglichkeiten im großen und ganzen positiv beurteilen, stehen auch solche gegenüber, die eine zurückhaltende Wertung zur Schau tragen.

So unterstreicht Martin (604/63), wahrscheinlich mit Recht, daß die Belastungstests infolge von Schwankungen der vegetativen Ausgangslage nur bei einer begrenzten Anzahl von Kranken zu wiederholt reproduzierbaren und verwertbaren Ergebnissen führen. Nach Ansicht dieses Autors erlauben die Ergebnisse der Belastungstests keine bindenden Aussagen über die Leistungsreserve des Herzens.

Auf die Möglichkeit einer Mißdeutung der beim Belastungstest auftretenden Veränderungen der Endstrecke des Kammerkomplexes — einer „Pseudoverbesserung" der T-Welle — machen Gatto et al. (313/63) aufmerksam.

Im Rahmen einer überlegenen Betrachtung der Methoden der Beurteilung des Zustandes des kardiovaskulären Systems betont Rushmer (807/63), daß eine Reaktion auf eine experimentell gesetzte Belastung nur anzeigt, was geschehen *kann* und nicht, was unter normalen Umständen wirklich geschieht.

Ekg-Veränderungen bei Kardiopathien nicht-koronarer Genese

Wenn auch die Ernährungsstörungen des Myokards, sowohl ihre manifesten, als auch die latenten, nur nach Belastung erkennbaren Formen, die eigentliche Domäne der Ekg-Diagnostik sind, können auch andere Kardiopathien den Zustand des Herzmuskels sowohl primär als auch sekundär beeinträchtigen und dadurch das Ekg-Bild beeinflussen. Diesem Fragenkomplex gilt im speziellen eine Arbeit von HOLLISTER et GOODWIN (404/63).

Myokarditis

Zur Gruppe der primären Kardiopathien, die auch ohne unmittelbare Störung der Trophik des Myokards das Ekg-Bild zu beeinflussen imstande sind (und nicht gesondert im Kapitel 7 und 8 behandelt werden) gehört, unabhängig von ihrer Genese, die Myokarditis, deren Einfluß auf das Ekg in mehreren Arbeiten (198, 664/63; 163, 573, 589, 589a, 757, 929, 1030a/64) zur Darstellung gelangt.

Rheuma

Über Ekg-Befunde bei kardialen Rheumaformen ist von mehreren Autoren (104a, 150, 160, 364, 453, 675, 743, 777, 1026/63; 118, 219a, 269, 430, 619a, 819, 992/64) berichtet worden. Dabei haben JASINOWSKIJ et BOJKO (453/63) ihr Augenmerk auf Anzeichen einer koronaren Durchblutungsstörung gerichtet, die sie in der akuten Phase des rheumatischen Prozesses bei einem Drittel ihres recht großen Krankengutes (1363 Fälle!) beobachten konnten und auf eine rheumatische Koronaritis zurückführen. Diese Anzeichen sind nach Angaben der Autoren recht flüchtig und werden in 89% der Fälle von einem entsprechenden klinischen Bild begleitet. In dem demonstrierten Material sind auch 7 Fälle eines echten Myokardinfarktes enthalten (darunter 4 bei Jugendlichen im Alter von 16 bis 20 Jahren); in 4 Fällen wurde die Infarktdiagnose auch autoptisch verifiziert. Dem Ekg bei der rheumatoiden Arthritis gilt eine Arbeit von ASAI (42/64).

ZHELEZNOVA (1020/63) untersuchte die Veränderungen der Ekg-Befunde bei Kindern im Verlaufe einer Kortikosteroide einschließenden kombinierten Therapie eines akuten rheumatischen Fiebers. Dabei konnte sie in 36 von 71 Fällen eine Besserung dieser Befunde feststellen, wogegen bei einer Therapie ohne Anwendung von Hormonpräparaten eine Besserung der Ekg-Befunde in nur 22 von 55 Fällen zu vermerken war. Ob diese Unterschiede als statistisch signifikant zu betrachten sind, ist eine andere Frage.

Diphtherie

Eine bedeutsame Arbeit ist der Frage der Pathologie des Leitungssystems in einem Falle von Diphtherie, der mit Rhythmusstörungen und Herzblock einherging, gewidmet (James et Reynolds, 448/63). Über das Ekg-Bild bei der diphtherischen Intoxikation berichten auch Greco (354/63), Turchetto et al. (1052/64), Pellegrini et al. (774a/64) sowie Farkas (289/64).

Die Wirkung des Diphtherietoxins auf das Ekg wurde im Experiment von Fizel et Fizelova (301/64) studiert.

Endokarderkrankungen

In einer relativ engen Beziehung zum myokardialen Geschehen, also zur echten Elektropathologie des Myokards, stehen Prozesse, die das Endokard und das interstitielle Bindegewebe des Herzens in Mitleidenschaft ziehen. Rossi et Weber (797/63) erwähnen in einer Betrachtung der Klinik der Endokarderkrankungen auch die dabei erhobenen Ekg-Befunde. Die Autoren vermerken bei den von ihnen beobachteten Kranken neben polymorphen T-Deformationen Anzeichen einer systolischen Überlastung des linken Herzens, was nicht weiter überrascht, da ja jede Endokardalteration dem Myokard eine zusätzliche Arbeitslast aufbürdet. Himbert et Lenègre (399/63) bringen in einer wohlargumentierten Arbeit weiteres Material zur Frage des morphologischen Substrates der im Verlaufe von bakteriellen Endokarditiden auftretenden, vornehmlich atrioventrikulären, Leitungsstörungen, wobei sie eine fast vollkommene Korrelation zwischen dem Grad und der Lokalisation der Läsion einerseits und der Schwere der Leitungsstörungen andererseits feststellen konnten.

Ekg-Befunde bei der Fibrose und Fibroelastose des Myokards werden von mehreren Autoren geboten (32a, 837/63; 208, 312, 1070, 1105a, 1127/64).

„Primäre" Kardiopathien

Das Ekg bei den sogen. „primären" Kardiopathien beschrieben u. a. Harvey et al. (403a/64).

Eine große Übersicht über Reizleitungs- und Rhythmusstörungen bei primären Kardiopathien brachte Marriott (631/64); das Vkg bei idiopathischen Kardiopathien studierten Horan et al. (437/64). Über Ekg-Veränderungen in je 2 Fällen einer familiären Kardiomegalie berichteten Chaptal et al. (175a/64) sowie Maurice et al. (652/64); über 14 Fälle (in 3 Familien und 2 Generationen auftretend) — Kariv et al. (496/64).

Alterationen des Ekg's bei einer experimentell (an Ratten) erzeugten Myokardfibrose erwähnen GVOZDJAK et al. (397/64).

Das Ekg bei primären Myokarderkrankungen im Kindesalter behandelten FREUNDLICH et al. (318/64) sowie WARD (1094/64).

Der Wert, der seinerzeit von WUHRMANN angegebenen Ekg-Anzeichen einer Myokardstoffwechselstörung im Sinne einer Myokardose wird jedoch von OGAWA (691/63) angezweifelt.

Ekg bei extrakardialen Krankheitsbildern und anderen diffusen Einwirkungen auf das Myokard

Wie alljährlich, fehlt es nicht an einer langen Reihe von Publikationen, die Krankheitszuständen gelten, bei denen es sich nur um infektiöstoxische oder metabolisch bedingte sekundäre Beeinträchtigung des Myokardzustandes, und somit auch des Ekg's, handelt. Auf die entsprechenden Publikationen wird, ungeachtet der Systematik, nach der alphabetischen Ordnung der nosologischen Einheiten hingewiesen.

Die erhobenen Ekg-Befunde wurden beschrieben bei: dem Alkoholismus (15, 116, 139, 486a, 1069, 1147/64), den Anämien (329, 363, 627a, 1060, 1062/64), der Angina und Tonsillitis (93, 104, 346/63), der Chagasschen Krankheit (580, 725/63; 799, 854a, 1067a/64), der Cholezystitis (159/63), dem Dumping-Syndrom (141/63; 161a, b/64), der Enterocolitis (382/63), dem Grönblad-Strandberg-Syndrom (931, 1129/64), dem Erysipel (755/63), der Friedreich's Ataxie (458/64), der Hämochromatose 106/63; 468/64), dem der Hepatitis epidemica sowie anderen Virusinfektionen (124, 243/63), der hepatischen Porphyrie (290/63), dem Herpes zoster (717—719/63), der Influenza (115/64), dem Karzinom (728/63), der Keratokonjunctivitis (679/63), den Lebererkrankungen (141a/63; 403b, 404, 704/64), der Leptospirose (764/63; 961/64), den Leukosen (733/63; 1128/64), dem Lupus erythematodes (88/64), dem Marfanschen Syndrom (74, 467, 694/64), der Mononucleose (423/64), der Myasthenie (554/64), der Myotonie (323/63; 31a, 150, 290, 781/64), der Neurodystonie (22, 235, 451, 722/64), den Nierenerkrankungen (27, 101, 148, 304, 930/63), dem M. Paget (570/64), den Pankreaserkrankungen (92, 300, 563/63; 850/64), der Paramyeloidose (191/64), dem Phäochromozytom (727/63; 546, 658, 827/64) [80], der Poliomyelitis (294/63; 316a/64), der Polyarthritis (1058, 1106/64), der Polymyositis (64/63), der Progressiven Muskeldystrophie (538, 704, 723, 879/63; 172aa, 419, 648a, 990/64), dem Scharlach (472/63), der Schistosomiasis (341/64), der Sepsis (462/63), dem „Straght

---

[80] Eine eingehende Betrachtung über das Ekg beim Phäochromozytom brachten 1962 J. F. KOLL et H. SACK („Forum cardiologicum" d. Fa. Boeringer, Mannheim 4, S. 61—95).

back"-Syndrom (220/64), der Sklerodermie (897, 1003/63), dem Tetanus (186/63; 628, 1073a/64), der Thalassämie (96/63), dem Typhus (1141/64).

Dem Ekg bei verschiedenen Rückenmarkserkrankungen galt eine Übersicht von MICHAELI (673/64), dem bei verschiedenen zerebromeningealen Leiden — eine längere Reihe von Publikationen (92, 100, 108, 683a, 950/63; 121, 282, 318b, 403aa, 415, 534, 620, 668a, 845, 920, 973, 1062a, 1139/64), eine — dem Ekg nach Vakzination (375/63).

NIITANI et al. (683a/63) untersuchten das Ekg von 79 Patienten mit Störungen der intrazerebralen Zirkulation und konnten dabei nur in 4 Fällen das Fehlen von Ekg-Alterationen feststellen. Bei 21 Kranken konnten die Ekg-Veränderungen als zentral bedingt angenommen werden. Die Ekg-Veränderungen waren allerdings durchwegs dem Allgemeinzustand der Kranken entsprechend.

Das Ekg bei Intoxikationen

Auch Ekg-Veränderungen, die bei Vergiftungen festgestellt werden konnten, sind in der Berichtsperiode beschrieben worden. Es handelte sich um toxische Wirkungen von Akrolein (846/63), Blei (545/64), Chinidin (399/64), Chloroquin (638/64), Emetin (742/63; 230, 493a, 1035, 1085/64), Kohlendisulfid (1019/64), CO (176, 501/63; 161, 405, 614, 925/64) und CO_2 (682aa/64), Nikotin (540, 958/64), Quecksilber (213/64).

Eine Übersicht über das Ekg bei Vergiftungen veröffentlichte WEISE (1101/64).

Das Ekg bei Anaphylaxie und Allergie

Eine wohltuende Eindringlichkeit in die Problematik der Pathogenese von Ekg-Veränderungen (vornehmlich ST-T-Deformationen), die im Verlaufe einer anaphylaktischen Purpura auftreten, bekundet eine Arbeit von LORENZ et SCHUBERT (576/63); diese Veränderungen wurden verständlicherweise hauptsächlich in jenen Fällen registriert, wo diese Komplikation im Verlaufe eines rheumatischen Prozesses auftrat (in 13 von insgesamt 33 beobachteten Purpura-Fällen).

Der Frage von Ekg-Veränderungen im Verlaufe von anaphylaktischen und allergischen Reaktionen galten noch einige Arbeiten (35/63; 33, 219a, 512a, 643/64).

Es wurde auch das Ekg-Bild nach Bluttransfusionen beschrieben (784/63); eine größere Zahl von Arbeiten berichtete über das Ekg-Bild bei Hämorrhagien im Bereich des ZNS (114, 234, 316, 378, 685/63; 403aa, 1040a/64) [81].

---

[81] Bei einer Anzahl von letalen Insulten wurden kardiale Sektionsbefunde mit dem Ekg-Bilde verglichen (DRIGO et al., 234/63).

Das Ekg in der Chirurgie und Anästhesiologie

Ein wachsendes Interesse wurde den Ekg-Veränderungen entgegen gebracht, die sich bei verschiedenen chirurgischen Eingriffen, der dazu gehörigen Anästhesie sowie den vorbereitenden Untersuchungen beobachten ließen.

In einer größeren Übersicht wurden diese Fragen von CALDERAZZO (156/64) besprochen, in einer Sonderpublikation — von ROLLASON (852 a/64).

Den durch ein anästhesierendes Verfahren bedingten Ekg-Veränderungen galt eine größere Reihe von Arbeiten (149, 194, 203, 238, 594, 722a, 736a, 811/63; 10, 214, 374, 490, 979, 981, 993, 1022, 1023, 1050/64); von den dabei an Kindern gemachten Erfahrungen berichten MADZHAROV et al. (611a/64). Eine Einwirkung des Stickoxyduls (N_2O) auf das Ekg konnte nicht festgestellt werden (JEFUNI, 470/64).

Im Experiment untersuchten ARRIGO et DULIO (36a/63) die Einwirkung einer Einatmung verschiedener Gasgemische auf das Ekg und Vkg des Kaninchens, während VADOT et al. (1060a/64) den Einfluß massiver, die Temperatur des zirkulierenden Blutes beeinflussender Infusionen studierten.

Es wurden auch wiederum die durch eine Hypothermie (81/63; 132, 268, 296, 439a, 620a, 633, 806a, 871, 911, 1041/64) oder extrakorporale Zirkulation (158/63) bedingten Ekg-Veränderungen beschrieben. Dem Ekg in der präoperativen Untersuchung galten die Arbeiten 202, 482/63.

Eine vergleichende Betrachtung über den Wert der Spirometrie und der Elektrokardiographie bei Beurteilung des Operationsrisikos bei Lungenresektionen veröffentlichten LUDWIG et al. (606/64).

Eine ähnlich angelegte Arbeit bezieht sich auf den Wert der simultanen Elektrokardiographie und Phonokardiographie bei der Schwangerschaftsüberwachung (WEILL et al., 1099/64).

Unmittelbar durch chirurgische Eingriffe bedingte Ekg-Alterationen wurden auch in mehreren Publikationen erwähnt (139, 931, 993/63; 46, 47, 175, 283a, 327, 350, 588, 624, 656, 675, 1109/64). Eine Arbeit ist auch der klinischen Bedeutung der Ekg-Untersuchung in der chirurgisch-gynäkologischen Praxis gewidmet (731/63), mehrere — den Ekg-Veränderungen im Zuge von chirurgischen Eingriffen am Herzen (707, 720, 839/63 u. a., siehe auch Kapitel 8).

Daß auch diagnostische Manipulationen das Ekg beeinflussen können, ist schon in den vorigen Jahren bekannt geworden. In der Berichtsperiode kamen Publikationen über das Ekg bei der Koronarographie (1051, 1102, 1142/64), Angiographie der Zerebralgefäße (584a/63), der Pneumoencephalographie (194a/63) und der Herzkatheterung (44/63; 98, 400/64) dazu.

Es wurden auch Ekg-Veränderungen beschrieben, die bei einem

plötzlich verstorbenen Kranken mit angeborener Taubheit und Ohnmachtsanfällen erhoben wurden (Fraser et al., 316/64).

Das Ekg bei ionisierender Radiation

Mehrere Berichte wurden über Ekg-Veränderungen bei experimentell gesetzter ionisierender Radiation vorgelegt.

So haben Jurkovič et Vokrouhlický (484/64) den Einfluß von massiver Strahlenwirkung auf die Erregbarkeit des Kaninchenherzens demonstriert. Von besonderem Interesse ist die dasselbe Thema berührende Publikation von Phillips et al. (782/64) — diese Autoren konnten (im Experiment an Hunden) zeigen, daß die Empfindlichkeit des Myokards gegenüber der ionisierenden Radiation größer ist, als bislang angenommen wurde [82].

Mit der Wirkung einer ionisierenden Bestrahlung auf das Ekg befaßten sich auch Bilonozhko (86/63), Ertevtsian (256/63), Klütsch et al. (505/63), Grozdov (372/63), Korolev (510 a/63) und De Vincentis (211/63), der eines elektrischen Schocks — Borshtnar et al. (102/63) und Di Lorenzo (247 a/64), einer Röntgen-Bestrahlung des Herzens — Gral et Gral (350/63), der UV-Strahlen — Ibragimova (449 b/64).

O₂-Einwirkung auf das Ekg

Sorokin (961/64) studierte im Tierexperiment den Einfluß einer hyperbarischen O_2-Beatmung auf die EAH. Die erhobenen Befunde erwiesen sich als reversibel und konnten als Ausdruck einer paradoxen Myokardhypoxie gedeutet werden, die durch eine Hemmung der Gewebsatmung zu erklären wäre. Das Ekg beim sogenannten „Hyperventilations-Syndrom" wird von Aronson (36/64) beschrieben.

Daß auch eine zur Dehelmintisierung durchgeführte O_2-Einführung in den Gastrointestinaltrakt Ekg-Veränderungen auslösen kann, zeigte Arzhanikh (40 a/64).

Cowley et al. (181/63) konnten an Hunden zeigen, daß sich die durch einen experimentellen hämorrhagischen Schock verursachte Letalität durch Überdruck-Oxygenation von 83 auf 26% senken ließ, allerdings im Ekg T- und ST-Veränderungen hervorrief, die sich nach Dekompression und Bluttransfusion zurückbildeten. Inwieferne die durch den hämorrhagischen Schock hervorgerufene Beeinträchtigung des Myokardzustandes auf echte Hypoxämie, ein vermindertes O_2-Angebot, zurückzuführen ist, wird durch die Versuchsergebnisse nicht eindeutig dargestellt. Der Auswirkung eines Über- und Unterangebotes des O_2 auf das

---

[82] Ellinger, F. (Medical Radiation Biology, Springfield, Ill., 1957) zählt das Myokard zu den ionisierenden Strahlungen gegenüber resistentesten Geweben.

Ekg galten mehrere Publikationen (191, 496, 551/63), im besonderen der Anoxie des Neugeborenen-Herzens — die Arbeit von BUFFA et al. (147a/64). Die Einwirkung des i. v. applizierten O_2 auf das Ekg studierte im Experiment SEKIMOTO (921a/64).

(Über den Einfluß des O_2 auf die Reizleitung siehe S. 32.)

Einfluß von Höhenlagen auf das Ekg

Eine Arbeit von MILLEDGE (640/63) befaßt sich mit dem Einfluß von Höhenlagen auf das Ekg. Es wurden Kletterer in Höhen zwischen 6000 und 7300 m, auch unter Einwirkung von O_2-Atmung und Belastung, untersucht. Dabei ließ sich bei Höhenzunahme eine Rechtsablenkung der QRS- und T-Vektoren unter Linksverlagerung der QRS-Übergangszone in den BW-Ableitungen feststellen. Dies ist wohl als Ausdruck einer Rotation des Herzens um seine longitudinale anatomische Achse (im Sinne des Uhrzeigers) zu werten, also eines rein positionellen oder projektionsbedingten Geschehens, daher nimmt es auch nicht wunder, daß sich diese Veränderungen gegenüber einer O_2-Beatmung resistent erwiesen haben. Eine gewisse Spannungsabnahme des QRS bildete sich jedoch nach O_2-Beatmung zurück (dieser Umstand würde nach einer parallelen Bestimmung des Atemvolumens verlangen, da möglicherweise eine O_2-Beatmung das Lungenvolumen herabzumindern und damit bessere Leitungsverhältnisse herzustellen geeignet wäre G. L.). Der Autor erklärt die von ihm festgestellten Erscheinungen durch eine Rechtsüberlastung des Herzens infolge eines höheren Hämatokrits, also einer höheren Blutviskosität.

PLOTNIKOV (748/63) führt die von ihm in Höhenlagen (4200 m) beobachteten Ekg-Veränderungen auf eine Rechtsüberlastung zurück; er vermerkt, daß sich diese Veränderungen nach Rückkehr der Untersuchungsperson in normale Höhen nur langsam zurückbildeten. Bei Reihenuntersuchungen von 300 Personen, die per Seilbahn in kurzer Zeit erhebliche Höhenunterschiede überwinden mußten, haben BRENDEL et al. (115/63) keine bedeutsamen Ekg-Veränderungen feststellen können. Den Ekg-Veränderungen in Höhenlagen sind noch mehrere Arbeiten gewidmet (20, 134, 361, 496, 881/63; 524, 774a, 830a/64).

Das Ekg bei endokrinen Störungen

Ein besonderes Thema bilden die Ekg-Veränderungen, die bei Störungen des endokrinen Systems beobachtet werden, oder durch Einwirkung ihrer Produkte, der Hormone, bedingt sind.

Der *Hyperthyreose* galten die Arbeiten von ZGLICZYNSKI (1019/63), JUCHEMS et BÖMER (481/64), NAKAMOTO (713, 714/64), SPIRIDONOVA (967, 968/64), DOSOREC et BOGDANOVICH (256/64), MOTOKI (700b/64),

Spesivceva (966/64). Baumann et Rosen (73a/64). Den Störungen der AV-Leitung bei der Hyperthyreose galten die Publikationen 555, 793, 888, 916/63. Efimov et al. (242/63) beschäftigten sich mit dem Ekg beim „Kropfherz", Constantiniu (196/64) mit den QT-Werten bei der Hyperthyreose.

Im Experiment an Meerschweinchenherzen studierten die Einwirkung des Trijodtyrosins Kuschinsky et Reuter (528/63). Beobachtungen beim experimentellen Hyperthyreoidismus haben Kruskemper et al. (522/63) angestellt, während Zgliczynski (1019/63) dem prognostischen Wert des Ekg's im Zuge einer Behandlung des Hyperthyreoidismus ein Wort redet. Suzuki (914/63) studierte im Experiment die Einwirkung des Thyreoidins auf isolierte Purkinje-Fasern des Kaninchenherzens. Es konnten dabei jedoch keine klinisch bedeutsame Beobachtungen gemacht werden.

Einige Arbeiten sind der Hypofunktion der Schilddrüse (467, 664, 789, 800, 1002a, 1018/63; 13, 48, 238, 1146/64) und den Funktionsstörungen der Nebenschilddrüsen (641, 671/63; 544/64) gewidmet. Je eine Betrachtung gilt dem Simmonds-Sheehanschen Syndrom (197/63), sowie den Erkrankungen der Hypophyse (442a/63), zwei — dem Hypopituarismus (512/63, 536/64).

Mehrere Autoren (180, 509, 557, 670, 877/63; 26, 34, 400a, 440, 540, 573a, 668, 692, 740, 817, 1039b, 1088/64) widmen ihre Aufmerksamkeit den Katecholaminen (Adrenalin-Epinephrin, Noradrenalin). Dabei konnten Kolin et al. (509/63) im Experiment an Hunden zeigen, daß infolge eines durch hohe Dosen von Noradrenalin bewirkten Anstiegs des Sauerstoffbedarfes eine relative Koronarinsuffizienz entstand, mit histochemisch nachweisbarem, schwerem, doch reversiblem Myokardschaden. Das Ekg täuscht dabei sogar einen Vorderwandinfarkt vor. Im Experiment konnten Nadeau et James (670/63) noch einmal demonstrieren, daß sich adrenergische Einflüsse weitgehend durch Acetylstrophantin mindern lassen. Auch eine Arbeit von Coussio et al. (180/63) bringt Angaben über Ekg-Veränderungen bei Katecholamineinwirkungen, während Tomomatsu et al. (1040/64) über die Auswirkung der renalen Ausscheidung von Katecholaminen auf das Ekg berichten.

Den Veränderungen des Ekg's unter Einwirkung der Kortikosteroide ist eine Arbeit von Háša et Hauser (390/63) gewidmet. Die Autoren haben im Verlaufe einer therapeutischen Anwendung dieser Stoffe reversible Ekg-Veränderungen in 21 von 115 Fällen beobachtet, die oft fälschlicherweise ungünstig bewertet wurden. Es wird im Zusammenhang damit an die „Elektrolyt-steroide Kardiopathien" von Selye erinnert und auch gezeigt, daß die durch die Kortikosteroide bewirkten Ekg-Veränderungen gegenüber den Schwankungen des Elektrolyt-Gleichgewichtes sehr empfindlich sind. Derselben Frage gelten noch einige

Arbeiten (356, 770, 1020/63; 204a, 216, 798/64). TUCKER et al. (953/63) konnten zeigen, daß bei Hypokaliämie die Verabfolgung von Kortikosteroiden sogar Myokardnekrosen hervorrufen kann.

SLADKI (867/63) hat die von ihm schon früher [83] empfohlene Probe, die aus den durch das Prednisolon bewirkten Ekg-Veränderungen auf bestimmte hormonale Einflüsse schließen läßt, weiter entwickelt und für ihre Anwendung bestimmte Kriterien aufgestellt.

Das Ekg beim Diabetes wird in einigen Publikationen erwähnt (487, 790/63; 517, 960/64).

POPOV et al. (795/64) sowie MAZUROWA (619/63) beobachteten das Ekg bei einer durch Insulin bewirkten experimentellen Hypoglykämie, BRUCHI et al. (142/64) — bei der mit Insulin durchgeführten Schocktherapie.

Den Einfluß von gonadotropen Hormonen auf das Ekg beobachteten im Experiment 2 italienische Autoren (BUDA, 145/64 und FIDECARO, 295/64). Auch wurde das Ekg unter Einwirkung vom synthetischen Oxytozin (500/63) sowie des Norandrostenolons (470/63) beschrieben. Eine Arbeit (193/63) galt auch dem Ekg bei der Schwangerschaftstoxikose.

Das Ekg bei Störungen des Elektrolythaushaltes

Die experimentelle Elektrophysiologie hat in jahrzehntelanger Kleinarbeit eindeutig gezeigt, daß die Störungen des Elektrolythaushaltes letzten Endes die Grundursache von Änderungen der transmembranalen Potentialdifferenz, damit auch der Grundform der Erregung der Myokard-Einzelfaser sind. Hiemit sind fast alle in der klinischen Praxis beobachteten Ekg-Alterationen direkt oder indirekt auf Störungen des Elektrolythaushaltes zurückzuführen. Daher nimmt es auch nicht wunder, daß allen damit zusammenhängenden Fragen besondere Aufmerksamkeit zuteil wird. Es ist auch zu vermerken, daß fast alle einschlägigen Arbeiten sich durch korrekte experimentelle Grundlagen und Tiefe der Analyse günstig von vielen anderen Ekg-Publikationen abheben.

In der Vielzahl der Elektrolyte, die eine gewisse Rolle im Myokardstoffwechsel spielen, steht bekanntlich das Kalium an einer weit überragenden Stelle, was sich verständlicherweise auch in der entsprechenden Literatur spiegelt. Dabei beschäftigen sich die Autoren meist entweder mit den Auswirkungen einer Hypo- oder einer Hyperkaliämie auf das Ekg.

Im Experiment (am isolierten Hundeherz) bewirkte eine lokalepikardiale Applikation von Kalium sowohl eine Depression der ST-Strecke, als auch QRS-Alterationen (CHAIT et al., 174a/64).

---

[83] SLADKI, E.: Pol. Tyg. Lek. 46, 1781 (1961).

Das Ekg bei der Hypokaliämie

Den Ekg-Anzeichen einer Hypokaliämie, die ja schon seit mehreren Jahren in ihren Grundzügen gut bekannt sind, widmeten ihre Aufmerksamkeit viele Autoren: Bassi et al. (58/63), Igarishi (433/63), Klütsch et al. (503a/63), Mullican et Fisch (705/64), Laks et Elek (558/64), Swales (1005/64), Goulon et al. (373/64), Surawicz et al. (911/63). Mit den dabei beobachteten Störungen des Herzrhythmus beschäftigte sich eine zweite Arbeit von Igarishi (434/63), ihnen ist auch je eine Arbeit von Hano et Harris (384/63) und Waldman (974/63) gewidmet. Mit den Ekg-Anzeichen einer Hypokaliämie, die im Zuge einer Therapie von terminalen Fällen zu beobachten war, beschäftigten sich Mercier et al. (632/63); den bei den Hypokaliämien üblichen prominenten U-Wellen widmeten ihre Aufmerksamkeit Bernstein et al. (77/63), mit den durch Einführen von hypotonischen Lösungen (und der daraus resultierenden Hypokaliämie) bedingten Alterationen des Ekg's befaßten sich Testoni et al. (937/63).

Die subtile Technik des Experimentes an der Einzelfaser mit Hilfe einer Mikroelektrode benutzte bei der Hypokaliämie zur neuerlichen Bestätigung schon bekannter Tatsachen Maiskij (591/63).

Das Ekg bei der Hyperkaliämie

Auch das Ekg bei der Hyperkaliämie wurde wieder einmal einer Sonderdarstellung gewürdigt (741/63).

Cova et al. (202a/64) konnten zeigen, daß der Einfluß eines Überangebotes an Kalium auf das Ekg auch von der Infusionsgeschwindigkeit abhängig ist. Zum Studium der Ekg-Anzeichen eines Überangebotes von Kalium wählten sich Hecq et Bernard (392/63) ein besonderes Studiumobjekt — Patienten mit den Ekg-Anzeichen einer Linksüberlastung.

Die Rolle des Kaliums in der Entstehung der Ekg-Veränderungen bei ischämischen Myokardläsionen wird wiederum in einer schon erwähnten russischen Monographie unterstrichen (648/63). Fisch et al. (274, 275/63) beschäftigten sich wieder mit einem der schon bekannten Effekte einer Hyperkaliämie — den verschiedenartigsten Störungen der AV-Überleitung.

Die unmittelbare Auswirkung einer (im Experiment an Hundeherzen) vorgenommenen KCl-Perfusion auf das Ekg beschrieben Lanari et al. (560/64).

Das Ekg bei der Niereninsuffizienz. Die durch eine Niereninsuffizienz (und sich daraus eventuell entwickelnde Urämie) bewirkte Hyperkaliämie samt ihren Ekg-Anzeichen besprachen Castleman et al. (148/63), Skelton et Lipschutz (865/63) sowie Anfossi et al. (22a/64).

Mit den Ekg-Anzeichen einer aus Anlaß einer Niereninsuffizienz vorgenommenen Hämodialyse beschäftigten sich russische Autoren (SKACHILOVA et AGRANENKO, 940/64, sowie JELANSKI et al., 471/64). Es wurde dabei wiederum festgestellt, daß ein rasches Absinken des Kaliumspiegels im Blut zum Auftreten von Ekg-Anzeichen einer Hypokaliämie führen kann.

Das Ekg-Bild der Störungen des Elektrolythaushaltes bei nierenkranken Kindern studierte RI (841 d/64).

Auf die Abhängigkeit der am Vorhof und den Kammern feststellbaren transmembranalen Aktionspotentiale vom Elektrolytgleichgewicht wiesen wieder einmal LEPESCHKIN et al. (585/64) hin, während DE PASQUALE et al. (239/64) daran erinnern, daß Störungen des Elektrolythaushaltes Infarkt-ähnliche Ekg-Bilder bewirken können.

Die Einwirkung des Kaliums auf den Herzautomatismus sowie auf die Reizleitung studierten ihrerseits (im Experiment an Hunden) VASSALLE et al. (1067/64), PAES DE CARVALHO et LANGAN (700 a/63) sowie FISCH et al. (275/63; 298/64).

Vom Gesichtspunkt der Therapie der Rhythmusstörungen werden die Möglichkeiten einer Kaliumzufuhr und die damit verbundenen Ekg-Veränderungen in mehreren Arbeiten dargestellt (94, 964, 987/63).

Die Kaliumprobe

Einen Versuch, Ekg-Anzeichen einer Hypokaliämie durch Kaliumgaben zu beeinflussen und die Resultate als eine Art von Funktionsprobe zu verwerten, stellt die Arbeit von BRIKKER et SHLJASSKAJA (117/63) dar. ENESCU et al. (252/63) konnten zeigen, daß KCl-Gaben sich unter Umständen auch zur Differenzierung von akzidentellen Deformationen der Endstrecke des Kammerkomplexes von den durch eine echte Koronarinsuffizienz bedingten eignen. Während sich „harmlose" Deformationen des ST-T-Abschnittes nach 6,0 KCl zurückbilden, bleiben die durch echte Sauerstoffnot des Herzens bedingten gegen die Einwirkung des K+ resistent.

Die Kalium-Probe haben auch KEDRA (505/64) und SMOLARZ (949/64) angewandt, wobei die Probe als für klinische Zwecke durchaus brauchbar befunden wurde, da auch bei diesen Untersuchungen auf perorale Kalium-Gaben (6,0) nur jene ST-T-Deformationen reagierten, die nicht durch eine echte Koronarinsuffizienz bedingt waren.

Über ihre Erfahrungen mit der Kalium-Probe berichteten neuerdings auch DESROCHERS et al. (243/64) und ZĂGREANU et al. (1131/64).

Die elektrokardiographischen Auswirkungen einer im Experiment an Hunden durchgeführten diätetischen Beeinflussung des Blutkalium-Spiegels schilderten ONO et al. (742/64), den diesbezüglichen Effekt der Diuretika — LENZI et al. (582a/64). SODI-PALLARES et al. (952/64) haben im Experiment den Einfluß einiger Elektrolytlösungen auf das Ekg-Bild des akuten Myokardinfarktes studiert.

Auf einen zuverlässigen Ekg-Indikator einer respiratorischen oder metabolischen Alkalose — eine Annäherung der TP-Wellen bei Tachykardien infolge ST-Verlängerung — die als Begleiterscheinung einer Niereninsuffizienz, also einer Hyperkaliämie, auftritt und auch bei Alkoholabusus zu beobachten ist, wies ALEXANDER (15/64) hin.

STENZEL et al. (984/64) machten wiederum darauf aufmerksam, daß bei einer Azidose mit Hypokaliämie (bei Besserung des Zustandes — reversible) Ekg-Veränderungen wie bei einer Hyperkaliämie beobachtet werden können! Die Autoren erklären diese Erscheinung durch Veränderungen des transmembranalen K^+-Gradienten, der ja für das Ekg-Bild entscheidend ist.

Unbedingten Erkenntniswert hat der Bericht von BRIERLEY et al. (116/63) über die von ihnen untersuchten Einwirkungen von Störungen des Elektrolytstoffwechsels auf die Mitochondrien des Herzens.

Durch Störungen des Elektrolytgleichgewichtes sind auch Ekg-Veränderungen zu erklären, die bei hochgradigen Verbrennungen zu beobachten sind (442/63; 316, 337, 393/64).

Die vielseitige Wechselwirkung des Kaliums mit den verschiedenartigsten bei der Herztherapie verwendeter Pharmaka kam in einer Reihe von Arbeiten zur Sprache. Aus dieser Perspektive wurde die Aufmerksamkeit wieder in erster Linie der Digitalis zugewandt (94, 273, 592, 597, 964, 974/63), aber auch dem Uabain (975/63), dem Acetylcholin (273/63; 297, 994a/64), dem Benzothiadiazin (58/63), der Glukose (911/63), dem Prokainamid (974/63), dem Chinidin (987/63), den Diuretika (433, 592/63) und den Hormonpräparaten (390/63).

Das ganze Problem der Störungen des Elektrolythaushaltes, soweit solche aus dem Ekg-Bilde erkennbar sind, wird nochmals von KONCHALOVSKAJA (506/63), KROTKIEWSKI (521/63), BRAGUZZI et al. (128/64) sowie SURAWICZ (1000/64) aufgerollt.

Das Ekg bei Störungen des Mineral- und Vitamin-Stoffwechsels

Mehrere Publikationen sind wieder den Ekg-Anzeichen von Störungen des Mineralstoffwechsels gewidmet.

So galten einige Arbeiten der Wirkung des *Kalziums* auf das Ekg (219, 520, 789, 909/63; 1a, 73a, 473, 543, 544, 742b, 910a/64); es gab auch Beobachtungen über die Einwirkung des *Magnesiums* (1103/64), des Mangans (169/63) sowie des *Litiums* (164/64). Eine überlegene Übersicht des ganzen Problems gibt wieder SURAWICZ (910/63) [84].

---

[84] Die Frage der Ekg-Veränderungen bei Störungen des Elektrolyt-

Auch die Veränderungen des Ekg-Bildes bei anderen Stoffwechselstörungen waren Gegenstand einiger Arbeiten, so: des Glukose-Stoff-
wechsels (684, 697/63; 140a, 746/64), des Fettstoffwechsels (147, 775/63),
im speziellen — des Milchfettes — (314/63), des Thiamin-Defizites (982,
1013/63; 487/64) des Vitamins D (235a/64), der Intermediärprodukte des
Zitronensäurezyklus (488/64). Auch wurde das Ekg bei der Pellagra (3/63)
und dem Kwashiorkor (1006/64) erwähnt. HOREAU et al. (419/63; 439/64)
stellten Betrachtungen über die Prinzipien einer Beurteilung des Ekg's
bei Stoffwechselstörungen an, SIMIC et al. (861/63) berichteten über die
Beeinflussung des Ekg's durch verschiedene Diätarten, während ZAM-
FIRESCU-GHEORGIU et al. (1133a/64) im Experiment an Kaninchen
die Möglichkeiten einer Beeinflussung des Ekg's durch Einverleibung
einiger Ferment-Inhibitoren (der Zytochromoxydase und der Sukzinde-
hydrogenase) untersuchten. Ekg-Beobachtungen im Zusammenhang
mit Clearence-Tests haben LÜBECK et al. (606a/64) angestellt; KANTHER
(493/64) berichtete über das Alkoholiker-Herz.

Medikamentöse Einflüsse auf das Ekg

Zu den auf das Myokard diffus einwirkenden Faktoren, die geeignet
sind, Veränderungen des Ekg's herbeizuführen, gehören die mannigfaltigen medikamentösen Einflüsse, mit denen sich in einer Reihe von
Arbeiten VALORA et al. (962/63) befaßten.

Die Digitalis

In erster Linie sind hier die Stoffe der Digitalisgruppe zu nennen,
die sowohl wegen ihrer elektrokardiographischen Vielgestaltigkeit wie
auch klinischer Bedeutsamkeit schon seit über 50 Jahren [85] ständiges
Interesse erregen. Da der Einfluß dieser Stoffe weitgehend als bekannt
angesehen werden muß, wandte man sich in der Berichtsperiode der
Digitalis nur in Sonderaspekten zu.

So wurde der Einfluß der Digitalis auf das Ekg des Herzgesunden
(844a/63) sowie im Belastungsversuch (78/63; 502, 731/64), als auch ihre
Wirkung auf das Verhältnis der elektrischen zur mechanischen Systole, die
sich bei einer Digitalis-Medikation gleichmäßig verkürzten (MEYER et
MERLEN, 671/64), dargestellt. Andererseits wurde versucht, Faktoren zu
eruieren, die den Digitalis-Effekt zu modifizieren imstande sind — so die
Askorbinsäure (924/64) oder eine Totalperfusion des Körpers (1030/64).

HOFFMANN et SINGER (425/64) beobachteten die Wirkung der Digi-
talisglykoside auf die isolierte Myokardfaser, OMURA et al. (739/64),
PAFF et al. (752/64) — auf den Hühnerembryo.

haushaltes wurde in erschöpfender Weise in einer Monographie von LASCAN
et HURIET (L'électrocardiogramme dysméthabolique. Paris: Masson et Co.
1959) behandelt.

[85] Seit NICOLAI et SIMONS, 1909.

Die längst bekannten, durch Digitalis hervorgerufenen Rhythmus- und Überleitungsstörungen konnten Castleman et al. (148/63) auch an Kranken mit einer akuten Niereninsuffizienz erneut feststellen.

Weitere Berichte über durch Digitalis ausgelöste Rhythmusstörungen bringen mehrere Autoren (161, 266, 754/63; 510, 758, 915/64); auf die Möglichkeit, diese Wirkung der Digitalisstoffe durch Reserpin zu mildern, weisen Roberts et al. (781/63) hin. Über einen Fall einer durch Digitalis bewirkten „paradoxen" Wiederherstellung einer normalen AV-Leitung berichten aufschlußreich Malamis et al. (592/63).

Daß im akuten Stadium des Herzinfarktes die Digitalis eventuelle Rhythmusstörungen auch günstig beeinflussen kann, zeigte Himbert (418/64).

Mit der Abhängigkeit der durch Herzglykoside bewirkten Ekg-Veränderungen von der Konzentration der Elektrolyte im Blut beschäftigt sich neuerdings speziell Marciniak-Skubiszynska (597/63). Die Ekg-Zeichen einer Digitalis-Wirkung beschreiben wieder einmal auch Parkin (711/63) und Yamamoto et al. (1011/63). Eine kasuistische Mitteilung über 2 Fälle von Digitalis-Intoxikation mit den dazu gehörigen Ekg's brachte Ikeda (436/63).

Im Zusammenhang mit der schon früher zitierten Diskussion der Frage aberranter intraventrikulärer Leitung von Schamroth et Chesler (822/63) ist die Ansicht dieser Autoren hervorzuheben, daß richtig erkannte phasische Aberration von Ventrikelkomplexen eine Digitalis-Medikation indiziert, während eine irrtümliche Zuordnung dieser Systolen zu den Kammerextrasystolen überflüssigerweise zur Unterbrechung der Digitalis-Medikation zwingt.

Verschiedene Aspekte des Einflusses der Digitalis und des Strophanthins kommen auch in einer weiteren Reihe von Arbeiten zur Darstellung (140, 298a, 362, 535, 590, 660, 912/64).

Zur Gruppe der Herzglykoside gehört auch das Erysinozid, dessen Einwirkung auf das Ekg von Turova (1052a/64) beschrieben wurde.

Einwirkung anderer medikamentöser Stoffe

Es sind auch Ekg-Veränderungen beschrieben worden, die durch eine Einwirkung anderer medikamentöser oder auch toxischer Stoffe bedingt wurden. Hinweise auf diese Publikationen werden in alphabetischer Reihenfolge nach der wirksamen Substanz, ohne Rücksicht auf die pharmakologische Systematik, gebracht: Ajmalin (213, 1010/63; 109, 130, 540, 791, 815, 1077, 1121/64), Akonitin (928/63), Amitryptilin (772/63), Amphotrizin (153a/64), Amylnitrit (780/63), Angiotensin (790/64), Antazolin (335a, 414a, 516, 840/64), Antimon (2, 320/63), Azetylcholin (273/63; 26, 197, 449a/64), Azetylstrophanthidin (670,

800/63), Bariumchlorid (27/64), Benzathin-Penizillin (166/63), Benzin (212/63), Bulbokapnin (776/64), Chinidin (786a, b/63; 576, 598, 931/64), DCJ (446/63), Chlorpropazine (53/64), Dextran (465/63), Diuretika (582a/64), Emetin (807/63, s. auch S. 104), Erythroltetranitrat (65/63), Fenilin (279a/64), Glukose (110a/63; 746/64), Glyzeryltrinitrat (868/64), Guanethidin (220/63; 403/64), Guanidin (466/64), Hydroxybutyrat-Ka (531/63), Isoprenalin (892/64), Isopropylmetoxamid (758/64), Iso-proterenol (231, 347/63; 1089/64), Isoptin (507/63), Kokain (1098/64), Lidocain (387/63), Meskalin (887/63), Nesoynephrine (544/63), N-(3)-phenylpropyl-(2)-1-diphenylpropyl-(3)-amin-FPDPA-(666/64), Nialamid (639a/64), Nitroglyzerin (708/64), Ouabaine (526b/64), Penizillin (693, 1121/64), Pentobarbital (84/63), Pentrium (745/63), Peritrate (583/63), Persantin (681/63; 353a/64), Phenothiazin (936/63; 59/64), Phenyl-propyl-diphenyl-Propylamin (31/63), Prokainamid (229, 872/63; 926, 931/64), Propranolol (Inderal, 805/64), Reserpin (781/63), Ribonuklein-säure (318/63), der Sedativa (88/63), des Th-152 (241/64), Theophyllin (832/63), Thioridazin (483, 588, 989/63; 242, 380, 1102a/64), die „Tran-quilizer" (36/64).

Es wurde auch die Wirkung einiger Pharmaka auf den Feten (auf dem Umweg über die Mutter) untersucht (969/63); eine allgemeine Betrachtung über Ekg-Veränderungen im Zusammenhang mit thera-peutischer Beeinflussung veröffentlichte WADA (1082/64).

Die Reihe der Publikationen, die den Einwirkungen diffus wirkender Faktoren gewidmet ist, wäre unvollständig, ohne daß die Arbeiten von REE (831/64 — Ekg bei akzidenteller Hypothermie), BLOMQUIST et al. (104/64 — Ekg bei tiefen Temperaturen [86]), KITAMURA (526/64 — Einwirkung des Lärmes auf das Ekg), BURSTEIN (151/64 — Einfluß extrakardialer Faktoren auf das Ekg), TAVEL et FISCH (1032/64 — abnorme Q-Zacken bei diffusen Kardiopathien) erwähnt worden wären.

Kein Kapitel der Elektrokardiologie ist so uneinheitlich und so schwer in der Darbietung wie das, welches den Einfluß diffus wirkender Agenten darzustellen hat.

Diese Uneinheitlichkeit in Gegenstand, Niveau und klinischer Be-deutung einzelner Publikationen spiegelt sich auch in unserer Über-sicht. Es ist anzunehmen, daß sich in den nächsten Jahren die Sachlage nicht wesentlich ändern wird, da dieses Gebiet dem konkretisierenden und klärenden Experiment besonders schwer zugänglich ist.

---

[86] Den Einfluß von Kälte auf die Reizbildung und Reizleitung studierten im Experiment an Hunden LISTER et al. (602/64).

7. Das Ekg bei Herdläsionen des Myokards

Das Ekg bei ischämischen Herdläsionen

Obgleich die Genese der lokalisierten Läsionen des Myokards im Prinzip nicht einheitlich ist, ist die Dominanz der durch eine örtliche Störung der Koronarzirkulation bedingten Herdläsionen so ausgesprochen, daß man bei ihrer Erwähnung schlechthin an die „Myokardinfarkte" denkt. Der Ekg-Diagnostik dieser klinisch und sozial so bedeutsamen Form der ischämischen Krankheit des Herzens [87] gilt seit über 40 Jahren [88] ein Großteil der auf diesem Gebiet fast überreichlichen Literatur; deswegen nimmt dieses Kapitel auch einen entsprechenden Platz in unserer Übersicht ein.

Der im Sprachgebrauch fest verwurzelte Begriff des Myokardinfarktes ist eigentlich semantisch nicht korrekt, da er weit über das eigentlich maßgebliche pathologisch-anatomische Substrat eines echten Infarktes hinausgeht [89]. Im praktischen (und auch im klinischen) Sprachgebrauch umfaßt dieser Begriff auch ischämische Myokardläsionen, die weder ihrem Wesen nach noch morphologisch der Definition eines echten Infarktes entsprechen und auch nicht, wie echte Infarkte, das Resultat einer akut einsetzenden, streng lokalisierten, absoluten und dauernden Störung der Blutversorgung eines bestimmten Gewebsbezirkes sind.

Gerade dieser Umstand — die Inkongruenz des klinischen und des morphologischen Begriffes des Myokardinfarktes — ist es, der auch die Vielgestalt und Zweideutigkeit der Ekg-Anzeichen des ischämischen Geschehens bedingt und entsprechende diagnostische Schwierigkeiten bereitet: die ischämische Schädigung ist oft — im Sinne der eben gebrachten Definition — weder akut einsetzend, noch streng lokalisiert; weder absolut, noch dauernd. Obgleich das letzte Jahrzehnt durch die Entwicklung einer verfeinerten Enzymdiagnostik neue Möglichkeiten einer Erkennung von ischämischen Myokardläsionen gebracht hat, konnte die Elektrokardiographie ihre Positionen halten — in der topischen Diagnostik der Herdläsionen und Beurteilung ihrer Entwicklung bleibt sie unübertroffen [90].

---

[87] Laut Empfehlung der WHO ist diese Bezeichnung den anderen Synonima vorzuziehen.

[88] Seit den Arbeiten von Smith (1918), Herrick (1919), Focht (1920), Pardee (1920).

[89] In Ermangelung allgemein gültiger Kriterien zur morphologischen Abgrenzung des Begriffes „Myokardinfarkt" wurde ein solches von R. W. P. Achor (Thesis, Graduate School, University of Minnesota, 1953) vorgeschlagen — danach sei als Infarkt ein ischämisch-nekrotischer Herd zu bezeichnen, der in seiner größten Ausdehnung 20 mm überschreitet.

[90] Bei einer vergleichenden Untersuchung des diagnostischen Wertes im Frühstadium eines Infarktes erhobener elektrokardiographischer und serolo-

Wenn wir uns nun der Literatur der Berichtsperiode zuwenden, so beschränken wir uns selbstversändlich nur auf Arbeiten, die *direkte* Beziehung zur Elektrokardiologie haben, unter bewußter Außerachtlassung aller Publikationen, die sich mit anderen Aspekten der ischämischen Herzkrankheit befassen.

Experimentelle Daten

An die Spitze aller, der weiten Problematik der Ekg-Diagnose eines Infarktes gewidmeten Publikationen, sind jene zu setzen, die einzelne Fragen experimentell zu klären versuchen.

GROSGURIN et DUCHOSAL (366/63) haben im Experiment wiederum den Effekt des nekrotischen Gewebes auf das benachbarte gesunde Gewebe untersucht [91] und diesen Effekt im Sinne eines entstehenden „vector of opposition" gedeutet.

Eine den experimentellen Myokard-Nekrosen gewidmete Monographie veröffentlichten in der Berichtsperiode MJASNIKOV et al. (648/63). Die Autoren unterstreichen u. a. wieder einmal, daß die durch den Austritt des Kaliums aus der geschädigten Zelle bedingten Verschiebungen des transmembranalen Kaliumgradienten die eigentliche Ursache der bei ischämischen Läsionen beobachteten ST-Verlagerungen sind.

Bedeutsam sind auch die Versuchsergebnisse von RAJSKINA et al. (769/63), die die weit verbreitete Ansicht nicht bestätigen konnten, der Verschluß eines Astes der Kranzartieren bewirke reflektorisch einen spastischen Verschluß anderer Äste des Koronarkreislaufes. Mithin sei dieser Mechanismus nicht für plötzliche Todesfälle im akuten Infarktgeschehen verantwortlich zu machen.

BARANOVA et LENKOV (63/64) haben erneut am Froschherzen zeigen können, daß jede Traumatisierung des Myokard-Synzytiums zu einer Verringerung des Membranpotentials führt.

TOYOSHIMA et al. (1045/64) studierten (in Experimenten an 50 Hunden) die Mechanismen der ST-Dislokationen, die bei einer akuten Myokardischämie zu beobachten sind, wobei sowohl intrazellular, als

---

gischer Befunde kamen MEYERS et EVANS (672/64) zu einem für die Serologie (SGOT) günstigeren Ergebnis von 92,3% richtiger Anzeigen, während diese Quote beim Ekg angeblich nur 81,5% betrug. Dabei hat die Höhe und Dauer der erhöhten SGOT-Werte eine Beziehung zur Letalität gezeigt.

Ganz neue Perspektiven einer Diagnostik der Herzinfarkte eröffnet die Möglichkeit eines direkten „photoscanning" von Infarktherden nach Einverleibung des Ce^{131} (CARR et al., 164a/64). Ob sich diese Methode den Weg in die weite Praxis ebnen wird, bleibt abzuwarten.

[91] Die Einwirkung eines nekrotischen Gewebes auf das benachbarte gesunde ist in langjährigen Experimenten der Schule des russischen Elektrophysiologen M. G. UDELNOV erforscht und in den Jahren 1953 und 1955 in zwei Sammelbänden publiziert worden.

auch epikardial meßbare Potentialschwankungen zur Registrierung gelangten; dabei konnte wieder einmal gezeigt werden, daß Depressionen der ST-Strecke durch eine gegenüber der Norm unterschiedliche Polarisation der Zellmembran bedingt sind. Die Autoren führen diese Befunde, wie üblich, auf die bei schwerer Ischämie auftretenden Kalium- und Glukoseverluste der Zelle zurück, wobei die Dislokationen der ST-Strecke als Anzeichen einer elektrischen Adaptation der Zellmembran an diese Verluste im Sinne eines „Homeostase-Mechanismus" zu betrachten sind.

SODI-PALLARES et al. (952/64) haben die Einwirkung von Elektrolytlösungen auf die Evolution des Ekg-Bildes am akuten Experimentalinfarkt studiert. Den experimentellen Ergebnissen dieser Autoren entsprechen auch die Ansichten von HERMAN et HERMANOVA (412/64), die anläßlich der Analyse ihres Beobachtungsgutes geäußert wurden.

MACHADO et al. (609a/64) versuchten, durch sogenannte „polarisierende Lösungen" das Auftreten von entsprechenden Ekg-Zeichen beim Experimentalinfarkt zu verhindern. Dies gelang erst bei toxischen K^+-Konzentrationen im Serum. Dem Einfluß dieser Lösungen auf das Ekg galt noch eine Reihe von Arbeiten (874a/63; 140a, 165a, 334a/64).

Hormonale Einflüsse auf das elektrische Geschehen im Herzen bei experimenteller Ischämie und Nekrose des Myokards wurden von ONISHCHENKO (740/64) und PURJESZ et HUTTNER (817/64) studiert; wie im Leben, so haben auch im Experiment sensorische oder emotionelle Belastungen eine Myokardnekrose produziert (RAAB et al., 821/64).

Am bedeutsamsten sind wohl die an Hunden durchgeführten Versuche von SCEBAT et al. (818, 819/63; 886/64), die, wie üblich, ischämische Veränderungen im Myokard durch Ligaturen von entsprechenden Ästen der Kranzarterien hervorriefen. Die Forscher haben, um den Einfluß der Thoraxeröffnung als solchen auf das Ekg zu mildern, in der Mehrzahl der Fälle eine sehr umständliche Technik angewendet, die es ermöglichte, die notwendigen Ligaturen am geschlossenen Brustkorb vorzunehmen. Danach waren — wie auch in den Versuchen anderer Forscher — initiale Veränderungen an allen Elementen des Kammerkomplexes festzustellen; am häufigsten (in 76 Prozent der Fälle) — Erhebungen der ST-Strecke. U. a. weisen die Autoren darauf hin, daß eine Ligatur einer Kranzarterie bei offenem Thorax immer eine initiale Inversion der T-Welle ergibt, bei geschlossenem Thorax — selten!

Es ist interessant und wichtig, daß in diesen Experimenten in 55 Prozent der Fälle auch initiale Veränderungen des QRS-Komplexes festzustellen waren, am stärksten ausgeprägt in der 10. Minute nach dem Anlegen der Ligatur. Im weiteren milderten sich diese Veränderungen, was, nach der Meinung der Experimentatoren, auf eine sofortige Eröffnung von Kollateralen hinweist. Diese Beobachtung gibt eine Erklärung für die Seltenheit von QRS-Alterationen in der Initialphase der klinischen Infarktfälle, da ja das Ekg nur äußerst selten sofort nach dem Gefäßverschluß zur Registrierung gelangt.

In der zweiten Arbeit derselben Autoren (819/63) wurde insbesondere die weitere Evolution der im akuten Versuch beobachteten Ekg-Veränderungen dargestellt. Auch andere Autoren (566 b/63; 605 aa, 1068 a/64) stellten Betrachtungen über die Evolution und Involution der Ekg-Anzeichen einer Herdläsion des Myokards an.

KUHN et al. (524/63) untersuchten die Auswirkungen einer mäßigen Hypothermie auf das Ekg bei einer experimentellen Herdischämie; sie konnten feststellen, daß diese Prozedur, offensichtlich infolge einer Verringerung der hämodynamischen Belastung, auf den Herdprozeß eine eindeutig günstige Wirkung ausübte.

BARTOŠ (68/64) konnte zeigen, daß bei experimentell gesetzten Herdläsionen der Zeitpunkt des Auftretens von Ischämie-Anzeichen im Ekg von der Höhe der Anlage der Ligatur abhängt; die Ergebnisse ihrer Ekg-Beobachtungen nach experimenteller Ligatur von Kranzarterien haben auch GUREVICH et POVZHITKOV (393 a/64) veröffentlicht.

Über die Ergebnisse eines Vergleiches des Ekg-Bildes nach Ligatur einer Kranzarterie und dem nach einer experimentell gesetzten Anoxie berichtet WALLON (975/63).

Ihre Beobachtungen beim am Hunde gesetzten Myokardinfarkt publizieren auch SHEVCHUK et BEREZHNITSKIJ (856/63). Sie bringen u. a. auch Angaben über die von ihnen als Norm betrachtete Konfiguration des Hunde-Ekg's.

Es wurde auch die Erregungsausbreitung beim experimentell gesetzten Infarkt studiert (266/64), ebenso die Fähigkeit des Myokards dabei einem induzierten Rhythmus zu folgen (659 ab/64).

ST-T-Deformationen, die den durch eine ischämische Läsion bedingten gleichen, sahen im Experiment MELVILLE et al. (628/63) bei Reizung des Hypothalamus, KATO (501 aa/64) — nach i. v. Einführung proteolytischer Fermente.

Ekg-Anzeichen einer Herdläsion des Myokards

Die schon seit längerer Zeit genau bekannten und vielfach beschriebenen Ekg-Anzeichen einer ischämischen Herdläsion des menschlichen Herzens haben wiederum die Aufmerksamkeit mehrerer Autoren auf sich gezogen (408/63; 112, 938/64 u. a.). Verständlicherweise waren es in erster Linie die Initialanzeichen der Läsion, wie sie so schön im Experiment zu beobachten sind (siehe die schon erwähnte Arbeit 818/63) und nur selten am Menschen erfaßt werden. Diesen Initialanzeichen waren also mehrere Arbeiten gewidmet (223, 310, 331/63; 880/64). SANNA et MOUQUIN (814/63) ist es gelungen, bei 46 Infarkt-Patienten das

Ekg in einer Zeitspanne zwischen 10 und 55 Minuten nach dem Anfall zu registrieren. Im Gegensatz zu den üblichen Vorstellungen behaupten die Autoren, daß Elevationen der ST-Strecke als Zeichen einer
subepikardialen Ischämie noch *vor* den Riesen-T-Wellen zu beobachten
sind — im Lichte der Experimentalergebnisse wäre diese Beobachtung
in dem Sinne zu deuten, daß der Plateauverlust der monophasischen
Kurve als Zeichen einer Minderung der Intensität des Erregungsprozesses früher in Erscheinung tritt, als die Verkürzung der Gesamtdauer
der Erregung.

Mit dem Ekg in den Frühstadien einer ischämischen Herdläsion
beschäftigten sich auch HERMAN und HERMANOVA (412/64) sowie
KAMENETSKAJA et al. (489/64); mit den in den Vorstadien eines Infarktes
zu beobachtenden Alterationen der elektrischen Stromkurve des Herzens — VAKIL (1061/64).

MAURICE et al. (651/64) haben die elektrische Evolution von Hinterwandinfarkten anhand ihres eigenen Materials von 100 Fällen (83 Männer,
17 Frauen) in einer Beobachtungsdauer von 5 Jahren verfolgt. Ein
Schwinden der anfänglich beobachteten Nekrosezeichen konnten die
Autoren in 20 Prozent der Fälle beobachten und zwar etwas früher bei
lateraler Lokalisation der Herde; die Anzeichen einer Repolarisationsstörung schwanden gar in 88 Prozent der beobachteten Fälle, so daß
eine retrospektive Infarktdiagnose mit der Zeit erhebliche Schwierigkeiten bereiten kann. In diesem Zusammenhang sei auch erwähnt, daß
bei Sichtung seines Materials ABRAMOVICH (6/64) feststellen konnte, daß
die Rückbildung der Ekg-Anzeichen eines überstandenen Infarktes
bei jüngeren Patienten schneller vor sich geht, als bei älteren.

Den Ekg-Anzeichen eines in der Mitte der Hinterwand der linken
Kammer lokalisierten Infarktherdes galt eine Arbeit von PERLOFF
(777/64), während TESTONI et al. (1035a/64) bei Infarkten der Hinterwand das Ekg den Sektionsergebnissen gegenüber stellten.

Die Evolution der Ekg-Zeichen eines Infarktes in den Spätstadien
seiner Entwicklung stellten ausführlich LENZI et al. (583/64) dar.

Mit den Ursachen eines relativ späten Auftretens von Ekg-Anzeichen eines Myokardinfarktes beschäftigten sich auch CASTELLI et al.
(145/63) und KONJKOV (510/63), wobei der letztgenannte Autor berechtigterweise unterstreicht, daß bei atypischer Infarktlokalisation [92] das
Fehlen von Vergleichsmöglichkeiten, d. h. eines vor dem Infarktgeschehen registrierten Ekg's, zur Hauptursache diagnostischer Schwierigkeiten und „Ekg-Spätdiagnosen" wird.

MARKOFF (629/64) äußerte sich zur Frage des „Postmyokardialinfarkt-Syndroms", das seinerzeit von DRESSLER beschrieben wurde.

---

[92] Nach unseren Erfahrungen — vorwiegend bei kleinen, interstitiell
gelagerten Herden.

Wie bekannt, können Ekg-Anzeichen einer Herdläsion sehr flüchtig sein und sich dadurch einem rechtzeitigen Erfassen entziehen; von einem solchen Fall berichten BOUVRAIN et al. (107/63). Sie sahen während eines Angina-pectoris-Anfalles eine transitorische volle monophasische Deformation des Kammerkomplexes; erst 3 Monate danach hat sich beim Patienten ein Hinterwandinfarkt entwickelt, wobei es allerdings offen bleibt, ob dieser mit dem erwähnten Angina-pectoris-Anfall und den dabei erfaßten Ekg-Zeichen in direktem Zusammenhang stand.

Semiotische Infarktdiagnostik

Die semiotische Betrachtungsweise des Ekg-Bildes konzentrierte sich, wie schon seit Jahren, auf das Studium des „Hauptindizes" einer „echten" Herdläsion — dem seinerzeit von PARDEE [93] erstmalig beschriebenen „Infarkt-Q". Dabei verblaßt der Nimbus dieses „Pardee-Q" als eines „untrüglichen" Zeichens des Infarktes von Jahr zu Jahr. MURATA et al. (666, 667/63) haben sich der Mühe unterzogen, über 1000 Personen auf das Vorhandensein von „infarktverdächtigen" Q, R- und S-Beziehungen hin zu untersuchen. Dabei stellte es sich heraus, daß unter 41 Sektionsfällen mit einem laut traditionsgemäßen Anschauungen „infarktverdächtigen" Q in V3—4 25 keinen Infarkt hatten! Das wichtigste an ihren Untersuchungsergebnissen ist in der Feststellung zu sehen, daß die ST-Verlagerungen und eine starke Linksabweichung der QRS-Achse die schwerwiegendsten Infarkt-Argumente abgeben. Das gar nicht seltene ausgesprochene Q in V3—4 in Abwesenheit eines Infarktes halten die Autoren für die Folge einer Herzverlagerung, vielleicht durch ein Begleitemphysem bedingt. Derselben Frage sind noch einige Arbeiten gewidmet (667, 673, 739/63; 632, 1055/64).

Im Experiment an Hundeherzen haben GROSS et al. (387/64) zeigen können, daß eine Ischämie des Myokards auch ohne einen echten Infarkt zur Bildung von abnormen, jedoch transitorischen Q-Zacken führen kann, daß also nur stabile, breite Q-Zacken für einen Infarkt sprechen. Die Autoren führen das Erscheinen transitorischer Q-Zacken auf eine reversible „elektrophysiologische Inerz" des Myokards zurück. Auch DE PASQUALE et al. (239/64) betonen, daß die transitorischen Q-Zacken auch ohne einen biologischen Tod des Gewebes durch temporären, ischämisch bedingten Verlust lokaler EMK bedingt sein können.

Auf einen Infarkt suspekte Q-Zacken wurden von TAVEL et FISCH (1032/64) auch in 2 Fällen diffuser Myokarderkrankung beobachtet.

Daß ein „Pardee-Q" weder ein obligates, noch ein sicheres Zeichen eines Herzinfarktes sein muß, haben mit Hilfe von vektorkardiographischen Methoden BENCHIMOL et al. (83/64) sowie WILLIAMS (1115/64)

---

[93] Arch. int. Med. **46**, 470 (1930).

zeigen können, wobei zu bemerken ist, daß die genannten Autoren davon überzeugt sind, daß das Vkg ihnen bei Entscheidung der Frage besonders gute Dienste geleistet hat.

Auch DIEDERICH et SCHRÖDER (216/63) beschäftigten sich mit den QRS-Zacken im Lichte der Erfordernisse einer Infarkt-Diagnostik. Die Autoren befürworten die Inanspruchnahme zusätzlicher Ableitungen, was, unseres Erachtens, bei guter Beherrschung der Methodik der vektoriellen Deutung des Infarkt-Ekg's, keine besonderen Erfolge zeitigen kann [allerdings ist, wie bekannt, KIENLE (486/63; 513/64) diametral entgegengesetzter Meinung].

Mit den hohen R-Zacken in den rechten BWA, wie sie beim Hinterwandinfarkt oft zu beobachten sind, beschäftigen sich MANTERO et al. (595/63).

Der Frage der terminalen Alterationen des QRS-Komplexes beim Myokardinfarkt ist eine Arbeit von PICCOLO et al. (739/63) gewidmet.

Das Infarktbild im Vkg und in Spezialableitungen

Die elektrische Herzkurve beim Myokardinfarkt präsentiert in den orthogonalen Ekg- (und Vkg-) Ableitungen ABEL (4/63; 3, 4/64).

Vektorkardiographische Studien des elektrischen Infarktbildes haben in der Berichtsperiode viele Autoren betrieben (12, 128, 311, 425, 618, 752, 913, 1017/63; 236, 375, 427, 600, 1045a/64), doch kann, wie eingangs erwähnt, nicht auf alle näher eingegangen werden. Für die Routine-Diagnostik bleibt vorläufig die „gute, alte" Elektrokardiographie sowohl genügend wie auch entscheidend.

Die Vorzüge des Spatiokardiogramms in der Infarktdiagnostik zeigten LAUFBERGER et al. (568/64). Im Gegensatz dazu konnte ABRAMSON (8/64) 4 Fälle demonstrieren, deren Vkg einen unberechtigten Verdacht eines Infarktes erregen könnten.

TACCARDI (1018/64) präsentierte das mit seiner Methode (s. S. 5) registrierte elektrische Herzbild beim Infarkt, wobei das Ekg kein entsprechend überzeugendes Bild geboten hat. Das „elektrische Herzprotrait" eines Infarktes malte wieder einmal mit eigenen Farben KIENLE (486/63; 513/64). Wie bekannt, glaubt der Autor mit seinen proximalen Ableitungen Verletzungspotentiale einzelner Myokardfasern erfassen zu können.

Durch die Transversalprojektion der räumlichen QRS-Schleife bedingt ist die zeitliche Folge des prominentesten positiven Ausschlages der QRS-Gruppe in den BW-Ableitungen, auf die sich die schon verwelkte Lehre von den Nahpotentialen stützte. Im Zusammenhang mit dem Ekg-Bilde eines Infarktes ist diese Frage nochmals von GROSS (369/63) aufgeworfen worden, während PALMA et al. (755a/64) sowie

SINGER (937/64) wieder auf den Wert der hohen BWA in der Infarktdiagnostik hinweisen.

Lokalisation der Herdläsionen

Die exklusive Fähigkeit, die Lokalisation einer Herdläsion des Myokards mit einer oft verblüffenden Präzision anzuzeigen, macht die Elektrokardiographie zu einem der souveränsten Mittel kardiologischer Diagnostik.

Den den Sitz und die Ausdehnung eines ischämischen Herdes maßgeblich beeinflussenden anatomischen Faktoren, und zwar den individuellen Varianten der Kranzgefäße, widmete eine Untersuchung LEVINE (592/64).

Seit nun schon 40 Jahren sind die Korrelationen zwischen bestimmt lokalisierten Herdläsionen und entsprechenden Ekg-Anzeichen so fest experimentell und empirisch (an einem leider nicht allzu großen Sektionsmaterial!) erhärtet, daß die Beschreibung dieser Anzeichen bei typischen Formen solcher Läsionen nicht über die Seiten der Lehrbücher hinauswandert. Nur atypische oder seltene Lokalisationen einer ischämischen Herdkatastrophe, deren ungewöhnlicher Verlauf oder die Anwesenheit komplizierender Umstände berechtigt zu Spezialbetrachtungen, die auch in der Literatur der Berichtsperiode reichlich anzutreffen sind.

In 17 von ihnen beobachteten Fällen subendokardialer Infarkte konnten GEORAS et al. (317/63) keine eindeutige Parallele zwischen dem Ekg-Bilde und den Sektionsbefunden finden. Dies ist wohl einerseits auf eine meist äußerst ungenaue Abgrenzung der betroffenen subendokardialen Bezirke von den noch relativ funktionstüchtigen zurückzuführen, andererseits ist die pathomorphologische Differenzierung dieser Bezirke auch keine einfache Sache. Im großen und ganzen konnten die Autoren feststellen, daß die für die subendokardialen Ischämieherde charakteristischen ST-Depressionen meist in den linken BW-Ableitungen zu finden sind, bei gleichzeitiger Elevation dieser Abschnitte in aVR. Dies zeigt eine summarische Richtung des Verletzungsvektors (unter Prävalenz der Vektoren der Spitzenregion!) von der Außen- zur Innenwand der linken Kammer, also zum Läsionsherd, wie es auch den theoretischen Vorstellungen und der Erfahrung entspricht.

LIBANOFF et al. (565/63) studierten 31 von ihnen beobachtete Fälle von Diaphragmal-Infarkt in Bezug auf das Verhalten der QRS-Vektoren. Sie konnten die schon bekannte Gesetzmäßigkeit bestätigen, wonach die QRS-Achse dem ST-Vektor entgegengerichtet ist und (infolge des Ausfalls entsprechender Partialvektoren) sich vom Läsionsherd abwendet. In diesem Fall — also bei Posterodiaphragmal-Infarkten — wendet sich die QRS-Achse nach links, oben und vorne. In der erwähnten Arbeit

wurde auch die Aufmerksamkeit auf die perifokalen Störungen der
Erregungsausbreitung gelenkt („perifokaler Block"), die eine Ablenkung
des QRS-Endvektors im diametral entgegengesetzten Sinne bewirken
können, jedoch die Gesamtdauer des QRS nur selten über 0,10″ bringen
(s. auch S. 44). Derselben Frage ist auch eine Betrachtung von Abramson (12/63) gewidmet.

Nach Ansicht von Squadrito et al. (971/64) ist das bekannte TV, >
TV_6-Zeichen auch für die Frühdiagnose einer Lateralischämie bedeutsam; mit diesem Symptom befaßten sich auch Hrnčiř et al. (442b/64).

Den Ekg-Anzeichen einer subepikardialen Läsion gilt eine Arbeit
von Lombardi et Masini (574/63); mit der Diagnostik sogenannter
hoher Infarkte befassen sich Zulik et Keller (1025/63).

Phillips et al. (738/63) berichten, daß es ihnen in 21 Sektionsfällen
von einem Infarkt im Bereich des anterolateralen Papillarmuskels nicht
gelungen ist, dafür pathognomonische Ekg-Zeichen herauszuarbeiten.
Dabei waren allerdings sehr oft Veränderungen des TU-Segmentes und
der U-Welle festzsutellen, was in auffälliger Weise mit der originellen
Konzeption von Furbetta et al. [94] von einem „papillaren Syndrom"
konsoniert.

Dem Verhalten des U-Vektors beim Myokardinfarkt widmeten ihre
Aufmerksamkeit Sano et al. (882/64).

Testoni et al. haben in 3 getrennten Untersuchungen die patho-
morphologischen Befunde beim Myokardinfarkt entsprechenden Ekg-
Befunden gegenüber gestellt, und zwar bei Infarkten der Vorderwand
(938/63), der Spitze (939/63) und der Seitenwand der linken Kammer
(940/63).

Der Frage der terminalen Alterationen des QRS-Komplexes beim
Myokardinfarkt gilt eine Arbeit von Piccolo et al. (739/63).

Posterolaterale Infarkte, besonders alte, sind nach den Erfahrungen
von Portheine et Hesse (752/63) schwer diagnostizierbar. In dieser
Situation kann, nach Angabe der genannten Autoren, ein Vkg gute
Dienste leisten — jedoch nur, falls ein entsprechendes Ausgangs-Vkg
vorliegt (das ist aber erfahrungsgemäß äußerst selten der Fall). Unter
diesen Voraussetzungen zeigt das nach dem Infarkt-Geschehen aufge-
nommene Vkg im Vergleich zum Ausgangs-Vkg einen Kontureinbruch
in der QRS-Schleife zwischen den R- und dem S-Momenten dieser Schleife.
Es ist aber dazu zu bemerken, daß dieses Zeichen nur dann diagnostisch
verwertbar ist, wenn das Vkg genau nach derselben Methodik wie das
Ausgangs-Vkg registriert wurde. Die Autoren geben zusätzlich auch
4 diagnostische Zeichen an, von denen im Ekg mindestens 2 vorhanden
sein müssen:

---

[94] Furbetta, D. et al.: Circulation **6**, 1129 (1956).

1. auffälliger R-Amplitudensturz von V5 nach V6 ($R_{V6} < 0{,}5$ mV — verdächtig!);

2. Verschiebung des R/S Umschlages nach links (R erst in V4—5 $>$ S!);

3. ausgesprochener Linkstyp im Extremitäten-Ekg;

4. überhöhte R-Zacken in den parasternalen BW-Abl. (R $>$ S), oft mit positiven Zacken einhergehend.

Alle diese Anzeichen lassen sich bei Kenntnis der Gesetzmäßigkeiten der Vektoren-Ablenkung bei ischämischen Herdläsionen und der jeweiligen Projektionsverhältnisse unschwer konstruieren und sollten als solche nicht das Gedächtnis belasten — den Ekg-Anzeichen einer beliebigen Variante einer Lokalisation des Infarktherdes kann sowieso kein menschliches Gedächtnis entsprechen. In diesem Zusammenhang sei insbesondere auf die Arbeit von GRAF et GUNTHER (375/64) verwiesen.

Der manchmal recht schwierigen Frage einer Ekg-Diagnose des Vorderwandinfarktes bei Bestehen einer Linkshypertrophie ist eine Arbeit von HUGENHOLTZ et al. (425/63) gewidmet, wobei sich die Autoren des Frankschen Vkg-Systems bedienen. Demselben Problem galt auch eine-Arbeit von COHEN et al. (192/64).

Atypische Infarkte

So problemlos heutzutage die Ekg-Diagnose eines „typischen" Myokardinfarktes erscheint, so groß sind gelegentlich die Schwierigkeiten, denen man in atypischen Fällen begegnet. Die Häufigkeit solcher Fälle wird von HUEBER et NEUMANN (423/63) auf etwa 20 Prozent, von LA DUE et al. (534/63) gar auf 40 Prozent aller Infarktfälle geschätzt.

Wenn man der Vielgestalt der „atypischen Infarktfälle" analytisch entgegentritt, so lassen sich zwei prinzipiell verschiedene Gruppen unterscheiden — die der klinisch eindeutigen Fälle, deren Ekg-Zeichen jedoch nicht „typisch" sind und daher zweifelhaft erscheinen, und die der überraschenden Ekg- und Sektionsbefunde, die ohne ein entsprechendes klinisches Infarktbild erhoben werden.

Wenn wir der ersten Gruppe den Vorrang geben, müssen wir innerhalb derselben verschiedene Ursachen eines atypischen Ekg-Bildes differenzieren.

Als erste dieser Ursachen sind die diagnostischen Schwierigkeiten zu nennen, die dadurch entstehen, daß die vom ischämischen Herdgeschehen erzeugten Verletzungsvektoren sich nicht den durch den normalen Erregungsprozeß erzeugten Vektoren auflagern, sondern den Erregungsvektoren, die infolge einer Einwirkung verschiedenartiger pathogener Faktoren sowohl in Richtung, als auch in der Größe von der Norm weitgehend abweichen. Die Bedeutung dieses Umstandes wird augenfällig, wenn man bedenkt, daß sich das Infarkt-Geschehen recht selten an jungen Menschen mit einem integren Myokard abspielt. So gibt Winsor (1004/63) an, daß die Diagnose eines Vorderwandinfarktes in 81 Prozent (!) der Fälle durch begleitende Anzeichen einer Linkshypertrophie, mehrfacher Infarkte und intraventrikulärer Leitungsstörungen erschwert wird. Daß, andererseits, das Ekg bei dauernder und intensiver Linksüberlastung einen Vorderwandinfarkt vorzutäuschen geeignet ist, wurde auch neuerdings von einigen Autoren (257, 758/63) gezeigt.

Nach Angaben von Sóva et Ježek (884/63) waren für ein volles Viertel der nicht-diagnostizierten Infarkte Störungen der Erregungsausbreitung, insbesondere ein Schenkelblock, oder gar die Antesystolie verantwortlich.

Der Vielgestalt der möglichen Wechselwirkungen der schon vor dem Infarkt-Geschehen abnorm gerichteten Erregungsvektoren und der frischen Verletzungsvektoren als auch den dadurch bedingten diagnostischen Schwierigkeiten wird die Literatur der Berichtsperiode zwar nicht in vollem Maße gerecht, doch ist auch das Gebotene, wenn schon nicht durch neue Erkenntnisse, so doch durch Illustration und Präzisierung der schon früher gewonnenen mehr oder weniger wertvoll.

Eine zweite Quelle, nicht selten fast unüberwindlicher Schwierigkeiten, bietet eine atypische Lokalisation des ischämischen Herdes. Auch hier liegt der Schwerpunkt der diagnostischen Aufgabe nicht so sehr auf einer präzisen Lokalisation des Herdes (es ist ja vorläufig noch keine von dieser Lokalisation bestimmte Therapie bekannt!), sondern auf der Entscheidung der Kernfrage — ob es sich um ein frisches Herdgeschehen oder um eine eventuelle Narbe handelt. Die Frage „Zustand oder Prozeß"? wird auch hier, und zwar in den meisten Fällen recht eindeutig, durch einen Ekg-Längsschnitt, durch wiederholte Kurvenschreibung, entschieden.

Infarkte der rechten Kammer

Zu den — schon wegen ihrer Seltenheit — atypischen Infarkten, sind die der rechten Kammer zu zählen. An dem von ihm studierten Material konnte der schon früher zitierte Winsor (1004/63) keinen einzigen erkannten Fall eines Infarktes der rechten Kammer anführen! Nach der Ansicht von Evans (258/63) ist eine Ausdehnung eines Infarktherdes von der linken auf die rechte Kammer überhaupt nicht erkennbar. Die Frage der Infarkte der rechten Kammer ist Gegenstand noch einiger Arbeiten (634, 903/63).

Vorhofinfarkte

Ein ebenso seltenes, wie unsicheres und meist auch klinisch (als Sekundärerscheinung) nicht besonders relevantes Geschehen ist die Ekg-Diagnose eines Vorhofinfarktes, dem auch mehrere Arbeiten (99, 268, 412, 732, 954/63) gewidmet sind.

Einen experimentellen Beitrag zur Frage brachte Cuzzocrea (212/64); Ekg-Veränderungen, die gelegentlich bei Vorhofinfarkten beobachtet werden, sahen Dueger et al. (264/64) auch beim metastatischen Vorhoftumor (5 Fälle unter insgesamt 85 Fällen kardialer Tumormetastasen).

Rudimentäre Infarkte, das Intermediar-Syndrom

Zur Gruppe der atypischen Infarkte gehören auch die sogenannten rudimentären, die Pazourek (724/63) abhandelte, ebenso wie das sogenannte „intermediäre Koronarsyndrom", das Cosby (175/63) sowie Mocek et al. (683/64) besprechen.

Mit dem sogenannten Intermediärsyndrom beschäftigten sich auch Gusman et Khalfen (394/64) sowie Štejfa et al. (1013/64), mit den sogenannten subendokardialen Infarkten — Corsi et al. (201/64). In dieselbe Gruppe gehört wohl der von Jacobson et al. (459/64) abgehandelte „diffuse Myokardinfarkt".

„Stumme" Infarkte

Den sogenannten „stummen" Infarkten widmeten besondere Aufmerksamkeit De Pasquale et al. (239/64). Sie wiesen noch einmal darauf hin, daß transitorisch asystolische Myokardbezirke im Ekg Anzeichen echter Herdläsionen produzieren können; sie sind auch ohne entsprechendes morphologisches Substrat bei Tachykardie und Elektrolytstörungen zu beobachten und können Diskrepanzen zwischen dem Ekg-Bild und Sektionsbefunden bedingen.

Yoshitoshi et al. (1128a/64) haben unter 161 Infarktfällen 6,6% klinisch vollkommen „stumme" beobachtet — bei ihnen waren unzweideutige Ekg-Befunde das einzige Anzeichen einer ischämischen Herdläsion. Diese Befunde wurden öfter bei relativ älteren Personen erhoben.

Multiple Infarkte

Der sowohl interessanten wie auch komplizierten Frage der Ekg-Diagnostik von gleichzeitig eintretenden Doppelinfarkten ist eine Arbeit von Cernohorsky et Dušek gewidmet (154/63). Sie betonen, daß eine vektoriell durchgeführte Analyse einer richtigen Diagnostik förderlich ist und lehnen die vor mehreren Jahren vorgebrachte „Fensterkonzeption" der Entstehung eines Infarktbildes im Ekg ab. In einigen Fällen von Doppelinfarkten sahen die Autoren ein Ekg-Bild, das dem für eine Lungenembolie charakteristischen täuschend ähnlich war. Diese Publikation verlangt aber auch nach dem Hinweis, daß die vektorielle Deutung des Ekg-Bildes bei Doppelinfarkten insofern besonders schwierig sein kann, als die aus diesem Bilde abgeleiteten Vektorenrichtungen — besonders die nach den peripheren Ableitungen bestimmten — ihrem Wesen nach immer integral sind. Es kann also eine bestimmte Lokalisation eines Herdes vorgetäuscht werden, der als solcher gar nicht gegeben ist, während sich die wirklich vorhandenen multiplen Herde nicht durch ihre eigenen partiellen Verletzungsvektoren manifestieren können (höchstens in bestimmten Positionen der BW-Abl.). Die Diagnose läßt sich aber fast immer verifizieren, da bei wiederholten Ekg-Aufnahmen gewöhnlich zuerst die Anzeichen eines Herdes und im Verlaufe der weiteren Beobachtung — die eines anderen markanter in Erscheinung treten.

Die Bedeutung des Neutralisationsmechanismus, der bei gleichzeitig entstehenden multiplen Infarkten (Contrecoup-Effekt) ebenso wirkt, wie bei einer Überlagerung der Zeichen früher entstandener Herdläsionen durch frischere, betonen EVANS (258/63) sowie, mit mehreren Beispielen illustriert, WINSOR (1004/63).

Rezidiv-Infarkte

Besondere Schwierigkeiten bereitet die Diagnostik wiederholter Infarkte, da die nach den vorausgegangenen (und dabei manchmal klinisch oligosymptomatischen und daher verkannten!) Infarkten zurückbleibenden vektoriellen Anomalien die Einwirkung frischer Verletzungsvektoren neutralisieren oder maskieren können. Eine besonders peinliche Statistik darüber bringen DIEDERICH et SCHRÖDER (216/63). Die Autoren konnten unter 116 Sektionsfällen eines Myokardinfarktes 62 (!) bei der Ekg-Untersuchung verkannte registrieren, wobei als Ursache vorwiegend Schwielen nach überstandenem Hinterwandinfarkt anzusehen waren. Auch an diesem Material erwies sich ein begleitender Schenkelblock als der Ekg-Diagnose hinderlich.

Wie HEINONEN (394/63) richtig betont, läßt sich die Überlagerung von alten Infarktzeichen durch frische auch indirekt an der bei einem jeden frischen ischämischen Prozeß fast obligaten Evolution der Ekg-Kurve erkennen. Dabei sind in solchen Fällen wiederholte Untersuchungen unumgänglich.

Demselben Problem ist auch eine Arbeit von HEINECKER (393/63) gewidmet, wobei besonders auch die Tücken der Neutralisationsmechanismen betont werden. Daß auch Summationssystolen („fusion beats") im Ekg durch die Deformation des Kammerkomplexes gelegentlich ein Infarktbild vortäuschen können, zeigen Raunio et al. (773/63).

Die Rezidiv-Infarkte werden auch in einer russischen Monographie (Shishkin, 857/63) sowie in einem Bericht an den Prager Kongreß (Camerini et al., 158/64) abgehandelt.

Infarktähnliche Ekg-Bilder

Zu den Schwierigkeiten, aus dem Ekg-Bild eine adäquate Diagnose einer Herdläsion abzuleiten, tragen auch durch mannigfaltige pathogenetische Faktoren verursachte infarktähnliche Ekg-Kurven bei.

Abgesehen von den schon seit längerer Zeit bekannten infarktähnlichen Ekg-Bildern, die durch eine Lungenembolie (dazu auch Beiträge in der Berichtsperiode — 152, 799/63; 119, 202/64), ein Herztrauma usw. verursacht werden können, wurden in den letzten Jahren auch solche beschrieben, die (im Experiment an Hunden!) auf hohe Dosen von Noradrenalin aufgetreten sind (Kolin et al., 509/63). In diesen Fällen konnten histochemisch schwere, jedoch reversible Myokardveränderungen festgestellt werden. Ein infarktgleiches Ekg-Bild sah Solomon (955/64) an einer praktisch vollkommen gesunden Untersuchungsperson, die zur Simulation eines erhöhten Grundumsatzes (vermutlich!) Thyreoidin in größeren Mengen zu sich genommen hat. Daß auch eine akute Niereninsuffizienz im Ekg das Bild einer reversiblen ischämischen Schädigung ergeben kann, haben Castleman et al. (148/63) beobachtet.

Mamlin et al. (621/64) sahen ein infarktähnliches Bild bei einem Kranken mit purulenter Lobarpneumonie und einem normalen Herzbefund, wobei die Autoren ausdrücklich betonen, daß eine Verwechslung in diesem Fall ausgeschlossen sei.

Infarktähnliche Ekg-Bilder (mit entsprechenden anatomischen Veränderungen im Myokard) wurden im Experiment am Hunde bei verschieden lokalisierten Läsionen des Gehirns von Rizzon et al. (844/64) beobachtet. Laks et Elek (558/64) sahen bei einer durch profundes Erbrechen bedingten Hypokaliämie infarktähnliche Ekg-Bilder, die nach Kalium-Einverleibung zum Ausgleich kamen. 3 klinisch harmlose Fälle mit typisch ischämischen ST-T-Deformationen beobachteten Wiener et al. (1112/64). Eine akute Ischämie der Hinterwand täuschten Ekg-Veränderungen vor, die im Zuge des sogenannten „posttachykardiellen Syndroms" Lashchevker (565/64) sah. Ähnliche Ekg-Erscheinungen traten sogar bei aktiven Sportlern auf (Dembo et al., 236/64). Noiret et al. (730/64) berichten über einen durch Elektroschock bedingten Infarkt.

Infarktähnliche Ekg-Bilder nach Zerebralläsionen sind schon öfters festgestellt und beschrieben worden; in die Berichtsperiode fällt eine Veröffentlichung von Suzuki (1004a/64), der ähnliches bei einer

58jährigen Frau mit einer subarachnoidalen Hämorrhagie sah. Aus diesem Anlaß wurden vom Autor auch Experimente an Kaninchen vorgenommen, indem ihnen an der Hirnbasis NaOH appliziert wurde — dies führte zu Deformationen der Kammerkomplexe nach Art der Summationssystolen. — Derselben Frage galt auch eine Publikation von MENON (668 a/64).

Die klinisch atypischen Fälle, oft auch als „Infarktmasken" bezeichnet, waren Gegenstand von 2 Mitteilungen anläßlich des Prager Kongresses (BEAN, 76/64 und NADOR-NIKITITS et SZÉPLAKI, 711/64); auch LOMBARDI et al. (605a/64) und VERHAVE (1071/64) haben solche „Infarktmasken" demonstriert. Zu dieser Frage äußerte sich auch LEMBERG (575/64).

Retrospektive Infarkt-Diagnostik

Eigene Schwierigkeiten bietet das Problem der retrospektiven Infarktdiagnostik, das auch ANDERSSEN et SKJAEGGESTED (20/64) zu beleuchten versuchten. Ihre Untersuchungen ergaben (ungeachtet der Lokalisation der Herde) in 16 Prozent der beobachteten 103 Fälle eines unzweideutigen Infarktes eine Nivellierung der spezifischen Ekg-Zeichen schon in einem Zeitraum bis zu 2 Jahren, ohne daß das Ekg voll zur Norm zurückgekehrt wäre. Die Autoren konnten auch beobachten, daß in diagnostisch zweifelhaften Fällen das Niveau der SGOT-Werte niedriger war, also auf eine geringere Ausdehnung der Herde hindeutete. Ähnliche Feststellungen machte auch SIDORENKOV (935/64).

HALLÉN (400b/64) sah ein vollständiges Verschwinden der Anzeichen eines überstandenen Infarktes aus dem Ruhe-Ekg sogar bei 14% der von ihm beobachteten 90 Patienten mit dem Bilde einer Angina pectoris.

ABEL et HERTLE (3/64) haben bei zwei Patienten im 2. Jahr nach einem akuten Herzinfarkt versucht, elektrokardiographische Kriterien ihrer Leistungsfähigkeit herauszuarbeiten; die Autoren konnten jedoch zu keinen überzeugenden Resultaten gelangen. Dasselbe Ziel verfolgten ROSKAMM et al. (860/64).

Kasuistik

Ganz bestimmtes Interesse verdient auch die in der Berichtsperiode veröffentlichte Kasuistik.

BACHMANN et al. (48/63) demonstrieren 2 Fälle von transitorischen Ekg-Anzeichen einer Hinterwandläsion, durch transseptale Katheterung des linken Vorhofes verursacht, GIARDINA et al. (324/63) — berichten wieder einmal über die Anzeichen einer Herdläsion des Myokards, die einen Zerebralinfarkt begleiteten, AVANESOV und BASKAKOV (45/63) — von einem Hinterwandinfrakt bei Dextroversion des Herzens (Sektionsfall). Ein transitorisches Auftreten eines Infarktbildes im Ekg sahen auch BETETTO et al. (91 a/64).

Ins Gebiet der Kasuistik gehört die Mitteilung über das Auftreten von Ekg-Anzeichen einer Herdläsion nach der Ligatur einer aus der Pulmonalis entspringenden anormalen linken Kranzarterie (610/63), während eine Betrachtung von DRESSLER (232/63) das Ekg-Bild solcher Anomalien von der differentialdiagnostischen Seite darstellt.

Einen Myokardinfarkt embolischer Genese (bei M. Osler) beschrieben CHRISTIAENS et al. (183/64).

Rein kasuistischer Art war die Mitteilung von SHAPIRO (927/64) über einen Myokardinfarkt bei Progressiver Muskelatrophie; GINSBURG (352/64) berichtet über einen echten Infarkt als Folge einer Stenosierung einer Kranzarterie in einem Falle von syphilitischer Aortitis (wobei, selbstverständlich, eine spezifische Behandlung keinen Effekt zeitigte). MOSSBERG (700/64) sah infarktähnliche Ekg-Veränderungen an 3 Patienten nach einer Cholezystektomie auftreten; das Ekg wies zwar keine typische Evolution auf, doch verleitete eine Erhöhung der SGOT zur — wohl unberechtigten — Infarktdiagnose. Es ist zu vermerken, daß dieser Befund vom Autor auf eine Medikation von Narkotika zurückgeführt wird.

OHYAMA et al. (735/64) berichten über einen akuten Infarktfall mit ungewöhnlichen initialen ST-Depressionen.

Myokardinfarkt bei Jugendlichen. Kasuistischen Charakter tragen auch die immer wieder in der Literatur auftauchenden Mitteilungen über Herzinfarkte bei ganz jungen Menschen. So auch in der Berichtsperiode die Publikationen von FÖLDVÁRY (281/63; 306/64); ROTBERG et al. (863/64) sowie WIEGAND (996/63). Eine Betrachtung über die zu solchen frühzeitigen Koronarkatastrophen führenden pathogenetischen Faktoren bringt SIDOROWITSCH (860/63). Von einer höheren Warte wird das Problem der „Electrocardiographic infarction" bei Teenagern in einem Editorial der JAMA (444/63) betrachtet, wobei das Syndrom als noch unklar, jedoch (im Gegensatz zu den Ansichten der meisten anderen Autoren!) offensichtlich nicht bedrohlich bezeichnet wird.

Hieher gehören auch die Mitteilungen über Herdläsionen im Kindesalter: PELÁEZ-GOMEZ (771/64) sah das Bild einer Herdläsion im Ekg eines Neugeborenen (!), BOR et al. (119/64) berichteten über von ihnen im Verlauf von 15 Jahren beobachtete 29 Fälle ischämischer Herdläsionen bei Kindern, davon 4 vom Infarkttyp (in 8 von den erwähnten 29 Fällen war die Herdläsion embolischer Natur). Die Genese von an Kindern erhobenen Infarktbefunde diskutierten MAKOWSKA et al. (619/64).

Von der tierexperimentellen Seite suchte dem Problem des Alterseinflusses auf das Infarktbild KOSTIUK (513/63) näher zu kommen.

Das Ekg bei Infarktkomplikationen

Obgleich die Frage der Komplikationen eines Myokardinfarktes zum größten Teil ins Gebiet der vorwiegend klinisch ausgerichteten Publikationen gehört, gibt es auch fließende Übergänge zum elektrokardiologischen Problemkreis.

Das Ekg-Bild bei verschiedenen Komplikationen des Herzinfarktes wird u. a. auch in der Arbeit von URBAN et al. (958/63) besprochen.

Ekg beim Herzwandaneurysma. Das bekannte elektrokardiographische Bild der wichtigsten anatomischen Komplikation des Myokardinfarktes — des Herzaneurysma — wird auch weiterhin in seinen Details studiert und beschrieben.

SIRBULESCO et al. (939/64) schlagen als Kriterium eines akuten Herzwandaneurysmas das Ausbleiben einer Rückbildung der Ekg-Anzeichen eines akuten Infarktes innerhalb von 6 Wochen vor. DOLGOPLOSK et SUBKOVA (253/64), die sich seit vielen Jahren mit dieser Frage befaßten, betonen, daß es Anzeichen eines transmuralen Infarktes sein müssen, die zur Aneurysma-Diagnose berechtigen, und meinen, für die klinische Diagnose sei die rasche Entwicklung einer Rechtsinsuffizienz ausschlaggebend. Eine sehr ausführliche Analyse seines eigenen Materials von 72 Sektionsfällen eines chronischen Herzwandaneurysmas bietet FRITZ (322/64). Er macht wieder einmal darauf aufmerksam, daß die für ein Aneurysma angeblich pathognomonischen stabilen ST-Elevationen auch bei alten Infarkten ohne Aneurysmabildung beobachtet werden, daß also dieses Zeichen nicht absolut beweisend sei. In Zweifelsfällen seien zur Diagnosestellung die kymographischen und angiokardiographischen Untersuchungsmethoden hinzuzuziehen. Einen Vergleich elektrokardiographischer und elektrokymographischer Untersuchungsergebnisse im Dienste einer Diagnose des Herzaneurysmas gibt im speziellen eine Publikation von KOGAN et MIHINA (529/64). Die Autoren teilen mit, daß von ihnen bei 35 von insgesamt 45 Patienten mit Infarktnarbenanzeichen im Ekg ein Herzwandaneurysma festgestellt wurde. 23 von diesen 35 Patienten, bei denen auch ein Elektrokymogramm registriert wurde, kamen zur Operation, wobei sich beide Methoden in der Diagnostik des Herzwandaneurysmas gegenseitig gut ergänzten, eine jede aber gewisse Eigenheiten aufzuweisen hatte. So war das Elektrokymogramm bei lateralem Sitz des Aneurysmas manchmal überzeugender, während sich im allgemeinen die bekannten elektrokardiographischen Anzeichen als zuverlässig genug erwiesen haben.

Probleme der Diagnostik des Herzwandaneurysmas behandelten auch KOSHARKO et al. (511/63), SHEM-TOV et al. (930/64) sowie eine Monographie von NESTEROV et al. (680/63).

Wie die Mehrzahl der Autoren, die sich früher für die Diagnose einer Ruptur des Kammerseptums interessierten, konnten auch die Autoren der Berichtsperiode (358, 360/63; 1116/64) dafür keine irgendwie spezifischen Ekg-Anzeichen feststellen.

FAIVRE et al. (285/64) berichten über einen von ihnen 5 Monate nach der Perforation des Kammerseptums mit Erfolg (unter Einschaltung eines extrakorporalen Kreislaufes) operierten Patienten; die Autoren erinnern, daß bis dahin von 12 operierten Kranken mit Septumperforationen nach überstandenem Infarkt nur 5 am Leben geblieben sind.

Leitungsstörungen. Nur aus dem Ekg erkennbare, im Gefolge einer ischämischen Herdläsion des Myokards auftretende Leitungsstörungen zogen wieder die Aufmerksamkeit vieler Forscher auf sich.

Die für einen echten Myokardinfarkt charakteristische Deformation der QRS-Schleife des Vkg's, die auch äquivalente Verformungen des Anfangsteiles des Kammerkomplexes im konventionellen Ekg mit sich bringt, ist durch zweierlei differente Mechanismen bedingt.

Als erster dieser Mechanismen ist eine transitorische oder stabile Asystolie bestimmter Myokardbezirke anzusehen, die sowohl unmittelbar durch den nekrotischen Prozeß verursacht, wie auch (wie es wiederholt auch im Experiment gezeigt wurde, s. S. 117) durch eine perifokale Einwirkung dieses Prozesses bedingt sein kann.

Der zweite zu QRS-Deformationen (wie auch atrioventrikulären Dissoziationen) führende Mechanismus ist durch die mannigfaltigen Leitungsstörungen gegeben, die die Erregungsfolge der einzelnen, auch funktionell integren, Myokardfasern verändern und damit die Formation der konsekutiven integralen Momentanvektoren entscheidend zu beeinflussen imstande sind.

Die Dauer der AV-Überleitung beim Infarkt studierte GROSS (386/64).

Über 18 Fälle von akut nach einem Myokardinfarkt einsetzenden, jedoch reversiblen AV-Leitungsstörungen, darunter 15 Fälle eines kompletten AV-Blocks, berichten COURTER et al. (179/63). Sämtliche (!) Fälle wurden im Anschluß an Infarkte der Diaphragmalgegend beobachtet (die ja, ebenso wie das Gebiet des AV-Knotens, von der rechten Kranzarterie versorgt wird). Es ist von Interesse und von Bedeutung, daß von 15 Patienten, die einen kompletten AV-Block aufwiesen, nur einer am Morgagni-Adams-Stokesschen Symptomenkomplex litt, allerdings ohne dabei Indikationen zur Einschaltung eines künstlichen Pacemakers abzugeben. Einen kompletten Herzblock beim akuten Herzinfarkt beobachteten auch HERNANDEZ (413/64) sowie KUVALDINA (553a/64). Über einen Fall von im Anschluß an einen Herzinfarkt aufgetretenen kompletten und stabilen Herzblocks mit M-A-S-Anfällen schreiben CHECHIK et al. (157/63), über ihre Erfahrung mit der Kortikosteroid-Therapie des durch einen Myokardinfarkt hervorgerufenen kompletten AV-Blocks — GRIECO et ANDREAE (356/63).

Die Bedeutung der im Verlaufe eines Myokardinfarktes beobachteten intraventrikulären Leitungsstörungen wird in einer methodologisch beispielhaften Arbeit von WILKINSON et al. (997/63) dargestellt. Eine penible pathomorphologische Technik gab diesen Autoren anhand von 10 Sektionsfällen die Möglichkeit, überzeugend darzulegen, daß die Konfiguration des QRS-Komplexes nach einem Myokardinfarkt nicht nur durch den effektiven Substanzverlust, sondern auch durch infarktbedingte intraventrikuläre Leitungsstörungen bestimmt wird. Es wird auch betont, daß aus diesem Grunde das Ekg-Bild keine genaue Schätzung der Ausdehnung des Infarktherdes gestattet.

Als Begleiterscheinung eines Herzinfarktes treten im Ekg am öftesten die unterschiedlichen Schenkelblockbilder auf, nach Angaben von BAUER (69/64) — in 13 Prozent der Infarktfälle. In einer anderen, den transitorischen Schenkelblockformen gewidmeten Arbeit (70/64) teilte derselbe Autor mit, daß diese Blockform eine für die ischämische Herzkrankheit fast spezifische Erscheinung ist — in seinem eigenen Material von 14 Fällen eines transitorischen Schenkelblocks waren es 13, die auf das ischämische Geschehen zurückzuführen waren.

An 21 Hunden studierten MEDRANO et al. (624a/63) die Auswirkung eines Linksblocks auf das Ekg-Bild bei experimentell gesetzten Myokardinfarkten.

Zwei Gruppen französischer Autoren haben sich in der Berichtsperiode der Ekg-Semiotik der durch einen Linksblock komplizierten Myokardinfarkte zugewandt. BARAGAN et al. (51/63) bringen eine detaillierte differentialdiagnostische Ekg-Symptomatik, die sich auf ein Material von 48 (davon 45 letalen, anatomisch verifizierten) Fällen von Linksblock als Folge eines Myokardinfarktes stützt; GUERIN et al. (373/63) haben 100 Fälle von Linksblock, davon 42 in Begleitung eines Myokardinfarktes, studiert und kommen zur Überzeugung, daß sich in Anwesenheit eines Linksblockes am ehesten anteroseptale Infarkte als solche erkennen lassen.

Mit dem im Verlaufe eines Infarktes auftretenden Linksschenkelblock befaßten sich auch ASKANAS (45/64) und PELL et D'ALLONZO (774/64), wobei die letzteren Autoren feststellen konnten, daß bei einem präexistierenden Linksblock die Prognose des Infarktgeschehens ungünstiger erscheine.

Den Rechtsschenkelblock im Zusammenhang mit dem ischämischen Geschehen studierten FISCH (270/63), SALTZMANN et al. (873/64) sowie GIUSTI et al. (355/64), wobei sich die Autoren zur Präzisierung der von ihnen erhobenen Befunde neben dem Ekg auch des Vkg's bedienten.

Bei Betrachtung derselben Frage kommen SCHERLIS et LEE (831/63) zur Überzeugung, daß Infarktanzeichen durch die Entwicklung eines Rechtsblocks weder im Ekg noch im Vkg wesentlich maskiert werden, was durch eine subtile Analyse der QRS-Konfiguration in den rechten BWA überzeugend belegt wird.

Über einen äußerst interessanten Versuch, das Ekg-Bild eines Myokardinfarktes von dem eines Schenkelblocks zu separieren, berichten JOUVE et al. (466/63). In 43 von 200 Fällen eines durch einen Schenkelblock komplizierten Ekg-Bildes eines Myokardinfarktes gelang es ihnen durch Kompression des *Sinus caroticus* oder durch Bulbusdruck vorübergehend die normale intraventrikuläre Leitung wiederherzustellen und auf diese Weise einen Ischämieherd zu verifizieren! Die Autoren sprechen die Überzeugung aus, die Methode sei auch zur Differenzierung der Vorhoftachykardien geeignet.

Mit dem bilateralen Schenkelblock befaßte sich, wie schon früher erwähnt (s. S. 70) LENÈGRE (582/64), der in 16 in den von ihm beobachteten 29 Fällen diese Leitungsstörung im Zusammenhang mit einem überstandenen Infarkt bringen konnte. In 13 der 29 Fälle ging der bilaterale Schenkelblock dem kompletten AV-Block voraus.

Einen Fall von im Anschluß an einen Infarkt aufgetretenen Anzeichen eines kombinierten Links- und Rechtsblocks demonstrierten OCZKOWICZ et al. (689/63).

Den als Infarktfolge auftretenden peripheren intraventrikulären Leitungsstörungen waren mehrere Publikationen gewidmet (313, 565/63; 62, 482a, 594, 632a, 659a, 810/64), von denen teilweise schon früher die Rede war (s. S. 72).

Rhythmusstörungen. In unmittelbarem Zusammenhang mit den Leitungsstörungen stehen auch die im Gefolge einer ischämischen Koronarkrankheit auftretenden Störungen des Herzrhythmus.

Die Bedeutung der Sinusbradykardie im akuten Stadium des Herzinfarktes wird von HADEN et al. (379/63) beleuchtet.

ASKANAS (39/63; 44/64) unterwarf die im Verlaufe eines Myokardinfarktes zur Registrierung gelangenden Kammerextrasystolen einer analytischen Betrachtung. Von 359 Kurven mit Kammerextrasystolen waren 99 Patienten mit einem Infarkt zugehörig; in 88 Fällen waren die Infarktzeichen sowohl in den nomotopen als auch in den heterotopen, extrasystolischen Kammerkomplexen zu sehen. In 12 Fällen war das Bild des extrasystolischen Kammerkomplexes für die Diagnose entscheidend, wobei Deformationen sowohl des QRS- wie auch des ST-T-Teiles in gleichem Maße demonstrativ waren. Man wird aber auch darauf aufmerksam gemacht, daß irreführende Bilder von Kammerextrasystolen auch in Fällen anderer Kardiopathologie, insbesondere auch bei Mitralfehlern, beobachtet werden.

Im Material von FREUNDLICH et KANANAGH-GRAY (318a/64) entfielen von 220 Beobachtungen von Kammerextrasystolen 20 auf Patienten mit überstandenem Myokardinfarkt; in 3 Fällen waren die Infarktzeichen auch nur in der Konfiguration der extrasystolischen Kammerkomplexe zu ersehen.

Mit der Frage der Bedeutung von Kammerextrasystolen in der Diagnose der ischämischen Herzkrankheit beschäftigen sich BENCHIMOL et al. (66/63) sowie DE PASQUALE et al. (239/64).

Abgesehen von gelegentlich auftretenden Extrasystolen, die von vielen Autoren erwähnt werden, kommen im Gefolge des Infarktes die mannigfaltigsten Störungen des normalen Herzrhythmus zur Beobachtung. So sah LUND (609/64) anschließend an einen akuten Infarkt eine supraventrikuläre Tachykardie auftreten.

Über Anfälle von paroxysmaler Tachykardie mit intraventrikulären Leitungsstörungen im akuten Stadium eines posteroseptalen Infarktes berichtet POMERANZEV (750/63). DREIFUS et al. (229/63) konnten bei als Folge eines Myokardinfarktes aufgetretenem Knotenrhythmus feststellen, daß dieser sich nach einiger Zeit spontan zurückgebildet hat.

ISOBE et al. (456/64) sahen im Anschluß an einen akuten Infarkt ein transitorisches Vorhofflimmern. LINQUETTE et al. (599/64) konnten über einen günstigen Effekt einer Bluttransfusion bei nach einem Infarkt aufgetretener absoluter Arrhythmie berichten.

Daß ein durch die akute ischämische Koronarkatastrophe bedingtes Kammerflimmern oft für den letalen Ausgang verantwortlich zu machen ist, wäre allbekannt. RAISKINA (825, 825a/64) gelang es, im Experiment zu zeigen, daß als Ursache des fatalen Kammerflimmerns eine Asymmetrie der elektrischen Potentiale normaler und ischämischer Myokardbezirke zu betrachten ist [95]. Über Beziehungen der Herdgröße zur Auslösung des Kammerflimmerns berichten SEIFERT et SCHILLER (850/63).

Eine interessante, ins Gebiet der Kasuistik gehörende Beobachtung haben WAGNER et ARBEITS (1086/64) gemacht: bei einem durch sinuatrialen Block bedingten passiven Kammerrhythmus mit linksschenkelblock-ähnlicher Konfiguration der Kammerkomplexe traten vereinzelte supraventrikuläre übergeleitete Systolen auf, die unmißverständliche Anzeichen einer anteroseptalen Herdläsion aufwiesen.

Daß eine Dauerbeobachtung („Monitoring") des Ekg's in den frühen Infarktstadien sonst übersehbare Rhythmusstörungen zu fixieren imstande ist, betonen mehrere Autoren (482a, 847, 965/64).

HIMBERT (418/64) befaßt sich mit den Möglichkeiten, durch geeignete

---

[95] Die Konzeption von der bei Myokardnekrose entstehenden elektrischen Asymmetrie, die als „Autoelektrotrauma" das Herzflimmern auslöst und den Tod herbeiführt, stammt vom amerikanischen Kardio-Chirurgen C. BECK (1960).

Digitalisgaben im Gefolge eines Infarktes auftretende Rhythmusstörungen günstig zu beeinflussen.

Eine größere Übersicht über im Gefolge eines akuten Infarktes auftretende Rhythmusstörungen brachten HURWITZ et ELIOT (449/64), die ihr Material insbesondere von prognostischer Seite her sichteten. So konnte bei einer an 500 Beobachtungen festgestellten Durchschnittssterblichkeit von 24 Prozent bei Auftreten einer beliebigen Rhythmusstörung (in 80 Prozent der Gesamtfälle beobachtet) eine durchschnittliche Sterbequote von 27 Prozent ermittelt werden. Dabei war, je nach Art der Rhythmusstörung, eine deutliche Differenz in der Sterbequote festzustellen [96]. Auch die banale Sinustachykardie wirkte sich auf die Prognose ausgesprochen ungünstig aus, was im übrigen auch keine neuen Erkenntnisse vermittelt.

COLLISCHONN et al. (167/63) haben 275 Patienten mit überstandenem Myokardinfarkt katamnestisch auf Rhythmusstörungen untersucht und sind zur Überzeugung gekommen, daß diese, unabhängig von ihrer Art, die Aussichten auf Wiederherstellung der Arbeitsfähigkeit, jedoch nicht die voraussichtliche Lebenserwartung, vermindern.

Den im Zusammenhang mit einem Herzinfarkt auftretenden Rhythmusstörungen sind noch einige Arbeiten gewidmet (244, 348, 677/63; 526a, 659ab, 990b, 1128a/64); ein besonderes Interesse dürfte die Arbeit von SEIFERT et SCHILLER (850/63) beanspruchen, die die Größenbeziehungen des Myokardinfarktes zur Gefahr des Kammerflimmerns zum Gegenstand hat.

Diagnostischer und prognostischer Wert der Ekg-Anzeichen eines Infarktes

Seit Jahren sind viele Forscher bemüht, die Vielgestalt des Problems der Ekg-Diagnostik eines Myokardinfarktes mit Mitteln der Statistik anzugehen. Diese Bemühungen können aber, der Natur der Sache entsprechend, keine sicheren Aufklärungen vermitteln.

Wie bekannt, stellen die Gesetze der Statistik an das mit ihren Methoden zu bearbeitende Material 2 Grundforderungen: einerseits müssen die einer vergleichenden Wertung ausgesetzten Gruppen einheitlich sein, andererseits soll die der Wertung zugrunde liegende Zahl der Einzelbeobachtungen möglichst groß sein! Nun sieht man sich beim Versuch, das Infarktmaterial statistisch zu verarbeiten, sofort einem

---

[96] Die Berechtigung einer solchen Betrachtung ist in Zweifel zu stellen: zu den von den Autoren beobachteten Fällen von Rhythmusstörungen werden auch solche mit einer Sinusbradykardie gezählt, die eine besonders niedrige Sterbequote (11%) aufwiesen, also eine absolut günstige Variante darstellten. Bei Ausschaltung dieser Fälle würde die Sterblichkeitsquote bei den übrigen Rhythmusstörungen erheblich höher ausfallen. G. L.

Dilemma gegenüber: entweder sucht man dieses Material in möglichst einheitliche Gruppen zu gliedern — dann wird für jede dieser Gruppen die Zahl der von ihr erfaßten Einzelbeobachtungen sehr klein, oder man verzichtet auf diese Gliederung und stellt gar Sammelstatistiken auf — dann wird das Material ganz uneinheitlich ... In beiden Fällen ist aus der statistischen Betrachtung kein gültiger Schluß zu ziehen, in beiden Fällen ist die Fehlerquelle größer, als es die Gesetze der Statistik dulden ...

Als besonders erschwerender Umstand kommt in dieser Situation der Mangel an allgemein anerkannten Kriterien sowohl für die *Einheit der Beobachtung* (Myokardinfarkt) [97], wie auch für das *Maß der Wertung* (Infarktanzeichen im Ekg) hinzu. Und hier tauchen die fatalen Fragen auf: wann ist klinisch ein Infarkt als gesichert anzunehmen? Welches sind die sicheren Ekg-Zeichen eines Infarktes? Dieser Umstand allein macht den Versuch eines Vergleiches der von verschiedenen Autoren gebrachten „statistischen" Angaben illusorisch und die in den entsprechenden Arbeiten angeführten Zahlen wenig überzeugend. Wenn es irgendeine kompetente internationale Instanz (WHO?) unternehmen sollte, bindende (wenn auch nur konventionsmäßige) Kriterien sowohl der Beobachtungs- wie auch der Wertungseinheit festzulegen, dann könnte man es erst versuchen, eine vernünftige und überzeugende Infarktstatistik aufzustellen.

Wenn wir uns nach diesen betrüblichen einleitenden Bemerkungen den Publikationen der Berichtsperiode zuwenden, in denen die entsprechende Erfahrung der Autoren in Zahlen dargelegt wird, so ist die interessanteste der dabei anfallenden Fragen die nach einer Kongruenz der klinischen, in Sektionsfällen — der morphologischen, Befunde einerseits und der Ekg-Befunde andererseits.

Wie zu erwarten war, sind die entsprechenden Angaben sehr divergent. Während WOODS et al. (1007/63) anhand von 122 autoptisch verifizierten Fällen mitteilen, daß beim akuten Infarkt die Genauigkeit der topischen Diagnostik 82 Prozent erreicht, sehen DIEDERICH et SCHRÖDER (216/63) an ihrem gleich großen Material (116 autoptische Fälle) die Infarktdiagnose in weniger als der Hälfte der Fälle durch das Ekg bestätigt. KENTER et al. (484/63) gibt bei Vergleich klinischer und Ekg-Befunde eine mittlere Zahl von 60 Prozent kongruenter Befunde an, eine ähnliche Zahl (20 bis 40 Prozent *intra vitam* nicht erkannter Infarkte) — auch KELLOG (482/63). Ihr autoptisches Material sichteten auch LIEBOW et al. (595/64).

Die ganze Problematik der Infarktdiagnostik kommt auch in der Statistik von MELICHAR et al. (626a/63; 662/64) wieder zu Tage: von den 1434 Fällen eines am Sektionstisch festgestellten Myokardinfarktes

---

[97] S. Anm. 89.

waren im Material der Autoren 42,3 Prozent (!) klinisch unerkannt geblieben. Woran liegt es? Sind die „Infarkte" bei den genannten Autoren ungleich oder ungleich die Fähigkeit, sie im Ekg-Bild zu erkennen?

Was hat schließlich bei einer Divergenz klinischer und Ekg-Befunde ein größeres Gewicht? Gibt es nicht genug klinisch asymptomatische, oder gar atypische, jedoch autoptisch nachgewiesene, Infarkte, von denen ja nur ein Teil durch Zufall oder anläßlich von Reihenuntersuchungen zur Ekg-Verifizierung kommt (33, 162, 482, 484/63)? Wie kommt es zu den erwähnten, im Ekg „stummen" Infarkten? Wurde zu wenig Beachtung den „unspezifischen" Infarktzeichen im Ekg geschenkt (33, 52, 264, 482, 553, 1007/63)? Waren es Folgen einer Neutralisation der Verletzungsvektoren (siehe früher, S. 128)? Wurden flüchtige Ekg-Veränderungen infolge mangelhafter Ekg-Beobachtung nicht erfaßt? Waren die Registriermethoden unzugänglich, oder die Zahl der Ableitungen ungenügend? Kommen oft „infarktoide" Ekg's anderer Genese vor, von denen auch schon die Rede war? Sind die Autopsie-Befunde zuverlässig? Dies alles sind Fragen, die heute noch leichter gestellt, als beantwortet werden können; sie werden in einer Betrachtung von Rutledge (809/63) anschaulich genug vorgebracht.

Dem prognostischen Wert in Fällen einer ischämischen Herdläsion erhobener Ekg-Befunde ist eine Arbeit von Kedra et al. (481/63) gewidmet, im speziellen der der elevierten ST-Strecken — eine Arbeit von Smolarz et al. (950/64). Kenter et al. (484/63) meinen, ein „schlechtes" Ekg gebe auch klinisch und prognostisch ein ungünstiges Bild. So sagt es auch die in Arbeiten früherer Jahre niedergelegte Erfahrung.

Die Ergebnisse einer von Hinkel et al. (420/64) durchgeführten Untersuchung der Ekologie der ischämischen Krankheit im Hinblick auf den Wert der anläßlich von Massenuntersuchungen erhobenen Ekg-Befunde führten zu entgegengesetzten Schlüssen: nach Ansicht dieser Autoren lassen sich diese Befunde in keiner Weise zum Grad der Bedrohung einer Untersuchungsperson, ein Opfer einer koronaren Katastrophe zu werden, in Beziehung bringen. Zu ähnlichen Ergebnissen kamen auch Kaplan et Berkson (494/64) sowie Schor et al. (899a/64).

Besonderes Interesse kann eine Arbeit von Hughes et al. (427/63) beanspruchen; die Autoren haben mehrere hundert Infarktkurven mit Hilfe einer Computer-Anlage in Sicht auf die prognostische Bedeutung bestimmter Ekg-Zeichen einer diskriminierenden Analyse unterzogen. Daraufhin wurden, im umgekehrten Verfahren, entsprechend kodierte Infarktkurven der Computer-Anlage zur prognostischen Bewertung „vorgelegt". Die Resultate sollen in bis zu 90 Prozent der Fälle richtig gewesen sein. —

Im Zusammenhang mit solchen (und ähnlichen) Arbeiten muß man sich überlegen: man kann es ja auch so machen, doch soll man es?

Vom Aufwand und Rentabilität abgesehen — soll das menschliche Gehirn ganz vom analytisch-synthetischen Denkprozeß suspendiert werden?

Das ganze Problem der Differentialdiagnose des Herzinfarktes im Ekg wird auch in einer Übersicht von Kabelitz (467a/63) abgehandelt.

Das Ekg bei nicht ischämisch bedingten Herdläsionen des Myokards

Wie schon eingangs erwähnt, müssen zusammen mit den ischämisch bedingten Herdläsionen des Myokards auch solche abgehandelt werden, die der Einwirkung anderer pathogenetischer Faktoren ihre Entstehung verdanken.

Herdläsionen rheumatischer Genese wurden auch in der Berichtsperiode erwähnt (453/63); beim Myokardabszeß dagegen ließen sich keine spezifischen Ekg-Veränderungen feststellen (816/63).

Ekg bei Herztumoren

Durch einen Herztumor bedingte Ekg-Veränderungen kamen auch in der Berichtsperiode in mehreren Publikationen zur Darstellung. Dabei waren diese Veränderungen verständlicherweise nicht so durch die Natur eines Tumors, wie durch seinen Sitz und Ausdehnung bedingt.

So verraten sich im Bereich der Vorhöfe lokalisierte Tumoren (sowohl primäre als auch metastatische) durch Veränderungen der P-Zacken oder Alterationen des Vorhofkomplexes, die den bei Vorhofinfarkten gleichen (Dueger et al., 264/64), solche im Bereich des Kammermyokards — durch Leitungsstörungen, ins Perikard reichende — durch entsprechende ST-Verlagerungen. Die meisten diesbezüglichen Publikationen trugen naturgemäß einen vorwiegend kasuistischen Charakter. So sahen Adams (11/64) bei einem in die rechte Kammer durchdringenden Myxom des rechten Vorhofes in 3jährigem Längsschnitt eine allmähliche Zunahme der Größe der P-Wellen und Entwicklung der Anzeichen eines Rechtsblocks; bei einem die Mitralklappe obstruierenden Myxom beschreibt Beard (77/64) Anzeichen einer Rechtsüberlastung des Herzens. Das Ekg bei einem Myxom des linken Vorhofes wird von Sakauchi et al. (872/64), bei einem des rechten — von Morrisey et al. (656a/63) beschrieben. Crockett et al. (207/64) sahen bei einem Lipom präoperativ prominente P-Wellen, die sich nach erfolgreichem Eingriff normalisierten. Rhythmusstörungen werden besonders oft bei einer Sarkoidose des Myokards beobachtet (Nissen et Bertle, 728/64). Ekg-Veränderungen, die infolge entsprechender Lokalisationen des Tumors denen bei einer Perikarditis ähnelten, sahen Ito (457/64) bei einem Hämangioendotheliom, Straube (991/64) — bei einem Retothelsarkom. Dieser Fall zeichnete sich durch eine besonders auffallende persistierende monophasische Deformation des Kammerkomplexes aus. Bei einer ausgedehnten leukämischen Retikulosarkomatose wurde ein durch den Tumor bedingter kompletter AV-Block beobachtet (Tamura et al., 1027/64), ebenso bei einem solitären Gumma (Soscia et al., 962/64). Ekg-Veränderungen bei einem von ihnen beobachteten Fall eines Herz-Echinokokkus erwähnten Iliceto (437/63) sowie Lazarides et Alivisatos (571/64), solche beim Rhabdomyom sahen Paci et al. (700/63) wie auch Pund et al. (763/63), beim Sarkom — Lenègre et al. (556/63).

Die schon zitierte Mitteilung von Dueger et al. bringt auch interessante statistische Angaben über die Häufigkeit kardialer Tumor-Metastasen. Bei insgesamt 1404 Fällen maligner Tumoren wurden in 9,8 Prozent kardiale Metastasen beobachtet — am häufigsten beim Lungenkarzinom. Von 86 Fällen, bei denen Ergebnisse einer elektrokardiographischen Untersuchung vorlagen, wiesen 41 keine auffallenden, 45 — nur unspezifische Ekg-Anomalien auf. Relativ oft sah man die schon erwähnten Anzeichen einer Perikard-Affektion sowie verschiedene Rhythmusstörungen.

Über einen Fall einer kardialen Metastase des Karzinoms berichtet Tamura (932/63).

Ekg beim Herztrauma

Durch ein stumpfes Trauma des Brustkorbes verursachte Ekg-Veränderungen wurden wiederum von mehreren Autoren beschrieben: (Afanasjeva et al., 17/63; Bernstein et Corday, 74/63; Cornet et al., 172/63; Horan et al., 416/63; Lapiner, 541/63; Pruitt et al., 760/63 und Rosenkranz et Drews, 794/63). Dabei sahen Moiseev et Pontriaguina (687/64) bei 5 von insgesamt 53 von ihnen beobachteten Patienten mit einem nicht penetrierenden Thoraxtrauma Anzeichen einer Herdläsion des Myokards, Antoniou et al. (28/64), bei der gleichen Gesamtzahl von Beobachtungen, in 16 Fällen Alterationen des Endteiles des Kammerkomplexes und Störungen der intraventrikulären Leitung, die sich innerhalb von 1 bis 2 Wochen normalisierten. Die Autoren warnen jedoch vor einem diagnostischen Kurzschluß nach Art eines *„post hoc — ergo propter hoc“*, was bei allerlei Entschädigungsansprüchen (Autounfällen!) zu Fehlentscheidungen führen könnte. Frau (317/64) berichtet über Ekg-Befunde bei 30 beobachteten Fällen eines stumpfen Thoraxtraumas.

Von experimenteller Seite gingen auf das Problem eines Zusammenhanges einer Kammertachykardie mit dem Herztrauma Scherf et al. (897/64) ein. Sie konnten dabei feststellen, daß leichtere Schläge auf die Herzgegend sowohl eine Tachykardie, wie auch ein Kammerflimmern auszulösen imstande waren. Im Gegensatz dazu gelang es eine (im

Experiment an Hunden!) durch Akonitin oder Delphinin ausgelöste Kammertachykardie durch kurzen Schlag auf die Applikationsstelle des Reizes zu kupieren; es wird angenommen, daß die dabei gesetzte mechanische Schädigung des Myokards zu einer vollständigen Depolarisation entsprechender Muskelfasern geführt hat.

Ekg bei der Perikarditis

Auch die durch die Perikarditis bedingten Ekg-Alterationen gehören in das Kapitel, das die Herdläsionen des Myokards behandelt, da diese Alterationen ja nur nach Maßgabe einer Beteiligung von (meist subepikardialen) Myokardbezirken entsprechende Anzeichen im Ekg auftreten lassen können. Auch zu diesem Kapitel gab es in der Berichtsperiode mehrere Illustrationen (70, 305, 395, 485, 709, 899/63; 188a, 290b/64).

Zum Thema „Ekg-Anzeichen einer Perikarditis" wären 2 Publikationen besonders zu erwähnen. Die eine (die von LIU et al., 604/64) behandelte das Ekg bei chronischer konstriktiver Perikarditis, bei der die Autoren an 85 von ihnen beobachteten Fällen recht oft Anzeichen einer (hämodynamisch bedingten) Rechtsüberlastung, zum Teil mit Rechtsschenkelblock, beobachten konnten.

Die zweite Publikation war kasuistischer Art: JOSIPOVIČ et POPOVIČ (476/64) berichteten über die Ekg-Befunde an 2 von ihnen beobachteten Patienten, die den seltenen chronischen Perikard-Erguß aufwiesen. Bei einem der Kranken hat sich das Ekg, das ausgesprochene Anomalien des T-Vektors aufwies, auch nach durchgeführter Perikardektomie nicht geändert. Beim zweiten Kranken mit einem seit vier Jahren bestehenden, röntgenologisch verifizierten Perikard-Erguß blieb das Ekg im Bereich der Norm.

Über die von ihm beobachteten Ekg-Anzeichen der fast unausbleiblichen traumatisch-reaktiven Perikarditis nach chirurgischer Behandlung der Angina pectoris berichtet HALLÉN (400b/64).

Trotz recht eingehender Beschäftigung mit der Problematik der Ekg-Diagnostik von Herdläsionen können wir anhand der Publikationen der Berichtsperiode leider nicht feststellen, daß die bis jetzt noch nicht gelösten Probleme einer Lösung viel näher gekommen sind. Hoffen wir es für die nächsten Jahre!

8. Das Ekg bei Überlastung des Myokards

Die Kenntnis der allgemeinen Gesetzmäßigkeiten der Reaktion des Myokards auf eine hämodynamische Überlastung bildet die Voraussetzung zum Verständnis der dabei zu beobachtenden Ekg-Symptomatik.

Elektropathogenese der Überlastungsanzeichen im Ekg

Jede Überlastung des Myokards bringt bekannterweise eine entsprechende Umstellung der Herzstruktur mit sich, die anfangs adaptativ-kompensatorischer, in späteren Stadien — dystrophisch-degenerativer Natur ist. Die anatomischen Details dieser Umstellung sind in den letzten Jahren in vielem geklärt worden; in der Berichtsperiode wurden sie zusammenfassend von LINZBACH (567/63) und LAGUTSCHEV (536/63) dargestellt, im speziellen gilt dem Mechanismus der Adaptation der linken Kammer an eine Belastung eine Arbeit von MITCHELL (645/63).

Die primäre kompensatorische Reaktion des Myokards auf eine Überlastung — seine Hypertrophie — war Gegenstand einer ausführlichen Studie von BADEER (54/64); von den dabei auftretenden Strukturveränderungen der Mitochondrien wird von MEERSON et al. (659 b/64) berichtet. Zur Frage äußerte sich wieder J. SCHMIDT (898 a/64).

Einige Autoren haben sich insbesondere um die Klärung der Zusammenhänge zwischen den anatomischen Verhältnissen und deren elektrischen Äquivalenten bemüht, wobei die Ergebnisse der von ihnen durchgeführten Untersuchungen nicht in allen Details übereinstimmen. So kommen HUGENHOLTZ et GAMBOA (444/64) beim Studium der hämodynamischen und elektrischen Verhältnisse an 90 Patienten mit „reiner" Links- bzw. Rechtsüberlastung (bei isolierter Aorten- oder Pulmonalstenose) zur Überzeugung, daß die Größe der am Vkg meßbaren maximalen Raumspannung (die Autoren bedienten sich des Frankschen Systems) von der Höhe des intraventrikulären Druckes abhängt. In diesem Zusammenhang wird auch darauf hingewiesen, daß das Herzgewicht während der Wachstumsperiode sich um das 20fache vergrößert, während der intraventrikuläre Druck und auch die elektrischen Kräfte nur geringe Schwankungen erfahren. Zu einer gegenteiligen Überzeugung gelangten CARTER et ESTES (165/64), die die Ekg's von 319 sektionsmäßig verifizierten Fällen mit einer Computer-Anlage bearbeiteten und dabei eine gute Korrelation der QRS-Amplitude mit dem Herzgewicht sahen; dieses korrelierte auch mit der QRS-Dauer. Allerdings ist zu bemerken, daß diese Korrelation nur bei übergewichtigen Herzen bestand, die möglicherweise auch erhöhte intraventrikuläre Druckwerte aufwiesen. Das Problem wurde auch von VISIOLI et al. (1073 b/64) studiert.

MAZZOLENI et al. (654/64) haben an 185 Sektionsfällen Erwachsener die Beziehungen des *intra-vitam* erhobenen Ekg-Befundes zum Herzgewicht studiert, wobei sie sich insbesondere der Richtung der QRS-Achse zuwandten. BESOAIN (90/64) veröffentlichte eine Darstellung der Grundprinzipien einer Ekg-Diagnostik der Kammerhypertrophie.

Pathogenetische Mechanismen einer Überlastung des Myokards

Vom Gesichtspunkt der möglichen Einwirkung einer Hypertrophie des Myokards auf die EAH sollte eine Reihe pathogenetischer Mechanismen ins Auge gefaßt werden, die hier versuchsweise in kurzer tabellarischer Form gebracht werden:

Pathogenetisch wirksamer Mechanismus	*Elektropathologische Äquivalente*
A. In der Phase adaptativ-kompensatorischer Prozesse:	
Hypertrophie einzelner Myokardfasern	Vergrößerung einzelner Partialvektoren
Hypertrophie ganzer Myokardbezirke	Summarische Vergrößerung der durch diese Bezirke erzeugten Vektoren, mit entsprechender Einwirkung auf die Richtung und Größe der Integralvektoren
Größere Restblutmengen in den Kammern und Vorhöfen	Änderung der intrakavitären Leitungsverhältnisse mit entsprechender Einwirkung auf die nach außenhin wirksame Größe der EAH
Änderung der Herzform und der Herzlage im Brustkorb	Rotationen des Herzens, vorwiegend um seine Longitudinalachse, Änderung der Projektionsverhältnisse der in bestimmten räumlichen Beziehungen stehenden Momentanvektoren auf die entsprechenden Ebenen, in erster Linie — der Beziehungen der Frontalprojektionen der räumlichen QRS- und T-Vektoren
B. In der Phase dystrophisch-degenerativer Prozesse:	
Alterationen des Myokardstoffwechsels	Änderungen des Ablaufes der Erregungsprozesse einzelner Myokardfasern mit konsekutiver Alteration des Endteiles des Kammerkomplexes
Ausgleich der physiologischen Inhomogenitäten des Myokards (in erster Linie bei Dehnung der Herzwände)	Verringerung bis Schwund des Ventrikelgradienten, allmähliche Rückkehr der Struktur des Kammerkomplexes des Ekg's zu seiner elementar-biphasischen Form, Verlängerung der Gesamtdauer der Kammersystole
Störungen der Erregungsausbreitung und der Erregbarkeit	Verbreiterung der einzelnen Ekg-Abschnitte. Rhythmusstörungen.

Es ist selbstverständlich, daß die erwähnten elektropathologischen Äquivalente der unterschiedlich wirksamen pathogenetischen Faktoren sich gleicherweise auf die Form des Ekg's wie die des Vkg's auswirken.

Diese nur ganz schematisch geschilderten Einzelmechanismen einer möglichen Auswirkung einer Überlastung des Myokards auf

das Bild der durch das Ekg oder Vkg erfaßbaren EAH variieren in
ihrer Ausprägung in Abhängigkeit von der Intensität und der Dauer
der Einwirkung der entsprechenden pathogenetischen Faktoren sowie —
was sehr wesentlich ist — von dem Ausgangszustand des Myokards.

Dabei erscheinen die eine hämodynamische Überlastung bewirken-
den Faktoren, die sowohl intrakardialer (Klappenfehler, Septum-
defekte!) wie auch extrakardialer (Hypertonie, Aortenstenose, Pathologie des kleinen Kreislaufes) Natur sein können [98], in ihrer Einwirkung
auf die einzelnen Myokardbezirke in so mannigfaltiger gegenseitiger
Wechselwirkung (inklusive einer Neutralisation!), daß es im Einzelfall
gewöhnlich recht schwer ist, deren Identifizierung nach dem Ekg- oder
Vkg-Bild durchzuführen.

In 2 Arbeiten (833, 834/63) bringt J. SCHMIDT eine ausführliche
Betrachtung über „Die Hypertrophie im Ekg“ [99] und kommt zur
Überzeugung, daß es „keine allgemein gebräuchliche Untersuchungsmethode gibt, die mehr zur Aufdeckung einer Herzhypertrophie zu
leisten vermag, als die Elektrokardiographie“. In einer späteren Arbeit
(898/64) weist der Autor darauf hin, daß ein mit der röntgenologischen
Untersuchung synoptisch bewertetes Ekg in der Diagnostik von Herzmißbildungen oft die weniger harmlosen Methoden (Angiokardiographie,
Herzkatheterung) überflüssig zu machen imstande ist.

TARDINI et al. (1027a/64) veröffentlichten die Ergebnisse der von
ihnen angestellten vergleichenden Untersuchungen der Ekg- und
anatomischen Befunde in Fällen von Kammerhypertrophie.

Obgleich, wie schon erwähnt, eine isolierte Überlastung des einen
oder anderen Myokardabschnittes durchaus nicht das Gros der klinischen
Beobachtungen liefert, werden wir uns in der folgenden Betrachtung
zuerst um das Ekg-Bild isolierter Überlastungen des einen oder anderen
Abschnittes der Herzwand kümmern, um uns dann abschließend anhand
der Berichte über das Ekg bei Herzklappenfehlern und Herzmißbildungen den Fällen kombinierter Überlastung zuzuwenden.

Relative Überlastung des Myokards

Bei Betrachtung aller Probleme, die mit einer Überlastung des
Myokards im Zusammenhang stehen, muß auch noch im Auge behalten
werden, daß es außer einer manifesten Überlastung, deren hämodynamische Ursachen entweder an und für sich klar, oder durch eine

---

[98] Ausführliche Einteilung — siehe 553/63, S. 236—37.

[99] Alle Detailprobleme der Zusammenhänge zwischen der „Hämodynamik und dem Ekg“ sind in der 1961 bei Urban & Schwarzenberg
(München und Berlin) erschienenen gleichnamigen Monographie dieses
Autors erschöpfend und überzeugend dargestellt. Es wird dem Leser dringend
empfohlen, diese Monographie in Muße zu studieren.

genauere klinische Untersuchung eruierbar sind, noch eine okkulte (oder relative, latente) gibt, deren Ursachen, wie schon erwähnt, in einer durch schon vorausgegangene diffuse pathogene Einwirkungen auf das Myokard zu suchen sind. Diese Einwirkungen können die kontraktile Funktion des Herzmuskels beeinträchtigen und ihn somit gegenüber einer an und für sich normalen hämodynamischen Belastung insuffizient erscheinen lassen. In diesem Sinne sind wohl auch die Beobachtungen von WAHI (973/63) zu deuten.

Die Wirkung aller eben dargestellten Momente hat in mannigfaltigsten Kombinationen ihre elektropathologischen Äquivalente, wie sie auf S. 144 dargestellt sind und sowohl für eine Überlastung der linken, als auch für die der rechten Kammer wirksam sind.

Nach dieser etwas ausführlichen, doch vermutlich zweckmäßigen theoretischen Eingangsbetrachtung können wir uns unmittelbar dem Erkenntnisgut zuwenden, das uns die Jahre 1963/64 gebracht haben.

In erster Linie wollen wir die Arbeiten erwähnen, die Material zur Illustration der in der schon früher gebrachten Tabelle dargestellten Gesetzmäßigkeiten bringen.

Das Ekg bei Überlastung der linken Kammer

Es gibt nicht viele Krankheitsbilder in der Pathologie des kardiovaskulären Systems, denen in den letzten Jahrzehnten mehr Aufmerksamkeit und Publikationen gewidmet wurden, als dem Bilde der hämodynamischen Überlastung der linken Kammer.

In diagnostischer Hinsicht konnte sich die Elektrokardiologie das schon früher erworbene Ansehen sichern. Außer der schon zitierten Ansicht von J. SCHMIDT wird dies auch von FOGUELSON (282/63) bestätigt.

Es wurde auch allgemein anerkannt, daß die längst bekannte Dysaxie [100] der QRS- und T-Vektoren noch immer das beste Kriterium zur quantitativen Wertung von Linksüberlastungskurven abgibt, wobei einige Autoren (343, 344, 1006/63) es sich angelegen sein lassen, neue graphische Behelfe zur Bewertung dieser Dysaxie vorzuschlagen.

Während einige Publikationen (19, 55/63) auch weiter zur Bewertung des Ekg's in Fällen einer Linksüberlastung experimentelle Unterlagen beistellen, haben sich viele andere auch in der Berichtsperiode auf das Studium des in der klinischen Praxis anfallenden Materials beschränkt (121, 261, 352, 608, 638, 684, 803, 889/63; 898 b/64). In einer der klinischen Bedeutung einer extremen Linksabweichung der QRS-Achse gewidmeten

---

[100] Der Terminus „Dysaxie", der eine Divergenz der QRS- und T-Vektoren kennzeichnen soll, wird von uns seit etwa 10 Jahren gebraucht (s. auch 553/63).

Arbeit konnten Eliot et al. (245/63) zeigen, daß sogar dieses eine, an und für sich ganz unspezifische, Ekg-Symptom eine gewisse Bedeutung für die Eruierung einer okkulten Linksüberlastung hat (s. auch S. 43).

Manning et al. (622/64) versuchten eine Beurteilung des Grades der Ausprägung einer Linkshypertrophie nach den durchschnittlichen Spannungsalterationen der QRS-Gruppe für verschiedene Altersgruppen einer gesunden männlichen Bevölkerung (s. auch 444/64).

An 100 Patienten mit klinisch ausgeprägten Anzeichen einer Linksüberlastung sahen Yano et Pipberger (1122/64) eine gute Korrelation der mittels des Frankschen orthogonalen Ableitungssystems registrierten QRS-Konfiguration und der röntgenologischen Herzgröße; es korrelierte sowohl die Größe der R-Vektoren, als auch die Aktivationszeit des Kammermyokards. Die Autoren konnten wieder einmal das Typische der schmalen Konfiguration der QRS-Schleifen in ihrer transversalen Projektion bestätigen. In der schon erwähnten Arbeit von Mazzoleni et al. (654/64) wird als bestes Kriterium einer Linksüberlastung des Herzens die Größe der R-Zacke in aVL empfohlen, die ja vorwiegend vom Grade der Linksabweichung der QRS-Achse, ihrer Annäherung an die Richtung von $-30°$ des Einthovenschen Systems, abhängt.

Mori et al. (696/64), die in mühseliger Kleinarbeit versuchten, im Dienste einer Beurteilung des Grades einer Linkshypertrophie anhand eines genaueren Studiums der QRS-Gruppe den Wert einer Bestimmung der zeitlichen Aktivationsfolge des Kammermyokards zu klären, kamen zu keinen verwertbaren Resultaten; die Autoren sind jedoch der Ansicht, daß die QRS-Spannung für die Linkshypertrophie das beste Maß abgibt. Derselben Überzeugung sind auch andere Autoren (851, 994/64).

Banta et Estes (61/64) beschreiben die Ekg- und Vkg-Befunde bei 35 von ihnen beobachteten Kranken mit einer idiopathischen Myokard-Hypertrophie. Bei diesen waren die üblichen Anzeichen einer Überlastung der linken Kammer (und zum Teil auch des linken Vorhofs), inklusive gelegentlicher intraventrikulärer Leitungsstörungen, festzustellen. Die charakteristischen Anzeichen einer Linkshypertrophie in den Frankschen orthogonalen Ableitungen werden neuerdings von Binaghi et al. (95/64) beschrieben, ebenso galt den Ekg-Anzeichen einer Linkshypertrophie eine Übersicht von Parkin (760/64) sowie eine aus Indien stammende Arbeit von Subramanian (994/64). Der Bedeutung des seinerzeit von Meyer et Herr [101] beschriebenen Symptoms TV 1 > TV 6 in der Beurteilung der Linksüberlastung wandten sich erneut Squadrito et al. (971/64) zu.

Murata et al. (705a/64), die sich mit dem Studium der Anzeichen einer Linksüberlastung im Frankschen Vkg befaßten, konnten auch

---

[101] Meyer, P. et Herr, R.: Arch. Mal. Coeur 5, 517 (1950).

eine durch diese Überlastung bedingte Abweichung des T-Vektors nach vorne feststellen — ein Befund, der das altbekannte TV 1 > TV 6-Symptom vollauf erklärt.

Es muß auch vermerkt werden, daß mehrere Autoren (424, 600, 833/63) die Vkg-Anzeichen einer Linksüberlastung prägnanter finden als die im Ekg zu beobachtenden.

Ekg bei der Aortenstenose

Als Prototyp einer reinen Linksüberlastung gilt mit Recht die isolierte Aortenstenose. Dabei bestätigen erneut sowohl klinische Beobachtungen (BUTEIKO et al., 153/64; BRAUNWALD et al., 133a/64) als auch experimentelle Daten (FIZEL et FIZELOVA, 302/64), daß Ekg-Veränderungen bei dieser Stenose nur in fortgeschrittenen Fällen, oder sogar bei Auftreten einer Herzinsuffizienz zu beobachten sind bzw. erwartet werden können. Dieselbe Ansicht äußert auch GOTTSEGEN (371/64). Diese Tatsache wird auch durch die Erfahrungen von SANDERS et al. (878/64) erhärtet, die ein Fehlen von überzeugenden Ekg-Anzeichen einer Linksüberlastung bei 7 von insgesamt 120 Patienten mit einer ausgesprochenen Aortenstenose feststellen konnten. Beachtung verdienen die Ergebnisse der mit 2 Vkg-Systemen (dem von GRISCHMAN et SCHERLIS und dem von FRANK) von BAEDEKER et al. (56/64) durchgeführten vergleichenden Untersuchungen des vektoriellen Bildes der EAH bei Patienten mit einer Aortenstenose. Die Autoren konnten zeigen, daß die Differenzierung leichter Fälle von den schweren nicht in gleicher Weise gelingt: das Franksche System hat bei schweren Fällen einer Linksüberlastung bestimmte Vorteile aufzuweisen.

Die durch eine Aortenstenose bedingte dauernde Überlastung der linken Kammer ergibt ein relativ günstiges Modell zur Bewertung der Möglichkeit, anhand des Ekg-Bildes die Intensität dieser Belastung, also auch den Grad der Stenose, zu beurteilen. Es ist daher verständlich, daß sich mit dieser Frage viele Autoren befaßten. Die Mehrzahl dieser Autoren (112, 424, 650, 771, 833, 947/63) finden, daß die Ausgeprägtheit der Ekg-Zeichen gut mit dem transvalvulären Druckgradienten korreliert, andere (241/63) sind in der Bewertung dieser Möglichkeiten zurückhaltender. SUTNICK et SOLOFF (912/63) weisen mit Recht darauf hin, daß bei Beurteilung einer Aortenstenose auch auf eventuelle Anzeichen einer schon eingetretenen Überlastung des linken Vorhofes zu achten ist.

In einer Arbeit von ESTES et al. (257/63) wird speziell die Frage der Ekg- und Vkg-Diagnostik der subaortalen Stenose einer Betrachtung unterzogen.

Dem Ekg bei der Aortenstenose galten auch 2 spanische Arbeiten — die von SANCHEZ-CASCOS et al. (877/64) sowie von IRIARTE EZCURDIA et al. (453/64), wobei sich die letztgenannten Autoren speziell mit den Korrelationen zwischen dem Ekg und den hämodynamischen Verhältnissen bei diesem Leiden befaßten; auch japanische Autoren (Hayashi et al., 404a/64) haben von einem Fall einer subaortalen Aortenstenose berichtet. An einem anderen, von Kimura et al. (520a/64) veröffentlichten Fall einer subaortalen Stenose ist bemerkenswert, daß ausgesprochene Ekg-Anzeichen einer Linksüberlastung schon im Alter von 7 Monaten festgestellt werden konnten.

Am Ekg von 6 beobachteten Patienten mit einer muskulären subaortalen Stenose sahen Braudo et al. (131/64) als Anzeichen einer Kammerseptumhypertrophie recht charakteristische Q-Zacken. Ähnliche Befunde haben auch Cohen et al. (192/64) erhoben. Die an 2 Patienten mit einer Aplasie der Aorta festgestellten Ekg-Anzeichen einer systolischen Linksüberlastung beschreiben Wakabayashi et al. (1087/64).

Beuren et al. (92a/64) veröffentlichten vergleichende prä- und postoperative Ekg-Befunde von 66 Patienten mit kongenitaler Aortenstenose.

Ekg beim arteriellen Hochdruck

Einige Arbeiten beschäftigten sich auch weiter mit dem wohlbekannten Ekg-Bild einer durch primär extrakardiale Faktoren, wie dem arteriellen Hochdruck, bedingten Linksüberlastung. So bestätigt Dorofeeva (255/64) wieder einmal, daß der Grad, die Ausprägung dieses Bildes von der Dauer und der Intensität der Überlastung abhängt; Khalfen (511/64), der, ebenso wie Diederich et al. (247/64), zur Bewertung des Grades der Überlastung den Kriterien von Sokolov et Lyon den Vorzug gibt [102], beruft sich auf den 1962 veröffentlichten Expertenbericht der Weltgesundheitsorganisation (WHO), der bei der Bewertung einer Linkshypertrophie auch den Ekg-Daten größeren Wert beimißt. Eine raumvektorielle Analyse des Ekg-Bildes beim Hochdruck in besonderer Beziehung zur Nierenfunktion bietet Takasugi (1025/64).

Daß eine „Linkshypertrophie" auch infolge von Mißdeutung von Ekg-Anzeichen anderer Genese — in diesem Fall eines WPW-Syndroms — fälschlicherweise festgestellt wird, zeigt gelegentlich einer Besprechung des Ekg's bei der Hypertonie Bunse (148/64).

Mit den Ekg-Anzeichen einer Linksüberlastung bei Hochdruckkranken beschäftigten sich auch Perna et al. (778/64), Graff et Nitschkoff (377/64), Cernea et Balen (151/63), Solovjova (956/64) sowie Granata et al. (352/63), mit dem Vkg-Bild — Nevrtal et Kučera (724a/64), Fancini et al. (261/63) sowie Eshima et Oikawa (280a/64).

Sehr ausführlich werden die Ekg-Befunde bei der Hypertonie

---

[102] Sokolow, M. et Lyon, T.: Amer. Heart J. **37**, 161 (1949).

in einer Monographie von Humerfelt (428a/63) geschildert; den Einfluß einer hypotensiven Therapie auf das Ekg suchen Jacono et al. (442b/63) darzustellen.

Daß eine Dauerüberlastung der linken Kammer zu infarktähnlichen Ekg-Bildern führen kann, ist ja bekannt und wurde wieder einmal von einigen Autoren (257, 758/63) unterstrichen.

Fragen der Ekg-Diagnostik einer Linksüberlastung bei Kindern wurden auch in einigen Arbeiten berührt (112, 510, 833/63), ebenso wie die bei einer Linksüberlastung zu beobachtenden Leitungs- und Rhythmusstörungen (257, 983/63).

Linksüberlastung bei peripheren Zirkulationsstörungen

Ekg-Anzeichen einer Linksüberlastung wurden von einigen Autoren auch bei peripheren Zirkulationsstörungen (97, 145/63) festgestellt, was auch nicht weiter verwunderlich ist, da jede Störung des physiologisch optimal ausbalancierten Kreislaufes eine zusätzliche Belastung der linken Kammer bedeutet, die ja den größten Teil der hämodynamischen Herzarbeit zu leisten hat.

Besonders ausgeprägt waren diese Anzeichen in dem von Daimon et Kitamura (213a/64) beobachteten Fall einer Koarktation der Aorta abdominalis.

Daß auch pathologische Prozesse des Endokards dem linken Ventrikel eine größere Belastung auferlegen, wie es Rossi et Weber (797/63) gesehen haben, ist ebenso plausibel.

Ekg bei Überlastung der rechten Kammer

Die Bewertung der elektrischen Anzeichen einer Rechtsüberlastung ist kraft bestimmter Umstände, in erster Linie — einer physiologischen Präponderanz partieller Linksvektoren — schwieriger, als die einer Linksüberlastung.

Daher ist es auch nicht verwunderlich, daß diesem Gebiet der elektrokardiologischen Diagnostik von Jahr zu Jahr mehr Publikationen gewidmet werden.

Die Ursachen der unterschiedlichen Situation der Formung des elektrischen Herzbildes bei Dauerüberlastung des linken bzw. rechten Herzens sind vielfältig. Als wichtigste dieser Ursachen sind an erster Stelle die unterschiedlichen anatomischen Eigenschaften der beiden Herzkammern, die den ungleichen physiologischen Belastungen entsprechen, sowie die verschiedene Pathogenese der eine Überlastung der linken bzw. rechten Kammer verursachenden Faktoren zu nennen.

Eine Überlastung der linken Kammer kann nur rein primär sein und wird unmittelbar durch einen erhöhten Widerstand seiner systolischen Leistung gegenüber oder — als relative Überlastung — durch diese systolische Leistung beeinträchtigende dystrophische Veränderungen des Myokardzustandes verursacht. Eine Überlastung der rechten Kammer ist nur in einem Teil primär — bei erhöhtem Widerstand an ihrer Ausgangsöffnung, den Pulmonalklappen oder im Bereich des kleinen Kreislaufes, während sie in anderen Fällen sekundär ist und erst nach Kompensation einer Überlastung weiter blutstromabwärts gelegener Herzabschnitte — des linken Vorhofes (bei den Mitralfehlern) oder gar der linken Kammer — in Erscheinung treten kann.

Dabei muß in Betracht gezogen werden, daß bei einer sekundären Überlastung der rechten Kammer meist schon eine durch verminderte Leistung der linken Kammer bedingte Verschlechterung der koronaren Zirkulation vorliegt. Dazu kommt, als erschwerender Faktor, eine Behinderung der Oxygenationsprozesse in dem der Stauung unterworfenen kleinen Kreislauf, wodurch die Trophik des Myokards der rechten Kammer noch weiter leidet.

Auch kommt bei gleichzeitiger (oder schon früher eingetretener) Überlastung der linken Kammer ein möglicher Neutralisationseffekt der entsprechenden Vektorenkräfte hinzu. Dies alles illustriert sowohl das Komplizierte am Problem der Rechtsüberlastung und, dementsprechend, ihres elektropathologischen Äquivalentes.

Mechanismen der Ekg-Deformationen bei Rechtsüberlastung

Sehr reichhaltig und überzeugend ist die Darstellung der Problematik der Ekg-Diagnostik der Rechtsüberlastung, die PHILLIPS et BURCH (737/63) bieten. Sie weisen erneut darauf hin, daß es die Rotation des Herzens um seine Längsachse im Uhrzeigersinne ist, die entscheidenden Einfluß auf die Konfiguration der in den unterschiedlichen Ableitungen zur Registrierung gelangenden Stromkurve ausübt. FRANKE et MARX (292/63) machen jedoch darauf aufmerksam, daß die Aussagekraft der durch die Rotation bedingten Verschiebungen der Richtung der QRS_F-Achse bei Bestehen eines Lungenemphysems weitgehend eingeschränkt wird (da dieses eine gleichzeitige Ablenkung des Herzens um seine Transversalachse nach rückwärts bewirkt).

Ekg bei „reiner" Pulmonalstenose

Prinzipielles Interesse beanspruchen Ekg-Veränderungen, die bei einer „reinen" Pulmonalstenose zu beobachten sind, bei der die Überlastung der rechten Kammer den einzig wirksamen pathogenetischen Faktor darstellt. In diesem Aspekt ist wieder auf die Arbeit von SCHERLIS et al. (830/63), STRANG et al. (901/63), BASSINGTHWAIGHTE et al. (59/63) und GUTHEIL (376/63) hinzuweisen. Alle diese Autoren äußern sich im Prinzip positiv über den Wert des Ekg's in der Bewertung des Grades der Rechtsüberlastung infolge einer Pulmonalstenose, wenn sie auch die dabei in Betracht zu ziehenden Schwierigkeiten erwähnen. Dieser Ansicht schließt sich auch SLADE (866/63) an. 90 Fälle einer „reinen" Pulmonalstenose, also bei intaktem Kammerseptum, untersuchten BOYLE et al. (127/64). Auch sie fanden zwar den Grad der Ausprägung von Anzeichen einer Rechtsüberlastung druckgebunden, doch hat sich die individuelle Streubreite als so groß erwiesen, daß auch Fälle mit hohem intraventrikulärem Druck und noch normalem Ekg zur Beobachtung gelangten. Bei der peripheren Pulmonalstenose waren die Ekg-Veränderungen mit denen bei einer valvulären Stenose identisch (DELANEY et al., 233/64). ROMODA et ISTVANFFY (791/63) berichten über die Ekg-Diagnostik der Pulmonalstenose von einem anderen Standpunkt — sie machen darauf aufmerksam, daß die Konfiguration des Kammerkomplexes, der sich mit einer in die Ausflußbahn der rechten Kammer eingeführten intrakardialen Elektrode registrieren läßt, in Gegenüberstellung zu den am selben Ort gewonnenen Druckwerten die Differenzierung einer Klappen- von einer Infundibularstenose auch ohne Angiokardiographie ermöglicht. Über die Auswirkungen einer operativen Korrektur der Pulmonalstenose auf das Ekg berichten PAPAZOGLOU et al. (707/63).

In einer Arbeit (138/63) wird das Ekg-Bild in einem Fall von Pulmonalatresie mit Dilatation der rechten Kammer, in anderen das bei Pulmonalstenose mit Septumdefekt (613/63) oder infolge einer konstriktiven Perikarditis (871a/64) behandelt. Einen anderen Fall einer Pulmonalatresie mit intaktem Kammersystem beschrieb EGENBERG (242a/63). Auch bei peripherer (kongenitaler) Stenose der Verzweigungen der Pulmonalarterie waren im Ekg Anzeichen einer Rechtsüberlastung festzustellen (ZĂGREANU et VLAICOU, 1131a/64; FEIEREIS, 290a/64).

Ekg-Bild bei Rechtsüberlastung und der rechtsventrikuläre Druck

Eine sehr interessante und diagnostisch — bei Beurteilung der Pulmonalstenosen — wichtige Frage, die einer Korrelation des Ekg-Bildes mit der Höhe des intraventrikulären Druckes, wird in mehreren Arbeiten berührt (376, 554, 830, 1004/63), wobei sich die R-Höhe in V 1 als recht guter Maßstab für die Höhe dieses Druckes erwiesen hat. Anhand seiner diesbezüglichen Beobachtungen gibt GUTHEIL (376/63), in 3 Gruppen eingeteilt, Kriterien für eine Zuordnung entsprechender Ekg-Zeichen und Druckwerte. Eine sehr ausführliche Betrachtung über Korrelationen zwischen rechtsventrikulärem Druck und den unterschiedlichen Ekg-Zeichen bringen PAPAZOGLOU et al. (706/63).

Mehrere Autoren haben sich wieder mit der Präzisierung des Ekg-Bildes einer Rechtsüberlastung abgegeben. Während PRYOR (809/64) als kasuistischen Beitrag zum Thema einen Fall mit klassischem S I, II, III-Syndrom demonstrierte, galten die meisten Arbeiten vorwiegend den diagnostischen Möglichkeiten thorakaler Ableitungen.

Da bekanntlich die durch eine Rechtsüberlastung bedingten Rotationen des Herzens die Projektion der QRS-Schleife auf die Transversalebene in besonders markanter Weise beeinflussen, haben sich um die Konfiguration dieses Komplexes in den BW-Ableitungen wiederum eine Anzahl von Autoren gekümmert (59, 376, 554, 589, 703, 737, 830, 831, 1017/63; 919/64). Den meisten Autoren erschien die Struktur der QRS-Komplexe in den Ableitungen V 1—V 2 mit ihrer Prävalenz positiv gerichteter Anteile überzeugend genug. Italienische Autoren (554, 589/63; 612, 613, 753a/64) haben dagegen wiederum neue Ableitungssysteme empfohlen, die die Eigenart der Projektion der QRS-Schleife bei Rechtsüberlastung noch auffälliger darstellen sollen.

Sehr aufschlußreiche Angaben über die Abhängigkeit der Struktur der QRS-Komplexe in V 1 von anatomischen Verhältnissen, insbesonders denen am Vorhofseptum, bringt die schon erwähnte Arbeit von PHILLIPS et BURCH (737/63). Diese Frage ist insoferne von überragender diagnostischer Bedeutung, als es gerade die anatomischen Verhältnisse des defekten Vorhofseptums sind, die zu entsprechenden Ekg-Zeichen führen können und einer „unblutigen" Vorfelddiagnostik dieser Herzmißbildung förderlich sein können [103].

Mit dem diagnostischen Wert der üblichen präkardialen Ableitungen in der Beurteilung einer Rechtsüberlastung beschäftigte sich auch HUMAN (445/64). An den 80 von ihm studierten Kranken konnte die Gültigkeit der wohlbekannten Kriterien in 80 Prozent der Fälle bestätigt werden, doch ließ sich keine unmittelbare Korrelation zwischen der Höhe der R-Zacken in diesen Ableitungen und dem rechtsventrikulären Druck feststellen. Es verdient vermerkt zu werden, daß auch dieser Autor eine systolische Überlastung der rechten Kammer als solche nicht identifizieren konnte (s. S. 163).

Da auch GIEGLER et FIEHRING (347/64) die Ekg-Diagnostik einer Rechtsüberlastung noch unbefriedigend erschien, bemühten sich diese Autoren (wie auch MAESTRINI, 612/64, u. a., siehe auch S. 18) dem Problem auf dem Wege neuer Ableitungen beizukommen. Sie benutzten dazu eine Modifizierung der schon seinerzeit empfohlenen Sternal-

---

[103] Die Beziehungen der Konfiguration des QRS-Komplexes in den BWA zu den intrakardialen Druckwerten und eventuellen Leitungsstörungen werden besonders übersichtlich von R. ZUCKERMANN (Grundriß und Atlas der Elektrokardiographie, III. Aufl., S. 143—145, Leipzig, 1959) dargestellt.

ableitungen (St 1—4) [104], bei denen die Elektroden entsprechend der Topographie des rechten Ventrikels placiert werden.

Die Bewertung der mit diesen Ableitungen erzielten diagnostischen Ergebnisse ist jedoch mit einer gewissen Skepsis aufzunehmen: während eine Diagnose der Rechtsüberlastung unter Zuhilfenahme dieser Ableitungen nach Angabe der Autoren in 70 Prozent der Fälle möglich ist, schätzen sie den diagnostischen Wert der routinemäßig zur Anwendung kommenden Kriterien (im Gegensatz zu anderen Autoren, darunter auch des eben zitierten HUMAN) auf nur 30 Prozent richtiger Ergebnisse. Im übrigen muß festgehalten werden, daß bei 2 der 3 von diesen Autoren als Illustration ihrer Thesen präsentierten Ekg-Beispiele Anzeichen einer Rechtsüberlastung auch abgesehen von den Sternalableitungen ohne weiteres klar zu erkennen sind. TAYMOR et al. (1033/64) haben an 29 Patienten mit einer Mitralstenose Kriterien für eine Früherfassung von Anzeichen einer Rechtsüberlastung im Frankschen Vkg herausgearbeitet.

Über das Verhalten des U-Vektors bei Rechtsüberlastung berichten SANO et al. (882/64).

Trotz der mannigfaltigen Vorschläge neuer Spezialableitungen wurde auch das Studium der diagnostischen Möglichkeiten der üblichen Routineableitungen in der Berichtsperiode nicht vernachlässigt. Die schon erwähnten MAZZOLENI et al. (654/64), die auch die Ekg-Diagnostik einer Rechtsüberlastung unzufriedenstellend finden, betonen, daß einigen der früher empfohlenen Kriterien — der Messung der Intrinsic-Deflection oder der Bewertung der Position der Transitionszone — kein diagnostischer Wert beigemessen werden kann (siehe auch S. 35). Dazu wäre festzustellen, daß CARTER et ESTES (165/64), die beim Studium der elektrokardiographischen Kriterien einer Herzhypertrophie die Bearbeitung ihres Materials einer Computer-Anlage überließen, doch eine statistisch bedeutsame Korrelation des Herzgewichtes sowohl zur Lage der Übergangszone, wie auch zur QRS-Dauer feststellen konnten.

TAKASHIMA (1024/64) empfiehlt zur Bewertung sowie Differenzierung der Links- bzw. Rechtshypertrophie des Herzens der mittleren summarischen Größe der RS-Zacken in den V 1 bis V 6 Ableitungen eine größere Bedeutung beizumessen. Dabei wurde vom Autor festgestellt, daß die „hohen" BWA (im 1. bzw. 2. ICR registriert), ein deutlicheres Bild bei einer Rechtsüberlastung ergeben, dagegen die „niedrigen" (im 6. ICR aufgenommenen) — bei Linksüberlastung überzeugender wirken.

ABEL et HERTLE (2/64) bedienten sich zum selben Zwecke der orthogonalen Vektorkardiographie.

---

[104] GADERMAN, E. et DONATH, K.: Verh. Dtsch. Ges. inn. Med. **67**, 114 (1961).

Reizleitung bei Rechtsüberlastung

Da bekanntlich eine intensive Dauerüberlastung der rechten Kammer zu Hemmungen der Reizleitung in den subendokardialen Verzweigungen des rechten Schenkels des His'schen Bündels führt, wird den Details dieser Erscheinungen fortlaufend entsprechende Beachtung geschenkt.

Einen experimentellen Beitrag zum Thema lieferten GAMBOA et al. (330/64), indem sie bei Patienten mit Rechtsüberlastung durch Reizung der rechten Seite des Kammerseptums (vermittels eines Elektrodenkatheters) einen experimentellen Rechtsblock produzierten.

Zwei Autorengruppen haben in der Berichtsperiode in Experimenten an Hunden die Aktivationsfolge des Myokards der freien Wand der rechten Kammer studiert. KYRIACOPOULOS et al. (555/64) konnten dabei feststellen, daß bei einer Rechtsüberlastung ohne Schenkelblock die Erregungsausbreitung vom Endokard zum Epikard der rechten Kammer dreimal schneller als gewöhnlich vor sich geht. Ein Rechtsblock, der sich am Herzen infolge einer Rechtsüberlastung entwickelt, unterscheidet sich in seinem elektrischen Bild nicht vom gewöhnlichen Bilde des Rechtsblocks.

Eine etwas andere Zielsetzung hatte die Arbeit von MOORE et al. (691/64). Diese Autoren haben an Hunden die Aktivationsfolge von 20—30 Oberflächenbezirken der rechten Kammer bei Überdehnung von Verzweigungen des rechten Schenkel des His'schen Bündels studiert. Sie kamen zur Überzeugung, daß es die Überdehnung der als intraventrikuläre „falsche Sehnen" ziehenden Verzweigungen des Reizleitungssystems ist, die im Ekg das Bild des partiellen Rechtsschenkelblocks produziert. Somit dürfte erwiesen sein, daß die Überlastung der rechten Kammer über den Dehnungsmechanismus wirksam wird. Diese Feststellungen entsprechen jedoch nicht den Befunden, die von DECK (228/64) im Experiment an den Purkinje-Fäden (von Schafen) erhoben wurden.

Die Aktivation des Kammermyokards bei einer Rechtsüberlastung studierten DOGLIOTTI et al. (252a/64) sowie BRUSCA et al. (144a/64).

In einer Reihe von Arbeiten (204, 657, 830, 831/63) wird insbesondere auf die Frage der Ausbildung von intraventrikulären Leitungsstörungen nach Art eines Rechtsblockes im Zusammenhang mit den durch die dauernde Rechtsüberlastung bedingten strukturellen Alterationen der rechten Kammer eingegangen.

Besonders bedeutungsvoll erscheint die Publikation von SCHERLIS et LEE (831/63), die anhand eines genauen Studiums von 8 Fällen eines transitorischen Rechtsblockes darlegen konnten, daß die Konfiguration des QRS in den rechten BW-Ableitungen sehr wohl eine Differenzierung des Bildes des Rechtsblockes (das öfter bei Vorhofseptumdefekten zu beobachten ist), von dem einer reinen Rechtshypertrophie (wie bei Pulmonalstenosen) ermöglicht. Die Initialvektoren der QRS-Schleife bleiben, nach den Ergebnissen dieser Untersuchungen, durch den Rechtsblock unbeeinflußt und zeigen so in „reiner" Form den Grad der Rechtshypertrophie an, während die durch den Block bedingten „späten" Vektoren markante positive Zacken vom R′-Typ im QRS-Bild der rechten BW-Ableitungen auch ohne echte Rechtshypertrophie verursachen können. Nach Entwicklung des Rechtsblocks vergrößern sich in diesen Ableitungen auch die tiefen S-Zacken.

In der Arbeit von DE PASQUALE et BURCH (204/63) wird darauf hingewiesen, daß bei einer Differenzierung von „harmlosen" RSR′-Bildern in den rechten BW-Ableitungen, die gar nicht so selten anzutreffen sind (in 44 von 870 normalen Ekg's), der Breite des QRS-Komplexes besondere Beachtung zukommt.

Daß die Beziehungen der positiven und negativen QRS-Anteile auch als diagnostische Argumente in Frage kommen und in Gestalt verschiedener Indices ausgedrückt werden können, bringt erneut PONOMAREV (751/63) in Erinnerung.

Obgleich bei Rechtsüberlastung die Beziehungen der QRS- und T-Vektoren als diagnostisches Argument weniger prägnant in Erscheinung treten, als es bei einer Linksüberlastung der Fall ist, wird doch von einigen Autoren auch auf sie erneut hingewiesen (59, 376/63).

Daß es nur eine konsequent vektoriell durchgeführte Analyse des Ekg-Bildes ist, die eine richtige Vorstellung von den wirksamen Kräften vermitteln kann, unterstreichen wiederum mehrere Autoren (126, 737, 943/63). GINSBERG et al. (332/63) berichten über 1 Fall von primärer pulmonaler Hypertension, bei dem das vektoriell interpretierte Ekg das einzige diagnostische Argument abgab.

Das Vkg bei Rechtsüberlastung

Das Vkg-Bild bei Rechtsüberlastung wird auch von verschiedenen Autoren beschrieben (49, 606, 665, 830, 831, 901, 1006/63; 1072a/64); in den meisten Fällen erweist es sich als sehr aufschlußreich. Auch in orthogonalen Ableitungssystemen ist das Ekg bei Rechtsüberlastung von einigen Autoren studiert worden (5, 943/63). Die Arbeit von HARUMI et al. (389/63) beleuchtet die Sonderfrage der Richtung der T-Schleife im Vkg sowohl bei Rechts- wie auch bei Linksüberlastung des Herzens.

Das Ekg beim Cor pulmonale

Viele schwierige Fragestellungen ergeben sich aus der alltäglichen Notwendigkeit, am Ekg die Anzeichen eines Cor pulmonale erkennen zu müssen — die in solchen Fällen das elektrische Bild bestimmenden

Haupt- und Nebenfaktoren sind ja bekannterweise sehr mannigfaltig.

In einer Übersicht versucht Sterz (986/64) das ganze Problem der Ekg-Diagnostik eines akuten, subakuten und chronischen Cor pulmonale entsprechend dem heutigen Stand der Erkenntnisse zu beleuchten und mit Beispielen zu belegen.

Mit den beim Cor pulmonale wirksamen pathogenetischen Faktoren setzt sich ausführlich Slochevski (943/64) auseinander. Der Autor mißt der bei diesem Zustand sich entwickelnden Hypoxie des Myokards, die auch als Ausdruck einer relativen Koronarinsuffizienz aufzufassen sei, eine ausschlaggebende Bedeutung zu.

Ekg beim Cor pulmonale acutum. Zur Frage des Cor pulmonale acutum äußerten sich, vom elektrokardiologischen Standpunkt aus, Soloff (876/63) und Parkin (710/63). Viel Neues brachten diese Arbeiten nicht. Parkin betont wieder einmal, daß die Ekg-Veränderungen beim Cor pulmonale acutum unspezifisch sowie auch flüchtig sind. Zur Differentialdiagnose gegenüber dem Hinterwandinfarkt empfiehlt er, wie vor ihm viele andere, die Längsschnittbeobachtung des Ekg's, das ja beim Hinterwandinfarkt eine zur Genüge bekannte Evolution aufweist. Soloff betrachtet die beim Cor pulmonale acutum erhebbaren Ekg-Zeichen vom vektoriellen Standpunkt und unterstreicht (wie übrigens auch Phillips et Burch, 737/63), daß diese durch eine prägnante Rotation des P-Vektors — ebenso wie der des Terminalvektors des QRS — nach rechts und vorne gekennzeichnet sind. Bei akuten Formen des Cor pulmonale kann das Ekg-Bild auch durch echte ischämische Vorgänge beeinflußt sein, bei den chronischen wirken sich sowohl die hämodynamische Überlastung als auch positionelle Faktoren aus. Die Autoren demonstrieren auch die im Experiment an Hunden registrierbaren Ekg- (und Vkg-) Veränderungen in Ableitungen mit über dem Herzen verschieden lokalisierten Elektroden. Zur selben Frage äußern sich auch Černohorsky et Dušek (153/63).

Sprüth et Lauer (970/64) analysieren die 94 von ihnen beobachteten Fälle einer Lungenembolie. Ekg-Veränderungen sahen sie in 81 Prozent der Fälle; danach erlaubt ein negativer Ekg-Befund noch nicht, eine Lungenembolie auszuschließen; dabei sind die Anzeichen einer akuten Rechtsüberlastung umso deutlicher, je früher das Ekg registriert wurde.

Bei der experimentell gesetzten Lungenembolie sahen Bohenszky et al. (109a/64) Ekg-Alterationen nur in 60 Prozent der Fälle.

In 2 Publikationen (865, 866/64) nimmt zum Problem des akuten Cor pulmonale Rudjakov Stellung. Er mißt dabei einem beim akuten Cor pulmonale zu beobachtenden QR-Typ des Kammerkomplexes in den rechten BW-Ableitungen eine besondere Bedeutung zu und erinnert an die von englischen Autoren [105] seinerzeit empfohlene Differenzierung von embolischen und asphyktischen Formen eines akuten Cor pul-monale.

Ekg beim Cor pulmonale chronicum. Einen viel größeren Raum in der Literatur der Berichtsperiode beanspruchen Arbeiten, die der Ekg-Diagnostik des Cor pulmonale chronicum gewidmet sind, oder die Frage dieser Diagnostik u. a. behandeln (126, 292, 309, 532, 593, 968/63; 89b/64). Wenn man vom schon allgemein Bekannten absieht, bleibt eigentlich nur einiges zu vermerken. PHILLIPS et BURCH (737/63) weisen darauf hin, daß das Herz beim Lungenemphysem sowohl einer systolischen als auch einer diastolischen Überlastung ausgesetzt ist (s. weiter S. 163). SPODICK et al. (890/63) vermerken, daß dabei das P pulmonale, als Zeichen einer rechtsatrialen Überlastung, ebenso wie Rhythmusstörungen, nur in vorgeschrittenen Fällen zu beobachten sind, während 25 Prozent der klinisch notorischen Fälle eines als Folge des Lungenemphysems sich entwickelnden Cor pulmonale chronicum keine entsprechenden Ekg-Zeichen aufweisen. BURCH et DE PASQUALE (126, 127/63) behaupten, in 8 von 20 ihrer Sektionsfälle eines Cor pulmonale chronicum *intra vitam* keine Ekg-Anzeichen einer Rechtsüberlastung gesehen zu haben.

Interessant sind die Untersuchungsergebnisse von ŽAK et al. (1150/64), die an 35 Sektionsfällen den Grad der Übereinstimmung des anatomischen Substrates eines Cor pulmonale chronicum mit den entsprechenden Ekg-Anzeichen prüften. Diese erwies sich (bei Beachtung nicht nur der „direkten", sondern auch der „indirekten" Ekg-Anzeichen!) als über-raschend hoch (94,3%), was allerdings in einem gewissen Widerspruch zu den erwähnten Befunden von BURCH et DE PASQUALE steht.

Offensichtlich handelt es sich auch hier, wie so oft in der elektro-kardiologischen Diagnostik, besonders bei Beurteilung der durch diffuse Einwirkungen ausgelösten Ekg-Veränderungen, um Fragen des Ausgangszustandes des Myokards, seiner Trophik, die das Verhältnis „wirkender Faktor — Veränderungen der EAH" entscheidend beein-flussen.

REINDELL et al. (834/64) äußerten sich ausführlich zur Patho-physiologie der pulmonalen Hypertonie und des chronischen Cor pul-monale. In der Aufteilung der bei diesen Zuständen bei 43 Patienten erhobenen Ekg-Befunden halten sie sich an eine frühere Publikation [106]. Die Autoren kommen zur Überzeugung, daß das Ekg im großen und ganzen der Intensität und der Dauer der Überlastung parallel geht, obgleich auch sie (wie alle anderen Beobachter!) Fälle mit autoptisch gesicherter Rechtshypertrophie bei normalem Ekg sahen — bei einer

[105] CAIRD, F. et STEINFELD, C. A.: Brit. Heart J. **21**, 313 (1962).
[106] ENENDEL, W. et al.: Klin. Wschr. **39**, 61 (1961).

pulmonalen Hypertonie bis 40 mm Hg erwies sich das Ekg in 50 Prozent der Fälle im Bereich der Norm. Dem Ekg-Bild beim pulmonalen Hochdruck galten auch die Mitteilungen von HUPKA et PALAT (448/64) sowie STEINBACH et GIEGLER (980/64).

SANTOLI et al. (883/64) veröffentlichten ihre Beobachtungen über den Einfluß der Atembewegungen auf das Ekg-Bild bei chronischen Lungenerkrankungen.

Die Beziehungen des Ekg-Bildes bei Patienten mit einem Lungenemphysem zur Hämodynamik des kleinen Kreislaufes studierten auch TARLOV et STEINHARDT (1028/64). Sie fanden keine Veränderung im Ekg solange der Pulmonaldruck in Ruhe im Bereich der Norm blieb und sich keine Anzeichen einer kardialen Insuffizienz entwickelt haben. Im übrigen betrachten die Autoren das P pulmonale nicht als unbedingt geltendes indirektes Anzeichen einer Überlastung der rechten Kammer. PONOMAREV et SMIRNOVA (793/64), die sich mit derselben Frage befaßten, kommen aber zu genau entgegengesetztem Schluß: anhand von 12 Sektionsfällen glauben sie das P pulmonale (wie auch eine Linksverlagerung der Übergangszone in den BWA) als zuverlässigstes Anzeichen einer Rechtsüberlastung betrachten zu dürfen. Der Widerspruch der beiden oben erwähnten Äußerungen ist wohl darauf zurückzuführen, daß TARLOV et STEINHARDT sich mehr vom theoretischen Standpunkt aus äußerten, während PONOMAREV et SMIRNOVA die Erfahrung an Fällen mit letalem Ausgang sprechen ließen.

Mit den Möglichkeiten des Ekg's in der Diagnostik des Cor pulmonale chronicum beschäftigten sich auch DOBREANU-ENESCU et al. (252/64), BENGOLEA et al. (68/63), FRANKE et al. (291/63), GRUBER et al. (388 b/64), STERZ (986 a/64) sowie WAREMBOURG et al. (1094 a/64).

SCHWARZBACH (913/64) publizierte seine Ekg-Beobachtungen an 25 Patienten mit einem chronischen Cor pulmonale im Stadium der Dekompensation. Der Autor schenkt besondere Beachtung der Konfiguration des P V1 und stellt dabei fest, daß sich oft sowohl eine Überhöhung der positiven, ersten Phase (des P dextrocardiale), als auch eine Verstärkung der negativen, zweiten Phase (des P sinistrocardiale) beobachten läßt. In zwei Drittel der Fälle kommt es dann zur Ausbildung des vollen biphasischen P cardiale. Bei langdauernder Dekompensation werden jedoch die P-Wellen labil, es treten schwer reversible intraatriale Leitungsstörungen sowie mannigfaltige Rhythmusstörungen auf.

Ihre Erfahrungen am Ekg bei Patienten mit einem chronischen Cor pulmonale publizierten auch CISNEROS (188/64), LABOS (532/63) sowie DE MICHELI et al. (237/64).

Daß der Grad der Ausprägung des entsprechenden Ekg-Bildes auch von der Intensität der beim Lungenemphysem bestehenden Ventilationsveränderungen abhängig ist, wird von FRANKE et MARX

(292/63) betont. Bedeutsam sind die Angaben von Trinquet et al. (951/63), die bei einer spirographischen Untersuchung von 2500 an einer respiratorischen Insuffizienz leidenden Patienten Ekg-Anzeichen einer Rechtsüberlastung nur bei einer Atmungsrestriktion von über 50 Prozent feststellen konnten. Jedlička et al. (455/63) betonen aufgrund der von ihnen durchgeführten Untersuchungen, daß es nicht die Respirations-Azidose ist, die Ekg-Veränderungen hervorzubringen imstande ist; Mito (647/63) sah in seinen Tierversuchen Anzeichen einer Rechtsüberlastung unter den Bedingungen einer experimentell herbeigeführten Anoxie. Daß die Höhenwirkung als solche Ekg-Zeichen einer Rechtsüberlastung bedingen kann, wurde schon früher erwähnt (640/63).

In der gemeinsam mit de Pasquale publizierten Arbeit weist Burch (126/63) darauf hin, daß das Ekg-Bild beim Cor pulmonale nicht nur von positionellen und myogenen Faktoren, sondern auch vom isolierenden Effekt der überdehnten Lunge beeinflußt wird.

Ekg bei Lungenerkrankungen. Trotz der Vielfalt der dabei in Wirkung tretenden pathogenetischen Faktoren gehören alle Beobachtungen über das Ekg bei Lungenerkrankungen in den Bereich der Elektrokardiologie des „erweiterten" Cor pulmonale chronicum.

Ekg-Veränderungen bei Patienten mit einer Lungentuberkulose werden recht oft erwähnt (327, 444, 450, 451, 540, 603, 715, 716, 729, 1023/63). Daß dabei eine eventuelle Rechtsüberlastung des Herzens nur einer der vielerlei wirksamen Faktoren ist, braucht nicht besonders betont zu werden.

Dasselbe gilt auch für Ekg-Veränderungen, die bei anderen Erkrankungen der intrathorakalen Organe festgestellt werden können (422, 663, 682, 701, 702, 886/63).

Als zu diesem Thema gehörig ist auch eine Arbeit von Pór et al. (797/64) zu erwähnen, die ihre Beobachtungen an 27 mit der Silikose behafteten Kranken zur Mitteilung brachten. Weder durch das Ekg, noch durch das Vkg wurden irgendwelche wesentliche oder interessante Befunde erhoben, dementsprechend zeigte auch der berechnete Ventrikelgradient keine Abweichungen von der Norm.

Dagegen berichten Bravo et Alzua (135/64) darüber, daß sie bei Arbeitern in Betrieben mit schlechter Luftkondition (Staub, Rauch usw.) auffällig oft Alterationen der P-Zacken beobachten konnten. Seine Erfahrungen beim Studium der Ekg's an 549 Fällen von Silikose legt Goullaud (178/63) nieder.

Es sei auch ein kasuistischer Beitrag von Falkiewicz et al. (286/64) erwähnt, die bei einem 51jährigen Bergarbeiter mit Bronchitis, Silikose und Ateminsuffizienz Anzeichen eines sehr labilen Repolarisationsvorganges feststellen konnten, den die Autoren durch einen schwankenden Tonus des sympathischen Systems erklären. Inwieweit die Erscheinung mit der Grunddiagnose zusammenhängt, bleibt ungewiß.

Mit dem Ekg bei der Silikose beschäftigten sich auch CHERCHI et al. (179 a/64); bei infolge unspezifischer Lungenerkrankungen gestörter Funktion der äußeren Atmung — PONOMAREV (792/64). Statistische Erhebungen an den Ekg-Befunden von Kranken mit chronischen Bronchopneumopathien stellte FARINA (287/64) an.

BORSO et al. (103/63) beschäftigten sich mit dem Ekg an Bronchialasthma leidender Kinder aus statistischer Sicht. Das Vkg von Kindern mit einem Bronchialasthma erwies sich nach den Beobachtungen von QUIVERS et al. (820/64) in 29 von 30 Fällen abnorm und zwar durch eine Ablenkung der QRS-Schleife nach rückwärts in 27 von 29 Fällen. Dagegen konnten die im Ekg sichtbaren Zeichen einer Vorhofhypertrophie im Vkg nur in einem Drittel der Fälle festgestellt werden.

Mit dem Vkg von Kindern mit einem Bronchialasthma beschäftigte sich auch DEJEVA (231/64).

Rhythmusstörungen beim Cor pulmonale. Zur Frage der Rhythmusstörungen beim chronischen Cor pulmonale äußerten sich KORALNIK et BERGOZ (533/64). Solche Störungen fanden sich an ihrem Krankengut von 459 Patienten mit einem Cor pulmonale chronicum vorwiegend bei gleichzeitigem Vorhandensein sicherer Anzeichen einer Atherosklerose. Bei einigen Patienten traten flüchtige „ischämische“ T-Alterationen auf, denen die Autoren jedoch keine besondere Bedeutung beimaßen. 25 Prozent ihres reichen Ekg-Materials wies Anzeichen einer Rechtsüberlastung auf, dagegen war das Bild eines Rechtsblocks nur in 12 Prozent der Fälle zu beobachten.

Rhythmusstörungen beim Cor pulmonale chronicum waren auch Gegenstand einer Mitteilung von NATH et al. (719/64); PORFIRJEV (798/64) berichtet über Ekg-Veränderungen, die er bei einer Prednison-Behandlung von Patienten mit Bronchialasthma, Lungenemphysem und Pneumosklerose zu beobachten Gelegenheit hatte. Das Prednison schien, wie alle Glukokortikoide, die Empfindlichkeitsschwelle des Myokards adrenergischen Einflüssen gegenüber herabzusenken und dadurch Rhythmusstörungen zu provozieren.

Rechtsüberlastung bei Erkrankungen der peripheren Gefäße

Einen durchaus interessanten kasuistischen Beitrag bringen DICKSON et al. (214/63). Sie beobachten Ekg-Anzeichen einer akuten Rechtsüberlastung nach dem Durchbruch einer aneurysmatisch erweiterten *Aorta abdominalis* in die *Vena cava inferior*. An die diagnostische Hilfe, die diese Beobachtung bei den extrem seltenen Fällen einer solchen

abdominellen Katastrophe erweisen könnte, wird allerdings nur retro-
spektiv gedacht; eine rechtzeitige Diagnose würde eventuell zur Indikation eines operativen Eingriffes beitragen.

Bei Venenthrombose sahen DEBENEDETTI et RAVERA (226/64)
gelegentlich Veränderungen, die von den Autoren durch eventuelle
pulmonale Komplikationen erklärt werden.

Interessant ist eine Beobachtung von DUMPE et KOSTENKO (265/64),
die an einem Fall einer durch Thrombose bedingten Stenosierung der
oberen Hohlvene im Ekg Anzeichen eines Überwiegens der linksatrialen
Vektoren sehen konnten — als Ausdruck einer Unterbelastung des
rechten Vorhofes gedeutet.

Zur Klärung der Frage der Ekg-Anzeichen einer Rechtsüberlastung
haben noch einige Publikationen beigetragen (192, 206, 279, 712/63;
1069/64). Die in diesen Arbeiten niedergeschlagenen Erkenntnisse
decken sich weitgehendst mit denen, die im Zusammenhang mit den
von uns erörterten Spezialfragen schon früher formuliert worden sind.
Eine Monographie über das Cor pulmonale veröffentlichten TOURNIAIRE
et al. (1042/64) [107].

Ekg beim Bernheim-Syndrom

Zu dem seltenen (bis jetzt in der Literatur bloß 7 Fälle beschrieben!)
und seit seiner erstmaligen Beschreibung (1910) vielfach umstrittenen
Bernheim-Syndrom, das mit der dafür charakteristischen Hypoplasie
der rechten Kammer ein Gegenstück zu den Krankheitsbildern mit
deren Hypertrophie bietet, gab es 2 kasuistische Beiträge. Im Ekg des
von REEVE et MACDONALD (832/64) beobachteten Kranken waren
Anzeichen einer verringerten Aktivität der rechten Kammer in Verbindung mit Anzeichen einer Überlastung des rechten Vorhofes zu
sehen. Die zweite Mitteilung (DRAGO et AQUILINA, 258/64) berichtet
über Ekg-Anzeichen einer Linksüberlastung mit Linksblock, die in
diesem Fall zur Beobachtung gelangten.

Ekg bei Überlastung beider Kammern

Die Frage des elektrischen Herzbildes bei kombinierter biven-
ventrikulärer Überlastung, auf die noch anhand eines Berichtes über
das Ekg bei den Herzklappenfehlern und Herzmißbildungen eingegangen
werden wird, ist in mehreren Arbeiten berührt worden (249, 515, 844/63).
Dabei muß im Auge behalten werden, daß eine gleichzeitige Rechts-
Linksüberlastung nicht nur dann vorliegt, wenn die Rechtsüberlastung
sekundärer Natur ist, sondern auch dann, wenn neben den eine primäre

---

[107] Besprechung von Y. BOUVRAIN in Arch. Mal. Coeur 1, 150 (1965)

Rechtsüberlastung verursachenden Faktoren auch solche am Werke sind, die die linke Kammer schädigen.

Bowen et al. (126/64) haben das Problem unter Zuhilfenahme der Frankschen orthogonalen Ableitungen angeschnitten. Das mit einer Computer-Anlage durchgeführte Studium der Ergebnisse einer detaillierten vektoriellen Analyse läßt die Autoren zum Schluß kommen, daß es doch gewisse anatomisch-elektrische Parallelitäten gibt, wobei die Relation der Wandstärke der rechten und linken Kammer am besten durch die Richtung des 0,04″ QRS-Vektors wiedergegeben wird. Dabei korreliert die Wandstärke der rechten Kammer, isoliert betrachtet, am engsten mit dem 0,05″ Vektor der QRS-Schleife, insbesondere an den frontalen und transversalen Ableitungen (Achsen X und Y) gemessen.

Daß bei einer kombinierten Überlastung beider Kammern trotz der Wirkung des Neutralisationsmechanismus die Zeichen der Überlastung der einen der beiden Kammern oft überwiegen, betonen mehrere Autoren (292, 455, 830, 831/63; 951/64). Kechker et Pokrovskaja (504/64) haben mit dem Akulinichevschen Vkg-System ausgiebige Studien über die elektrischen Anzeichen einer Hypertrophie der beiden Kammern bei Bestehen eines Rechtsblocks angestellt; in derselben Richtung liegt auch eine Arbeit von Makolkin et Sivkov (617/64). Meurer et Lecher (670/64) berichten über Ekg-Befunde bei gleichzeitiger Hypertonie und Lungenemphysem. Vkg-Studien an Kranken mit Kammerhypertrophie und Schenkelblock hat auch Pracka (801/64) betrieben.

Vom pädiatrischen Standpunkt haben sich mit der Frage der biventrikulären Überlastung Colloridi (168/63) sowie Granata et al. (353/63) beschäftigt.

Ekg bei Druck- und Volumenüberlastung

Einen recht beachtlichen Platz in der den Problemen der Ekg-Diagnostik der Überlastung des Myokards gewidmeten Literatur beansprucht die Diskussion der Möglichkeit, am Ekg Anzeichen einer systolischen Überlastung von denen einer diastolischen zu differenzieren [108]. Da diese Grundtypen einer hämodynamischen Überlastung des Myokards bestimmten Defekten der Struktur des Herzens entsprechen, kommt der Möglichkeit ihrer Differenzierung eine große Bedeutung in der Diagnostik von Herzmißbildungen zu.

Während die Mehrzahl der Autoren diese Möglichkeiten bejahen, sind andere bedeutend skeptischer gesinnt.

Der schon erwähnte J. Schmidt (833, 834/63) meint, daß eine

---

[108] Seit der Publikation von Cabrera u. Monroy: Amer. Heart J. **43**, 561 (1952).

Unterscheidung der systolischen und diastolischen Überlastung sowohl pathogenetisch zu vertreten, wie auch nach dem Ekg durchzuführen wäre — bei der systolischen, der Widerstandsbelastung, sind die Hauptindizien einer Dauerüberlastung der linken Kammer — die Divergenz der QRS- und T-Achsen — viel ausgeprägter, als bei einer Volumenbelastung [109].

So et BLÖMER (951/64) glauben auch, am Ekg eine Prävalenz der Volumenüberlastung erkennen zu können und finden, daß für diese intraventrikuläre Leitungsstörungen charakteristisch sind — also vor allem QRS-Verbreiterungen. Einen ähnlichen Standpunkt nehmen auch SCHAD et al. (820/63) sowie WAREMBOURG (983/63) ein. STASINSKI et OLEJNICZAK (977/64) haben die Beobachtung gemacht, daß für eine Volumenbelastung eine auffallende Querstellung der QRS-Vektoren charakteristisch ist.

Zur Frage der Abhängigkeit der QRS-Dauer vom Typ einer hämodynamischen Überlastung des Myokards äußern sich auch GILLMANN et BETZNER (349/64). Auch ihren Beobachtungen entsprechend wird die QRS-Zeit durch eine reine Druckbelastung nur in geringem Grade, in einem höheren — durch die Volumenbelastung und am stärksten — durch die kombinierte Belastung verlängert.

Diese Erfahrungen stimmen voll mit den Experimentalergebnissen von DECK (228/64) überein (s. S. 34).

Auch die Synchronokardiographie glaubt einen Beitrag zum Problem der Differenzierung der beiden Belastungstypen bieten zu können (KAROLCZAK et al., 499/64).

Mit der Frage der Möglichkeit einer Differenzierung der systolischen und diastolischen Überlastung der linken Kammer beschäftigten sich insbesondere auch DIEDERICH et al. (247/64). Im Resultat einer detaillierten Analyse von 164 Beobachtungen an Patienten mit einer durch angeborene und erworbene Herzfehler bedingten Linkshypertrophie kommen diese Autoren zu einer gegenteiligen Überzeugung. Sie behaupten, daß die beiden Belastungstypen weder am Zeitpunkt des oberen Umschlagpunktes des QRS-Komplexes in den BWA, noch an anderen Ekg-Zeichen differenzierbar sind. Die bei einer dauernden Linksüberlastung feststellbaren quantitativen Differenzen der Erregungsrückbildung sind, nach Ansicht. dieser Autoren, durch unterschiedliche Deckung des O_2-Bedarfes des überlasteten Myokards zu erklären, die ihrerseits durch eine Reihe von Faktoren bestimmt wird — wie vom koronaren Perfusionsdruck, dem systolischen intramyokardialen Druck und der Kontraktionsform des Herzens.

Auch BILGER et al. (93/64) sind zu identischen Schlüssen gekommen.

---

[109] S. auch Monographie von SCHMIDT (Anm. 99).

Eine von ihnen an 50 Patienten mit einer Aorteninsuffizienz (— Prototyp der Volumenüberlastung!) und 25 mit einer valvulären Aortenstenose (systolische Überlastung!) durchgeführte vergleichende Untersuchung zeigte keine prinzipiellen Unterschiede, dagegen zeichnete sich das Ekg bei Patienten mit einer Isthmusstenose, trotz gleich intensiver Überlastung der linken Kammer, durch mildere Überlastungszeichen aus — offensichtlich infolge der bei diesem Zustand besseren koronaren Durchblutung.

BARTH et al. (67/64) haben an 66 von ihnen beobachteten Fällen eines Defektes des Vorhofseptums auch keine sichere Beziehung zwischen einer Druck- oder Volumenbelastung und irgendwelchen Ekg-Anzeichen feststellen können.

BASSINGTHWAIGHTE et al. (59/63) meinen, daß die vermeintlichen Ekg-Anzeichen einer systolischen oder diastolischen Überlastung in weniger ausgeprägten Fällen irreführend sein könnten. PHILLIPS et BURCH (737/63) weisen ihrerseits darauf hin, daß eine isoliert systolische (Druck-) oder isoliert diastolische (Volumen-) Überlastung nur bei einem geringen Teil der Patienten mit einer Rechtsüberlastung gegeben sei — insbesondere beim Cor pulmonale chronicum trägt die Überlastung in den meisten Fällen einen gemischten Charakter.

Somit bleibt die Diskussion über die Möglichkeit, aus dem Ekg eine systolische Überlastung von der diastolischen zu differenzieren, offen [110].

Eine end-diastolische Sonderform der Linksüberlastung, die sich bei angeborenen Herzfehlern beobachten läßt, erwähnen SOLOFF et INGLESSIS (954/64). Diese Form ist vor allem durch eine QRS-Verbreiterung charakterisiert; sie ist auszuschließen, wenn die Dauer des Anfangsteiles des Kammerkomplexes 0,085″ nicht überschreitet.

Ekg-Anzeichen einer Überlastung der Vorhöfe

Während die Ekg-Anzeichen einer Überlastung der Kammern recht augenfällig sind und schon früh als solche erkannt werden, sind die entsprechenden Anzeichen einer hämodynamischen Überlastung der Vorhöfe viel weniger markant und wurden viel später ins Rüstzeug der elektrokardiologischen Diagnostik aufgenommen [111].

Diese Differenz in der Ausprägung der Ekg-Anzeichen einer Kammer- und einer Vorhofüberlastung wird vornehmlich durch 4 Hauptursachen bewirkt — die relativ geringe Masse des Vorhofmyokards, das die Quelle der im Verlaufe der Vorhoferregung in Erscheinung tretenden vektoriellen Kräfte ist; die niedrige hämodynamische Belastung, der dieses Myokard

---

[110] Über systolische und diastolische Überlastung der Vorhöfe s. S. 166.
[111] Seit WINTERNITZ, 1935.

sowohl in der Norm, als auch unter pathologischen Verhältnissen ausgesetzt ist; das meist relativ bescheidene Ausmaß der durch Änderungen der Hämodynamik bewirkten Verlagerungen (Rotationen) der Vorhöfe und schließlich die im Vergleich zu den unterschiedlichen intraventrikulären Leitungsstörungen geringen, durch Einwirkung hämodynamischer Faktoren bedingten, Alterationen der intraatrialen Leitung (als Ausnahme müßte hier das Phänomen der Flimmerarrhythmie erwähnt werden, das auch hauptsächlich durch Leitungsstörungen im hämodynamisch überlasteten linken Vorhof verursacht wird und im nächsten Kapitel abgehandelt wird).

Die Gesamtzahl der den Ekg-Zeichen einer Vorhofüberlastung gewidmeten Arbeiten verhält sich zur Zahl derer, die der Überlastung der Kammern gilt, wie die Masse der Vorhöfe — zur Masse des Ventrikelmyokards.

MILLER et SPERTUS (680/64) sowie PARKIN (760a/64) widmen dem Ekg bei Überlastung der Vorhöfe Übersichten, denen sie eine Analyse ihrer eigenen Beobachtungen anschließen. Neue Erkenntnisse bringen diese Arbeiten nicht; es wäre nur zu erwähnen, daß die Autoren betonen, große P-Wellen in den rechten BWA seien oft bei Herzinsuffizienz zu beobachten.

Überlastung des linken Vorhofes

Wenn man sich zuerst den Ekg-Anzeichen einer Überlastung des linken Vorhofes zuwenden will, so muß man feststellen, daß diesbezügliche Arbeiten der Berichtsperiode sich fast nur um eine sekundäre Überlastung kümmern, also um eine, die als Folge einer Insuffizienz der linken Kammer anzusehen ist.

So betonen SUTNICK et SOLOFF (912/63), daß die bekannten Zeichen einer hämodynamischen Überlastung des linken Vorhofes bei einer Aortenstenose nur in schweren, hämodynamisch signifikanten Fällen zu beobachten sind. Dies ist ja nicht weiter verwunderlich, da diese Zeichen auf eine Erhöhung des enddiastolischen linksventrikulären Druckes mit konsekutiver systolischer Überlastung des linken Vorhofes hindeuten.

Daß dieselbe Bewertung den Anzeichen einer Überlastung des linken Vorhofes zukommt, die im Gefolge einer dauernden und intensiven arteriellen Hypertension auftreten können, wird von Ross (796/63) dargelegt. Interessant ist es, daß LÜBECK et al. (581/63) feststellen konnten, daß bei 35 Hochdruckkranken mit Anzeichen einer Überlastung des linken Vorhofes in 20 Fällen bei Druckabfall eine Normalisierung der P-Zacken zu beobachten war. Die Autoren ziehen daraus den wohlberechtigten Schluß, daß das Vorhof-Ekg bei seiner genauen Beobachtung recht subtile hämodynamische Veränderungen widerzuspiegeln imstande ist.

Über Ekg-Anzeichen einer Überlastung des linken Vorhofes bei Koronarerkrankungen berichtet in 2 Arbeiten GROSS. Die eine (367/63) ist vornehmlich der Frage der Dauer der P-Welle gewidmet, wobei festgestellt wird, daß dabei diese Welle meist verbreitert ist; eine sichere diagnostische Bedeutung sei jedoch nur einer über 0,12″ hinausgehenden P-Dauer zuzumessen.

Die andere Arbeit (368/63) befaßt sich vorwiegend mit der Richtung des P-Vektors. Es wird hier (unseres Wissens — erstmalig) festgestellt, daß der P_F-Vektor [112] in solchen Fällen nicht nach links, wie bei einer gewöhnlichen Überlastung des linken Vorhofes. abgelenkt wird, sondern nach rechts (von im Durchschnitt $+45,8°$ bei einer Kontrollgruppe zu $+67,5°$). Dies wird vom Autor durch eine Verminderung des P_{sin}-Anteiles am summarischen P-Vektor erklärt und als Zeichen einer Schädigung des Myokards des linken Vorhofes gewertet. Dieser Feststellung kann, falls sie durch weitere Beobachtungen erhärtet wird, eine ernste diagnostische Bedeutung zukommen. Ekg-Anzeichen einer Überlastung des linken Vorhofes wurden auch bei einer angeborenen Mitralstenose beobachtet (s. S. 177). Mit der Überlastung des linken Vorhofes beschäftigten sich auch AREVALO et al. (33a/63).

Überlastung des rechten Vorhofes

WAREMBOURG et al. (982/63) versuchen zu klären, ob es anhand der Ekg-Anzeichen einer Überlastung des rechten Vorhofes möglich sei, deren prävalent systolischen oder diastolischen Charakter zu differenzieren. Sie kommen zur Überzeugung, daß dies wohl kaum der Fall ist.

Die Frage der Ekg-Anzeichen einer sekundären Überlastung des rechten Vorhofes beim Eintreten einer Dekompensation der rechten Kammer wurde von mehreren Autoren berührt, die sich mit dem Ekg des Cor pulmonale beschäftigten (292, 830, 876, 886, 890/63).

Die akute Belastung der Vorhöfe im Gefolge einer körperlichen Überanstrengung bespricht CORTES (173/63). Diese sei an einer Änderung der Konfiguration der P-Welle zu erkennen, wobei als Hauptanzeichen einer Vergrößerung der Vorhöfe eine Ablenkung des P-Vektors nach rückwärts zu betrachten ist.

FRAGOYANNIS et al. (289/63) machen erneut darauf aufmerksam, daß die gewöhnlichen Kriterien einer Überlastung des rechten Vorhofes — vor allem die Rechtsablenkung des P-Vektors — beim Bestehen einer

---

[112] S. Anm. 39.

Tachykardie nur mit Vorsicht angewandt werden können. Mit dem
P pulmonale beschäftigte sich auch KOGAN (528/64).

Der Index von Macruz. Mit der diagnostischen Bedeutung des
Index von MACRUZ [113] setzen sich HUMAN et al. (428/63) kritisch aus-
einander. Die Autoren kommen zum logischen Schluß, daß dieser
Index keine Möglichkeiten bietet, eine isolierte Belastung des rechten
Vorhofes von einer kombinierten Druckbelastung der beiden Vorhöfe
zu differenzieren. Die Autoren meinen allerdings, daß eine Registrierung
des Ekg's mit einem höheren Verstärkungsgrad der diagnostischen
Auswertung der Konfiguration der P-Zacken förderlich wäre. Mit
dem Index von MACRUZ haben sich auch BONGINI et al. (117/64) und
TRONCONI et al. (1048/64) beschäftigt.

Sehr Interessantes und Wichtiges berichteten HANWOOD et SEL-
VESTER (385/63) anläßlich der 36. Wissenschaftlichen Tagung der
amerikanischen kardiologischen Gesellschaft. Sie konnten recht überzeugend zeigen, daß bei entsprechender Verstärkung der an der Oberfläche des Körpers erfaßbaren Potentialdifferenz und ihrer Registrierung
mit der Vkg-Methode sich Anzeichen einer Überlastung des rechten
(bei Vorhofseptumdefekten) oder des linken Vorhofes (bei Mitralstenose)
viel besser darstellen ließen, als durch das Routine-Ekg. Im übrigen
kommen sie zu dem wichtigen Schluß, daß eine Vorhofvergrößerung
auch ohne Änderungen der Vektorenkräfte möglich ist; die Ekg-Kriterien einer Vorhofüberlastung betrachten die Autoren im Lichte ihrer
Beobachtungen auch als revisionsbedürftig.

Anläßlich der erwähnten Tagung trugen COSMA et al. (177/63)
auch die Ergebnisse ihrer mit Computers durchgeführten Analyse
der im orthogonalen Frankschen Ableitungssystem registrierten Atrio-
gramme vor. Bei Programmierung von insgesamt nur 7 Anzeichen
ergab sich die Möglichkeit, in 85 Prozent der Fälle das Wesen der
erfaßten Erscheinung richtig zu erkennen. Eine Beachtung der P-Breite
verbessert, nach Ansicht dieser Autoren (die der üblichen widerspricht!),
nicht die Identifizierung eines P mitrale, entscheidend sei die Richtung
und Größe des P-Vektors. Die Arbeit gibt auch der Überzeugung Ausdruck, daß die Anwendung elektronischer Auswertungssysteme die
Aussicht einer Verbesserung der Diagnostik biete.

Mit der Bedeutung der durch das Ekg gebotenen Möglichkeiten
einer Bewertung des intraatrialen Druckes beschäftigt sich CHLEBUS
(164/63); eine allgemeine Betrachtung über die klinische Bedeutung
der P-Welle bringt auch ABILDSKOV (7/63).

Es seien hier kurz auch bereits zitierte Arbeiten erwähnt, bei denen
Hinweise auf eine Überlastung der Vorhöfe in anderen Zusammenhängen

---

[113] MACRUZ, R. et al.: Circulation **5**, 882 (1958).

zu finden sind: 61/64 (idiopathische Myokardhypertrophie); 135/64 (P-Alterationen bei Arbeitern in Betrieben mit schlechter Luftkondition); 793, 913, 1028/64 (Cor pulmonale chronicum); 820/64 (Kinder mit Bronchialasthma); 832/64 (BERNHEIM-Syndrom). CASSANO (167/64) sah die bekannten Ekg-Anzeichen einer primären Überlastung des linken Vorhofes am Sektionsfall einer seltenen Anomalie — einer angeborenen ringförmigen Verengerung des Mitralostium.

In einem Fall von Fibroelastose des Myokards sahen VERGER et al. (1070/64) Anzeichen einer prädominanten Läsion des linken Vorhofes mit entsprechenden Alterationen des Ekg's.

Ekg-Anzeichen einer im Zusammenhang mit Klappenfehlern oder Herzanomalien auftretenden Vorhofüberlastung werden als Regel bei Besprechung dieser erwähnt.

Speziell dieser Frage gilt jedoch eine Arbeit von MORRIS et al. (698/64). Die Autoren studierten im Detail die Konfiguration der P-Wellen an 113 Gesunden und 100 Patienten mit unterschiedlichen Klappenfehlern. Als einzig aussichtsreichen Zugang zur diagnostischen Interpretation der Formschwankungen dieser Welle betrachten die Autoren eine besondere Beachtung der P-Welle in V 1, also des P_{sin} sowie der Beziehungen der beiden Anteile dieser Welle in den rechten BWA.

Es wird jedoch unterstrichen, daß keinerlei Alterationen des End-teiles der P-Welle als für die eine oder andere Art eines Klappenfehlers spezifisch zu betrachten sind, da es sich in einem jeden Fall um hämo-dynamisch bedingte Sonderbeziehungen anatomischer und elektro-physiologischer Faktoren handelt.

BODNÁR et BÜKY (108/64) fanden, daß die P-Alterationen bei Patienten mit Mitralfehlern in enger Beziehung zum linksatrialen Druck stehen, wobei die untere, auf die Konfiguration der P-Welle einwirkende, Druckgrenze bei 20 mm Hg liege; Vorhofflimmern wurde nur bei einem über 30 mm Hg betragenden linksatrialen Druck beobachtet.

(Über die beim chronischen Cor pulmonale beobachteten P-Al-terationen siehe die Arbeit von SCHWARZBACH, 913/64, S. 159.)

Das Ekg bei Klappenfehlern

Das Ekg eines Kranken mit einem erworbenen Herzklappenfehler oder mit angeborener Herzmißbildung ist nicht selten einmalig. Das Bild der EAH wird dabei nicht nur von den ständig wirkenden Faktoren wie Alter, Körperbau und die jeweilige Herzfrequenz beeinflußt, sondern ist in einer ganz besonderen Weise von der Art des Defektes, dem Grad seiner Ausbildung und der Dauer seines Bestehens abhängig. Diese Faktoren sind es, die, neben dem Ausgangszustand des Myokards, von dem seine Fähigkeit zu adaptativ-kompensatorischer Reaktion in entscheidendem Maße abhängt, das resultierende Ekg-Bild bestimmen.

Während eine isolierte primäre Überlastung von Myokardabschnitten, die die Wandung bestimmter Herzhöhlen bilden, zu Ekg-Veränderungen führt, die in ihrer Eigenart relativ leicht erkennbar sind, erfordert in komplizierteren Fällen, besonders denen der Herzmißbildungen, die richtige Aufschlüsselung des Ekg-Bildes ein gewisses Maß von Erudition, Erfahrung und trainiertem visuellen Auffassungsvermögens.

Das Ekg einiger Prototypen isolierter primärer Überlastung bestimmter Herzmuskelabschnitte (wie bei der Aorten- und Pulmonalstenose) wurde schon im rein pathogenetischen Schnitt abgehandelt.

Das elektrische Herzbild in Fällen einer kombinierten (sowohl mehrfachen primären, wie auch zum Teil primären, zum Teil sekundären) Überlastung des Herzmuskels kann nur in einer gewissen Annäherung — soweit es nicht durch Wirkung der Neutralisationsmechanismen irreführend wird — zur Diagnose beitragen, diese darf daher nur in einer Synthese der Ergebnisse aller zur Verfügung stehenden klinischen und instrumentellen diagnostischen Behelfe erarbeitet werden.

Der beste und theoretisch korrekteste Weg der Deutung einer beim Patienten mit einer Herzmißbildung oder einem Klappenfehler gewonnenen Stromkurve ist der Weg der vektoriellen Deutung [114]; nur diese Methode wird dem Wesen nach der Erscheinung der Wechselwirkung der aktiven vektoriellen Faktoren, inklusive deren tückischer Neutralisation, in erreichbarem Maße gerecht.

Das elektrische Bild der Mitralfehler

Aus begreiflichen Gründen beansprucht unter den erworbenen Klappenfehlern in erster Linie die Mitralstenose die Aufmerksamkeit des Elektrokardiologen, jedoch jetzt fast nur noch in Sonderaspekten. So studierten GRAF et al. (376/64) bei Patienten mit einer Mitralstenose den QRS-Komplex im Ekg und Vkg, wobei sie an diesem Teil des Kammerkomplexes 3 Typen unterscheiden konnten. Der häufigste Typ wies eine nach vorne gerichtete QRS-Schleife auf, doch waren sowohl diagnostisch kaum verwertbare „Emphysem-Typen" des QRS — mit nach hinten gerichteter QRS-Schleife — festzustellen ebenso wie auch Schleifen, die auf eine kombinierte Überlastung beider Kammern schließen ließen.

BAEDEKER et al. (55/64) nahmen die eine Mitralstenose meist begleitenden Anzeichen einer Dauerüberlastung des linken Vorhofes unter die Lupe. Sie geben an, eine Registrierung der P-Schleife im

---

[114] Ein Vorbild dafür lieferte schon vor vielen Jahren eine Gruppe belgischer Kardiologen (DOOREN, F. VAN et al., Arch. Mal. Coeur **5**, 406, 1951).

Vkg bei laufendem Film ergebe zusätzliche Kriterien zur Beurteilung der Schwere einer Mitralstenose und meinen, daß ein im Ekg gering ausgeprägtes P *mitrale* eine schwere Mitralstenose fast ausschließe, jedoch ausgeprägte, am „laufenden" Vkg festgestellte, P-Veränderungen auf ein hämodynamisch schweres Vitium hinweisen. Auch bestätigen die Autoren, daß die Ausprägung des P-*sinistrocardiale* (es werden parallel zwei Bezeichnungen gebraucht, von denen die letztere bestimmt richtiger ist!) von dem Grad der Dehnung des linken Vorhofes abhängt. Das Auftreten des Vorhofflimmerns wurde, wie immer, als von dem Grad der Ausprägung der Stenose, der Dauer des Leidens und dem Alter des Patienten abhängig gefunden.

Vom Standpunkt ihrer Bedeutsamkeit für die Bewertung der pulmonalen Hypertonie an Kranken mit einer Mitralstenose betrachtete LUKOMSKY (607/64) die bekannten Ekg- und Vkg-Anzeichen einer Rechtsüberlastung, wobei er sie, im Zusammenspiel mit den Ergebnissen anderer Untersuchungsmethoden, für aufschlußreich hält.

Es sei noch erwähnt, daß PALMA (703/63; 753, 753a/64) die Rechtsableitungen von MAESTRINI als besonders geeignet zur Früherkennung der Rechtsüberlastung bei Mitralstenosen betrachtet.

Wie schon berichtet, haben TAYMOR et al. (1033/64) bei 29 Patienten mit einer Mitralstenose das Franksche Vkg registriert und dabei diagnostische Frühkriterien zur Erkennung einer Rechtsüberlastung herausgearbeitet.

Den Einfluß der Inspirations- und Valsalvaprobe auf das Vkg von Mitralkranken studierten im Interesse eines frühzeitigen Erkennens von Anzeichen einer biventrikulären Überlastung RUTTKAY-NEDECKÝ et MAYER (869/64).

PAVLOVA et PAVLOV (768/64) registrierten das Vkg (in Akulinichevscher Methodik) an Patientinnen mit einer Mitralstenose während der Schwangerschaft; BERECZKY et al. (85/64) berichten über die Möglichkeit, zur Bewertung des Grades einer Mitralstenose die Ergebnisse elektrokardiographischer und phonokardiographischer Untersuchungsmethoden zu synthesieren [115].

Gleichzeitige spirographische und Ekg-Untersuchungen an Patienten in verschiedenen Stadien einer Mitralstenose unternahmen ZHERDOKALOVA et al. (1140/64). Es ist dabei interessant, daß in den mittleren Stadien der Mitralstenose die Ergebnisse beider Untersuchungsmethoden einigermaßen parallel sind, während im 4., schwersten Stadium der Krankheit eine Divergenz der Untersuchungsergebnisse auftritt: die Ekg-Symptomatik wird „schwerer", die spirographischen Daten —

---

[115] Auch wir hatten Gelegenheit, eine derartige Methode auszuarbeiten und mit Erfolg anzuwenden (Materiali XI nauchn. sessii Rizhskogo Medinstituta, Riga, 1963).

günstiger. Dies wird von den Autoren damit erklärt, daß die Entwicklung einer Rechtsinsuffizienz den Lungenkreislauf entlastet und so den Gasaustausch begünstigt.

Den Ekg-Anzeichen einer Mitralstenose galten noch einige Arbeiten (75/63; 279 aa/64), denen bei verschiedenen rheumatischen Klappenfehlern — eine von ISMAILOVA (440/63). Eine vergleichende Analyse der im Ekg und Vkg auftretenden Anzeichen einer entsprechenden Kammerüberlastung bei Herzklappenfehlern geben STASINSKI et OLEJNICZAK (977/64).

Das Ekg während der operativen Sprengung der Mitralstenose hat in 16 Fällen BRAUN beobachtet und beschrieben (133/64).

Das Ekg und die mitrale Kommissurotomie. Unter Anwendung der Akulinichevschen Ableitungsmethode haben MAKOLKIN et SIVKOV (617/64) mit Erfolg das Vkg in der präoperativen Beurteilung der Kranken mit einer Mitralstenose benutzt. Sie konnten dabei gut eine für die „reine" Stenose charakteristische isolierte Rechtsüberlastung von einer kombinierten Überlastung beider Kammern differenzieren [116]. Die Möglichkeiten einer Ekg-Diagnostik in der präoperativen Beurteilung der Mitralkrankheit wurden auch in den Arbeiten von SCHRIRE et BARNARD (903/64), MESHALKIN (669/64) sowie NEZLIN (725/64) erwähnt.

Auch zur Beurteilung des operativen Erfolges einer vorgenommenen mitralen Kommissurotomie wurden die elektrokardiologischen Untersuchungsmethoden weitgehendst angewendet. MASLJUK et al. (637/64) haben den Kammerkomplex von 85 operierten Patienten vor und nach dem erfolgten Eingriff verglichen. Sie fanden, daß der Grad eingetretener Ekg-Veränderungen dem Erfolg des durchgeführten Eingriffes parallel geht. Insbesondere sei auch festzustellen, daß das Maß der Rechtsablenkung der QRS-Achse in gewissen Grenzen sowohl der Ausprägung der Stenose, wie auch dem rechtsventrikulären Druck proportional sei; die Deformationen des Endteiles des Kammerkomplexes hängen, nach Ansicht der Autoren, sowohl vom Grad der Stenose, als auch dem der Kreislaufinsuffizienz (?) ab; Spätbefunde am Ekg nach erfolgter Kommissurotomie werden als Kriterien des Operationseffektes anerkannt.

Demselben Thema gilt auch eine dem Prager Kongreß vorgelegte Mitteilung von COMANN-KUND et al. (194/64). Diese Autoren fanden jedoch als Folge des operativen Eingriffes (an 100 Fällen) die Veränderungen des P-Vektors auffälliger, als die der QRS-Gruppe; sie

---

[116] An einem ungewöhnlich großen Material (4000 Fälle einer mitralen Kommissurotomie!) hat OHARA schon früher die Bedeutung der Ekg-Befunde in der präoperativen Diagnostik dargestellt (Rep. Coop. Res. Team Nat. Hosp. **35**, 538—39, 1962; jap.).

teilten auch mit, daß im Gefolge der Operation ein Anstieg der beobachteten Repolarisationsstörungen von 20 auf 88 Prozent der Fälle festgestellt werden konnte (was wohl zum größten Teil auf Anzeichen einer reaktiven, traumatischen Perikarditis zurückzuführen gewesen wäre, ohne daß es in der Mitteilung erwähnt wird. G. L.) DANILENKO (219/64) veröffentlichte Ekg-Befunde, die gelegentlich von 85 Spätbeobachtungen an kommissurotomierten Kranken zu erheben waren, ohne daß diese Befunde sich von denen anderer Autoren wesentlich unterschieden hätten.

Den Einfluß einer durchgeführten chirurgischen Korrektur eines Klappenfehlers auf das Ekg- (und Vkg-) Bild einer Kammerüberlastung studierten STASINSKI et al. (978/64).

MICHELASSI et al. (674/64) drücken anhand ihrer an 12 operierten Kranken vorgenommenen Beobachtungen die Meinung aus, daß zur Beurteilung des Operationseffektes eine kombinierte, mit Mitteln der Elektrokardiographie (nach Belastung!) und der Tomographie vorgenommene Untersuchung die besten Ergebnisse zeitige.

Ekg bei der mitralen Restenose. Interessantes und aufschlußreiches Material bieten DEMERDASH et al. (201/63). Ihre Beobachtungen erstrecken sich nicht nur auf die Untersuchungsergebnisse an Patienten mit einer primären Mitralstenose, sondern auch auf die mit einer Restenose. Die Autoren beobachteten an ihren 25 wegen einer Restenose operierten Kranken die bekannte primäre, vorwiegend rotationsbedingte, Linksabweichung der QRS-Achse nach der ersten Operation — als Zeichen einer Entlastung der rechten Kammer — und eine erneute Rechtsdrehung dieser Achse nach Entwicklung der Restenose. Es ist sehr aufschlußreich, zu erfahren, daß auch nach der zweiten Kommissurotomie eine Linksdrehung der QRS-Achse, wenn auch in geringerem Maße, festzustellen war — mit der lehrreichen Ausnahme eines Falles von dauernd erhöhtem Widerstand im kleinen Kreislauf („Lungenbarriere"), wo die Operation an der Mitralklappe bekanntlich nicht wirksam sein kann. Bei Patienten mit erhaltenem Sinusrhythmus zeigte auch die P-Zacke nach jeder (sowohl der primären, wie auch der wiederholten) Kommissurotomie entsprechende Veränderungen, die eine Entlastung des linken Vorhofes bezeugten. Daß die Entwicklung der Restenose für die Patienten nicht ohne nachteilige Folgen blieb, zeigte bei ihnen die dreifache Häufigkeit einer Flimmerarrhythmie.

Die Auswirkung einer operierten mitralen Restenose auf das Ekg haben auch andere Autoren (582/63; 336, 363a/64) beobachtet.

Das Vkg stellen in den Dienst dieser Aufgabe MARIN et al. (598/63).

Ekg bei den unterschiedlichen Operationsmethoden. SCHÖLMERICH et HERFARTH (839/63) versuchen es, anhand der Ekg-Befunde einen Vergleich der Auswirkung der beiden zur Kommissurotomie angewandten geschlossenen Grundmethoden anzustellen. Es wurden die Ekg's von je 30 digital und instrumentell durchgeführten Eingriffen verglichen und dabei kein Unterschied im Verhalten der P-Zacke, also der Auswirkung der Operationsmethode auf das Vorhofmyokard, festgestellt. Der Effekt des Eingriffes schien, an der Häufigkeit einer postoperativen Drehung der QRS-Achse gemessen, bei der instrumentellen Kommissurotomie größer, als bei der digital durchgeführten (absolut gleiches Material vorausgesetzt, was bei der relativ kleinen Beobachtungszahl nicht unbedingt gesichert erscheint! G.L.). Die Linksdrehung der QRS-Achse war, nach den Beobachtungen der erwähnten Autoren, in den ersten 5 Tagen nach der Operation am auffälligsten (was vielleicht durch eine primäre Dilatation des wiederbelasteten und an die neue hämodynamische Situation noch nicht adaptierten Myokards der linken Kammer zu erklären wäre — G.L.).

Ähnliche Untersuchungen haben auch Kubo et al. (546 a/64) angestellt.

Kay et al. (503/64) benutzen die Elektrokardiographie (neben der Röntgenologie und einer hämodynamischen Beurteilung) zum Vergleich der Operationsresultate bei der von ihnen im Verlaufe der letzten 7 Jahre vorgenommenen operativen Korrektur einer Mitralstenose.

Dabei haben sie die entsprechenden Beobachtungen an 50 mit der konventionellen „geschlossenen" Methode operierten Kranken denen an 50 mit der „offenen" Methode durchgeführten gegenübergestellt und dabei feststellen können, daß sich, am Erfolg des Eingriffes beurteilt, die offene Methode bedeutend günstiger erweist, Insbesondere wäre eine weitgehendere Verkleinerung des Herzens, als auch ein Absinken des pulmonalen Druckes bei „offen" operierten Patienten öfter zu beobachten gewesen; auch das Ausmaß der Besserung der Ekg-Befunde wäre in dieser Gruppe größer.

Dalla Volta et al. (217/64) sowie Duchosal et al. (263 a/64) haben bei ihren Studien an Kranken mit einer Mitralinsuffizienz auch die dabei erhobenen Ekg-Anzeichen publiziert, die sich nicht von den allbekannten unterschieden und wenig spezifisch waren.

Das Ekg bei operierten Patienten mit einem kombinierten mitroaortalen Vitium wurde in einer Arbeit von Karapetyan (495 a/64) besprochen; eine Untersuchung über die Morphologie der ventrikulären Extrasystolen bei Kranken mit Mitralfehlern veröffentlichte Askanas (43/64).

Das Ekg bei Klappenprothesen

Eliot et al. (277/64) haben die Ekg-Befunde von 64 Patienten ausgewertet, die zur Korrektur einer bestehenden Aorteninsuffizienz eine Starr-Edwardsche Prothese eingesetzt bekamen. Sie konnten feststellen, daß Patienten, die vor der Operation im Ekg eine extreme

Linksabweichung der QRS-Achse sowie Anzeichen eines anterolateralen peripheren Blocks aufwiesen, in den allermeisten (14 von 15!) Fällen einen letalen Ausgang erlitten, weil sich das im Zuge des Eingriffes durch induziertes Flimmern „gestoppte" Herz nicht wieder defibrillieren ließ.

Dreifus et al. (260/64) haben das Ekg herangezogen, um den Ursachen der relativ hohen Letalität (19 von 72 Operierten) bei einer Prothesierung der Herzklappen nachzugehen. Sie kommen zum Schluß, daß es in erster Linie die lange Operationsdauer ist, die für die vorläufig noch ungünstige Statistik verantwortlich zu machen ist.

Das Ekg bei Herzmißbildungen

Die elektrokardiographischen Manifestationen der vielgestaltigen angeborenen Herzmißbildungen sind wegen der Mannigfaltigkeit der anatomischen und hämodynamischen Verhältnisse nicht immer leicht deutbar.

Eine vorbildlich hämodynamisch ausgerichtete Übersicht mit einer ausführlichen Analyse der einwirkenden Faktoren und Einteilung der unterschiedlichen Syndrome bringen Gutheil (396, 396a/64) sowie Garcia-Palmieri et al. (331/64). Castellanos et al. (169/64) sehen die besten Möglichkeiten einer Beurteilung der hämodynamischen Situation im Vkg, machen aber auch darauf aufmerksam, daß dabei nicht nur die anatomischen Verhältnisse und das Alter des Patienten, sondern auch die Möglichkeit präexistierender Reizleitungsstörungen berücksichtigt werden müssen. Pavlov et Bachvarov (767/64) wie auch die schon erwähnten Makolkin et Sivkov (617/64) behaupten anhand der Analyse der Vkg's von 100 von ihnen beobachteten Kranken mit angeborenen Herzmißbildungen, daß ihnen die Methode von Akulinichev die Möglichkeit bietet, die Komponenten einer biventrikulären Überlastung gut zu differenzieren und auch mitbestehende leichtere Reizleitungsstörungen zu erkennen.

Stoermer et al. (988/64) haben eine ausführliche Studie über die Möglichkeiten einer Auswertung des sowohl im Ekg als auch im Vkg erscheinenden Linkstyps der QRS-Schleife in der Diagnostik der angeborenen Herzdefekte veröffentlicht.

Aufgrund der Erfahrungen an mehr als 700 Kindern mit verschiedenen Herzmißbildungen bezeugen Šumbera et al. (921/63), daß ihnen dabei die mit einer intrakardialen Elektrode durchgeführten Ekg-Untersuchungen die aufschlußreichsten Ergebnisse geboten haben.

In 3 Arbeiten (142, 144/63; 168/64) haben sich Castellanos et al. der Möglichkeit zugewandt, eine Formanalyse der T-Schleifen zur Diagnostik angeborener Herzfehler heranzuziehen. Das Studium von T-Schleifen an 10 Säuglingen mit angeborenen Herzfehlern zeigte, daß bei einer beiderseitigen Herzvergrößerung die QRS-Schleife oft eine reine Rechtsüberlastung vortäuscht, während eine nach vorne und rechts weisende T-Schleife eine gleichzeitig bestehende Linksüberlastung anzeigt.

Eine Sonderfrage innerhalb des Problems einer Ekg-Diagnostik der Herzmißbildungen behandeln KLÜTSCH et al. (503, 504/63). Sie wandten ihre Aufmerksamkeit 11 Fällen abnormer U-Wellen zu (bei 51 Patienten mit Herzmißbildungen beobachtet) und geben der Überzeugung Ausdruck, daß diese auf eine ungenügende Blutversorgung der hypertrophierten Myokardbezirke zurückzuführen sei.

GILLMANN et BETZNER (349/64) demonstrieren ausführlich die Vorteile einer von ihnen an 530 Fällen ausgearbeiteten Sektordiagraphie für die Differentialdiagnostik angeborener Herzmißbildungen. Sie bieten bequeme Schemata für die in 12 Sektoren eingeteilte Frontal- und in 4 Sektoren — Transversalprojektion der QRS-Schleifen. Das Material der Autoren bietet unzweifelhaft diagnostisch bedeutsame statistische Ergebnisse, doch wird auch darauf hingewiesen, daß die große Streubreite der einzelnen Fehler sogar bei Beachtung der statistisch erfaßten Erfahrung nur Wahrscheinlichkeitsdiagnosen im Rahmen des klinischen Gesamtbildes gestattet.

Die ausführliche Studie von DIEDERICH et al. (247/64) über die Ekg-Anzeichen einer Linkshypertrophie (s. S. 149) bezieht sich auch auf Beobachtungen bei angeborenen Herzmißbildungen. In dieses Kapitel gehört auch eine Veröffentlichung von PECKHAM et al. (769/64), die sich mit der angeborenen Aortenstenose befaßten (s. auch S. 148).

Eine von SOLOFF et INGLESSIS (954/64) veröffentlichte Untersuchung über die Ekg-Anzeichen einer bei angeborenen Herzfehlern gelegentlich zu beobachtenden und prognostisch ungünstigen enddiastolischen Hypertension der linken Kammer weist darauf hin, daß eine solche auszuschließen ist, wenn die QRS-Dauer weniger als 0,085″ beträgt, oder keine Verbreiterung der Anfangsschwankungen des QRS (qR) in V 1 über 0,04″ hinaus eintritt.

Das Ekg bei der Ebsteinschen Anomalie

Ein wohlbekanntes und typisches Bild bietet sowohl in hämodynamischer, als auch in elektrokardiologischer Sicht das Syndrom von EBSTEIN. Neben einer Überlastung des rechten Vorhofes ist es die der linken Kammer, die dem Ekg eine bestimmte Prägung gibt.

Kasuistisches Material zur genaueren Kenntnis der Mißbildung bringen auch in der Berichtsperiode mehrere Autoren. SUMNER et al. (998/64) beschreiben einen Fall, der sich durch einen pulmonalen Hochdruck auszeichnete und mit einer intrakardialen Elektrode ein typisches

Ekg-Bild bot. Ein größeres Material (10 Fälle) präsentierten Lo Bue
et al. (605/64), die bei einigen Kranken mit dieser Anomalie intraventrikuläre Reizleitungsstörungen (inklusive solcher vom WPW-Typ) gesehen
haben. Zwei Beobachtungen bieten Onishi et al. (741/64). Außer der
recht typischen hohen P-Welle sahen sie Rechtsblock, gelegentlich links-
ventrikuläre Extrasystolen oder gar einen idioventrikulären Rhythmus.

Sechs Fälle der Ebsteinschen Anomalie werden auch von Wiland-
Žera et al. (1113/64) beschrieben, die sich zur Diagnosestellung der
intrakardialen Elektrode bedienten. Gute Dienste leistete diese auch in
der Diagnostik einer von de Leon et al. (234/64) beobachteten, durch
angeborene Pulmonalstenose komplizierten, Ebsteinschen Anomalie.
Allerdings muß in diesem Zusammenhang auch auf die Publikation
von Moles et al. (688/64) hingewiesen werden, die bei einem Patienten
mit der Ebsteinschen Anomalie mit einer zuverlässig oberhalb der
Trikuspidalklappe lokalisierten intrakardialen Elektrode ein normales
Vorhof-Ekg registriert haben.

Den diagnostischen Möglichkeiten, die das Ekg bei der Ebsteinschen
Anomalie bietet, sind auch die Arbeiten von Mc Credie (620/63),
Gandhi et Datey (306/63) sowie Shaher (853/63) gewidmet; das Vkg
von 8 Fällen präsentieren Pileggi et al. (783a/64).

Fergusson et al. (292/64) behandeln das Ekg bei der Trikuspidalatresie.

Ein ganz atypisches Bild beobachteten Bachmann et al. (52/64)
an einem Fall von supravalvulärer Aortenstenose und rechtsventrikulärem Ursprung einer Kranzarterie.

Als ganz selten ist eine Beobachtung von Cassano (167/64) zu
werten: bei einem *ad exitum* gekommenen 2½jährigen Mädchen führte
eine angeborene ringförmige Verengerung des Mitralostiums zum
letalen Ausgang. *Intra vitam* wurden am Ekg Anzeichen einer Überlastung des linken Vorhofes festgestellt.

Zwei Beschreibungen des Ekg-Bildes bei Mündungsanomalien der
Lungenvenen finden sich in den Publikationen von Gessner et al.
(344/64) und Whitacker et al. (1108/64). In allen Fällen gab es im
Ekg und Vkg Anzeichen einer Überlastung der rechten Kammer und
des rechten Vorhofes.

Das Ekg im Falle eines angeborenen kombinierten Herzklappen-
fehlers bei gleichzeitigem Bestehen einer supravalvulären Aortenstenose und einer peripheren Pulmonalstenose beschrieben Beuren
et al. (92/64), einer isolierten angeborenen Pulmonalinsuffizienz —
Nemickas et al. (723/64). Den Eigentümlichkeiten des Ekg's bei einer
Pulmonalatresie mit intaktem Kammerseptum wenden sich Elliot et al.
(246/63) zu, während Buteiko et al. (152/64) das Ekg vor und nach
der chirurgischen Korrektur des offenen *Ductus arteriosus* präsentierten.

Das Ekg bei Defekten des Vorhofseptums

Die relative Häufigkeit von Vorhofseptumdefekten und die günstigen Bedingungen für ihre operative Korrektur erklären das große Interesse für die präliminäre, also „unblutige" Diagnostik dieser Mißbildung.

BOINEAU et al. (110/64) brachten eine sehr ausführliche Übersicht über das Ekg bei Defekten des Vorhofseptums, die auch durch Studien an Hunden mit artifiziellen Defekten des Vorhofseptums ergänzt wurden. Anhand von 106 von ihnen beobachteten Fällen bringen eine detaillierte Analyse des Verhaltens der P-Welle bei den Septumdefekten SANCHEZ-CASCOS et DEUCHAR (813/63).

Die wesentlichsten Veränderungen im Ekg und Vkg bezogen sich auf eine beträchtliche Vergrößerung der Vektoren des Endteiles der QRS-Schleife, dabei ist die Verlängerung der Totalzeit der Ventrikelaktivation auf eine Verzögerung der Erregungsausbreitung in der hypertrophierten rechten Kammer zurückzuführen.

In Sektionsfällen eines Vorhofseptumdefektes unterzogen LEV et CASSELS (587/64) das Reizleitungssystem einer genauen histologischen Untersuchung. Sie konnten feststellen, daß der bei dieser Anomalie oft zur Beobachtung gelangende AV-Block durch eine Unterbrechung der Kommunikationen zwischen dem Vorhofmyokard und dem AV-Knoten, bzw. dem His'schen Bündel, bedingt ist.

Einer genaueren Betrachtung würdigte SCHWARTZ (914/64) die beim Vorhofseptumdefekt meist auftretenden Störungen der intraventrikulären Erregungsausbreitung (die in solchen Fällen zur Beobachtung gelangenden Störungen des Herzrhythmus werden auf S. 188 erwähnt). SALVO et al. (875/64) brachten die von ihnen an Patienten mit einem *ostium primum* erhobenen Ekg- und Vkg-Befunde.

Ausführliche Untersuchungen über die Form des QRS-Komplexes bei den Defekten des Vorhofseptums und die Möglichkeiten einer diagnostischen Auswertung seiner Varianten bringt DE SMET (209, 210/63). Eine besondere Überzeugungskraft übt die Arbeit von ARNTZENIUS et al. (36/63) aus, in der anhand von 183 Fällen eines Vorhofseptumdefektes gezeigt wird, daß das Vkg dazu geeignet ist, Defekte des vorderen Anteiles des *Septum interatriale* (Defekte vom *Primum*-Typ) von denen des hinteren Anteiles (*Secundum*-Typ) zu differenzieren (was allerdings auch aufgrund schon früher veröffentlichter Beobachtungen geübt wurde). Nach Angaben von ARNTZENIUS et al. (36/63) gab es nur bei 3 der 183 untersuchten Personen diesbezügliche Fehldiagnosen (ein für die kardiologische Diagnostik recht ungewöhnlicher Fall! G.L.). GIUFFRIDA et al. (336/63) haben sich zur Differenzierung der beiden Grundtypen eines Vorhofseptumdefektes einer endokavitären Elektrode bedient.

Den Beziehungen der Dauer der P-Welle zur Dauer des P-R-Segmentes (also den Verhältnissen, die dem Macruzschen Index zugrunde liegen) in Fällen eines Vorhofseptumdefektes gilt eine Untersuchung von BASTAROLI et al. (60/63); der Bedeutung einer Linksabweichung der QRS-Achse beim Defekt vom *Secundum*-Typ — eine Arbeit von HARRISON et MORROW (388/63).

Vom Standpunkt der Hämodynamik beim Vorhofseptumdefekt analysierten ihr an 66 Patienten erhobenes Ekg-Material BARTH et al. (67/64). Sie konnten dabei, wie schon erwähnt (s. S. 165), keine Beziehungen bestimmter Ekg-Zeichen zu einer Druck- oder Volumenbelastung der rechten Kammer feststellen. Mitteilungen über ihre Erfahrungen mit der Ekg-Diagnostik des Vorhofseptumdefektes legten dem Prager Kongreß GIBERT-QUERALTO et al. (346/64) und GIUFFRIDA et al. (354/64) vor, wobei sich die letzteren Autoren auch einer intrakardialen Elektrode bedienten.

Sehr interessant ist eine Betrachtung von HANCOCK (401/64) über das Auftreten eines Koronarrhythmus in gewissen, recht seltenen Fällen des Vorhofseptumdefektes. Der Autor führt aus, daß eine Verlagerung des Schrittmachers in die Gegend des *Sinus venosus* bei operativer Schädigung des Sinusknoten eintreten kann. Diese wäre an einer markanten (über die Grenze von $+15°$ hinaus) Linksabweichung des P-Vektors zu erkennen und wurde bei Vorhofseptumdefekten vom *Secundum*-Typ oder bei linksseitiger oberer Hohlvene beobachtet.

Den Ekg-Befund bei einem Patienten, der die ganz seltene Kombination eines Vorhofseptumdefektes mit der Gilbertschen Krankheit aufwies, beschrieben OKUMURA et al. (737/64), während sich BURCH et WAJSZCZUK (128a/63) mit einer Sonderfrage — dem Verhalten der T_sE-Schleife in einem Fall von Vorhofseptumdefekt mit *canalis atrioventricularis communis* — befaßten.

Das Ekg bei Defekten des Vorhofseptums wird auch von CALDERON et al. (140/63), EGENBERG (270a/64) sowie STORSTEIN (990a/64) erörtert.

Das Ekg bei Defekten des Kammerseptums

Die bei Defekten des Kammerseptums zu erhebenden Ekg-Befunde waren Gegenstand mehrerer Arbeiten. Ein recht großes Material von 120 — darunter auch 52 operierten — Fällen präsentieren BLONDEAU et al. (106/64). Die Autoren betonen wieder, daß das Ekg in einem jeden Fall der konkreten Hämodynamik entspricht. Die Befunde am QRS-Komplex wurden in 4 Gruppen eingeteilt: in 23 Prozent der Fälle waren Anzeichen einer Links- und in 14 Prozent — einer Rechtsüberlastung zu sehen. In 41 Prozent der Fälle wies die QRS-Morphologie auf eine biventrikuläre Hypertrophie hin, in 22 Prozent des Gesamtmaterials war das Ekg unspezifisch; P-Anomalien, AV-Überleitungs- und Rhythmusstörungen sahen die Autoren an ihrem Material selten.

Eine besonders ausgeprägte Linksabweichung der QRS-Achse (mit einer Richtung ihrer frontalen Projektion zwischen 0 und —90°) sahen PRATO et BOUCHARD (802/64) an 30 von 222 von ihnen beobachteten Fällen von Kammerseptumdefekt. Sie konnten dabei jedoch keinerlei klinisch, röntgenologisch oder hämodynamisch erfaßbare Besonderheiten feststellen, die diese Gruppe von anderen Fällen eines Kammerseptum- defektes unterscheiden würden.

Ekg-Befunde an Patienten mit einem Kammerseptumdefekt wurden auch in mehreren anderen Arbeiten (234a, 709, 1110/64) publiziert; Ekg-Befunde bei azyanotischen Kammerseptumdefekten demonstriert eine größere Arbeit von ENGLE et al. (254/63).

Mehrere Publikationen berichten über Ekg-Beobachtungen an Kranken mit einem Kammerseptumdefekt, der einer chirurgischen Korrektur unterzogen wurde. So sahen KÁRPATI et al. (500/64) an den 25 von ihnen beobachteten Fällen von operiertem Kammerseptumdefekt als Regel ein Verschwinden der präoperativ zu beobachtenden Merkmale einer Linksüberlastung; eventuelle präoperative Anzeichen einer Rechtsüberlastung erfuhren eine Milderung. Bei präoperativ bestan- denem Links-Rechts-Shunt bewirkte eine erfolgreiche Operation eine Verkleinerung der in V 6 zu beobachtenden Q-Zacken.

Eine Übersicht über die Störungen des Herzrhythmus, die im Anschluß an eine in 191 Fällen vorgenommene chirurgische Korrektur von Septumdefekten beobachtet wurden, geben LINDE et al. (597/64). Das Material umfaßte 90 Defekte des Kammerseptums, 61 Vorhofseptum- defekte vom *Secundum*-Typ und 40 Fälle eines Defektes vom *Primum*- Typ. Im Zusammenhang mit einer chirurgischen Korrektur eines Vorhof- septumdefektes vom *Secundum*-Typ wurden Rhythmusstörungen doppelt so oft beobachtet, als bei den anläßlich von anderen Defekten vor- genommenen Operationen.

Unmittelbar durch chirurgische Eingriffe verursachte Leitungs- störungen (unter 9 Sektionsfällen wurde in 2 Fällen im Ekg ein kom- pletter AV-Block, in 2 — ein kompletter Rechtsblock festgestellt) beschrieben wieder einmal LEV et al. (588/64).

Kasuistischen Charakter trug die Demonstration eines Falles von angeborenem Aneurysma der *pars membrancea* des Kammerseptums, bei dem sich im Ekg ein Rechtsblock darbot (HEGGTVEIT, 407/64), ebenso wie Beschreibungen des Ekg-Befundes in Fällen von Kammer- septumdefekt mit einem Shunt von der linken Kammer zum rechten Vorhof (LAURICHESSE et al., 569/64; MELLIUS et al., 664/64).

Das Ekg bei anderen Herzanomalien

Einige Arbeiten (377, 730, 854/63) sind auch dem Ekg-Bilde beim *Ventriculus communis* gewidmet. Ekg-Befunde bei einem monosymmetrischen Thorakopagus mit einem *Ventriculus communis* werden von BREINING et LEUTSCHAFT (138/64) publiziert.

An 21 von ihnen untersuchten Fällen dieser Anomalie sahen ELLIOT et al. (278/64) keine spezifischen Ekg-Zeichen — diese erwiesen sich nur durch die Eigenheiten des Falles bedingt. Im Gegensatz dazu fanden LEVY et al. (593/64), die über ein viel größeres Beobachtungsgut verfügen (77 Fälle!), daß das Ekg ihnen sowohl vor der chirurgischen Korrektur gute Dienste geleistet hat, als auch das Resultat dieser Korrektur gut illustrierte.

Das Ekg eines Neugeborenen mit angeborenem Herzfehler nach dem Typ eines *Canalis atrio-ventricularis* beschrieben NAMIN et al. (717/64), einen ähnlichen Fall — BAUM et al. (73/64); das Ekg-Bild beim *Cor triatriatum* brachten MILLER et al. (678/64) sowie GORDON et al. (367/64). Eine Publikation enthielt die an 3 Fällen von gemeinsamem Ursprung der großen Gefäße aus der rechten Kammer erhobenen Ekg-Befunde (TITUS et al., 1039/64). MIROWSKI et al. (644/63) zeigen die Möglichkeiten des Ekg's in der schwierigen Differentialdiagnostik zwischen Fällen eines gemeinsamen Ursprunges der großen Gefäße aus der rechten Kammer von Fällen einer Tetralogie von FALLOT. Das Vkg solcher Fälle behandelte ROLDUGINA (852aa/64).

JACOBY (460/64) berichtet über seine Beobachtungen während der Schwangerschaft an 5 Patientinnen mit einer Tetralogie bzw. Pentalogie von FALLOT. Es werden auch die Ekg-Zeichen erwähnt, die eine Indikation zur Kontrazeption bzw. Schwangerschaftsunterbrechung ergeben.

Das Ekg bei Transposition der großen Gefäße und der Dextrokardie

Über ihre Erfahrungen mit dem Ekg bei kompletter Transposition der großen Gefäße berichten ELLIOT et al. (247/63), NAMIN et al. (672/63) und BEUREN et al. (79/63).

Ein detailliertes Bild des Ekg's bei 8 von ihnen beobachteten Fällen einer Laevokardie geben MONMA et al. (690/64), das von 4 Fällen — BEUREN et al. (80/63); das Ekg von 2 Fällen einer angeborenen Laevoposition des Herzens — BRUSCA et al. (144/64); von 2 Fällen eines anomalen Ursprunges der linken Koronararterie — NADAS et al. (710/64, s. auch S. 131). Das Ekg-Bild von 16 Fällen einer Dextrokardie (davon 12 bei vollem *Situs viscerum inversus*) beschrieben BILGER et al. (94/64). In einer früheren Arbeit (83/63) kehrten BILGER et al. nochmals zu der in der Literatur gut beleuchteten Frage der Differenzierung von Dextrokardie von Dextroversion zurück, wobei sie jedoch, was von großem praktisch diagnostischem Wert ist, ihr Augenmerk auf die Varianten einer Kombination von Ekg-Anzeichen eines Herzfehlers mit den der Lageanomalien des Herzens richteten.

JACOBY et JACOBSEN berichten über das Ekg in einem seltenen Fall von Dextrokardie, durch Herzinfarkt kompliziert (442 aa/63).

POSTNIKOV (756/63) demonstriert das präkardiale Vkg beim *Situs viscerum inversus.*

Über ungewöhnliche Störungen der intraventrikulären Leitung bei kongenitalen Kardiopathien berichten in einer weiteren Arbeit ELLIOT et al. (248/63); eine allgemeine Übersicht über die Möglichkeiten einer Ekg-Diagnostik bei Herzmißbildungen geben DA COSTA et SHETH (190/63), TAN (933/63), sowie eine Monographie von PERNA et JACONO (777 a/64).

Vom Standpunkt der Differentialdiagnostik von Herzmißbildungen geben PAPAZOGLOU et al. (706/63) sehr ausführliche Ekg-Kriterien zur Bewertung des durch die Defekte bedingten rechtsventrikulären Druckes. Die Arbeit, die im Original studiert werden sollte, bringt wertvolle Hinweise auf den relativen Wert der einzelnen Ekg-Semiotik.

Eine Monographie, die der Bestimmung des intraventrikulären Druckes mit Hilfe des Ekg's bei angeborenen Herzfehlern gewidmet ist, publizierte GUTHEIL (396/64) [117].

Den Ekg- und Vkg-Befunden bei Herzanomalien galten noch die Arbeiten von MASSIH et al. (610/63), CALLEJA et KISSANE (157/64), DE MONCHI (237 a/64), EYZAGUIRRE (281/64), ELIOT et al. (277 a/64), KANJUH et al. (492/64), HAGER (399 a/64) sowie VERNANT (1072/64), den dabei mit intrakardialen Elektroden gewonnenen Erkenntnissen — die von THURMANN et al. (1038/64) und VÍTEK et VALENTA (1075/64).

Zwar außerhalb des Gebietes der angeborenen Herzmißbildungen, doch in einiger Beziehung dazu befindet sich die Beobachtung von STEINER et FORMANEK (982/64), — die bei Beschreibung eines Falles von angeborener Kommunikation zwischen der Perikardhöhle und der Pleurahöhle auch das dazu gehörige Ekg-Bild brachten.

In den nächsten Jahren sind von der Ekg-Diagnostik der Herzmißbildungen und Klappenfehler wohl keine grundlegend neuen Erkenntnisse zu erwarten, doch wird durch Ansammlung eines größeren Erfahrungsgutes, besonders an den so mannigfaltigen Herzmißbildungen, die Deutung der registrierten Kurven an Sicherheit gewinnen können.

---

[117] Besprechung in Z. Kreisl. Forsch. **54**, 16—17 (1965).

9. Die Störungen des Herzrhythmus

Die Fähigkeit der elektrokardiographischen Methode nicht nur, wie es auch die mechanographischen Methoden schon früher vermochten, die eigentlichen Störungen des Herzrhythmus — die echten Arrhythmien — sondern auch den Weg der Erregungsausbreitung zur Darstellung zu bringen, führte zu einem ungeheueren Aufschwung in der Lehre von den Störungen des Herzrhythmus.

Terminologie und Begriffsinhalt

Der Terminus „Arrhythmie" wird noch heutzutage gelegentlich in mißbräuchlich erweitertem Sinne gebraucht, indem man diesem Sammelbegriff auch Manifestationen von Störungen der atrioventrikulären und intraventrikulären Erregungsausbreitung unterordnet, die oft nicht das geringste mit den eigentlichen Störungen des Herzrhythmus zu tun haben.

Vor 50 Jahren hatten die Erkenntnisse dieses Zweiges der Kardiologie in dünnen Broschüren Raum [118], heute sind es, außer Sonderfragen gewidmeten Monographien, solide Bände [119].

Während die Elektrokardiographie auch heute noch die souveräne Methode zur Erforschung der Störungen des Herzrhythmus bleibt, ist die Lehre von der rhythmischen Tätigkeit des Herzens jetzt so weit ausgebaut, daß man in Versuchung kommt, neben der Elektrokardiologie schon von einer „Rhythmologie" zu sprechen. Diese Rhythmologie stützt sich zwar erkenntnismäßig auf die Elektrokardiologie, greift aber weit ins Klinische hinüber, kümmert sich um die hämodynamischen Auswirkungen der verschiedenen Störungen eines normalen Herzrhythmus und bemüht sich um deren therapeutische Beeinflussung.

In den Rahmen unserer Übersicht gehört nur der Teil der Rhythmologie, der sich mit der Erkennung und Differenzierung der Dysrhythmien (der Ausdruck ist bestimmt richtiger als der altehrwürdige „Arrhythmie") befaßt — also sich unmittelbar auf elektrokardiographisches Erkenntnisgut stützt [120].

---

[118] Z. B. LEWIS, Th.: The Mechanism and Graphic Registration of the Heart Beat. London, 1925.

[119] Z. B. SPANG, K.: Rhythmusstörungen des Herzens. Stuttgart, 1957 oder KATZ, L. N. u. PICK, A.: The Arrhythmias, II. Ed. Philadelphia, 1958; SCHERF, D. u. COHEN, J. (895/64).

[120] In diesem Zusammenhang wäre auf eine Publikation aus dem Jahre 1962 aufmerksam zu machen (Proc. XXII intern. Congr. physiol. Sci., Vol. I, Part. I, 44—52). In diesem Bericht an den erwähnten Kongreß bringt H. P. KÖPCHEN seine Überzeugung zum Ausdruck, die unterschiedlichen Rhythmen des kardiovaskularen Systems seien als Ausdruck einer

Physiologie des Herzrhythmus

Eine beliebige Störung der normal-rhythmischen Herzaktion ist nur auf der Grundlage der Kenntnis der Physiologie der Herzautomatie zu verstehen und einzuordnen.

Eine Zusammenfassung der bislang erforschten Grundlagen dieser Herzautomatie veröffentlichte neuerlich PEIPER (770/64); im speziellen ist den Fragen der Aktivität eines Pacemakers eine japanische Arbeit (959/63) gewidmet.

Übersichten über den Mechanismus des Herzrhythmus und die bekannten Erscheinungsformen seiner Störungen brachten in der Berichtsperiode auch MAURAT (615/63), FÄNGE (259/63), SCHUBERT (904b/64) sowie HOFFMAN et CRANEFIELD (424a/64). CLARK et al. (165/63) verleihen aufgrund ihrer experimentellen Daten der Überzeugung Ausdruck, daß bei Entstehung von Rhythmusstörungen der Hypoxie des Myokards eine entscheidende Rolle zukommt; bei ihrem Auftreten bei älteren Personen bringt POZHARISKY (757/63) sie mit atherosklerotischen Alterationen der Koronargefäße in Zusammenhang.

Klassifikationen der Rhythmusstörungen

Mit der noch nicht in befriedigender Weise gelösten Frage einer Klassifikation der Störungen des Herzrhythmus beschäftigte sich JERVELL (458/63).

Auch der Verfasser dieser Übersicht hat sich mit dieser Frage in seinem in russischer Sprache erschienenen Lehrbuch (553/63) eingehend befaßt [121].

Wir wählten als erstes Unterscheidungsmerkmal der Dysrhythmien das Merkmal einer *erhaltenen* oder *gestörten Rhythmik* der Herztätigkeit.

Die erste Gruppe der Dysrhythmien, die mit erhaltener rhythmischer systolischer Tätigkeit der Kammern, umfaßt die Störungen des normalen Herzrhythmus, die (mit Ausnahme der Frequenzschwankungen) klinisch meist unerkannt bleiben und daher vor der Ekg-Untersuchung in der Regel gar nicht festgestellt werden können.

In diese Gruppe gehören, unserer Einteilung nach, die Untergruppen:

1. *Abweichungen von der normalen Frequenz* des nomotopen Reizbildners (die Sinustachykardien und Sinusbradykardien) und

2. *Manifestationen einer Verlagerung des Schrittmachers* (bei rhythmischer Aktion der Kammern).

---

autonomen rhythmischen Aktivität von Nervenzentren zu betrachten, die den phänomonologischen Gesetzen einer relativen Koordination gehorchen — von völliger gegenseitiger Unabhängigkeit bis zum Synchronismus.

[121] (Im Jahre 1961 erstmalig in lettischer Sprache veröffentlicht; — G. LEMPERT, Ievads kliniská elektrokardiologijá, Rigá, 1961.)

In diese Untergruppe gehören:

a) die neurodystonischen Heterotopien (migrierender Schrittmacher, Zahnscher Koronarrhythmus usw.);

b) die passiven heterotopen Rhythmen (fast immer dysdromischer Genese) — Knoten- und Idioventrikulararrhythmus beim kompletten Herzblock, seltener — Vorhofrhythmus;

c) die aktiven heterotopen Rhythmen (paroxysmale Tachykardien mit beliebiger Lokalisation des Schrittmachers).

Die zweite große Gruppe der Dysrhythmien — die der echten Arrhythmien — umfaßt jene Störungen des normalen Herzrhythmus, die sich vor allem durch eine unregelmäßige Kammertätigkeit manifestieren.

Hier lassen sich deutlich 4 Untergruppen differenzieren:

a) die *Sinusarrhythmie* (darunter auch die respiratorische);

b) die *Arrhythmien dysdromischer Genese* (als Folge beliebiger Störungen der sinuatrialen oder atrioventrikulären Leitung);

c) die *extrasystolischen Arrhythmien* und

d) die *Flimmerarrhythmie.*

Es ist bekannt, daß Schwankungen der Erregbarkeit unterschiedlicher Abschnitte des Reizleitungs- und Reizbildungssystems, durch beliebige örtlich oder generalisiert wirkende (darunter auch neuroregulatorische) Faktoren bedingt, sowohl zu Dysrhythmien jeder Art, als auch zu einem Übergang einer Form der Dysrhythmie in eine andere führen können.

Dabei bilden sich gelegentlich die mannigfaltigen Allorhythmien — regelmäßige, periodische Manifestationen von Störungen des Herzrhythmus.

Die vorgebrachte Einteilung der Störungen des normalen Herzrhythmus hat sich uns sowohl in klinischer, als auch in rein elektrokardiologischer Sicht gut bewährt. Sie verzichtet allerdings auf den wenig sinnvollen Versuch, die unterschiedlichen Dysrhythmien entsprechenden Störungen der ehrwürdigen Engelmannschen Herzfunktionen zuzuordnen, die jetzt wohl nur ein mehr historisches Interesse beanspruchen dürften, obgleich sie gelegentlich noch als Grundlage einer Betrachtung von Rhythmusstörungen in Anwendung kommen (so MOSIN et YAKOVLEV, 699/64 — „Über Störungen der Funktion der Erregbarkeit des Herzens"). Im übrigen wurden die Engelmannschen Thesen auch neuerlich einer Kritik unterzogen (KRAYER, 519/63).

Dysrhythmien mit erhaltener Rhythmik der Kammeraktion

Diese Dysrhythmien werden bei normaler Frequenz der systolischen Kammeraktion klinisch oft übersehen und bilden fast eine Domäne der elektrokardiographischen Diagnostik.

Frequenzänderungen des nomotopen Rhythmus

Wenn wir nun die in der Berichtsperiode anfallende Literatur entsprechend der oben dargestellten Systematik überschauen, so läßt sich feststellen, daß die einfachen Alterationen der Frequenz des nomotopen Sinusrhythmus — die Sinustachykardien und Sinusbradykardien — bis auf eine Arbeit von CRAIG et CUMMINGS (184/63) kein besonderes Interesse erregt haben. Es ist nur zu erwähnen, daß FRAGOYANNIS et al. (289/63) erneut darauf hinweisen, daß bei Bestehen einer Tachykardie die klassischen Kriterien einer Vorhofüberlastung nur mit Vorsicht anzuwenden sind.

Einige Publikationen galten dem Mechanismus der Sinustachykardie — dem Bainbridge-Reflex. So konnte VICK (967/63) wieder einmal einen experimentellen Beweis für den Mechanismus dieses Reflexes erbringen.

Auch DECK (227/64) zeigte (an Warmblütern), daß eine Dehnung der Fasern des Sinusknotens zur Steigerung der Frequenz der von ihnen provozierten Erregungen führt — also auch die Vorstellung des Bainbridge-Reflexes wirksam stützt. TKACHENKO (1039a/64) zog allerdings aus seinen Tierexperimenten den Schluß, die reflexogene Zone für den Bainbridge-Reflex befinde sich nicht im rechten Vorhof, sondern im kleinen Kreislauf.

Es ist hier noch einmal auch auf die interessanten Untersuchungsergebnisse von ABRAMOVICH (11/63) hinzuweisen, der anläßlich von an Sportlern durchgeführten Belastungstests feststellen konnte, daß sich der Grad einer durch die Belastung herbeigeführten Tachykardie (ebenso wie die dabei beobachteten Abweichungen der QRS-Achse) vom Ausgangszustand, der Trophik des Myokards, abhängig erwiesen hat.

Die Verlangsamung der Herzfrequenz, die Sinusbradykardie, wurde von HADEN et al. (379/63) insbesondere im Zusammenhang mit dem Krankheitsbild des akuten Myokardinfarktes besprochen. Sie wurde auch von IRWING (439/63) bei Tauchern beobachtet und diskutiert, was wohl kaum von klinischem Interesse ist. Zentraler Genese ist die von FISCHER (298b/64) beschriebene Sinusbradykardie.

Im Experiment an Tieren gesetzte Injektionen in die Arterie des Sinusknotens bewirkten in der Regel eine Verlangsamung der Impulsation, was von den Autoren (JAMES et NADEAU, 447/63) wohl berechtigterweise als Folge einer Dehnung dieser Arterie gedeutet wird.

Einer wichtigen Frage — der der Steuerung der Herzfrequenz — galt eine experimentelle Untersuchung über die Temperatureinflüsse auf den Schrittmacher, die von TORRES et ANGELAKOS (1041/64) stammt.

Einen ebenfalls interessanten theoretischen Beitrag zum Verständnis der bekannten Abhängigkeit der Form der Kammerkomplexe von der

Frequenz des Herzrhythmus lieferten neuerdings Arrigo et Dulio (37, 38/64), die zeigen konnten, daß die Form des mittels intrazellulärer Ableitungen registrierten Aktionspotentials mit der Frequenz des Schrittmachers im Zusammenhang steht.

Zur Frage der Frequenzschwankungen des nomotopen Rhythmus gab es 2 russische Arbeiten, die entsprechende Beobachtungen an Kindern und Jugendlichen subsummierten (Antonova, 29/64 und Proskurikova, 807/64).

Neurodystonische Dysrhythmien

Zur Gruppe der Dysrhythmien ohne eigentliche Störungen der Rhythmik der Kammertätigkeit („*Arrhythmia sine arrhythmia*", rhythmische Formen der traditionellen „Arrhythmien") gehören auch die, die unserer Einteilung gemäß als „neurodystonische" zu bezeichnen wären.

Darüber ist in der Berichtsperiode nicht viel geschrieben worden. Zu dieser Gruppe ist wohl der Koronarrhythmus zu rechnen, den Triggiani et al. (949/63) wieder einmal sehr ausführlich behandelten.

Die Ekg-Anzeichen des Koronarrhythmus werden auch von Hancock (401/64) sowie von Marchese et al. (626/64) erörtert; vermutlich ins selbe Kapitel gehören die von Chung et al. (187/64) beobachteten 5 Fälle eines „doppelten Koronarrhythmus".

Einen interessanten Fall von Migration des Schrittmachers, während des Redens auftretend und vermutlich als Resultat eines paradoxen Effektes des Atropins auf den AV-Knoten zu betrachten, demonstriert und kommentiert Deliyiannis (199/63): von einem anderen, *intra partu* beobachteten Fall berichtete Zilianti (1141 a/64).

Dysrhythmien dysdromischer Genese

Von den in die Gruppe der dysdromischen Dysrhythmien fallenden Störungen des Herzrhythmus, die sowohl bei erhaltener Rhythmik der Kammeraktion als auch unter Erscheinungen einer echten Arrhythmie auftreten können, haben in der Berichtsperiode die durch einen kompletten AV-Block bedingten passiven Heterotopien das größte Interesse beansprucht.

Passive Heterotopien als Folge eines kompletten Blocks. Eine Unterbrechung der atrioventrikulären Leitung kann, je nach dem Sitz der Läsion, sowohl eine Aktivierung potentieller nodaler Schrittmacher (seltener), als auch ventrikulärer (öfter) verursachen.

In Experimenten an Hunden konnten Moe et al. (686/64) die Auswirkungen einer AV-Leitungsstörung auf das Verhalten nodaler Schrittmacher studieren; Watt et Pruitt (1098/64) haben auf dieselbe Weise die verschiedenartigsten AV-Leitungsstörungen durch Einwirkung des Kokains auf den Stamm des Hisschen Bündels erzeugt.

Das Problem des AV-Blocks wird heutzutage mit besonderer Vorliebe vom Standpunkt der Indikationen zum Einsatz von künstlichen Pacemakers betrachtet (darüber in Kürze s. S. 211).

Zur Frage des morphologischen Substrates eines kompletten Herzblocks gab es mehrere gründliche Arbeiten. Einige von ihnen stammen von LEV (585a, 586/64), andere von LENÈGRE (580—582/64) sowie BLONDEAU et LENÈGRE (105/64). Diese Arbeiten zeigen, daß fast in der Hälfte der Fälle ein kompletter Herzblock sich mit dem Fortschreiten des pathologischen Prozesses aus einem unilateralen Schenkelblock entwickelt (histologische Studien in 36 Fällen, insgesamt 331 Beobachtungen). Identische Resultate zeigten auch die Untersuchungen von FRIEDBERG et al. (319/64).

Zur Frage der Ätiologie eines „nicht chirurgisch bedingten erworbenen Herzblocks" äußern sich diese Autoren zurückhaltend. Sie meinen, daß alle bisher festgestellten angeblichen Zusammenhänge zwischen einem Herzblock und den unterschiedlichen Erscheinungsformen einer Kardiopathologie nicht kausaler Natur sind, trotz laufender kasuistischer Publikationen, die einer anderen Auffassung das Wort reden. LATTA et CRITTENDEN (566/64) berichten über den Sektionsbefund unter Erscheinungen eines kompletten Herzblocks gestorbener Zwillinge; in diesem Fall war der Mechanismus klar — es hat sich bei ihnen keinerlei muskuläre atrioventrikuläre Verbindung feststellen lassen. SOSCIA et al. (962/64) demonstrieren einen Sektionsfall, an dem ein syphilitisches Gumma (als einziges Zeichen der Syphilis!) die Ursache des kompletten Herzblockes abgab; MORETTI et al. (694/64) sowie BAWA et al. (74/64) sahen eine völlige Unterbrechung der AV-Überleitung beim Marfanschen Syndrom. JULKUNEN et LUOMANMAKI (483/64) stellten einen kompletten Herzblock bei einem Patienten mit rheumatoider Spondylitis fest. Eine Übersicht über 15 von ihnen beobachtete Fälle eines kompletten Herzblocks geben KANGOS et GRIFFITHS (491/64), einen als Folge einer Belastung paroxysmal auftretenden Herzblock sahen GOUGH et GAIPIN (372/64).

Ein Fall von angeborenem kompletten AV-Block bei Bestehen eines Vorhofseptumdefektes (vom *fossa-ovalis*-Typ) wird von LEV et CASSELS (587/64) beschrieben. Einen familiär auftretenden Herzblock sahen HUNTER-CRITTENDEN et al. (445a/64).

Sehr eingehende Untersuchungen zur Frage der Ätiologie des Herzblocks (in seinen verschiedenen Erscheinungsformen) brachten 2 Publikationen von LENÈGRE und MOREAU (555, 654/63), eine dritte Schrift zur Frage entstammt der Feder von ZOOB et SMITH (1022/63).

Es fehlt auch nicht an Mitteilungen über einen durch chirurgische

Eingriffe am Vorhof- oder Kammerseptum verursachten kompletten Herzblock. So berichten AVERILL et al. (47/64) über diese Komplikation bei einem von ihnen beobachteten 10jährigen Mädchen, das wegen eines *Ostium primum* operiert wurde. Das unikale an dieser Demonstration ist darin zu sehen, daß sich bei diesem Mädchen nach 25 Monaten der Sinusrhythmus spontan wiederhergestellt hat.

Über durch chirurgische Eingriffe bedingten Herzblock haben auch GERBODE et al. (317a/63), LILLEHAY et al. (565a/63), LEV et al. (588/64) sowie MC GOON (656, 656a/64) berichtet.

GADBOYS et LITWAK (327/64) zeigen den Fortschritt der reparativen Chirurgie am Herzen: das Vorkommen eines durch chirurgische Eingriffe am Septum bedingten kompletten Herzblocks ist im Laufe der letzten Jahre von 30 Prozent der operierten Fälle auf 4 Prozent gesunken!

Das elektrophysiologisch — insbesondere in Hinsicht auf die Impedanz des Gewebes — unterschiedliche Verhalten des spezifischen Leitungssystems ergab schon vor einigen Jahren die Möglichkeit, es *in vivo*, ohne Läsion, zu identifizieren, was bei operativen Eingriffen am Septum von enormer praktischer Bedeutung ist. In der Berichtsperiode waren dieser Frage einige Arbeiten (480, 559/63; 358a/64) gewidmet.

ZARNSTORFF et al. (1138/64) haben letztlich Angaben über ein neues Gerät veröffentlicht, das auch intraoperativ eine Differenzierung des Reizleitungsgewebes vom kontraktilen Myokard ermöglicht. Dieses Gerät arbeitet nach einem anderen Prinzip: es stellt eigentlich einen in seiner Einwirkung genau dosierten Pacemaker dar, auf dessen Impulse zwar das spezifische System, das eine niedrigere Erregungsschwelle hat, jedoch nicht das übrige Myokard anspricht. Das Gerät soll schon erfolgreich bei Operationen am Menschen erprobt sein.

ATTIE et al. (44/63) sowie BLACK (98/64) berichten über den kompletten Herzblock als Komplikation einer transseptalen Katheterung auftretend.

In der Arbeit von ZOOB et SMITH (1022/63) wird insbesondere auch auf die bei ischämischen Herdläsionen zu beobachtenden Störungen der AV-Überleitung eingegangen, wobei wieder einmal festgestellt wird, daß sich diese nur bei Störungen der Blutzirkulation im Bereich der rechten Kranzarterie ereignen, also mit den posterodiaphragmalen Ischämien einhergehen.

Die Hämodynamik beim kompletten Herzblock. Sehr interessante hämodynamische Studien an einem Kranken mit in Anschluß an einen Myokardinfarkt aufgetretenem AV-Block haben BENCHIMOL et al. (67/63; 82/64) durchgeführt (s. S. 213).

Daß, u. a., der hämodynamische Effekt eines jeden heterotopen Rhythmus dem des nomotopen nachsteht, konnten SAMET et al. (812/63; 876/64) nachweisen.

Auch Torresani et al. (944a/63) sowie Gaal et al. (325/64) beschäftigten sich mit den hämodynamischen Auswirkungen eines kompletten Herzblocks unter den verschiedensten Bedingungen.

Ein kompletter Herzblock wurde öfters am sterbenden Herzen (Kürzinger, 526/63) und auch als Vorbote eines anoxischen Herzstillstandes beobachtet (Amarasingham et al., 21/63); Kuvaldina (553/64) sah einen solchen bei chronischer Alkoholintoxikation, Luria et al. (585/63) — bei dysurischen Störungen. Als kongenitales Phänomen konnte ein kompletter Herzblock auch pränatal (652, 884, 1009/63; 359/64) oder an Säuglingen (420/63) diagnostiziert werden.

10 Fälle eines an Kindern beobachteten kompletten AV-Blocks stellen Vítek et Šumbera (971a/63) vor.

Daß ein kompletter Herzblock gelegentlich auch als echte Arrhythmie in Erscheinung tritt, zeigte eine aufschlußreiche Publikation von Holzmann (406/63), die im Original zu studieren wäre. Zwei seltenere Fälle werden vom selben Autor auch gesondert vorgestellt (405/63).

Retrograde Leitung beim kompletten Herzblock. Einige Arbeiten galten der gelegentlich beim kompletten Herzblock zu beobachtenden retrograden Leitung, dem erstmalig von Mines [122] beschriebenen „Echo-Phänomen". Wallace et Dagget (1090/64) provozierten dieses Phänomen im Experiment an Hunden durch Vagusreizung (sie konnten auf diese Weise auch ein Vorhofflimmern auslösen).

Beim kompletten Herzblock haben Gubbay et Mora (390/64) auch eine retrograde Leitung der durch einen künstlichen Pacemaker erzeugten Impulse beobachtet (s. S. 211).

Scherf et al. (896/64) äußerten Zweifel an der Richtigkeit der Deutung der beim kompletten Herzblock zu beobachtenden negativen P-Wellen im Sinne einer Manifestation der retrograden Leitung — sie meinen vielmehr, daß diese Wellen durch einen (von den Kammersystolen provozierten!) selbständigen supraventrikulären Erregungsherd produziert werden.

Fünf von ihnen beobachtete Fälle einer retrograden Leitung beim kompletten Herzblock demonstrieren Sibilla et al. (934/64).

Besonderes Interesse verdient die Beobachtung von Mahaim (590/63), der nach erfolgreicher Korrektur einer Aortenklappenstenose eine Besserung eines partiellen AV-Blockes mit periodischen Ausfällen der Kammerkomplexe erlebte: nach dem Eingriff blieb nur eine verlängerte PQ-Zeit zurück; die erfolgte Besserung der AV-Überleitung kann, nach Ansicht des Autors, durch einen gesteigerten Koronardurchfluß erklärt werden.

---

[122] Mines, G. R.: J. Physiol. **46**, 349 (1913).

Das vorwiegend durch den kompletten Herzblock verursachte Syndrom von Morgagni-Adams-Stokes ist schon seit mehr als 100 Jahren zur Genüge beschrieben worden. In enger Beziehung zu seiner Manifestation im Ekg wurde es vor kurzem von Chevalier (180/64) sowie Schwartz et Schwartz (916/64) erwähnt.

Das sowohl ins Kapitel des kompletten Herzblocks als auch in das der Flimmerarrhythmie gehörende Phänomen von Frédéricq wird auf S. 205 erwähnt.

Eine Übersicht über den Herzblock bringt Müller (660/63).

Aktive Heterotopien. Neben den passiven Ersatzrhythmen, die in Fällen eines kompletten AV-Blockes obligat in Erscheinung treten müssen — sie sind ja, soweit nicht künstliche Schrittmacher eingesetzt werden, eine Voraussetzung für die weitere Existenz des Kranken — kommen die verschiedensten Arten aktiver Heterotopien, zumeist in Form von Anfällen von paroxysmaler Tachykardie, zur Beobachtung.

Solche aktive Heterotopien können infolge einer Einwirkung von pathologischen Reizen auf ein potentielles Automatiezentrum in einem beliebigen Abschnitt des spezifischen Systems entstehen.

Je höher der Abschnitt dieses Systems ist, der auf den abnormen, oder, unter besonderen Bedingungen (bei Überempfindlichkeit eines Bezirkes des spezifischen Systems), gar einen physiologischen, aber sonst unterschwelligen Reiz anspricht, umso größer sind die funktionellen Ressourcen des ektopischen Reizbildungszentrums, umso länger kann sich, in der Regel, die Aktivität dieses Zentrums auswirken, umso mehr unterliegt er neuroregulatorischen, vor allem den vagosympathischen, Einwirkungen, meist adaptativer Natur.

Paroxysmale Tachykardien. Wie bekannt, ist das Gemeinsame der Manifestationen einer abnormen Aktivität der ektopischen Reizbildner das Plötzliche, Anfallsmäßige ihres Beginnens und Erlöschens — daher auch der wohlberechtigte Name der „paroxysmalen Tachykardien".

Eine sehr vielseitige und aufschlußreiche, auch experimentell gestützte Übersicht über die Fragen der Genese und der Ekg-Semiotik der paroxysmalen Tachykardien publizierte anhand einer großen Zahl von an Kindern beobachteten Fällen Lundberg (584/63). Beachtenswert sind die in dieser Arbeit gebrachten Kriterien einer paroxysmalen Tachykardie, wobei auf die durch die Tachysystolie bedingten Ablenkungen der QRS-Achse aufmerksam gemacht wird, von denen schon früher die Rede war. Auch über einige Eigenarten der Erscheinungsformen der paroxysmalen Tachykardie bei Kindern wird berichtet; es ist interessant, daß die Herzfrequenz während der Anfälle der Tachykardie bei Neugeborenen niedriger ist, als bei etwas älteren Kindern (nach Annahme des Verfassers — infolge eines weniger intensiven Stoffwechsels).

Einen wichtigen Beitrag zum Verständnis der Genese von paroxysmalen Tachykardien brachten Scherf et al. (826/63). Es gelang ihnen im Experiment durch in die sogenannte vulnerable (End-) Phase der Kammersystole einfallende Extrareize Anfälle von supraventrikulären Tachykardien auszulösen, woraus der wohlberechtigte Schluß gezogen wird, daß extrasystolische Reize, die den Schrittmacher in dieser Phase treffen, das auslösende Moment für solche Tachykardien abgeben können.

Daß auch der Zeitfaktor — eine bestimmte Tageszeit — als auslösendes Moment für Anfälle paroxysmaler Tachykardie in Frage kommt, wird durch eine Beobachtung von Sribner (891/63) demonstriert.

Einzelberichte über paroxysmale Tachykardien werden nachfolgend in „absteigender" Folge der Lokalisation der aktivierten ektopischen Automatieherde erwähnt.

Atriogene paroxysmale Tachykardien. Constantineanu et Bucur (170/63) beschäftigten sich sowohl mit Fragen der Genese der atriogenen Tachykardien wie auch mit den dabei beobachteten Leitungsstörungen und wiesen wieder einmal auf die Rolle der Digitaliseinwirkung und einer durch Diuretika bedingten Hypokaliämie bei diesen Dysrhythmien hin. Es wird dabei auch auf die Möglichkeit einer Differenzierung echter atriogener Tachykardien von den durch das Vorhofflattern bedingten hingewiesen.

Auch Fenderson (291/64) hat anhand von 2 von ihm beobachteten Fällen einer Vorhoftachykardie mit erkennbaren Ta-Wellen und AV-Überleitungsstörungen die Differentialdiagnose gegenüber dem Vorhofflattern diskutiert.

Harris et al. (403/64) beschreiben eine ungewöhnliche Form der supraventrikulären Tachysystolie im Rahmen des WPW-Syndroms, Morgan et Nadas (695/64) berichten über ihre Erfahrung beim Auftreten dieser Dysrhythmie bei Kindern, Spiridonova (968/64) — bei der Thyreotoxikose. Einen Fall im Anschluß an einen Myokardinfarkt aufgetretener paroxysmaler Tachykardie, die — im Gegensatz zu den beim Infarkt alltäglichen — supraventrikulärer (und nicht ventrikulärer!) Genese war, sah Lund (609/64). Durch ungewöhnliche Anstrengungen oder Aufregungen ausgelöste paroxysmale Tachykardien nodaler Genese beobachteten in 2 Fällen an Kindern Monma et al. (689/64).

Auch nach der Durchführung einer Belastungsprobe wurde das Auftreten einer paroxysmalen Tachykardie beobachtet (Miller, 681/64).

Den linksatrialen Ursprung einer paroxysmalen Tachykardie konnten mit Hilfe der Oesophagusableitungen di Perri et Gennari (248/64) feststellen. Zur Frage einer Differenzierung von Überleitungsstörungen begleiteter Fälle einer supraventrikulären paroxysmalen Tachykardie anderen Dysrhythmien gegenüber äußerten sich KERKOVITS et MÁZSÁR (509/64). Auch HUNZIKER et al. (446/64) haben sich mit dieser Frage beschäftigt; sie sahen solche Rhythmusstörungen in 15 von 10.736 stationär behandelten Kranken und konnten sie mit Kaliumgaben günstig beeinflussen.

Vorhoftachykardien wurden im speziellen von HUSOM (430/63) abgehandelt; kasuistische Beiträge zum Problem der eine atriale Tachykardie begleitenden Leitungsstörungen brachten FISCH (269/63) und PHIBBS (736/63), TATTER et al. (1030a/64), SÓMLO (959/64) sowie DI PERRI et al. (249/64).

Nodale Tachysystolien. Um die Klärung der Mechanismen der nodalen Tachysystolien bemühten sich, mit dem Rüstzeug der modernen Elektrophysiologie gewappnet, DREIFUS et WATANABE (230/63). Sie konnten bei ihren Experimenten an Kaninchen Tachykardien durch Reizung der Nodalregion auslösen. Es ist besonders interessant, daß dazu die Setzung eines Eintrittsblockes notwendig war, was also eine neuerliche Bestätigung der alten Kauffmann-Rothbergerschen Lehre bedeuten würde. Auch diese Autoren betonen (in einer anderen Arbeit — 229/63) wieder einmal die Rolle der Digitalis-Glykoside sowie der Störungen des Kaliumhaushaltes an der Entstehung der nodalen Tachykardien — es konnte oft nach Absetzen der Digitalis auch das Ende der nodalen Tachykardie beobachtet werden. In dieser Arbeit wird auch zur Prognose der Tachykardien Stellung genommen.

Eine durch die Digitalis ausgelöste ungewöhnliche Form eines Nodalrhythmus beschreiben CHEVALIER et BOWERS (161/63).

FISCH et al. (298/64) haben (allerdings im Experiment an Hunden mit größeren Kaliumgaben!) nodale Tachysystolien ausgelöst; dabei bewirkte das Kalium paradoxerweise sowohl eine Hemmung der AV-Leitung, als auch das Auftreten einer ektopischen Automatie — ähnlich wie es die Digitalis vermag (an Menschen sind allerdings diese Erscheinungen nicht beobachtet worden).

In einer Mitteilung anläßlich der 36. wissenschaftlichen Tagung der ASC [123] berichteten DREIFUS et WATANABE (230/63) über ihre elektrophysiologischen Beobachtungen zur Genese der nodalen Tachykardien. Dabei wurden in Experimenten an Kaninchen solche Tachykardien durch das Desacetyl-Lanatosid C provoziert, sowohl bei normaler, als auch bei herabgesetzter K^+-Konzentration; es wurde dabei auch neuerdings bestätigt, daß die Digitalis die Leitung im Bereich des AV-Knotens verschlechtert. In einer anderen Arbeit derselben Autoren (229/63) wird berichtet, daß in 96 von 160 klinisch beobachteten Fällen

---

[123] American Society of Cardiology.

von schnellem Knotenrhythmus Digitalismißbrauch als Ursache anzusehen war, in zusätzlich 28 Fällen — zum Entstehen dieser Tachykardie beigetragen hat; bei Absetzen der Digitalis sistierte auch der Knotenrhythmus.

Zur selben Frage äußern sich auch ausführlich CASTELLANOS et LEMBERG (143/63) und OSTAPJUK (699/63).

SOKOLOV (875/63) befaßt sich mit den Mechanismen der nodalen Tachykardien vom Gesichtspunkt der Wwedensky-Uchtomskyschen Lehre von der Parabiose; nodale Tachykardien, die nicht in Form von Paroxysmen auftreten, handelte FISCH (267/63) ab. Einen kasuistischen Beitrag zur Frage brachte JERVELL (457 a/63).

Nodale Tachysystolien beim WPW-Syndrom. Ein besonders interessantes und immer noch ungeklärtes Problem — das des Zusammenhanges zwischen dem WPW-Syndrom im Ekg-Bild und den Anfällen nodaler Tachykardie — berühren mehrere Autoren (s. auch S. 83).

In der schon ausführlich zitierten Abhandlung von LUNDBERG (584/63) wird angegeben, daß 26 von den vom Autor beobachteten 51 Kindern mit paroxysmaler Tachykardie nach dem Anfall im Ekg Zeichen einer Präexzitation eines Teiles der Myokardfasern aufwiesen. In diesen Fällen war die Herzfrequenz im Anfall größer als bei anderen Kindern mit paroxysmaler Tachykardie.

Die Beobachtungen LUNDBERGS bringen ihn zu einer neuen und sehr bedeutsamen Fragestellung: vielleicht ist das Phänomen der Präexzitation (Antesystolie) Folge und nicht Ursache einer paroxysmalen Tachykardie ? Es ist zu hoffen, daß Arbeiten nächster Jahre im Zusammenhang mit dieser Frage neue Erkenntnisse bringen werden, es muß jedoch daran erinnert werden, daß bei einem Großteil der Träger der Ekg-Anzeichen einer Antesystolie nie Anfälle paroxysmaler Tachykardie beobachtet werden.

Mit der Frage der Tachykardie-Anfälle bei Personen mit dem WPW-Syndrom beschäftigen sich speziell GREENWOOD et FINKELSTEIN (355/63). Sie berichten über einen Fall der Antesystolie, bei dem im Tachykardie-Anfall die Kammerkomplexe nicht, wie üblich, supraventrikuläre, sondern ventrikuläre Form aufwiesen [was aber im Sinne der bekannten sekundären intraventrikulären Leitungsstörungen ohne weiteres zu erklären ist, insbesondere, da es sich um einen Patienten mit einer angeborenen Kardiopathie handelte. Ähnliche Fälle haben sowohl HOMOLA (429/64) als auch wir beobachtet. G. L.]

Übrigens kommen GREENWOOD et FINKELSTEIN aufgrund ihrer Beobachtungen zur Ansicht, daß die Tachykardie-Anfälle beim WPW-Syndrom auf den Mechanismus der kreisenden Erregung zurückzuführen sind, mit einem Erregungsursprung im präexzitierten Teil des Myokards; in der Arbeit werden auch therapeutische Aspekte des Problems behandelt.

Tobien et Götting (941/63) haben sich speziell mit Fragen der AV-Überleitung während der Anfälle einer paroxysmalen Tachykardie beschäftigt. Sie haben dabei außerhalb der Anfälle 2 Modi der AV-Überleitung feststellen können — einen mit einer normalen, und einen mit verkürzter PQ-Zeit. Sie betrachten die letzte Gruppe als einen Übergang zum WPW-Syndrom (wie übrigens auch andere Autoren schon in früheren Jahren).

Über einen Fall gelungener Kupierung eines Anfalles von paroxysmaler Tachykardie bei einem Patienten mit Antesystolie berichten Knoebel et al. (508/63).

Kammertachykardien. Die Erscheinung der ventrikulären Tachykardien beschäftigte die Autoren der Jahre 1963/64 vorzüglich im Zusammenhang mit der Möglichkeit, sie durch moderne elektrische Geräte unter Kontrolle zu bringen; die betreffenden Arbeiten werden zusammenfassend am Ende dieses Kapitels erwähnt (s. S. 214).

Mackenzie et Pascual (610/64) veröffentlichten eine diesen Rhythmusstörungen gewidmete Übersicht, die sowohl Fragen der Ätiologie als auch der Diagnose und Therapie behandelt. Mit der Diagnostik der ventrikulären Tachykardien beschäftigten sich auch Wilson et al. (1114/64).

Smirk et al. (944/64) haben im Tierexperiment durch kombinierte Einwirkung von Amarin und Epinephrin Kammertachykardien ausgelöst und dabei das im Vkg erfaßte Bild der EAH studiert. Bei Steigerung der Frequenz der Kammererregung bis zu der eines Kammerflatterns ließen sich im Vkg keine T-Schleifen differenzieren — die gesamte Kammererregung produzierte einheitlich-elliptoide Schleifen.

An digitalisierten Patienten sahen Dowdy et Fabian (226/63) Kammerarrhythmien nach Applikation von Succinylcholin auftreten.

Durch Akonitin und Delphinin am Hunde ausgelöste Kammertachykardien ließen sich durch kurze mechanische Reize kupieren (Scherf et al., 897/64); durch Katecholamine wurden (im Experiment an Hunden) Kammertachykardien von Moore et al. (692/64) ausgelöst.

Kammertachykardien mit verschiedener Lokalisation der Erregungsquelle beobachteten im Experiment an Hunden Mehta et Sharun (661/64).

Homola (430/64) sah das Erscheinen von für das WPW-Syndrom charakteristischen Alterationen der QRS-Gruppe als Manifestation einer Aktivität zweier konkurrierender Schrittmacher an einem Patienten mit durch eine rheumatische Karditis ausgelöster Kammertachykardie. In 5 Fällen eines WPW-Syndroms wurde eine Kammertachykardie durch Anfälle von paroxysmalem Vorhofflimmern vorgetäuscht (Yahini et al., 1120/64).

Daß ein defekter künstlicher Pacemaker gelegentlich eine ventrikuläre paroxysmale Tachykardie auslösen kann, wird von HARRIS et al. (386/63) beschrieben; Beiträge zur Diagnostik der Kammertachykardien sind noch in einigen Arbeiten (89, 1002/63) enthalten.

YANAGA et al. (1121/64) sahen einen Fall von Kammertachykardie, bei dem die P-Wellen eines erhaltenen langsameren nomotopen Rhythmus Anzeichen einer Überlastung des linken Vorhofes aufwiesen.

In der Berichtsperiode gab es auch kasuistisch interessante Mitteilungen über Beobachtungen besonders lange andauernder Kammertachykardien (ohne letalen Ausgang!). So berichtet TREVER (948/63) über einen Patienten, bei dem in der 5. Woche der Rekonvaleszenz nach einem Myokardinfarkt eine 35 Tage andauernde, gegenüber Chinidin und Prokainamid resistente, ventrikuläre Tachykardie auftrat. Es gelang, diese mit Hilfe einer synchronisierten Kondensator-Entladung (von 2,5 msec.) zu kupieren und so den Patienten der Lebensgefahr zu entziehen. Der von EDELSTEIN et al. (269aa/64) beobachtete Anfall dauerte 22 Tage.

Einen Fall noch längerer Dauer einer ventrikulären Tachykardie (von 70 Tagen!) beschreiben PAPADOUPOULOS et BLAZEK (705/63).

Störungen der Erregungsleitung bei Kammertachykardien. Die vorhin mehrmals erwähnte Erscheinung einer durch die Tachysystolie ausgelösten Störung der intraventrikulären Leitung ist Gegenstand von 2 Arbeiten gewesen. SCHAMROTH et CHESLER (822/63) bringen unter Berücksichtigung der Phänomene und Mechanismen der passagèren, intermittierenden und singulären Formen aberranter intraventrikulärer Leitung Behelfe zur Differenzierung beim ektopischen Kammerrhythmus.

RUBIN et al. (802/63) befassen sich im selben Zusammenhang mit dem Auftreten von abnormen Q-Zacken. Es wird anhand einer entsprechenden Beobachtung an einem 90jährigen Patienten, der einen Myokardinfarkt überstanden hatte, über im Anschluß an Anfälle von Tachykardie auftretende, reversible pathologische Q-Zacken berichtet und die Möglichkeiten ihrer Genese diskutiert.

Nach Ansicht der Autoren kann die beobachtete Erscheinung sowohl durch eine von der Tachysystolie ausgelöste transitorische Ischämisierung perifokaler Bezirke ausgelöst werden, als auch durch eine gestörte Erregungsleitung in diesen Bezirken bedingt sein. Selbstverständlich kommt auch eine Kombination beider Faktoren in Betracht

Die als Folge einer Überbeanspruchung der intraventrikulären Leitungswege während der Anfälle paroxysmaler Tachykardie auftretenden Deformationen der Kammerkomplexe erschweren, wie bekannt, gelegentlich die Differenzierung der supraventrikulären Formen der paroxysmalen Tachykardie von den ventrikulären.

Interessante Möglichkeiten in dieser Richtung eröffnen sich im Lichte der Erfahrungen von JOUVE et al. (466/63). Da die funktionellen

Eigenschaften des Leitungssystems bis zu einem gewissen Grade auf dem Wege vagosympathischer Innervation beeinflußt werden können, gelang es, nach Angaben der erwähnten Autoren, in 43 von 200 Fällen intraventrikuläre Leitungsstörungen durch Kompression des *Sinus caroticus* (oder durch den Aschnerschen Versuch) den QRS-Komplex zu normalisieren. Dadurch kann eventuell schon während der Tachykardie-Anfälle deren supraventrikuläre Genese identifiziert werden [124].

Untersuchungen über die Dauer der AV-Überleitung bei Patienten mit paroxysmaler Tachykardie stellten TOBIEN et GÖTTING an (941/63).

Summationssystolen

Einem besonderen, schon längst bekannten Ekg-Phänomen — den Summationssystolen („Fusion beats") — bei Patienten mit einer Kammertachykardie gilt eine Arbeit von PUECH et al. (762/63). Die Autoren kommen zur Überzeugung, daß die Verschmelzungskomplexe im Verlaufe der Kammertachykardie auf Ventrikelerregungen zurückzuführen sind, die durch dissozierte (sinusale oder ektopische) Vorhoftätigkeit ausgelöst werden. In seltenen Fällen zeigen sich Anzeichen einer reziproken intermittierenden Leitung zweier aus verschiedenen Quellen ausgehender Reize, manchmal unter Erscheinung eines „Echophänomens" [125].

RAUNIO et al. (773/63) machen darauf aufmerksam, daß eine richtige Erkennung der bekannten Summationssystolen eine klinische Bedeutung hat, da diese in den BW-Ableitungen das Bild eines Myokardinfarktes vortäuschen können. Anhand der von ihnen beobachteten 4 Fälle empfehlen die Autoren konkrete differentialdiagnostische Kriterien. Zur Frage der Summationssystolen äußert sich auch PARKIN (762/64).

„Posttachykardiale" Leitungsstörungen

Zum Problem der extremen Beanspruchung der Leitungswege während einer Tachykardie und der dadurch bedingten Alterationen der Konfiguration einzelner Ekg-Elemente ergreifen mehrere Autoren das Wort. Sowohl LUNDBERG (584/63) als auch DAVIES et ROSS (195/63) berichten, daß sich als vermutliche Folge der paroxysmalen Überbeanspruchung der intraatrialen Leitungswege in einem beträchtlichen Teil der Beobachtungen (bei DAVIES et ROSS — in 43 von 200 Fällen) auch außerhalb der Anfälle sogenannte „posttachykardiale" P-Ver-

---

[124] Was den üblichen Vorstellungen von der Einflußsphäre vagaler Wirkungen widerspricht!

[125] Im Sinne der Lewis-Wenckebachschen Hypothese von der Genese der Extrasystolen.

änderungen feststellen ließen, mit Verbreiterungen der P-Wellen bis auf 0,12″. Die letztgenannten Autoren führen diese Veränderungen vornehmlich auf eine Abweichung des Ps, der sinistroatrialen Komponente des summarischen P-Vektors, zurück, was übrigens besonders nach Attacken eines Vorhofflatterns zu beobachten sei und keinerlei Beziehung zur Herzfrequenz während der Anfälle und deren Dauer oder der des Leidens habe. Nach Ansicht dieser Autoren erlauben solche posttachykardiale P-Alterationen eine paroxysmale Tachykardie auch retrospetiv zu verifizieren.

Das sogenannte posttachykardiale Syndrom mit Deformationen des Endteiles des Kammerkomplexes, die eine Differentialdiagnose zum Myokardinfarkt veranlaßten, beobachtete LASHCHEVKER (565/64).

Die Auswirkungen atrialer und ventrikulärer Tachykardien auf die Hämodynamik untersuchte im Experiment an Hunden NAKANO (715/64) sowie die schon erwähnten SMIRK et al. (944/64); zur Klinik dieser Dysrhythmien äußerten sich LORENTE et al. (605b/64) sowie McINTOSH et al. (658a/64).

Daß das periodische Auftreten von Anfällen paroxysmaler Tachykardie einen ungünstigen Einfluß auf die Psyche des Patienten ausübt, sah in 17 Fällen FISH (300/64).

Die Möglichkeit einer medikamentösen Beeinflussung paroxysmaler Tachykardien wird auch neuerlich erörtert (544/63, 610, 758, 815, 926, 1121, 1130/64 u. a.).

Es sei zum Schluß eine interessante Fragestellung von RINGEL (843/64) erwähnt, der die Möglichkeit erwägt, die paroxysmale Tachykardie als viszerale Form der Epilepsie zu betrachten.

Eine Übersicht über die Kammertachykardien brachte BJERKELUND (89/63); demselben Thema galten noch etliche Arbeiten (907, 935/63).

Dysrhythmien mit gestörter Rhythmik der Kammeraktion — die echten Arrhythmien

Die Sinusarrhythmie

Die augenfälligen „echten" Störungen der rhythmischen Herzaktion kommen, der auf S. 184—185 gebrachten Einteilung zufolge, in mehreren Formen zur Erscheinung, deren Differenzierung ist oft nur nach dem Ekg möglich.

Als einfachste und harmloseste Art einer echten Arrhythmie ist die allbekannte Sinusarrhythmie zu betrachten, die am öftesten in ihrer respiratorischen Form zu beobachten ist. Zu dieser Frage gibt es eine prinzipiell bedeutungsvolle Publikation von ANGELONE et COULTER (25/64), die zeigen konnten, daß Beziehungen zwischen dem

Atem- und dem Herzrhythmus bei dieser Arrhythmie zwar bestehen, doch in ihrer Art viel komplizierter sind, als man es sich bis jetzt vorgestellt hat.

Arrhythmien dysdromischer Genese

Echte Arrhythmien können durch Leitungsstörungen in einem beliebigen Abschnitt des spezifischen Systems ausgelöst werden.

In der Berichtsperiode gab es vorwiegend Beiträge zur Kasuistik der durch AV-Leitungsstörungen bedingten Arrhythmien (345, 669, 922, 932/63).

Interferenzdissoziationen. Die sogenannte Interferenzdissoziation wurde von CONTE et al. (197/64) erneut abgehandelt; die bei jeder Interferenzdissoziation zu beobachtenden Störungen der AV-Überleitung besprachen wieder einmal ABAOGLU et al. (1/63).

KHORSANDIAN et al. (512/64) konnten bei 4 Angehörigen einer Familie eine Interferenzdissoziation feststellen, wobei nur in einem Fall ein pathologischer Befund am Herzen (Transposition der großen Gefäße) zu erheben war.

Sondererscheinungen einer Interferenzdissoziation haben KISTIN (497/63) sowie ROSEFF et BERNSTEIN (792/63) beschrieben.

Die Wenckebachsche Periodik. Dem auffälligen Phänomen der Wenckebachschen Periodik ist eine Arbeit von MYERBURG et al. (669/63) gewidmet. Die Autoren bringen mehrere Beispiele atypischer Erscheinungsformen dieses Phänomens, wobei es sowohl durch andere Rhythmusstörungen verdeckt werden kann, als auch solche gelegentlich vortäuscht. Die Frage der Wenckebachschen Periodik wird u. a. auch in Arbeiten von HOLZMANN (406, 407/63) berührt. Einen kasuistischen Beitrag zum Thema der Wenckebachschen Periodik brachten DREIFUS et MC KNIGHT (261/64). Besonders interessant ist eine Beobachtung von CULLEN et COLLIN (211/64), die in 2 Fällen das Auftreten von Wenckebachschen Perioden nach Überanstrengungen bei sportlichen Leistungen (Langstreckenlauf) feststellen konnten.

Einen Fall komplizierter Arrhythmie, dem eine AV-Dissoziation zugrunde lag, beschrieben GOODMAN et MYERBURG (345/63).

Über unregelmäßige Kammertätigkeit beim kompletten Herzblock gibt es aufschlußreiche Publikationen von HOLZMANN (405, 406/63).

Verschiedenen Störungen des Herzrhythmus infolge von Unzulänglichkeit der atrioventrikulären Leitung sind noch mehrere Publikationen gewidmet (120, 225, 266, 735/63; 388a/64).

Einen Vorschlag zur Klassifizierung der dysdromischen Rhythmusstörungen bringen CONSTANTINEANU et BUCUR (195a/64).

Extrasystolische Arrhythmien

Eine der beiden häufigsten und markantesten Formen einer echten Arrhythmie der Herzaktion bietet die Extrasystolie.

Zu den vielen in früheren Jahren veröffentlichten Arbeiten über die Extrasystolie und einige mit ihr in Verbindung stehende Phänomene ist noch eine Anzahl hinzugekommen, darunter auch solche mit interessanten, neuen und wichtigen Details.

Zur Frage der Ätiologie der Extrasystolie werden wir uns auf den Hinweis auf 2 Arbeiten beschränken — die von Monma et al. (689/64), die von durch Anstrengung oder Aufregung bedingten Extrasystolen im Kindesalter berichten, und auf die von Moore et al. (692/64), die Extrasystolen durch Einwirkung von Katecholaminen im Experiment an Hunden erzeugen konnten.

Eine spezielle Frage — die der Faktoren, die die Länge des extrasystolischen Intervalles zu beeinflussen imstande sind — schneidet die Untersuchung von Surawicz et Mac Donald (1001/64) an; über familiär auftretende polytope und polymorphe Extrasystolen berichten Kuhn et al. (550/64).

Russische Autoren (Frolov et al., 321 a/64) versuchten das Phänomen der kompensatorischen Pause mit dem Parabiose-Mechanismus zu erklären.

Fleischmann (280/63) sowie Saveljev (817/63) beschrieben atriogene intrapolierte Extrasystolen; Kowarzykowa et al. (539f/64) publizierten das Vkg eines solchen Falles.

Die Parasystolie. Der Mechanismus einer extrasystolischen Arrhythmie wird von den meisten Autoren auch weiter im Sinne der Vorstellung von einer Parasystolie gedeutet. Eine sehr eingehende Darstellung der Frage wird neuerlich von Barletta et Palma (65/64) geboten; die Definition des Begriffes — wieder einmal von Schamroth (888/64).

Okkulte Parasystolien. Unbedingt bedeutsam sind die Untersuchungen von Schamroth et al. (823/63; 889/64), die durch skrupulöse Beobachtungen der Sequenz von Kammerextrasystolen nachweisen konnten, daß die Erregung ektopischer Reizbildungsquellen in den Kammern gelegentlich auch okkult bleiben kann. Ein Zeichen für das Bestehen okkulter Bigeminien soll eine unpaare Anzahl von nomotopen Systolen in den Intervallen zwischen zwei manifesten Extrasystolen sein. Das Bestehen einer okkulten Trigeminie wird dadurch angezeigt, daß die Zahl der Normalsystolen zwischen 2 manifesten Kammerextrasystolen um 2 größer ist, als ein mehrfaches von 3 (also 5, 8, 11, 14 usw.). Durch diese Beobachtung findet die Vorstellung von der parasystolischen Genese der manifesten Extrasystolie eine neue, recht überzeugende Bestätigung.

Eine größere Übersicht (mit 69 Quellenangaben) über das Phänomen der Parasystolie, dessen Erforschung noch auf die aus den 20er Jahren stammenden Arbeiten von KAUFMANN und ROTHBERGER sowie WINTERNITZ zurückgeht, brachte wieder einmal eine Forschergruppe unter der Leitung des prominenten ehemaligen Mitarbeiters von K. F. WENCKEBACH — D. SCHERF (828/63). Anhand von 53 eigenen Beobachtungen bestehen die Autoren, ebenso wie auch SCHAMROTH (888/64), auf der in den letzten Jahren etwas umstrittenen Vorstellung von dem zur Manifestation einer Parasystolie notwendigen Eintritts- und Austrittsblock der ektopischen Reizherde [126].

Über multiple Pararhythmien berichtet ROCHLITZ (785/63), über „späte" Kammerextrasystolen — PAVLIKOVSKAJA (721/63).

CHUNG et al. beschrieben sowohl 6 Fälle einer atriogenen Parasystolie (185/64) als auch 10 Fälle mit nodalem Ursprung dieser Erscheinung (184/64), einen besonders komplizierten Fall einer „supraventrikulären" Parasystolie — FLOWERS et al. (304/64).

Erregungsausbreitung aus extrasystolischen Reizherden. Die in den letzten Jahren als gesichert angenommenen Zusammenhänge zwischen Ursprung und Konfiguration einer Kammerektopie wurden in der Berichtsperiode nicht angezweifelt. Eine solche wurde als Regel bei Reizung des Endokards anläßlich von intrakardialen Manipulationen beobachtet (41/63) oder des Myokards (Epikards?) bei Herzpunktionen (229a/64).

Die bekannten amerikanischen Arrhythmie-Forscher KATZ und PICK legen einen meisterhaften Bericht darüber vor, wie eine vergleichende Analyse der Konfigurationen der Kammersystolen beim Schenkelblock und einem aktiven Parasystolie-Herd im blockierten Ventrikel eine experimentell bestätigte Berechnung der transseptalen Leitungszeit ermöglicht (477/63, s. auch S. 32). Atriogene Extrasystolen erlaubten es HOFFMAN et al. (402/63) im Experiment an der Einzelfaser des Leitungssystems die Abhängigkeit der AV-Leitungszeit von der transmembranalen Potentialdifferenz und der Geschwindigkeit des Depolarisationsprozesses [127] zu demonstrieren.

Eine ganz besonders lehrreiche experimentelle Arbeit veröffentlichten auch ANSELMI et al. (29/63). Es gelang ihnen an Hunden zu zeigen, daß bei Kammerextrasystolen das Septum sowohl vom AV-

---

[126] WINTERBERG, H.: Das Wesen der Extrasystolen (in: Arrhythmien des Herzens. Leipzig, 1926).

[127] In Wirklichkeit — nicht Depolarisation, sondern eine Umkehr („Reversion") der meßbaren Potentialdifferenz, siehe COLE, K. S. and CURTISS, H. J.: J. ges. Physiol. **22**, 649 (1939).

Knoten, wie auch vom extrasystolischen Herd aktiviert wird — so stoßen dabei im Kammerseptum nach Art der Summationssystolen 2 Erregungswellen aufeinander. Wie die Verfasser zeigen, können Extrasystolen aus der blockierten Seite normale Kammerkomplexe vortäuschen, die jedoch an der verkürzten PQ-Zeit zu erkennen sind. Bei diesen Experimenten konnte auch beobachtet werden, daß die Morphologie der extrasystolischen Komplexe nach epikardial gesetzten Reizen von der Ausbreitungsgeschwindigkeit der Erregung im Septum abhängt.

Morphologie der extrasystolischen Kammerkomplexe und der Myokardzustand. Daß die Morphologie der extrasystolischen Kammerkomplexe als eines der Kriterien des Myokardzustandes zu betrachten ist, zeigten neuerlich MASCHIO et al. (607/63); daß das Studium dieser Morphologie auch prognostische Schlüsse zuläßt, meinen MARTY et al. (605/63).

Die Möglichkeit, in der Konfiguration der extrasystolischen Kammerkomplexe auch eine Hilfe zur Diagnose der ischämischen Krankheit zu finden, zeigten BENCHIMOL et al. (66/63); die Bedeutung der Extrasystolie bei der Beurteilung der Koronarkrankheit diskutierten LEGLER et BENCHIMOL (574/64).

Postextrasystolische Alterationen der Kammerkomplexe. Demselben Zweck — der Bewertung des Myokardzustandes — können, nach Ansicht von SIDORENKO (859/63) auch Beobachtungen der Konfiguration der postextrasystolischen Kammerkomplexe des Ekg's dienen, wobei die am stärksten ausgeprägten pathologischen Alterationen den in funktioneller Sicht schwächsten Bezirk des Herzmuskels anzeigen können.

Postextrasystolische Verformungen der T-Welle werden wieder einmal von MENCI et al. (667/64) abgehandelt, während MULLICAN et FISCH (705/64) von einem Fall postextrasystolischer Alteration der U-Welle berichten, die sie auf eine bestehende Hypokaliämie zurückführen.

SUMAROKOV (997/64) widmet seine Aufmerksamkeit der Möglichkeit einer klinischen Identifizierung von Extrasystolen; KREUZER et al. (540/64) untersuchten den Einfluß der extrasystolischen Ventrikelkontraktion auf das enddiastolische Volumen der rechten Kammer.

Die Wirkung des Chinidins und des Prokainamids in der Bekämpfung der Extrasystolie studierten im Experiment an Hunden PIERAU et DÖRNER (783/64).

Die Möglichkeit einer Normalisierung der Konfiguration des Kammerkomplexes, der sonst nach normalen RR-Intervallen die Anzeichen eines Schenkelblocks trägt, im Gefolge einer extrasystolischen, also verlängerten Pause, zeigen VESELL et LOWEN (965/63). Dasselbe wurde auch von MOSIN (657/63) beobachtet. Dabei wird wieder, wie es VESELL seit einer Reihe von Jahren tut [128], auf das Phänomen der kritischen Herzfrequenz aufmerksam gemacht.

Extrasystolische Allorhythmien. Eine ungewöhnliche Beobachtung machten JICK et SMITH (461/63). Sie konnten bei einer praktisch herzgesunden Person eine Kammerbigeminie feststellen, die offensichtlich vagaler Genese war, da sie sich durch Atropin beheben ließ. Da im allgemeinen angenommen wird, daß sich der Einfluß des Vagus nicht auf die Kammern erstreckt, wird von den Autoren vermutet, daß es sich in diesem Fall um eine Anomalie der Vagusinnervation handelt.

Zum Problem der extrasystolischen Allorhythmien bieten in erster Linie die eben zitierten Arbeiten von SCHAMROTH wertvolles Material.

Eine Analyse von 64 Fällen einer Allorhythmie in Form einer Bigeminie brachten WAREMBOURG et al. (984/63), über durch einen Belastungstest ausgelöste extrasystolische Allorhythmien berichtet RAZZAK (774/63); die Rolle der Digitalis beim Entstehen der Bigeminien wird erneut von FISCH (266/63) unterstrichen.

Dem Problem der Extrasystolie galten auch Übersichten von JERVELL (457/63) und SCHNITZER (838/63), ihrer klinischen Bedeutung — eine Arbeit von FOLEY et YEE (284/63).

Die Flimmerarrhythmie (Das Vorhofflimmern)

Seit weit über 100 Jahren müssen sich die Ärzte mit dem Problem der vielgestaltigen Flimmerarrhythmie [129] auseinandersetzen, das ihnen immer wieder beunruhigend und oft auch bedrohlich gegenübertritt. Daß seit Jahrzehnten viele Forscher darum bemüht sind, den Mechanismus dieser Störung des Herzrhythmus, der Arrhythmie *sensu strictiori*, der wirklichen *„Arrhythmia absoluta"* und *„perpetua"* der alten Meister, zu erforschen, nimmt nicht wunder. Trotzdem hält es WILLIAMS (998/63) noch jetzt für angezeigt, erneut festzustellen, daß der Mechanismus der Flimmerarrhythmie eigentlich noch nicht geklärt ist. Als besondere Eigenschaft dieser Störung des Herzrhythmus betrachtet dieser Autor die paradoxe Einwirkung des gesteigerten Vagus-Tonus: während in einem normalen Herzen die Aktivität des Schrittmachers und die AV-Überleitung durch parasympathische Einwirkungen gehemmt werden, ist es bei der Flimmerarrhythmie umgekehrt. Auf die Auswirkungen des gesteigerten Vagus-Tonus am pathologisch veränderten Myokard eingehend, unterstreicht der Autor, daß, wie es übrigens

---

[128] VESELL, H.: Amer. J. med. Sci. **202**, 198 (1941), Amer. Heart J. **63**, 2, 162 (1962).

[129] Die Bezeichnung wurde erstmalig von ROTHBERGER und WINTERBERG (1909) gebraucht.

auch früher bekannt war, der Vagus das Aktionspotential verkürzt und das diastolische Restpotential — und damit auch die Erregbarkeit des Herzmuskels erhöht. Es steigt dabei sowohl die Frequenz des „Ausreifens" von Aktionspotentialen, als auch die Leitfähigkeit aller Abschnitte des spezifischen Systems. Die absolute Refraktärperiode wird zur selben Zeit verkürzt, was die Ansprechbarkeit des Myokards auf frequentere Reize fördert.

Im Experiment war ein Vorhofflimmern eher durch aus dem Sinusknoten eintretende Impulse zu provozieren als durch solche aus dem AV-Knoten (IVANE, 457a/64). Unter diesen Umständen ist die Flimmerarrhythmie eine obligate Antwort eines parasympathisch beeinflußten Vorhofs auf eine elektrische Stimulation.

Über den gegenwärtigen Stand der Erkenntnisse auf dem Gebiet der Pathophysiologie des Herzflimmerns berichtete TRAUTWEIN (1046/64), es wurden aber auch spezielle Untersuchungsergebnisse publiziert. So haben sich GAULT et KILLIP (333/64) mit dem Modus des Einsetzens eines spontanen Vorhofflimmerns beschäftigt. Sie bestätigen erneut die seit langem bekannte Tatsache, daß dem Vorhofflimmern meist Vorhofextrasystolen vorausgehen. Dabei sei die Wahrscheinlichkeit einer Entwicklung des Vorhofflimmerns durch die Beziehung der Dauer des Kupplungsintervalls zur Dauer des vorausgehenden Herzzyklus, den sogen. „Kupplungsindex", charakterisiert.

Daß das sogenannte „Echophänomen" (s. S. 190) gelegentlich auch ein Vorhofflimmern auslösen kann, wurde von WALLACE et DAGGET (1090/64) ausgeführt.

Es wurden auch einige, als Regel an Hunden gewonnene, experimentelle Ergebnisse veröffentlicht. So haben MOE et ABILDSKOV (684/64) feststellen können, daß die Länge der Kammerperioden von der Geschwindigkeit der AV-Überleitung abhängt; die Autoren haben zum Studium einiger Aspekte der Flimmerarrhythmie auch eine Computer-Anlage benutzt (685, 686a/64).

SANO et SCHER (881/64) haben ihre Experimente der Streitfrage des Ursprungs der Flimmerwellen gewidmet. Bei einem an Hunden durch einmaligen elektrischen Schock provozierten Vorhofflimmern wurden unmittelbar von der Oberfläche der Vorhöfe bipolare Elektrogramme registriert. Die Versuchsergebnisse stützen die unifokale Theorie, wobei eine elektrische Separation der einzelnen Bezirke des Vorhofmyokards das Entstehen einer Kreisbewegung zu fördern schien. Dieses Ereignis mag im Laufe des Bestandes eines Vorhofflimmerns eintreten und somit der Fortdauer des Flimmerns förderlich sein.

Die Ergebnisse einer experimentellen Arbeit von GURVICH (393b/64) scheinen auch für die Theorie der kreisenden Bewegung zu sprechen.

Beziehungen der „f" Wellen zu den Kammersystolen. Unter Einsetzung moderner Auswertungsmethoden des Ekg's (Computer-Apparate) haben es TAKAHASHI et KOYAMA (929/63) versucht, auf die alte Frage nach dem Vorhandensein einer Beziehung der Frequenz dieser Flimmer- (f) Wellen zu den Kammersystolen eine neue Antwort zu erhalten. Der Versuch ist als negativ ausgefallen zu betrachten: die Flimmerarrhythmie erwies sich in 11 der 14 auf diese Weise untersuchten Fälle als vollkommen aperiodisch; bloß in 3 Fällen konnte nach längerer Beobachtungsdauer eine gewisse Periodizität festgestellt werden.

Ätiologische Zusammenhänge der Morphologie der f-Wellen. Mit der Größe der f-Wellen zur Ätiologie des Vorhofflimmerns haben sich CULLER et al. (187/63) beschäftigt. Sie konnten die von anderen Autoren in früheren Jahren gemachte Feststellung bestätigen, daß grobe f-Wellen für eine rheumatische, thyreotoxische oder auch rein funktionelle (?) Genese der Flimmerarrhythmie typisch sind, während bei der Atherosklerose und der Hochdruckkrankheit gewöhnlich feine f-Wellen beobachtet werden. Diese Befunde wurden auch von SKOULAS et HORLICK (942/64) bestätigt. Nach Angaben dieser Autoren werden die f-Wellen, besonders bei atherosklerotischer Genese des Leidens, im Zuge einer erfolgreichen Behandlung der Herzinsuffizienz feiner.

Auch die Größe (Spannung) der f-Wellen wurde vom diagnostischen Standpunkt aus einer Betrachtung unterzogen (VALORI et al., 963/63, MOTTOLA et al., 659/63).

Das Phänomen von Frédéricq. Wie fast alljährlich, tauchen in der Literatur der Berichtsperiode wieder kasuistische Beiträge zu dem von FRÉDÉRICQ erstmalig vor 50 Jahren beschriebenen Phänomen eines totalen Herzblockes bei bestehender Flimmerarrhythmie auf. BROKHES et NISKEWITSCH (120/63) berichten in diesem Zusammenhang über einen Fall von migrierendem Kammerersatzrhythmus, ein anderer Fall wurde auch von uns (553/63, Abb. 144) veröffentlicht. 2 Fälle des Phänomens werden von TAIKH et al. (1020/64) beschrieben, einer — von TOMOV et al. (1040b/64).

In dieses Kapitel gehört auch die von SCHUSTER et IMM (841/63) publizierte Beobachtung eines Falles von angeborenem Vorhofflattern mit komplettem AV-Block bei einem 5jährigen beschwerdefreien Kind, das keinerlei manifeste Anzeichen einer Kardiopathie aufwies.

Flimmerarrhythmie bei Mitralstenose. Da bei längerem Bestehen einer Mitralstenose die Grundvoraussetzungen für die Entwicklung einer Flimmerarrhythmie gegeben sind (dystrophische Alterationen des Myokards bei dauernd überlastetem und dilatiertem linken Vorhof), wird diese Rhythmusstörung bei vorgeschrittenem Leiden regelmäßig beobachtet (626/63, 1143/64 u. a.).

DEMERDASH et al. zeigten in der schon erwähnten Arbeit (201/63) überzeugend, daß die Häufigkeit einer Flimmerarrhythmie bei der Mitralkrankheit nach erfolgter Kommissurotomie und der Entwicklung einer Restenose auf das dreifache, und zwar von 30 Prozent auf 90 Prozent der Fälle, zunimmt.

Mit der prognostischen Bedeutung einer sich im Anschluß an eine Kommissurotomie entwickelnde Flimmerarrhythmie befaßt sich BLOOM (91/63).

Daß eine Flimmerarrhythmie auch „gutartig" sein kann, wird wieder einmal von LEVINE (562/63) demonstriert: der von ihm beobachtete Patient hat das Vorhofflimmern über 40 Jahre gehabt, ohne irgend welche Beschwerden vorzubringen. Die Obduktion nach einem plötzlichen Tode ergab keinen auffallenden Befund.

Kasuistisches Interesse kann eine Publikation von BERMAN et SIMONSON (72/63) beanspruchen, die einen Fall von ventrikulärer Parasystolie bei bestehendem Vorhofflimmern beschrieben; zur Frage der Differenzierung von Kammerektopien von aberranten Kammerkomplexen bei Bestehen eines Vorhofflimmerns haben sich SANDLER et MARRIOTT (879/64) geäußert.

Mit Fragen der Pathophysiologie der Flimmerarrhythmie beschäftigten sich noch einige Autoren (71, 783/63); in spezieller Sicht der Mitralfehler wird diese exquisite Störung des Herzrhythmus wieder einmal von LOOGEN et PANAYOTOPOULOS (573/63) abgehandelt. PHAIRE (734/63) berichtete über eine Beobachtung von Vorhofflimmern an 3 praktisch gesunden Mitgliedern einer Familie. GRAYBIEL (381/64) sah ein Vorhofflimmern bei einem vollkommen asymptomatischen jungen Mann; REYNOLDS et SCHERL (836/64) sahen diese Rhythmusstörung nach einer Unterkühlung des Magens auftreten.

Hämodynamische Auswirkungen der Flimmerarrhythmie. In einer gründlichen und aufschlußreichen Untersuchung zeigen GILBERT et al. (328/63) die hämodynamischen Auswirkungen der Flimmerarrhythmie. Die Auswertung der Resultate der vor und nach einer medikamentös erreichten Konversion des Vorhofflimmerns in einen Sinusrhythmus durchgeführten Untersuchungen besagt, daß bei gelungener Wiederherstellung des Sinusrhythmus mit einer erheblichen Verminderung der Herzfrequenz ein Anstieg sowohl des Schlag- wie auch des Minutenvolumens, also eine durchaus günstigere hämodynamische Situation, erreicht wird.

In geschickt angelegten Experimenten an Hunden, deren Kammertätigkeit von den Vorhofkontraktionen isoliert und auf eine bestimmte Frequenz eingestellt werden konnte, zeigten SKINNER et al. (941/64) eindeutig die ungünstige hämodynamische Auswirkung des Vorhofflimmerns. Auf diesen Aspekt der klinischen Erscheinungsform einer

Flimmerarrhythmie machten auch LAMB et POLLARD (559/64) aufmerksam, die 60 von ihnen beobachtete Fälle mit dieser, wenn auch nur in paroxysmaler Form auftretenden Rhythmusstörung unter den von ihnen betreuten Fliegern beobachten konnten. Auf die hämodynamische Situation bei gleichzeitigem Bestehen eines Vorhofflimmerns und einer Pulmonalstenose macht ZOOB (1147/64) aufmerksam; hämodynamischer Natur wird wohl auch die günstige Einwirkung einer an einem Patienten mit Myokardinfarkt und Flimmerarrhythmie vorgenommenen Bluttransfusion sein (LINQUETTE et al., 599/64).

In einem *Editorial* werfen FERRER et HARVEY (294/64) die Frage auf, ob sich eine Konversion des Vorhofflimmerns in einen Sinusrhythmus lohnt — sie kommen zu einer absolut bejahenden Antwort.

Die Behandlung der Flimmerarrhythmie besprechen mehrere Autoren (786a, b/63; 448a, 559a, 931/64 u. a.).

Das Vorhofflattern

Eine besondere Art von Flimmerarrhythmie, das Vorhofflattern, war Gegenstand einer eingehenden Untersuchung von GILLMANN et PREISS (330/63). Die Analyse ihres recht großen Materials (104 Beobachtungen) ergab einige interessante Gesetzmäßigkeiten. Es konnte festgestellt werden, daß ein Ansteigen der hämodynamischen Belastung des linken (nicht jedoch des rechten!) Vorhofes das Auftreten des Vorhofflatterns fördert. In diesem Zusammenhang erscheint es aufschlußreich, von den Autoren zu erfahren, daß die Frequenz eines eventuellen Vorhofflatterns bei Vorhandensein eines Vorhofseptumdefektes niedriger ist, als bei der Mitralstenose (offenbar ist die Frequenz auch druckabhängig, G. L.).

Der Grad der Blockierung der Vorhofimpulse bei ihrer Überleitung auf die Kammern erwies sich auch als frequenzabhängig: bei höherer Frequenz der Flatterwellen war die Blockierung meist 2 : 1, bei niedrigerer Frequenz war hochgradigerer und auch unregelmäßiger Block zu beobachten.

Digitoxin hat sich als ein sowohl die Frequenz der Flatterwellen, als auch den Grad der Blockierung steigerndes Agens präsentiert, während das Chinidin die Flatterfrequenz senkte.

Anläßlich des 4. Weltkongresses für Kardiologie berichtete GIRAUD (927/63) über einen Fall einer Koinzidenz des Vorhofflatterns mit dem WPW-Syndrom; kasuistischer Natur war auch die Publikation von ISOBE et al. (456/64): sie sahen das Vorhofflattern temporär bei einem Kranken mit Myokardinfarkt auftreten; ZAKOPOULOS et al. (1132/64) demonstrierten ein von einem Patienten mit Mitralstenose stammendes Ekg, das ein Vorhofflattern mit einer Frequenz 400—500/

Min. mit einer 2 : 1 Blockierung aufwies; die Digitalis stellte den Sinus-rhythmus her.

FENDERSON (291/64) zeigte, daß unter besonderen Umständen — bei Bestehen deformierter T-Wellen — das Vorhofflattern auch durch eine paroxysmale Tachykardie vorgetäuscht werden kann.

Das Kammerflimmern

Das klinisch eminent bedeutungsvolle Problem des Kammerflimmerns wurde in der Berichtsperiode vorwiegend experimentell angegangen.

LANARI et al. (560/64) konnten das Kammerflimmern bei der experimentellen Hyperkaliämie beobachten, GERST et al. (342/64) — bei der metabolischen Azidose. Die schon früher erwähnten REYNOLDS et YU (839/64), die sich mit der Bestimmung des Temperaturgradienten in den verschiedenen Schichten des Myokards befaßten (s. S. 38), konnten feststellen, daß dieser Aspekt der Physiologie des Herzens auch eine Beziehung zum Phänomen des Kammerflimmerns hat.

SURAWICZ et al. (999/64) sahen im Experiment an Kaninchenherzen, daß die Neigung zum Kammerflimmern von der Dauer der Repolarisation der Myokardfasern abhängt; wenn diese ansteigt, wird das Myokard bei bestehender Neigung zum Flimmern anfälliger gegenüber den späten und weniger anfällig gegenüber den frühen Extrasystolen.

Daß vorzeitige, in die T-Phase des Kammerzyklus einfallende Extraerregungen ein Kammerflimmern auszulösen imstande sind, zeigte PALMER schon im Jahre 1962 [130]. In diesem Zusammenhang wäre auch auf die schon früher erwähnte Arbeit von SCHERF et al. (826/63) hinzuweisen, die von ähnlichen Mechanismen bei Entstehung von paroxysmalen Tachykardien berichteten (s. S. 192).

Im Zuge ihrer Untersuchungen über die Pathophysiologie des experimentellen Myokardinfarktes konnte RAISKINA (825/64) wiederum feststellen, daß es eine zwischen normalen und ischämischen Myokard-bezirken entstehende elektrische Asymmetrie ist, die das Kammer-flimmern auszulösen geeignet ist [131]. Diese Auffassung wird auch durch die Studien von CHARDACK et al. (179/64) gestützt, die durch Besserung der O_2-Zufuhr ein Absinken der Sterbequote bei dem experimentell (durch Ligatur einer Koronararterie) gesetzten Kammerflimmern be-obachten konnten. Auch POPOVA et al. (795a/64) äußerten sich zur Pathogenese des Kammerflimmerns (795a/64).

CZIKY et MAROS (210/64) studierten im Experiment das Kammer-flimmern bei künstlicher Hypothermie.

Das Ekg beim Kammerflimmern beschrieben: in der Prodromal-periode (im Experiment an Hunden) TAKAČ et al. (1021/64), während des

---

[130] PALMER, D. G.: Amer. Heart J. **63**, 3, 367—73 (1962).
[131] S. Anm. 95.

Kammerflimmerns (26 klinische Beobachtungen) — Dessertenne (245/64) und nach einer im Experiment am Hunde durchgeführten Defibrillierung Miller et Nachlas (677/64).

Der durch das Kammerflimmern bewirkte Herzstillstand wurde von mehreren Autoren diskutiert (Pruitt, 808/64; Reiderman et Golcman, 833/64; Otto et Obrowska, 747/64; Babsky, 50/64).

Kurzdauernde Anfälle von Kammerflimmern, durch eine Chinidin-Therapie ausgelöst, beobachteten in 8 Fällen Selzer et Wray (922/64).

Daß es wieder die Digitalis ist, die unter bestimmten Umständen ein Kammerflimmern auszulösen imstande ist, erwähnen Porus et Marcus (754/63). Das bemerkenswerte an ihrer Publikation ist die Feststellung, daß sich der Einfluß der extrakardialen Nerven auch auf die Kammern erstrecken kann, was, wie schon erwähnt, zu den üblichen Vorstellungen im Gegensatz steht.

Über das im Verlaufe von schweren chirurgischen Eingriffen am Herzen beobachtete Kammerflimmern äußerten sich Maros et al. (602/63) sowie Polis et al. (749/63).

In diesem Zusammenhang sei auch auf eine Publikation von Race et al. (823/64) hingewiesen, die über die Möglichkeit unterrichtet, einen intraoperativ erwünschten Herzstillstand durch elektrisch ausgelöstes Herzflimmern herbeizuführen.

Daß, im Gegenteil dazu, das Kammerflimmern auch als Komplikation bei Anwendung eines künstlichen Schrittmachers (Moulopoulos et al., 702/64) oder einer aus anderem Anlaß durchgeführten Defibrillierung (Ross, 861/64) auftreten kann, muß zur Kenntnis genommen werden.

Das Kammerflimmern als Ursache des Syndroms von Morgagni-Adams-Stokes wird erneut in der Arbeit von Schwartz et Schwartz (842/63) besprochen. Ein durch dysurische Beschwerden ausgelöstes Kammerflimmern wird von Luria et al. (585/63) beschrieben; ein bei einem Jugendlichen psychisch ausgelöstes Kammerflimmern sahen Hünig et Viets (443/64).

Eine Übersicht über das Problem des Kammerflimmerns veröffentlichten Dessertenne et Stéphan (246/64); von mehreren Referenten (G. Csapó, F. Grosse-Brockhoff u. a.) wurde das Thema ausgiebig anläßlich der Nauheimer Tagung der Deutschen Gesellschaft für Kreislaufforschung (3.—5. April 1964) diskutiert.

Lombardo et al. (575/63) berichten über den seltenen Ekg-Befund eines partiellen Kammerflimmerns.

In mehreren Arbeiten werden auch Fragen einer medikamentösen Therapie des Kammerflimmerns erörtert (295, 566a, 786, 872/63; 15a/64); die in solchen Fällen meist geübte (oder zumindest versuchte!) Elektrotherapie wird von den Autoren dargestellt, die vom Einsatz entsprechender Apparatur berichten (s. S. 214).

Mischformen der Dysrhythmien

Die verschiedenartigen Erscheinungsformen echter Arrhythmien sind so vielgestaltig, daß sie sich kaum voll in eine Systematik fügen. Dazu ist noch zu vermerken, daß die Darstellungen dieser Arrhythmien meist mit einer eingehenden Diskussion der vermutlichen konkreten Genese der beobachteten Fälle verbunden sind, die, falls dafür besonderes Interesse besteht, im Original zu studieren wären. Dies ist um so mehr zu empfehlen, als diese Diskussionen sehr interessant sind und nicht selten zu Widerspruch anregen, der nicht in den Rahmen unserer Übersicht paßt.

Seine Eindrücke über die Arrhythmie-Diagnostik in den USA faßt THULESIUS (1037/64) zusammen.

Epidemiologischer Art sind die Studien über das Vorkommen von Rhythmusstörungen in den verschiedenen Altersgruppen (ANTONOVA, 29/64; BAYERL, 75/64; HINKEL et al., 420/64). Einen kasuistischen Beitrag zur Ätiologie und Behandlung angeborener Rhythmusstörungen brachten PILLEN et SCHNEIDER (784/64), einen Fall besonders vielgestaltiger Dysrhythmien demonstrieren KAHNOVSKIJ et MAKOLKIN (486/64).

Reflektorisch bedingte Rhythmusstörungen werden von ADAMS (12/64) sowie KONG et al. (531/64) vorgeführt.

Den Nutzen einer intrakardialen Elektrode zur Differenzierung unklarer Fälle zeigen VOGEL et al. (1078/64).

Dysrhythmien wurden auch vielfach bei verschiedenartigen pathologischen Zuständen beobachtet, so bei: primären Myokarderkrankungen (große Übersicht von MARRIOTT, 630/64 [132]), Herztumoren (264, 728/64), beim Kranialtrauma (272/64), im Verlaufe von chirurgischen Eingriffen am Herzen (796/64). Über die bei Durchfällen beobachteten Dysrhythmien berichtet SZÀM (1011/64).

Eine große Übersicht über hämodynamische Aspekte der Rhythmusstörungen bieten FERRER et HARVEY (293/64).

In den Arbeiten 149, 231, 512/63; 160, 611/64 u. a. kommen auch medikamentös oder hormonal bedingte Arrhythmien zur Sprache. Über den antiarrhythmischen Effekt des Antazolins berichteten im speziellen KIGER (516/64) sowie REYNOLDS et al. (840/64). Wie schon früher erwähnt, befaßten sich UEDA et al. (957/63) insbesondere mit Rhythmusstörungen, die durch eine neurale Stimulation bedingt waren.

Es sind noch Berichte über Dysrhythmien zu erwähnen, die im Zusammenhang mit Anästhesieverfahren beobachtet wurden (JOHNSTONE, 475/64; PAYNE, 768a/64).

---

[132] Die Autoren bedienen sich des Terminus „Dysrhythmie", dessen Berechtigung der Autor dieser Zeilen in seinen aus den Jahren 1960—63 stammenden Arbeiten begründete (siehe Anm. 121).

Die Rhythmusstörungen bei Feten und Neugeborenen waren Gegenstand einer Darstellung von SØRLAND (883/63), HON (411/63) sowie GIERON-ZASADZIONOWA (326/63); die bei älteren Personen beobachteten wurden in einer größeren Arbeit von ZUCCHINI et al. (1024/63) erörtert.

Ergebnisse telemetrischer Beobachtungen von Dysrhythmien wurden von TACCOLA et al. (925/63) veröffentlicht; von artifiziell — durch Einwirkung eines implantierten Pacemakers — bewirkten Rhythmusstörungen berichten DRESSLER et al. (233/63). Eine Reihe von Arbeiten trug rein kasuistischen Charakter (432, 630, 733, 825, 829/63) und kann nicht im Detail besprochen werden.

Akute Störungen des Herzrhythmus wurden von AEPLI (16/63) abgehandelt; das Problem einer zweckmäßigen Einstellung des Arztes zu den im Ekg festgestellten Rhythmusstörungen erörterte EPISCOPO (255/63).

Zum Schlusse seien dem Leser ausführliche Besprechungen der Fragen der Diagnostik der kardialen Dysrhythmien von MARRIOTT (630/64), als auch die Monographien von BELLET (65 b/63), BISEMANN et SAGALL (88 a/63) sowie die von SCHERF et COHEN (895/64) empfohlen.

Elektrotherapie der Rhythmusstörungen

Die Elektrotherapie der unterschiedlichen Störungen des Herzrhythmus war in der Berichtsperiode Gegenstand einer besonders großen Anzahl von Publikationen. Infolge der Fülle der Arbeiten und der zur eigentlichen Elektrokardiologie peripheren Lage der Problematik der Elektrotherapie der Rhythmusstörungen werden wir uns mit thematisch geordneten Hinweisen begnügen müssen, in der Regel — ohne die Namen der betreffenden Autoren im Text anzuführen.

Künstliche Schrittmacher

In erster Linie werden alle Aspekte der Anwendung künstlicher Schrittmacher erörtert. Den theoretischen und technischen Grundlagen galten die Arbeiten: 16, 46, 239, 337, 675, 713, 858/63; 7, 162b, 250, 279b, 357, 501a, 698b, 720, 724, 726, 885a, 899, 987, 1013a, 1100/64, eine Arbeit (23/64) — speziell der Frage der geeignetsten Impulsformen. Auch werden (bei intrakardialem Ansatz der Impulse) die zur Verwendung gelangenden Sonden erwähnt (124, 280, 323, 556, 848, 918/64) ebenso auch entsprechende Spezialektroden (178, 764, 908/64) sowie drahtlose Pacemaker (159, 452, 1111/64). Zwei Arbeiten beschäftigten sich mit der Kontrolle der Funktion des künstlichen Pacemakers (232, 726/64), mehrere — mit den Fragen der Nottechnik (163, 189/63; 596/64), eine — mit den Modellversuchen (780/64).

Von besonders praktischer Bedeutung scheint die Publikation von

Carleton et al. (162a/64) zu sein, die auf die möglichen störenden Einwirkungen äußerer elektrischer Kräfte auf die Funktion eines künstlichen Schrittmachers aufmerksam macht.

Sehr interessant ist die Versuchsanordnung von Marchal (596/63), dem es gelungen ist, durch simultane Aufzeichnung eines durch die eigene bioelektrische Aktivität des Herzens bedingten Vkg's nebst einem Vkg, das von einem elektronischen Stimulator induziert wurde, die Voraussetzungen für ein komparatives Studium dieser Phänomene zu schaffen.

Fragen der Indikation zum Einsatz künstlicher Schrittmacher berührten insbesonders die Arbeiten: 845/63; 96, 149a, 348, 569a, 1016/64. Die größte Anzahl der Publikationen galt der Besprechung der mit den künstlichen Pacemakers gemachten Erfahrungen: 13, 15, 108, 155, 233, 250, 260, 296, 459, 629, 714, 777a, 810a, 824, 848, 917, 917a, 919, 996, 1021/63; 96, 123, 154, 178a, 193, 209, 263, 270, 279a, 328, 340, 384a, 447, 714a, 720, 733, 773, 842a, 849, 996, 1016, 1034, 1041a, 1065, 1144a, 1145/64).

Es gab auch Berichte über Schwierigkeiten bei Applikation der Schrittmacher (143, 964/64) sowie dabei auftretende Komplikationen (229a, 250, 387/63; 57, 125, 1031, 1107/64), insbesondere — in Gestalt von Rhythmusstörungen (233, 386, 994/63; 172, 702/64). Sowton et al. (964a/64) berichten allerdings, daß gelegentlich der Einsatz eines künstlichen Schrittmachers präexistierende Rhythmusstörungen günstig beeinflussen kann.

Diesel et Friese (218/63) erheben anhand eines Sektionsbefundes bei einem 4 Monate nach Implantation eines künstlichen Schrittmachers *ad exitum* gekommenen Patienten eine warnende Stimme: sie fanden in der Umgebung der implantierten Elektrode erhebliche Gewebsalterationen und äußern im Zusammenhang damit Zweifel über die Möglichkeit einer ungestraften unbegrenzten elektrischen Reizung des lebenden Gewebes.

Im Gegensatz dazu ist eine Arbeit von Zucker et al. (1148/64) zu erwähnen, die in Experimenten an Hunden bei gleichzeitiger Applikation von mehreren Schrittmachern keine Komplikationen, insbesonders auch nicht das Auftreten von Kammerflimmern, beobachten konnten.

Auf individuell unterschiedliche Reizschwellen des Myokards gibt es auch einen Hinweis (1088/64).

Besonderes Interesse verdienen Publikationen, in denen von den Veränderungen der Konfiguration der Kammerkomplexe nomotoper Systolen unter dem Einfluß künstlicher Stimulatoren die Rede ist (207, 464, 564, 868/63). Größtenteils sehr aufschlußreich sind auch die Arbeiten, die sich mit dem Einfluß eines künstlichen Pacemakers auf die natürliche Reizbildung befassen und die dabei zur Beobachtung gelangenden Dysrhythmien und Interferenzen demonstrieren und diskutieren (113, 129, 208, 233/63; 136, 339/64) sowie über einen Fall von mit einem künstlichen Schrittmacher behandelten tachysystolischen MAS-Syndroms (262/64) berichten.

Insbesondere ist eine Beobachtung von GUBBAY et MORA (390/64) zu erwähnen, die anläßlich der Einführung einer an einen künstlichen Pacemaker angeschlossenen Katheter-Elektrode bei einem Kranken mit komplettem Herzblock gemacht wurde. Es wurde dabei festgestellt, daß die Frequenzschwankungen des Pacemakers in gewissen Grenzen auch die Frequenz der Sinusimpulsation beeinflussen, wobei eine Erhöhung der Frequenz des *pacing* den künstlichen Schrittmacher dominant macht und die Aktivität des Sinusknotens unterdrückt.

In diesem Zusammenhang erscheinen besonders bedeutsam die Versuchsergebnisse von MEDELJANOVSKIJ et TABAROVSKIJ (659ab/64), die im Experiment zeigen konnten, daß die Fähigkeit des Myokards einen artifiziell induzierten Rhythmus zu akzeptieren, von seinem Funktionszustand abhängt.

Ins Gebiet der Kasuistik gehören die Publikationen 15/63; 428/64.

Die vervollkommneten Pacemaker, deren zur Stimulierung des Kammermyokards produzierte Impulsation in ihrer Frequenz von den Vorhoferregungen, also den P-Wellen, gesteuert wird, erscheinen besonders vielversprechend und hämodynamisch günstig (675a, 845/63; 577, 876, 985, 1009/64), ebenso wie die Experimente, bei denen heterogene organische Schrittmacher zur Implantation gelangten (279, 310, 775/64). CENTER et al. (172a/64) berichten über eine schon 2jährige Erfahrung mit den vorhofgesteuerten Pacemakers. Vorläufig als Zukunftsmusik sind Gedankengänge zu betrachten, die die Anwendung biologischer Energiequellen zum Betrieb der implantierten Pacemaker erwägen (763, 1149/64), so z. B. MEYERS et al. (672a/64), die zum Betrieb eines elektromechanischen Pacemakers die Energie der Diaphragma-Bewegungen nutzen (Beschreibung der Einrichtung).

Hämodynamischer Effekt der künstlichen Schrittmacher. Besonders wertvoll erscheinen Arbeiten, die den hämodynamischen Effekt des Einsatzes künstlicher Impulsatoren zum Gegenstand hatten (13, 391/63; 120, 474, 482, 601, 657, 909, 921, 963/64), wobei im Experiment dieser Effekt auch bei wechselnder Frequenz der durch einen implantierten Schrittmacher kommandierten Kammersystolen zu erreichen war (391/63).

Bei den Untersuchungen von BENCHIMOL et al. (67/63) erwies sich beim ruhenden Patienten bei Variierung der Schlagfrequenz zwischen 66 und 120/Min. das Minutenvolumen als ziemlich beständig. Bei Belastung eines Patienten, dessen durch den Pacemaker dirigierte Kammerfrequenz fix auf 66/Min. eingestellt war, zeigte sich ein Anstieg des Minutenvolumens auf Rechnung eines erhöhten Schlagvolumens. Es wurden auch mit Hilfe eines künstlichen Pacemakers die von supraventrikulären Einflüssen blockierten Kammern in verschiedenem Rhythmus (zwischen 35 und 76/Min.) schlagen gelassen und dabei die Herzleistung gemessen. Es hat sich gezeigt, daß eine direkte Steigerung der Herzfrequenz von extrem langsamen zu normalen Werten das Schlagvolumen unbeeinflußt ließ, jedoch, unter Abnahme des peripheren Widerstandes, ein Ansteigen des Minutenvolumens und dabei auch des arteriellen Druckes bewirkte [133].

Diese Beobachtungen zeigen, daß sogar unter den ganz unphysiologischen Verhältnissen eines durch einen implantierten und künstlich in seiner Frequenz geregelten Schrittmachers die hämodynamische Autoregulation, und zwar über erhebliche Änderungen des Schlagvolumens, weitgehend erhalten bleibt. Dies wird auch durch wiederholte Beobachtungen einer normalen Schwangerschaft und Entbindung oder größeren Operationen bei Patientinnen mit komplettem Herzblock und künstlichen Schrittmachern (147, 270, 932a/64) bestätigt.

In großer Menge sind in der Berichtsperiode auch Übersichten des Gesamtproblems der künstlichen Schrittmacher zur Publikation gelangt (535, 569, 668, 708, 766, 845, 908, 918/63; 146, 162, 176, 284, 321, 384, 410, 885, 1010/64).

Therapie der Dysrhythmien durch elektrischen Gegenschock

Eine andere Gruppe von Arbeiten ist der schon seit 25 Jahren (seit WIGGERS, 1940) bekannten Möglichkeit gewidmet, bei Tachyarrhythmien durch einen richtig dosierten elektrischen Gegenschock eine Wiederherstellung des nomotopen Sinusrhythmus zu bewirken.

Den technischen Problemen des Gegenschocks galten die Arbeiten 498, 726a/63; 58, 250, 772/64, den in Anwendung kommenden Stromarten im besonderen — die Arbeiten 182/63; 19, 251, 365, 907, 1051a, 1124, 1144/64. Der Methodik der Applikation der Geräte galten die Publikationen 203, 593a, 659/64.

Besondere Beachtung verdient eine Arbeit von ZAGOUTO et al. (1130b/64), die anhand ihrer Experimentalergebnisse Zweifel an der Berechtigung der geltenden Vorstellung äußern, die Wirkung des Gegenschocks sei auf eine gleichzeitige Depolarisation aller Zellmembranen des Myokards zurückzuführen. Die Autoren glauben vielmehr, daß der Effekt der Defibrillierung durch parasympathische Einwirkungen bedingt wird, ohne daß diese von einer Membrandepolarisition begleitet sein müssen.

---

[133] Diese hämodynamischen Gesetzmäßigkeiten erlauben auch eine recht genaue Schätzung des Schlagvolumens nach Art der Starrschen Formel.

Mit der sogenannten „Cardioversion" behandelte Vorhoftachykardien und Flimmerarrhythmien kamen in den Arbeiten 577, 783/63; 9, 9a, 469, 478, 645, 647, 697, 703, 742a, 811, 824a, 830, 923/64 zur Sprache, die Kammertachykardien — in den Arbeiten 109, 277, 398, 578, 621, 624, 948/63 und 97, 122, 190, 645, 646, 811, 891, 1047/64, verschiedene Kammerarrhythmien — in 398, 533/63; 170, 314, 364, 655, 1076/64.

Im Experiment konnte auch gezeigt werden, daß es durch eine genau gesteuerte, im geeigneten Moment der Kammersystole gesetzte elektrischen Reizung möglich ist, eine Kammertachykardie zu bekämpfen, die Herzfrequenz zu halbieren (134a, 177, 204, 225, 255, 605c, 608/64); Braunwald et al. (134/64) konnten dieses Verfahren schon an 10 Patienten erfolgreich anwenden.

Wiederholt wurde auch der Einfluß der Cardioversion auf das Ekg (87, 1119/64) und das Vkg (40/63, s. S. 8) beschrieben, die Verträglichkeit der Prozedur (495/63; 531/64), ebenso vorkommende Versager (386/63; 541/64) und eventuelle Komplikationen (726/63; 374a, 576, 821a, 861/64). Es wird aber auch berichtet, daß ein wiederholter direkter Gegenschock auch ohne Myokardschaden vertragen werden kann (530/64) obgleich Atanasov et Horn (43/63) auf Myokardschädigungen aufmerksam machen, die nach Herzmassage und Defibrillierung auftreten können. Eine Arbeit von Rivkin (779/63), die sich mit solchen Schädigungen aus experimenteller Sicht befaßt, läßt annehmen, daß in der chirurgischen Praxis eine transthorakale Defibrillierung gegenüber der direkten vorzuziehen wäre.

Knoebel et al. (508/63) gelang dies auch im Falle einer supraventrikulären Tachykardie, die als Begleiterscheinung bei einem Patienten mit dem WPW-Syndrom auftrat; auch Corwin et al. (174/63) haben einen ähnlichen Erfolg zu verzeichnen.

Den hämodynamischen Auswirkungen der Cardioversion galten die Arbeiten 293, 377a, 484a, 822, 830/64.

Übersichten zum Thema: 240, 467/63; 55, 551, 562, 679, 794, 864, 885, 983, 1144/64.

Einige Arbeiten befaßten sich mit den elektrokardiologischen Aspekten eines sterbenden Herzens (21, 188, 200, 526, 842/63; 31aa, 539g, 910, 992a/64).

10. Allgemeines

Zum Abschluß unserer Übersicht sollen auch Publikationen erwähnt werden, die sich mit allgemeinen Problemen der Elektrokardiologie befassen.

Möglichkeiten einer elektrokardiologischen Untersuchung

Der ständige Fortschritt in der Konstruktion der Ekg-Apparatur, ihre einfache Handhabung, die Eleganz und Zuverlässigkeit der registrierten Kurven, sowie, *last not least*, die Harmlosigkeit der Prozedur, bringen Ärzte aller Fachrichtungen in Versuchung, ihre Patienten elektrokardiographisch zu untersuchen und die Untersuchungsergebnisse bei der Beurteilung des Kranken mitzuwerten.

Daher ist es verständlich, daß von Zeit zu Zeit die Frage nach dem Endeffekt, nach der Sicherheit und Einheitlichkeit der Interpretation und somit nach dem tieferen diagnostischen Wert der elektrokardiologischen Untersuchungsmethodik aufkommt.

Das Grundproblem liegt offenbar einerseits in den Schwierigkeiten der Synthese einzelner apparativ ermittelter „Symptome", andererseits — der Synthese der Ergebnisse dieser apparativen Untersuchung mit der Gesamtheit der klinischen Daten und der individuellen Faktoren.

Während eine größere Anzahl von Autoren ihre Hoffnungen auf Leistungen der Computer-Systeme setzen (s. S. 10), warnen andere berechtigt vor einer Überbewertung dieser Perspektiven.

In einer Betrachtung „Semantics and the electrocardiographic report" wendet sich Levine (561/63) wieder der Problematik des Entstehens eines Ekg-Befundes [134] zu. Er weist darauf hin, daß die Art des Aufbaues eines Ekg-Befundes weitgehend von Faktoren abhängt, die zu der objektiven Gegebenheit einer Stromkurve schwer in unmittelbare Beziehung zu bringen sind: sie hängt von vielen Imponderabilien ab — von der „Gesprächigkeit" des Gutachters, von seinem Vertrauen auf die eigene Bewertung der Untersuchungsergebnisse und schließlich auch von der Achtung, die der Begutachter dem Gutachtenempfänger entgegenbringt! Es sind zwar keine prinzipiell neuen Erkenntnisse, die der Autor dem Leser vorlegt, doch ist es unbedingt nützlich, von berufener Seite wieder einmal eine Warnung vor Überbewertung einzelner Ekg-Zeichen, einen Hinweis auf verschiedene Bezeichnungen derselben Tatsachen hinzunehmen. Es ist auch angezeigt, eine Empfehlung zu beachten, auf eine skrupulöse Aufzählung unnötiger Nebenbefunde gelegentlich zu verzichten, geringe „Norm"-Überschreitungen zurückhaltend zu beurteilen, in Zweifelsfällen auf beschreibende Formulierungen zurückzugreifen, gegebenenfalls — bei wiederholten Untersuchungen — früher geäußerte Ansichten in entsprechender Art abzuändern oder gar zu widerrufen.

---

[134] Dem theoretischen Aspekt dieser Frage hat sich der Autor dieser Zeilen vor einiger Zeit zugewandt. (Lempert, G. L.: Zur Frage der Methodik des Aufbaues eines Ekg-Befundes. Veröffentlichungen der wissenschaftl. Ärzte-Vereinigungen der lettländischen Sowjetrepublik, Riga, 1960, russ.).

Auf das Problem der Computer-Diagnostik kommend, bringt der Autor seine Überzeugung zum Ausdruck, daß das menschliche Hirn doch zu dieser Art einer differenzierenden Synthese besser befähigt ist, als ein noch so vollkommen konstruiertes Gerät [135].

Ebenso wie Levine betont Caceres (135/63), daß die Interpretation eines Ekg's noch immer eine Kunst ist, die sich allerdings auf weiteste wissenschaftliche Erkenntnisse stützen muß. Er macht auch auf die mannigfaltigen Fehlerursachen, insbesondere auf den Einfluß der Registriertechnik, aufmerksam und beklagt, daß es für die Ekg-Diagnostik noch immer keine wohlfundierten Kriterien gibt. Moeller (649/63) zieht in einer temperamentvollen Betrachtung wieder einmal gegen den berechtigterweise vielgeschmähten Terminus „Myokardschaden" ins Feld, der, wie der Autor richtig betont, „weder Diagnose, noch selbständiger Krankheitsbegriff" ist. Leider trotzt dieser Terminus, der ja den Begutachter von der Mühe um eine Aufschlüsselung der erhobenen Ekg-Semiotik befreit, aller noch so berechtigten Kritik. Allerdings muß man sich dessen gewärtig sein, daß diese Aufschlüsselung nicht immer leicht und gelegentlich, wie bei der Differenzierung von diffusen Kardiopathien verschiedener Genese, gar unmöglich ist (621/63).

Billings (85/63) widmet seine Arbeit dem Problem der Verantwortlichkeit des Ekg-Begutachters: „... the use of information from the tracing imposes the electrocardiographer a burden of trust and responsibility" [136]. Noch markantere Formulierungen („ECG-genic suicide and lesser crimes" gebraucht Marriott, 601/63). Den prognostischen Wert unterschiedlicher Ekg-Symptomatik bespricht Ueda (956/63). An einem relativ großen Material (3761 Fälle, davon 1090 mit letalem Ausgang) bestätigt dieser Autor wieder einmal, daß vom rein symptomatischen Gesichtspunkt Verlagerungen der ST-Strecke und Anzeichen eines Linksschenkelblockes am ungünstigsten zu beurteilen sind [137].

---

[135] Es wurde wiederholt die assoziative und differenzierende Leistungsfähigkeit des menschlichen Gehirnes, an der Zahl der Neuronen und Ganglien gewertet, mit den Elektronenrechnern verglichen. Dabei kommt das menschliche Gehirn nicht schlecht weg — theoretisch könnte seine potentielle Leistungsfähigkeit der einer Computeranlage gleichgestellt werden, zu deren Unterbringung ein Raum von 10.000 m³ notwendig wäre.

[136] In diesem Zusammenhang ist es sinnvoll, an den drastischen Satz eines Altmeisters zu erinnern: „Jetzt hat man einen oder mehrere (Ekg-Apparate) in jedem größeren Dorf und es gibt verhältnismäßig wenig Leute, die in geringerer Gefahr sind, durch eine auf falscher Interpretation eines Ekg beruhende Fehldiagnose einer Herzanomalie ihren Frieden und ihre Glückseligkeit zu verlieren, als durch eine Atombombe verletzt oder getötet zu werden" (Wilson, F. N.: Aus dem Vorwort zu: Das Elektrokardiogramm. Von E. Lepeschkin, 3. Aufl., herausgegeben von F. P. N. Schennetten. Dresden und Leipzig: Th. Steinkopff. 1957).

[137] Methodischen Fragen des Aufbaues eines Ekg-Befundes galt auch eine Veröffentlichung des Autors (552a/63), s. auch Anm. 134.

Das subjektive Moment bei der Beurteilung des Ekg's unterstreichen
GORMAN et al. (368/64).

Den Grenzen der Möglichkeiten einer Ekg-Diagnostik galten auch
Arbeiten von ARIENZO (34/63), EVANS (258a/63) und RIJLANT (778/63).
Übersichten über moderne Richtungen in der Elektrokardiographie
bieten die Arbeiten: 488b, 916a/63; 368, 370, 547—549a, 1007,
1008/64.

Didaktik

Mehrere Autoren haben sich, wie seit je, Fragen der auf die Elektrokardiologie bezogenen Didaktik zugewandt, so MORENO-JUAREZ (655/63),
WADA (1083, 1084/64), TOYAMA et al. (1044/64). RYBAK (810/63) brachte
eine aus Experimentalergebnissen abgeleitete ausführliche Betrachtung
über die Grundeigenschaften des Ekg's, OWEN et al. (748/64) berichten
über ihre Erfahrungen mit der Anwendung eines „teaching machine"
beim Ekg-Unterricht.

Unterschiedlich im Aufbau, doch meist auf entsprechendem Niveau
sind die in der Berichtsperiode veröffentlichten Lehrwerke der Elektrokardiologie (73a, 294a, 429a, 587a, 610a, 785a, 821a, 840b/63; 103a,
276a, 292a, 359a, 579a, 599a, 777a, 892a, 1052b/64). Als Wegweiser
durch den „Dschungel der Elektrokardiographie" (so im Vorwort von
R. SCHOEN) soll das Werk von SCHRÖDER et SÜDHOFF (903a/64) dienen.

Geschichtliches

In unsere Berichtsperiode fällt auch ein besonderes Ereignis —
das Erscheinen der ersten zusammenfassend dargelegten Geschichte
der Elektrokardiographie von G. E. BURCH und N. DE PASQUALE
(149/64). Der erste der beiden prominenten Autoren, selbst seit über
25 Jahren aktiv an der Entwicklung der beiden Grundmethoden der
Elektrokardiologie — sowohl der Elektro- als auch der Vektorkardiographie — teilnehmend, hat wohl die größte Eignung für diese mühselige
und bedeutungsvolle Aufgabe mitgebracht.

Mit diesem Werk, das sowohl die Entwicklung der Ekg-Technik
und Methodik, als auch die der in Einzelproblemen herrschenden
Auffassungen in gedrängter und exakter Art schildert und dabei durch
vorzügliche Illustrationen erfreut, ist der weiteren Entwicklung der
Elektrokardiologie, an deren Zukunft die Autoren fest glauben, (s. unser
Epigraph, S. III) eine wertvolle Grundlage gelegt.

MARSHALL (631a/64) brachte kürzlich einen interessanten Beitrag
zur Frühgeschichte der Elektrokardiologie, und zwar zur Geschichte
des Londoner Krankenhauses in der Westermorlandstreet, an dem
WALLER seine ersten Ekg-Studien machte. Auch zur Geschichte der
Infarkt-Diagnose aus dem Ekg gibt es in der Arbeit Interessantes.

WINKELMANN (1115a/64) erinnerte an die 100jährige Wiederkehr des Geburtstages von K. F. WENCKEBACH, dessen Namen ja in der Phänomenologie des Ekg's verankert ist.

Der Geschichte der Elektrokardiographie galt auch eine Publikation von FERRARI SACCO et al. (263a/63); die Entwicklungsgeschichte des intrakardialen Ableitungen faßte WATSON (1097/64) zusammen.

Übersichten zum gegenwärtigen Stand der Elektrokardiographie brachten SIMONSON (863/63), ABILDSKOV (5/64) und SCHOTT (900/64).

Es gab auch einige laufende Beiträge zur Zeitgeschichte der Elektrokardiologie in den einzelnen Ländern: so in Japan (KIMURA, 488a/63, TAKAYASU, 930a/63), Peru (EPSTEIN et al., 278a/64), der Tschechoslowakei (HROMADKA et al., 442a/64).

Als Beitrag zur Geschichte der Elektrokardiologie wird in Zukunft wohl auch die Arbeit von THULESIUS (1037/64) betrachtet werden, die auf S. 210 Erwähnung fand.

ALVORADO (20a/63) berichtete über eine Ekg-Konferenz in P. Rico; GARCIA (330a/64) widmete einen Nachruf dem einem Gehirntumor frühzeitig erlegenen E. C. CABRERA, dem Begründer der Lehre von der systolischen und diastolischen Überlastung des Herzens.

Wir hoffen, mit unserer Übersicht eine nützliche Arbeit geleistet zu haben: nur die Kenntnis des schon Erreichten kann eine solide Basis für die Weiterentwicklung einer jeden Disziplin — somit auch der Elektrokardiologie — abgeben und einer unseligen Mühevergeudung an Wiederholungen des schon Bekannten steuern.

In dieser Übersicht nicht erfaßte Arbeiten sollen in den nächsten Folgen der *Fortschritte der Elektrokardiologie* berücksichtigt werden.

Literatur 1963

In Klammern — Seitenhinweise

1. ABAOGLU, C. et al.: Türk. Tip. Cem. Med. 29, 2, 97—103. (199)
2. ABDALLA, A. et BADRAN, A.: Amer. J. Trop. Med. 12, 2, 188—92. (114)
3. — et GAD-EL-MAWLA, N.: J. Egypt. med. Ass. 15, 9, 909—12. (113)
4. ABEL, H.: Z. Kreisl. Forsch. 52, 1057—66. (15, 122)
5. — et IMMEL, E.: Z. Kreisl. Forsch. 52, 457—63. (15, 156)
6. — — Cardiologia 42, 219—29. (15)
7. ABILDSKOV, J. A.: Heart Bull. 12, 54—56. (168)
8. — Progr. Cardiovasc. Dis. 5, 5, 533—41. (22)
9. — et WILKINSON, R. S. jr.: Circulation 27, 58—63. (16)
10. — et al.: Amer. Heart J. 65, 220—9. (16)
11. ABRAMOVICH, D. G.: Trudi sport. obschtschestv LSSR, II (russ.). (186)
12. ABRAMSON, H.: J. Canad. med. Ass. 89, 2, 47—55. (122, 124)
13. ABRIKOSOVA, M. A. et BREDIKIS, J. I.: Ter. Ark. H. (russ.) 35, 7, 48.
      (212, 213)
14. ACTIS-DATO, A. et al.: Minerva cardioangiol. 111, 11, 2—5. (47)
15. ADEMS, C. W.: Dis. Chest 43, 5, 544—5. (212, 213)
16. AEPLI, R.: Schweiz. med. Wschr. 93, 10, 398—400. (211)
17. AFANASJEVA, Z. T. et al.: Klin. Med. (russ.) 41, 11, 131—4. (141)
18. AHLINDER, S. et al.: Nord. Med. 70, 50, 1336—9. (95)
19. ALEKSENTSEVA, E. S.: Fiziol. Zh. (russ., Kiev) 9, 221—8. (146)
20. ALIFANOV, V. N. et LEMESHEVA, L. M.: Aviacija i Kosm. med. (russ.),
      12—5. (107)
20a. ALVORADO, F.: Bol. Asoc. med. P. Rico 55, 74—5. (219)
21. AMARASINGHAM, R. et al.: Brit. Heart J. 25, 560—9. (32, 190, 215)
21a. AMIROV, R. Z.: Im Sammelband: „Biol. i med. elektronika" (russ.) 5,
      19—26. (5)
22. AMSLER, H. A.: Wschr. Schweiz. Sanitätsoff. 40, 17—27. (58)
23. AMUCHASTEGNI, S. R. et al.: Rév. med. Córdoba 51, 5—30. (100)
24. ANGELAKOS, E. T.: Amer. J. Cardiol. 11, 4, 493—500. (7, 11, 33)
25. — et GOKHAN, N.: Cardiologia 42, 337—48. (42)
26. ANGLE, W. D.: Amer. Heart J. 66, 5, 719—20. (13)
27. ANIBALDI, A. et al.: Progr. Med. (Napoli) 19, 623—8. (103)
28. — Progr. Med. (Napoli) 19, 362—9. (58)
29. ANSELMI, A. et al.: Amer. Heart J. 66, 3, 363—74. (201)
30. — Arch. inst. cardiol. Mexico 33, 4, 406—23. (80)
31. ANSELMINO, A. et MILONE, P. A.: Minerva med. 54, 27, 1206—17. (115)
32. ANTIPCHUK, J. R.: Fiziol. Zh. (russ., Kiev), 9, 256—9. (93)
32a. APITZ, J.: Zeitschr. Kreisl. Forsch. 53, 598—607. (102)
33. ARBORE, G.: Minerva med. 54, 2776—818. (139)
33a. AREVALO, A. C. et al.: J. amer. med. Ass. 185, 358. (167)
34. ARIENZO, F.: Ann. Med. Nav. (Roma) 68, 309—22. (218)
35. ARNOLJEVIC, V.: Atti Soc. ital. Cardiol. 2, 58—63. (104)
36. ARNTZENIUS, A. C. et al.: Thorax 18, 2, 162—7. (178)
36a. ARRIGO, L. et DULIO, C.: Boll. Soc. ital. biol Sper. 39, 24, 2028—31 (105)

37. ARSHAVSKAJA, E. J.: Im Sammelb. Akad. Ped. Wiss. RSFSR (russ.),
    S. 253—4. (57)
37a. ARVEDSON, O.: Scand. J. Clin. Lab. Invest., 15, Suppl. 76, 56. (94)
38. ASHITAKA, Y.: Adv. Obstet. Gynec. (Osaka) 15, 221—31. (50)
39. ASKANAS, A.: Kardiol. pol. 6, 3, 173—80. (135)
40. —   Z. et al.: Probleme der räumlichen Vektorkardiographie, Bratislava,
    p. 87—94. (8, 215)
40a. ASPE Y ROSAS, J. et PALMA GRACIAS: Rev. Med. Hosp. Gen. (Mex.) 26,
    333—50. (47)
41. ASTRAKHANCEVA, G. J. et al.: Klin. med. (russ.) 41, 1, 57—61. (201)
42. ÅSTRAND, J.: Acta med. Scand. 173, 3, 257—68. (94)
43. ATANASOV, D. et HORN, V.: Thoraxchirurgie 10, 6, 702—9. (215)
44. ATTIE, F. et al.: Arch. Inst. Cardiol. Mex. 33, 2, 200—6. (189)
45. AVANESOV, G. M. et BASKAKOV, L. I.: Klin. med. (russ.) 41, 10, 131—3.
    (130)

46. BABSKIJ, E. B. et ULJANINSKIJ, L. S.: Eksp. chir. i anest. (russ.) 6,
    6—11. (211)
47. — — Berichte Akad. Wiss. UdSSR 151, Nr. 5 (russ.), 1232—5 (48).
48. BACHMANN, K. et al.: Z. Kreisl. Forsch. 52, 3, 271—8. (130)
49. BAEDEKER, W. D. et al.: Z. Kreisl. Forsch. 52, 2, 184—96. (156)
50. BAGOZZI, B.: Cardiol. prat. 14, 349—66 (it.). (60)
51. BARAGAN, J. et al.: Arch. mal. coeur 56, 4, 445—59. (134)
52. BARBOLLA ABION, J. J.: Rev. Esp. Cardiol. 16, 254—65. (139)
53. BARDAN, V.: Medicina Interne (Bucureşti). — Persönliche Mitteilung. (70)
54. BARDEN, T. P. et STANDER, R. W.: Obstet. Gynec. 22, 46—9. (51)
55. BARILLON, A. et al.: Path. Biol. (Paris) 11, 73—7. (146)
56. BASAMIGINA, L. I. et TITOVA, A. N.: Voprosi pneumokoniosa (russ.,
    Kiev), 1963. (61)
57. BASHOUR, F. A. et COCHRAN, P. W.: Dis. Chest 44, 2, 146—53. (77)
58. BASSI, G. P. et al.: Cardiologia 43, 31—40. (110, 112)
59. BASSINGTHWAIGHTE, J. B. et al.: Circulation 28, 5, 893—905. (151, 153,
    156, 165)
60. BASTAROLI, J. et al.: Sem. Med. (B. Air.) 123, 1209—12. (179)
61. —   et FERNANDEZ GRACIA, E.: Medicina (B. Air.) 23, 20—5 (30)
62. BAULE, G. et McFEE, R.: Amer. Heart J. 66, 1, 95—6 (7)
63. BAYLEY, R. H. et BERRY, P. M.: Amer. Heart J. 65, 200—7, (3, 42)
64. Bekeny, G. et al.: Z. Kreisl. Forsch. 52, 1078—88. (103)
65. BELLET, S. et al.: Amer. J. Cardiol. 11, 600—8. (115)
65a. —   Mem. 4. Congr. mund. Cardiol. México, p. 219—23. (90)
65b. —   Clinical Disorders of the Heart Beat, 2nd ed. Philadelphia. (211)
66. BENCHIMOL, A. et al.: Amer. Heart J. 65, 3, 334—9. (136, 202)
67. —   Circulation 28, 4, 510—9. (189, 213)
68. BENGOLEA, A. et al.: Sem. med. (B. Air.) 123, 1279—81. (159)
69. — — Medicina (B. Air.) 23, 252—6. (89)
70. BENZING, I. G. et KAPLAN, S.: Amer. J.Dis. Child 106, 3, 289—94. (142)
71. BERDICHEVSKAJA, G. J.: Im Sammelb. „Voprosi serd.-sos. patol." (russ.,
    Moskva), S. 320—7 (206)
72. BERMAN, R. et SIMONSON, E.: Amer. Heart J. 65, S. 285—6. (206)
73. BERNARDES, C.: Hospital (Rio) 64, 725—7. (63)
73a. BERNREITER, M.: Electrocardiography, II. ed. Lipinkott, Philadelphia
    (Besprechung in Amer. Heart J. 66, 4, 575, 1963). (218)
74. BERNSTEIN, H. et CORDAY, E.: New Physician 12, 1788—80. (141)

75. Bernstein, H. et Corday, E.: New Physician 12, 1776—7. (172)
76. — et al.: New Physician, 12, Suppl., 1—117. (90, 100, 110, 141)
77. — New Physician 12, 1778—9. (110)
78. Best, L. R.: J. Nat. Med. Ass. 55, 277—9. (113)
79. Beuren, A. J. et al.: Arch. Kreisl. Forsch. 41, 3—4, 228—52. (181)
80. — Arch. Kreisl. Forsch. 42, 29—45. (181)
81. Bidet, R.: Arch. Sci. Physiol. 17, 187—206. (105)
82. Bilger, R. et Reindell, A.: Z. Kreisl. Forsch. 52, 591—7. (23)
83. — et al.: Verh. Dtsch. Ges. Kreisl. Forsch. 28, 347—52. (181)
84. — et So, C. S.: Cardiologia 42, 3, 189—99. (82, 115)
85. Billings, F. jr.: J. Luisiana Med. Soc. 115, 109—13. (217)
86. Bilonozhko, G. O. et al.: Fiziol. Zh. (Kiev) 9, 547—50. (106)
87. Binaghi, G. et al.: Folia cardiol. 22, 489—99. (16)
88. Bircher, R. et al.: Arch. Int. Pharmacodyn. 141, 3—4, 357—76. (115)
88a. Biseman, J. E. F. et Sagall, E. L.: Cardiac Arrhythmias, New York. (211)
89. Bjerkelund, Ch.: Tidskr. f. d. Norske Laegefor. 3, 269—79; 311—7. (198)
90. Blomquist, G. et al.: Svensk Lakastion 66, 2829—41. (12)
91. Bloom, V. R.: Brit. Heart J. 25, 5, 595—600. (206)
92. Bober, S. et al.: Pol. Med. J. 2, 1, 15—23. (103, 104)
93. Bochorishwili, V. G.: Kardiologija (russ.) 3, 6, 79—82. (103)
94. Bogoljubow, V. M.: Ter. Arkh. (russ.) 35, 7, 41—7. (111, 112)
95. Bohenszky, G. et al.: Orn. Hétil 21, 981—4. (30)
96. Bonduell, A. et al.: Arch. Pediat. 56, 215—7. (104)
97. Bonnet, J. L. et Hivet, M.: Presse Méd. 71—3, 115—6, (150)
98. Boone, D. W.: J. Amer. Osteopath. Ass. 63, 57—62. (45)
99. Borbély, L. et Szijárto, L.: Orv. Hetil. 5, 222—5. (127)
100. Borisova, M. A.: Ter. arkh. (russ.) 35, 4, 89. (104)
101. Borisova, E. J. et al.: Kardiologija 3, 6, 59—64. (103)
102. Borshtnar, M. et al.: Neuropsihiatrija (russ.) 11, 67—78. (50, 106)
103. Borso, M. et al.: Rass. Fisiopatol. Clin. Ter. 35, 251—64. (161)
104. Botschorischvili, V. G.: Angina und der Funktionszustand des Herzens. Medgiz (russ., Leningrad). (103)
104a. — Kardiologija (russ.) 3, 6, 79—82. (101)
105. Botti, G. et al.: Boll. Soc. ital. cardiol. 8, 544—52. (48)
106. Bourel, M. et al.: Arch. mal. coeur 56, 12, 1379—405. (103)
107. Bouvrain, J. et al.: Arch. mal coeur 56, 9, 961—9. (120)
108. — Arch. mal. coeur 56, 6, 650—64. (104, 212)
109. — Presse Med. 71, 50, 2379—82. (215)
110. Bracchetti, D.: G. Clin. Med. 44, 880—93. (98, 115)
111. Brady, J. et James, L. S.: Amer. J. Obstet. Gynec. 86, 785—90. (52)
111a. Branzi, G. C. et al.: Rev. Crit. Clin. Med. 63, 433—6. (58)
112. Braunwald, E. et al.: Circulation 27, 426—62. (148, 150)
113. Bredikis, Ju. J. et Kostenko, I. G.: Byull eksper. biol. i med. (russ.) 55, 4, 12—22. (213)
114. Bremer, F. W.: Münch. med. Wschr. 105, 341—5. (104)
115. Brendel, W. et al.: Münch. med. Wschr. 105, 2340—6. (107)
116. Brierley, G. et al.: J. Biol. Chem. 238, 10, 3482—9. (112)
117. Brikker, V. N. et Shljasskaja, E. M.: Ter. Arkh. (russ.) 35, 7, 36—41. (111)
118. Briller St. A. et al.: Circulation 28, 5, 694, (4, 16, 17)
118a. Brinberg, L.: Quantitative vectorcardiography. Williams & Wilkins. Baltimore. (26)

119. BROKHES, L. I.: Kazan med. Zh. (russ.) **40**, 47—50. (36)
120. —   et NISKEVITSCH, J. G.: Ter.Arkh. (russ.) **35**, 9, 109—11. (199, 205)
121. BRONOVEC, I. N.: Kardiologija (russ.) **3**, 6, 15—20, (146)
122. —   Klin. med. (russ.) **41**, 5, 79—83. (50)
123. BRUCE, R. A. et al.: Pediatrics **32**, 742. (93)
123a. BRUCHI, M. et al.: Atti Accad. Fisioter. Siena (Medicofis.) **12**, 1725—37
         (90)
124. BRUNS, W.: Dtsch. Gesundh. Wes. **18**, 32, 1376—81. (103)
125. BUCHAN, V. S. VAN, et al.: Acta med. Scand. **174**, 657—63. (47)
126. BURCH, G. E. et DE PASQUALE, N. P.: Amer. J. Cardiol. **11**, 5, 622—38.
         (156, 158, 160)
127. —   —   Kardiologija (russ.) **3**, 6, 36—47. (158)
128. —   —   Prog. Cardiovasc. Dis. **6**, 2, 137—154. (60, 122)
128a. —   et WAYSZCZUK, W. J.: Amer. Heart J. **64**, 600. (179)
129. BURCHELL, H. B.: Circulation **27**, 878—9. (213)
130. BUSHLIN, F. J.: Zadravoor. (russ., Kishinev) **3**, 52—5. (8)
131. BUTCHENKO, L. A.: Elektrokardiographie in der Sportmedizin, Leningrad
         (russ.). (64)
132. —   et VOLKOV, N. I.: Primenen. mat. met. v biol. Leningrad, S. 196—201.
         (40)
133. BUXTON, T. M. et al.: J. amer. med. Ass. **185**, 6, 441—4. (50, 51)

134. CABARROU, P.: Presse Méd. **71**, 32, 1632—4. (107)
135. CACERES, C. A.: Progr. Cardiov. Dis. **5**, 521—32. (217)
136. —   Arch. Intern. Med. **111**, 196—202. (11)
137. —   et ABRAHAM, S.: Amer. J. Publ. Health **53**, 582—9. (11)
138. CADELL, J. L. et WHITTEMORE, R.: Amer. J. Cardiol. **12**, 2, 254—62. (152)
139. CAGINALP, N. et STEIN, J.: Amer. J. Cardiol. **12**, 4, 516—22. (105)
140. CALDERON, M. J. et al.: Rev. Esp. cardiol. **16**, 3 (1), 590—624. (179)
141. CAMPANACCI, D. et MAGNANI, B.: Gazz. Sanit. (Milano) **34**, 9, 496—75.
         (49, 103)
141a. CARONNA, J. et al.: J. Amer. Geriatr. Soc. 11, 426—31. (103)
142. CASTELLANOS, A. jr.: Circulation **28**, 728 (103, 175)
143. —   et LEMBERG, L.: Amer. Heart J. **66**, 5, 605—13. (194)
144. —   et al.: J. Pediatr. **62**, 827—37. (54, 175)
145. CASTELLI, E. et al.: Boll. Soc. Ital. Cardiol. 8, 154—8. (120, 150)
146. —   Cuore circ. **47**, 202—10. (59, 96)
147. CASTER, W. O. et AHN, P.: Science **139**, 1213—5. (113)
148. CASTLEMAN, L. et al.: Amer. J. Cardiol. **12**, 6, 841—52. (103, 110, 114, 129)
148a. CATELLI, P. et al.: Boll. soc. medicochir. (Cremona) **17**, 253—60. (94)
149. CATENACCI, A. J. et al.: J. Amer. Med. Ass. **183**, 8, 662—5. (105, 210)
150. CAUGHEY, A. F. jr.: Amer. J. Obstet. Gynec. **87**, 525—8. (51, 101.)
151. CERNEA, P. et BALAN, M.: Viata med. (Bucuresti), Pers. Mitteilung. (149)
152. CERNOHORSKÝ, J.: Cor et Vasa **5**, 273—81. (129)
153. —   et DUŠEK, J.: Cor et Vasa **5**, 157—64. (157)
154. —   —   Cor et Vasa **5**, 1—17. (127)
155. CHARDACK, W. M. et al.: Dis. Chest **43**, 3, 225—39. (212)
156. CHATILLON, J. et DUCHOSAL, P. W.: Méd. et hyg. **21**, 616, 970—1. (22)
157. CHECHIK, E. A. et al.: Klin. med. (russ.) **41**, 5, 122—4. (133)
158. CH'EN, H. C. et al.: Chin. med. J. (Peking), 82, 788—96. (105)
158a. CHERCHI, A. et al.: Mem. 4. Congr. mund. cardiol. México, 224—33. (93)
159. CHEREVKO, C. A.: Pediatrija (russ.) 8, 56—60, (103)
160. CHERNOVA, J. V.: Vopr. ochr. mat. i det. (russ.) 8, 32—5. (101)

161. Chevalier, R. B. et Bowers, J. A.: J. Ind. med. Ass. **56**, 2, 178—82. (114, 193)
162. Chevrolle, J.: Arch. mal. prof. **24**, 326—30. (61, 96, 139)
163. Childers, R. W.: Irish J. med. Sci. **445**, 31—3. (211)
164. Chlebus, H.: Pol. arch. med. wewnet. **33**, 77—83. (168)
165. Clark, R. E. et al.: Circulation **27**, 4/2, 742—7. (184)
166. Cobet, G. et al.: Med. Klin. 58, 1, 21—3 (115)
167. Collischonn, P. et al.: Med. Welt, 14, 730—6. (137)
168. Colloridi, V.: Progr. Med. (Napoli) **19**, 583—7. (163)
169. Conrad, L. L. et al.: Amer. J. Physiol. **205**, 1209—12. (112)
170. Constantineanu M. Bucur, N.: Med. interne (Bucuresti). Pers. Mitteilung. (92)
171. Cornaglia, M. et Monteverde, A.: Minerva med. **54**, 1182—8. (99)
172. Cornet, E. et al.: Ann. Chir. thorac. cardiov. 2, 441—6. (141)
173. Cortes, F. M.: Amer. J. Med. Sci. **246**, 443—50. (167)
174. Corwin, N. D. et al.: Amer. Heart J. **66**, 6, 804—8. (215)
175. Cosby, R. S.: Dis. chest **44**, 251—7. (127)
176. — et Bergeron, M.: Amer. J. Cardiol. **11**, 93—6. (104)
177. Cosma, J. et al.: Circulation 28, 5, 706. (11, 15, 168)
178. Coulland, D.: Arch. mal. coeur **56**, 1150—60. (160)
179. Courter, S. R. et al.: Circulation **27**, 1034—42. (133)
180. Coussio, J. D. et al.: Arch. int. Pharmacodyn. **141**, 3—4, 457—64. (108)
181. Cowley, R. A. et al.: Circulation **27**, 4, 670—5. (106).
182. Cox, A. R. et al.: Canad. Med. Ass. J. **89**, 23, 1193—5. (214)
183. Cox, L. W. et al.: Austr. New Zeal. Obstet. Gynec. 3, 60—2. (50)
184. Craig, F. N. et Cummings, E. G.: J. appl. Physiol. **18**, 2, 353—6. (186)
185. Craige, E. et al.: Amer. Heart J. **65**, 2, 180—9. (53)
186. Cristofani, M.: Therapeution (it.) **4**, 3, 221—37. (104)
186a. Croce, L.: G. Clin. Med. **44**, 525—44. (17)
187. Culler, M. R. et al.: Amer. Heart J. **66**, 3, 435—6. (205)
188. Cunescu, V. et al.: Med. Intern. (Bucuresti) 15, 199—206. (215).

189. Dack, S.: Amer. Heart J. **66**, 4, 579—83. (211)
190. Da Costa, H. et Sheth, S. L.: Indian J. Child Health **12**, 81—4. (182)
191. Daly, W. J. et al.: Amer. Heart J. **66**, 3, 321—4. (32, 67, 107)
192. Datey, K. K. et Deshmukh, M. M.: J. Ass. Physicians India 11, 501—13. (162)
193. Dattino, R.: Quad. clin. Ostet. Ginec. **18**, 12, 1009—27. (109)
194. Davie, J. C. et al.: Arch. Neurol. (Chicago) 9, 258—64. (50, 105)
194a. — Trans. Amer. Neurol. Ass. **88**, 208—9. (50, 105)
195. Davies, L. G. et Ross, J. P.: Brit. Heart J. **25**, 5, 570—4. (197)
196. De Coster, A. et al.: Poumon, coeur 19, 633—9. (98)
197. Del Castillo, E. B. et al.: Presse Méd. 71, 806—7. (108)
198. De Franciscis, D.: Arch. Fiziol. (Napoli) **18**, 11, 1048—57. (101)
199. Deliyiannis, S.: Amer. Heart J. **65**, 75, 683—6. (187)
200. De Lutterotti, I.: Arch. cardiol. prat. (it.) **14**, 286—94. (215)
201. Demerdash, H. et al.: Brit. Heart J. 25, 474—480. (173, 206)
202. Denis, B.: Maroc. Méd. **42**, 604—10. (105)
203. Dennis, E. W. et al.: Cardiov. Res. Cent. Bull. 1, 45—50. (105)
204. De Pasquale, N. P. et Burch, G. E.: Circulation **28**, 3, 362—7. (155, 156)
205. — — Amer. J. Cardiol. 12, 4, 482—93. (53)
206. De Rabago, P. et Varela de Sejas, J. R.: Rev. Esp. Cardiol. **16**, 397—415. (162)

207. DE SAINT PIERRE, G. et al.: Minerva Cardioangiol. 11, 9, 528—32. (212)
208. — Folia Cardiol. 22, 3—16. (213)
209. DE SMET, F.: Acta Cardiol. 18, 43—56. (178)
210. — Mal. Cardiovasc. 4, 709—34. (178)
211. DE VINCENTIS, E. et al.: G. ital. Chir. 19, 3, 351—72. (106)
212. DI BLASI, S. et al.: Folia med. (Napoli) 46, 1094—103. (115)
213. DICK, H. L. H. et MCCAWLEY, E. L.: Clin. pharmacol. Ther. 4, 3, 315—320. (114)
214. DICKSON, E. R. et al.: Arch. intern. Med. (Chicago) 112, 29—31. (26, 161)
215. DIEDERICH, K. W. et al.: Arch. Kreisl. Forsch. 41, 3—4, 268—92. (18)
216. — et SCHRÖDER, R.: Med. Welt 14, 722—30. (128, 138)
217. DIENSTL, F. et al.: Cardiologia 42, 363—76. (31)
218. DIEZEL, P. B. et FRIESE, G.: Z. Kreisl. Forsch. 52, 1, 2—16. (212)
219. DI MASSINO, U. V. et FRANCHINI, A. M.: Minerva pediat. 15, 491—502. (112)
220. DOBREANU, V. et al.: Medicine interne (Bucureşti) 4, 1, 57—82. (115)
221. — — Studi cercet. med. intern. (Bucureşti) 4, 5, 621—9. (59)
222. DOCK, W.: J. amer. med. Ass. 184, 2, 148—9. (8)
223. DONILOVIC, S. et al.: Srpski arh. celok lek. (serb.) 91, 605—9. (119)
224. DOROFEJEVA, Z. Z.: Prinzipien der Vektorkardiographie. Medgiz (russ.). (26)
225. DOUGLAS, A. H.: Dis. Chest 43, 204—5. (31, 199)
226. DOWDY, E. G. et FABIAN, L. W.: Anesth. Analg. (Cleveland) 42, 501—13. (195)
227. DOWER, G. E.: Circulation 28, 4 (I), 483—5. (8)
228. — et al.: Amer. Heart J. 65, 3, 307—21. (8)
229. DREIFUS, L. S. et al.: Amer. J. Cardiol. 11, 384—91. (115, 136, 193)
229a. — et URICCHIO, J.: Dis. Chest. 44, 431—2. (212)
230. — et WATANABE, Y.: Circulation 28, 5, 713. (193)
231. DRESEL, P. E. et al.: J. Pharmacol. exp. Therapy 140, 1, 67—72. (115, 210)
232. DRESSLER, F.: Arch. Kinderheilk. 169, 42—51. (131)
233. DRESSLER, W. et al.: Amer. Heart J. 66, 3, 325—8. (211, 212, 213)
234. DRIGO, E. F. et al.: Zh. Nevropatol. Psichiatr. (russ.) 63, 1361—7. (104)
235. DRISCHEL, H. et al.: Arch. Kreisl. Forsch. 40, 3—4, 135—67. (47)
236. DUCHOSAL, P. W. et al.: Bull. schweiz. Akad. med. Wiss. 19, 294—9. (8)
237. DZHORDZHIKIJA, V. D. et KULESHOV, V. B.: Kardiologija (russ.) 3, 1, 85—7. (8)

238. EEROLA, R. et al.: Acta anaesth. Scand. 7, 187—90. (105)
239. EFFERT, S.: Thoraxchirurgie 11, 158—66. (211)
240. — et GROSSE-BROCKHOFF, F.: Dtsch. med. Wschr. 88, 2165—74. (215)
241. — et al.: Arch. Kreisl. Forsch. 40, 1—2, 117—34. (148)
242. EFIMOV, A. S. et al.: Probl. endokr. gormonoter. (russ.) 9, 64—71. (108)
242a. EGENBERG, K. E.: Br. Heart J. 25, 4, 540—4. (152)
243. EKMEKCI, A. et al.: New Istanbul Contr. Clin. Sci. 6, 2, 93—101. (103)
244. ELIGULASHVILI, K. I.: Trudi Orenburgsk. nauchn. o-va terapevtov (russ.) 3, 12—9. (137)
245. ELIOT, R. S. et al.: Amer. J. Cardiol. 12, 6, 767—71. (43, 147)
246. ELLIOT, L. P. et al.: Brit. Heart J. 25, 489—501. (177)
247. — Circulation 27, 6, 1118—27. (181)

248. Elliot, L. P.: Amer. J. Cardiol. **12**, 6, 753—5. (182)
249. — Amer. J. Cardiol. **11**, 2, 164—72. (162)
250. Elmqvist, R. et al.: Amer. Heart J. **65**, 731—48. (212)
251. Endsjo, T. O.: Nord. Med. **69**, 639—40. (96)
252. Enescu, J. et al.: Studii si ceret. stiint. Ac. RPR, Jassi Med. **14**, 1, 15—24. (111)
253. Enger, E.: Tidsskr. Norske Laegefor. **3**, 286—94. (50)
254. Engle, M. A. et al.: Amer. Heart J. **66**, 6, 755—66. (180)
255. Episcopo, U.: Rass. fiziop. clin. ter. **35**, 1—2. (211)
256. Ertevtsian, L. N.: Med. radiol. (russ.), 8, 38—43. (49, 106)
257. Estes, E. H. jr. et al.: Amer. Heart J. **65**, 155—61. (126, 148, 150)
258. Evans, W.: Brit. Heart J. **25**, 6, 713—25. (126, 128)
258a. — Practitioner **190**, 177—83. (218)

259. Fänge, R.: Tidsskr. Norske Laegefor. **3**, 308. (184)
260. Faivre, G. et al.: Arch. mal. Coeur **56**, 4, 406—29. (212)
261. Fancini, P. et al.: Fol. cardiol. **22**, 311—32. (149)
261a. Farina, A.: G. med. milit. **113**, 139—52. (36)
262. — G. med. milit. **113**, 420—5. (11)
263. Favret, A. G. et al.: Biomed. Sci. Instrum. **63**, 1, 317—23. (11, 50)
263a. Ferrari-Sacco, A. et al.: Minerva Med., **54**, 1609—29. (219)
264. Filinski, W.: Kardiol. Pol. 6, 117—26. (43, 139)
265. Fisch, C.: J. Indiana med. Ass. **56**, 1319—21. (35, 43)
266. — J. Indiana med. Ass. **56**, 1522—6. (114, 199, 203)
267. — J. Indiana med. Ass. **56**, 1024—5. (194)
268. — J. Indiana med. Ass. **56**, 435—6. (127)
269. — J. Indiana med. Ass. **56**, 56—7. (193)
270. — J. Indiana med. Ass. **56**, 1432—3. (134)
271. — J. Indiana med. Ass. **56**, 1115—9. (88)
272. — J. Indiana med. Ass. **56**, 894—5. (87)
273. — et al.: J. clin. Invest. **42**, 4, 563—9. (112, 114)
274. — Amer. J. Cardiol. **11**, 1, 72—7. (110)
275. — Amer. J. Cardiol. **11**, 487—91. (68, 110, 111)
276. Fischmann, E. J. et Barber, M. R.: Amer. Heart J. **65**, 5, 628—37. (3)
277. Flach, A. et al.: Čas. Lék. Čes. II, 1330—1. (215)
278. Flament, F.: Acta cardiol. **18**, 57—77. (43)
279. — Acta tuberc. belg. **54**, 292—303. (162)
280. Fleischmann, P.: Amer. Heart J. **66**, 3, 309—20. (200)
281. Földváry, G.: Orv. Hetil. **104**, 33, 1566—8. (131)
282. Fogelson, L. I.: Kardiologija (russ.) **3**, 3, 22—7. (10, 62, 146)
283. — Mitteilung auf d. I. Kardiol. Konf. d. UdSSR, Leningrad, 1963. (10, 62, 91)
284. Folry, R. E. et Yee, D. G.: Med. Clin. N. Amer. **47**, 2, 259—66. (203)
285. Fontoira, G. C.: Tokoginec. prct. **22**, 321—7. (51)
286. Fox, T.: Cardiologia **42**, 377—90. (82)
287. Fracchia, P. et al.: Arch. med. intern, 15, 133—40. (48)
288. — — Arch. med. intern. 15, 181—94. (48)
289. Fragoyannis, G. et al.: Rev. méd. aero (Paris), 2, 375—9. (167, 186)
290. Frank, A. et Kindermann, G.: Med. Klin. **58**, II, 1745—9. (103)
291. Franke, E. et al.: Z. ges. inn. Med. 18, 21, 976—80. (159)
292. Franke, M. et Marx, H. H.: Verh. dtsch. Ges. Kreisl. Forsch. **28**, 402—6. (151, 158, 160, 163, 167)
293. Franz, L.: Z. Kreisl. Forsch. **52**, 7, 660—9. (39)

294. Frattegiani, A.: Clin. Pediat. (Bologna), **45**, 771—83. (103)
294a. Friedman, H. H.: Outline of Elektrocardiography. McGraw-Hill, New York—London. (218)
295. Friese, G. et al.: Z. Kreisl. Forsch. **52**, 2, 152—63. (209)
296. — Med. Klin. 15, 586—91. (212)
297. Fronék, A. et Přerovský, I.: Vnitr. lék. **9**, 6, 547—59. (8)
298. Fukumoto, A.: J. Kurume med. Ass. (jap.) **26**, 1, 47—66. (23)
299. Fulle, F. et al.: Minerva cardioangiol. **11**, 611—8. (76)
300. Fulton, M. C. et al.: Ann. intern. Med. **59**, 730—2. (103)
301. Furman, K. J. et Lupu, N. Z.: J. appl. Physiol. 18, 4, 840—2. (9)
302. Furuya, H. et al.: Jap. Heart J. 4, 81—91. (90)
303. Fusco, M.: Boll. Soc. ital. Biol. Sper. **39**, 1433—5. (8)

304. Gaglio, M. et al.: Bol. Soc. ital. Cardiol. 8, 396—7. (103)
305. Gale, A. et Levin, M. E.: Arch. intern. Med. **112**, 2, 234—41. (142)
306. Gandhi, M. J. et Datey, K. K.: Amer. J. Cardiol. **12**, 2, 169—74. (20, 177)
307. Garcia Carillo, E.: Rev. med. Costa Rica, **20**, 323—32. (18)
308. Garcia, C.: Toko-Ginec. pract. **22**, 321—7. (50)
309. Gardère, J.: Poumon coeur **19**, 245—75. (158)
310. Garetto, G.: Omnia med. **41**, 93—121. (119)
311. Gasilin, V. S.: Kardiologija (russ.) **3**, 1, 30—8. (89, 122)
311a. — Vektorkardiografija. (russ.), Kujbbishev. (26)
312. Gasparri, F. et al.: Riv. Ostet. Ginec. **18**, 373—9. (50)
313. Gatto, E. et al.: Arch. Maragliano **19**, 271—86. (100, 135)
314. Geill, T.: Geriatrics 18, 867—70. (113)
315. Genender, L. J. et al.: Circulation **27**, 4/2, 828—34. (71)
316. Geobel Martini, S.: Rev. fac. med. (Bogóta) **31**, 77—82. (104)
317. Georas, C. S. et al.: Arch. intern. Med. 111, 488—97. (123)
317a. Gerbode, F. et al.: Arch. Surg. 86, 890. (189)
318. Germaniuk, J. L. et al.: Fiziol. Zh. (russ., Kiev), 671—3. (115)
319. Gerard, R. et al.: Ann. Péd. (Paris), **10**, 128—34. (53)
320. Germiniani, H. et al.: Arch. brasil. Cardiol. **16**, 299—310. (114)
321. Geselowitz, D. B. et Briller, S. A.: Progr. cardiovasc. Dis. **5**, 335—49. (8)
322. — Biomed. Sci. Instrum. 1, 325—30. (4)
323. Gfeller, G. et Roux, J. L.: Cardiologia **42**, 200—5. (103)
324. Giardina, A. et al.: Rass. neurol. veget. **17**, 73—83. (130)
325. Gibiński, K. et al.: Probleme der räumlichen Vektorkardiographie, S. 151—68. Bratislava. (44)
326. Gierón-Zasadzienowa, M. et al.: daselbst, S. 191—204. (54, 211)
327. — — et Niewiadomska, S.: daselbst, S. 213—20. (44, 160)
328. Gilbert, R. et al.: Circulation **27**, 6, 1079—85. (206)
329. Gillmann, H.: Z. Kreisl. Forsch. **52**, 9, 879—92. (12)
330. — et Preiss, H.: Z. Kreisl. Forsch. **52**, 2, 139—152. (207)
331. Ginefra, P. et al.: Arq. brasil. Cardiol. **16**, 37—50. (119)
332. Ginsberg, D. M. et al.: N. Y. St. J. Med. **19**, 2837—43. (156)
333. Giordano, D.: Cardiol. prat. **14**, 79—85. (89)
334. Giraud, G. et al.: Mal Cardiov. 4, 967—87. (20, 79)
335. — et al.: Bull. schweiz. Akad. med. Wiss. **19**, 281—93. (31)
336. Giuffrida, G. et al.: Boll. soc. ital. cardiol. 8, 212—20. (20, 178)
337. Glass, H. et al.: Lancet, 7283, 684—7. (211)
338. Goldberger, E.: Amer. J. Cardiol. **12**, 270—4. (11)

339. GOLDMAN, M. J. et FERRARI, L.: Amer. J. med. Sci. 246, 2, 118—23. (8)
340. —   Amer. J. med. Sci. 246, 2, 212—7. (14)
341. GOLDMAN, R.: Dis. Chest, 44, 6, 620—1. (82)
342. COLOCHEVSKAJA, V. S.: Klin. Med. (russ.) 41, 5, 70—4. (76)
343. GOLTSMAN, A. V.: Kardiologija (russ.) 3, 3, 87—8. (38, 45, 146)
344. —   Kazan. med. Zh. (russ.) 40, 13—8. (45, 146)
345. GOODMAN, J. S. et MYERBURG, R. J.: Dis. Chest 44, 2, 213—44. (199)
346. GORETTI, P. et al.: Cardiol. Prat. 14, 442—55. (103)
347. GOTTSEGEN, G. et OSTÖR, E.: Amer. Heart J. 65, 1, 102—9. (115)
348. GOUFFAULT, J. et al.: Sem. Hosp. Paris 44, 2030—7. (137)
349. GRAIG, F. M. et CUMMINGS, E. G.: J. appl. Physiol. 18, 2, 353—6. (93)
350. GRÁL, T. et GRÁL, J.: Strahlentherapie 120, 383—93. (106)
351. GRANATA, G. et CIANI, G.: Minerva cardioangiol. 11, 325—9. (56)
352. —   et al.: Minerva cardioangiol. 11, 541—4. (146, 149, 158)
353. —   Minerva cardioangiol. 11, 423—36. (163)
354. GRECO, A.: Gazz. int. med. chir. 68, 2480—3. (102)
355. GREENWOOD, R. J. et FINKELSTEIN, D.: Acta cardiol. 18, 1, 1—23.
        (79, 194)
356. GRIECO, M. H. et ANDREAE, E.: N.Y. State J. Med., 15, 2253—7.
        (108, 134)
357. —   et al. Amer. J. Cardiol. 11, 5, 666—73. (70)
358. GRIGORJANC, A. N.: Ter. ark. H. (russ.) 35, 11, 77—82. (133)
359. GRIMAUD, C. et al.: Arch. Mal. Prof. 24, 318—21. (93)
360. GRINBERG, J. M.: Kardiologija (russ.) 3, 1, 83—4. (133)
361. GRINSHTEIN, B. J.: Sov. zdravoohr. Kirgizzi (russ.), 6, 13—9. (107)
362. GRISANTI, M. F. jr. et al.: Bull. Fillmore Hosp. 10, 45—51. (51)
363. GRIUNTAL, R. G. et al.: Med. Prom. SSSR. (russ.) 17, 52—3. (8)
364. GRIVAUX, M. et al.: Rev. Rhum. 30, 412—27. (101)
365. GROGNOT, P. et al.: Rev. Méd. Aero, 2, 227—48. (50)
366. GROSGURIN, J. et DUCHOSAL, P. W.: Brit. Heart J. 25, 1, 106—8. (117)
367. GROSS, D.: Cardiologia 43, 115—23. (167)
368. —   Z. klin. Med. 157, 5, 420—9. (167)
369. —   Wien. Z. inn. Med. 44, 461—5. (122)
370. —   Z. Kreisl. Forsch. 52, 1, 77—81. (40)
371. —   Rev. clin. Esp. 90, 36—42. (36)
372. GROZDOV, S. P.: Kardiologija (russ.) 3, 3, 81—6. (80, 106)
373. GUERIN, F. et al.: Arch. mal. coeur 56, 2, 186—204. (134)
374. GURTNER, H. P.: Schweiz. med. Wschr. 93, 48, 1721—4. (8)
375. GUNNERT, G. et al.: Tids. milit. Halsov. (Sw.), 88, 97—103. (104)
376. GUTHEIL, H.: Z. Kreisl. Forsch. 52, 3, 283—97. (152, 153, 156)
377. —   et al.: Z. Kinderheilk. 88, 67—81. (181)

378. HAAN, D.: München. med. Wschr. 105, 881—8. (104)
379. HADEN, R. F. et al.: Dis. Chest 44, 2, 168—73. (135, 186)
380. HAGAN, W. K. et LARKS, S. D.: Amer. J. med. Electronics, 2, 147—51.
        (8, 50)
381. HAIT, G. et GASUL, B. M.: Amer. J. Cardiol. 12, 4, 494—504. (54)
382. HALMEJEVA, H. I.: Med. Zh. Uzbek. (russ.), 6, 45—9. (103)
383. HANÁK, Th. et al.: Vnitř. lék. 9, 2, 135—43. (19)
384. HANO, J. et HARRIS, A. S.: Amer. Heart J. 63, 3, 368—72. (110)
385. HANWOOD, J. et SELVESTER, R.: Circulation 28, 5, 734. (168)
385a. HARAOKA, S. et al.: J. Okajama med. Ass. 75, 11—2. (85)
386. HARRIS, R. S. jr. et al.: Amer. J. Cardiol. 11, 3, 403—8. (196, 212, 215)

387. Harrison, D. C. et al.: Circulation 28, 4, 486—91. (115, 212)
388. — et Morrow, A. G.: New Engl. J. Med. 269, 743—5. (179)
389. Harumi, K. et al.: Jap. Heart J. 4, 6, 586—98. (156)
390. Háša, J. et Hauer, J.: Čas. lék. čes. 2, 31—36. (108, 112)
391. Haupt, G. J. et al.: J. amer. med. Ass. 185, 2, 87—91. (213, 213)
392. Hecq, J. et Bernard, R.: Acta cardiol. 18, 4, 366—75. (110)
393. Heinecker, R.: Med. Klin. 58, 6—11. (128)
394. Heinonen, I. M.: Kardiologija (russ.) 3, 1, 24—30. (128)
395. Herfarth, C. et Schölmerich, P.: Verh. dtsch. Ges. Kreisl. Forsch.
        28, 339—42. (142)
396. Herles, F. et Jedlička, J.: Probleme der räumlichen Vektorkardio-
        graphie, Bratislava, S. 125—135. (37)
397. Hermanek, P. Z.: Kreisl. Forsch. 52, 9, 1140—57. (71)
398. Hilger, H. H. et al.: Z. Kreisl. Forsch. 52, 7, 704—19. (215—215)
399. Himbert, J. et Lenègre, J.: Arch. mal Coeur 56, 3, 247—66. (102)
400. Hirsch, E. F.: Exp. molec. path. 2, 4, 384—401. (50)
401. Hixson, W. C. et al.: U. S. Naval Rad. Def. Lab., 1, 17. (8)
402. Hoffman, B. F. et al.: Circulat. Res. 13, 4, 308—28. (31, 68, 201)
403. Hoffmann, H.: Münch. med. Wschr. 105, 1790—6. (97)
404. Hollister, R. M. et Goodwin, J. F.: Brit. Heart J. 25, 3, 357—74. (101)
405. Holzmann, M.: Bull. Schweiz. Akad. med. Wiss. 19, 4—6, 270—80.
        (190, 199)
406. — Cardiologia 43, 69—85. (190, 199, 199)
407. — Actual cardiol. angiol. int. 12, 281—6. (199)
408. — Minerva med. 54, 2098—2101. (119)
409. Homola, D.: Cor et Vasa 5, 288—300. (82, 83, 84)
410. Hon, E. H. et al.: Amer. J. Obstet. Gynec. 87, 1086—96. (50)
411. — Obstetr. et Gynecol. 22, 2, 137—46. (11, 51, 211)
412. — Mod. Trends. hum. reprod. Physiol., 1, 245—56. (51, 127)
413. — Amer. J. Obstet. Gynec. 86, 772—84. (50)
414. — et Lee, S. T.: Amer. J. Obstetr. and Gynecol. 87, 6, 804—13;
        814—26. (51)
415. Hopff, L. et al.: Arch. Kreislaufforsch. 40, 3—4, 236—51. (22)
416. Horan, L. G. et al.: Memphis med. J. 38, 89—105. (141)
417. — Circulation 28, 5, 739. (3, 16, 17, 23)
418. — Circul. Res. 13, 5, 373—87. (3)
419. Horeau, J. et al.: Actual. cardiol., angiol., int. (fr.), 12, 663—71. (113)
420. Hrushchov, S. V. et Helevina, A. D.: Pediatrija (russ.), 4, 71—2.
        (56, 190)
421. Hsu, I. et Buxton, T. M.: J. Amer. med. Wom. Ass., 18, 142—4. (51)
422. Huber, A. et al.: Med. Welt 49, 2493—4. (160)
423. Hueber, E. F. et Neumann, H.: Wien. klin. Wschr. 75, 505—9. (125)
424. Hugenholtz, P. G. et al.: Circulation 28, 5, 739. (148)
425. — Circulation 27, 3, 386—96. (122, 125)
426. — Circulation 28, 5, 740. (72)
427. Hughes, W. L. et al.: Arch. intern. Med. 111, 3, 338—45. (139)
428. Human, G. P. et Snyman, H. W.: Circulation, 27, 935—8. (168)
428a. Humerfelt, S. B.: An epidemiological study of High Blood Pressure.
        Norw Monograph on Med. Sci. (pp. 181—95). (150)
428b. Hummel, M. C.: Der Einfluß des Elektroden-Haut-Übergangswider-
        standes in Verbindung mit dem Wilson-Stern auf die naturgetreue
        Wiedergabe des Ekg bei bipolarer Ableitung. Diss., Würzburg. (8)

429. Hunt, E. A.: Canad. med. Ass. J., 88, 1251—3. (97)
429a. Hurst, W. et Wenger, N.: Electrocardiographic Interpretation.
       McGraw-Hill, New York—London. (218)
430. Husom, O.: Tids. Norske Laegefor., 3, 311. (193)
431. Hutcheon, D. E. et Laffan, R.: Proc. Soc. exp. Biol. 113, 3, 557—59.
       (40)
432. Hvidt, S.: Nord. Med. 69, 13, 396—9. (211)

433. Igarishi, M.: Jap. Circ. J. 27, 367—75. (110, 112)
434. —   Jap. Circ. J. 27, 6, 476—86. (110)
435. —   et al.: Amer. J. Cardiol. 11, 2, 267—71. (66)
436. Ikeda, Y.: Yokohama med. Bull. 14, 227—33. (114)
437. Iliceto, N.: Acta chir. ital. 19, 599—613. (141)
438. Ira, G. H. Jr. et al.: J. Psychosom. Res. 7, 2, 147—50. (10, 61)
439. Irwing, L.: J. appl. Physiol. 18, 3, 489—91. (186)
440. Ismailova, D. R.: Azerbaidzh. med. Zh. (russ.), 5, 53—7. (172)
441. Itri, G. B.: Ann. Med. nav. (Roma), 68, 387—400. (58)
442. Ivanova, I. G. et al.: Klin. med. (russ.) 41, 11, 78—84. (112)
442a. Ivanov-Djatlov, F. G.: Im Sammelwerk „Geschwülste der Hypo-
       physe" (russ.), Moskva, 226—229. (108)

442aa. Jacoby, W. J. et Jacobsen, W. A.: Amer. J. Cardiol. 11, 119.
       (182)
442b. Jacono, A. et al.: Folia Cardiol. (Milano) 22, 31—45. (150)
443. Jagielski, J.: Probleme der räumlichen Vektorkardiographie, Bratis-
       lava, S. 177—190. (44, 57)
444. Jama Editorialis, J. amer. med. Ass. 183, 365. (131, 160)
445. James, T. N.: Amer. Heart J. 66, 4, 498—508. (28)
446. —   et Nadeau, R. A.: J. Pharmacol. exp. Ther. 140, 1, 73—8.
       (114)
447. —   — Am. Physiol. 204, 9. (186)
448. —   et Reynolds, E. W. jr.: Circulation 28, 2, 263—7. (102)
448a. Jansen, J. K. S.: Tidsskr. Norske Laegefor. 3, 309. (2)
449. Janushkevichus, Z. J. et Stasjukas, A. S.: Cor et Vasa, 5, 2, 152—5.
       (8)
450. Jaroslawski, M. et al.: Pol. arch. med. wewnet 33, 769—74. (160)
451. —   Gružlica (pol.) 31, 559—64. (160)
452. Jarvinen, P. A. et Osterlund, K.: Ann. chir. gynaec. Fenn. 52, 4,
       575—79. (52)
453. Jasinowskij, M. A. et Bojko, G. F.: Im Sammelwerk „Gipertin. bol."
       (russ. Kiev). (101, 140)
454. Jedlička, J.: Probleme der räumlichen Vektorkardiographie, Brati-
       slava, S. 137—142. (38)
455. —   et al.: Acta univ. Carol. med., Suppl. 17, 71—78. (160, 163)
456. Jenikejeva, S.: Im Sammelb. d. 6. wiss. Konferenz d. Akad. ped.
       Wiss. d. RSFSR (russ.) 326—28. (48, 59)
457. Jervell, A.: Tidskr. norske Laegefor. 3, 257—62. (203)
457a. — Medicinsk Årbog. 7, 166—79. (194)
458. —   Tidskr. norske Laegefor. 3, 256. (50, 184)
459. Jessen, C. et Rosen, J.: Acta chirurg. Scand. 125, 6, 567—76. (212)
460. Jezek, V. et Daum, S.: Sborn. lék. 65, 12, 365—72. (78)
461. Jick, H. et Smith, J. E.: Amer. J. Cardiol. 12, 5, 741—4. (203)
462. Jino, S. et al.: Jap. heart J., 4, 599—607. (73, 103)

463. JOHANSEN, K.: Tidskr. Norske Laegefor., 3, 309. (50)
464. JOHANSSON, B. W. et al.: Brit. Heart J. 25, 4, 514—24. (212)
465. JOHANSSON, M. D.: Amer. J. Cardiol. 12, 792—4. (115)
466. JOUVE, A. et al.: Arch. mal. coeur 56, 5, 546—58. (135, 196)
467. — — Arch. mal. coeur 56, 10, 1078—96. (108, 215)

467a. KABELITZ, H.-J.: Internist. Prax. 3, 341—51. (140)
468. KAINDL, F. et al.: Wien. Ztschr. inn. Med. 44, 371—5. (43)
469. KALETA, Z.: Acta physiol. Pol. 14, 485—91. (8)
470. KALLIOMAKI, J. L. et al.: Cardiologia 43, 124—8. (109)
471. KALTENBACH, M. et KLEPZIG, H.: Z. Kreisl. Forsch. 52, 5, 486—97. (90)
472. KARASEVA, R. P.: Pediatrija (russ.), 1, 7—11. (103)
473. KAROLCZAK, B. et SINGER, K.: Probleme der räumlichen Vektorkardiographie, Bratislava, S. 95—124. (6, 11, 34, 72)
474. KASZAS, T. et BEREGSZASZI, G.: Orv. Hetil. 104, 1441—8. (84)
475. KATO, M.: J. Iwate Med. Ass. (jap.) 15, 3, 127—34. (50)
476. KATUSS, A. A. et al.: Amer. J. Med. 34, 19—41. (89)
477. KATZ, A. M. et PICK, A.: Circulation 27, 6, 1061—70. (32, 74, 201)
478. KAVALIER, F. et al.: J. appl. Physiol. 18, 1011—2. (8)
479. KAWAKAMI, J. et al.: Showa med. Ass. J. (jap.) 23, 79—81. (90)
480. KAYSER, K. L. et al.: Amer. J. med. Electr. 2, 2, 119—24. (189)
481. KEDRA, M. et al.: Pol. tyg. lek. 19, 975—9. (139)
482. KELLOG, F.: Amer. Heart J. 43, 2, 220—1. (105, 138, 139)
483. KELLY, H. C. et al.: Canad. med. Ass. J. 89, 546—54. (115)
484. KENTER, H. et al.: Münch. med. Wschr. 105, 1797—1805. (138, 139)
485. KERR-TAYLOR, H.: Rheumatism 19, 4, 94—98. (142)
486. KIENLE, F. A. N.: Herz (Bergzabern), Nr. 1—6. (5, 13, 122)
487. KILINSKI, E. L. et EGART, F. M.: Ter. Arkh. (russ.) 35, 5, 46—50. (109)
488. KIMURA, E.: J. Jap. Soc. intern. Med. 52, 626—7. (11)
488a. — Jap. Heart J. 65, 4, 201—3. (219)
488b. — Jap. Circ. J. 27, 68—72. (218)
489. — et TOSHIMA, H.: Jap. Cir. J. 27, 61—7. (25)
490. — et YOSHIDA, K.: Amer. Heart J. 65, 391—5. (77)
491. — et al.: Jap. Heart J. 4, 5, 469—88. (11)
492. — Naika (Jap.) 12, 98—106. (11)
493. — Jap. Heart J. 4, 4, 313—21. (98)
494. — Mod. Med. 18, 1, 122—7. (93, 98)
495. KING, T. Q. et PROUDFIT, W. L.: J. amer. med. Ass. 187, 1, 60—1. (215)
496. KIRCHHOFF, H. W.: Hellige-Mitteilungen, 5, 3—12. (63, 107)
497. KISTIN, A. D.: Amer. Heart J. 65, 2, 162—79. (199)
498. KITCHEN, L. D.: Lancet 42, 11, 739—43. (214)
499. KLAJMAN, A. et al.: Amer. J. Cardiol. 11, 2, 187—93. (25, 60)
500. KLASSEN, G. A. et al.: Amer. J. Cardiol. 12, 4, 523—6. (109)
501. KLEDECKI, Z. et al.: Pol. Tyg. Lek. 18, 1101—3. (104)
502. KLEINFELD, M. et al.: Amer. Heart J. 65, 4, 495—500. (77)
503. KLÜTSCH, K. et al.: Z. Kreisl. Forsch. 52, 6, 591—7. (41, 176)
503a. — et al.: Mem. 4. Congr. mund. Cardiol. México, p. 340—4. (110)
504. — Z. Kreisl. Forsch. 52, 8, 862—3. (176)
505. — et al.: Ärztl. Forsch. 17, 646—50. (80, 106)
505a. KNIEP, F.: Elektrokardiographische Untersuchungen unter Beschleunigungseinwirkungen. Dtsch. Versuchsanstalt f. Luft- u. Raumfahrt, Köln. (63)
506. KONCHALOVSKAJA, H. M. et al.: Kardiologija (russ.) 3, 3, 54—9. (112)

507. KNOCH, G. et al.: Med. Klin. 58, 1485—9. (115)
508. KNOEBEL, S. B. et al.: Circulation 28, 1, 111—3. (85, 195)
509. KOLÍN, A. et KVASNIČKA, J.: Cardiologia 43, 6, 362—70. (108, 129)
510. KONJKOV, A. V.: Klin. med. (russ.) 41, 10, 124—7. (120, 150)
510a. KOROLEV, G. R.: Med. parazitol. (russ.), 8, 64—70. (106)
511. KOSHARKO, K. A. et al.: Radiol. Diagn. (Berlin), 4, 331—5. (132)
512. KOSOWICZ, J. et ROGUSKA, J.: Amer. Heart J. 65, 1, 17—23. (108, 210)
513. KOSTIUK, L. V.: Vestn. akad. nauk SSSR (russ.) 18, 77—84. (131)
514. KOWARZYK, H. et KOWARZYKOWA, Z.: Probleme der räumlichen Vektor-
        kardiographie, Bratislava, S. 55—66. (26, 44)
515. — — Probleme der räumlichen Vektorkardiographie, Bratislava,
        S. 169—76. (44, 162)
516. —   et al.: Probleme der räumlichen Vektorkardiographie, Bratis-
        lava, 9—14. (3, 23, 26)
517. KOZŁOWSKY, W.: daselbst, S. 143—50. (82)
518. KRASNO, L. R. et al.: Angiology 14, 417—25. (99)
519. KRAYER, O.: Klin. Wschr. 41, 6, 272—6. (185)
520. KROSCH, H. et KAISER, W.: Z. ges. inn. Med. 18, 151—6. (112)
521. KROTKIEWSKI, A.: Pol. Arch. Med. Wewnet. 33, 567—70. (112)
522. KRUSKEMPER, H. L. et al.: Z. ges. exp. Med. 137, 85—93. (108)
523. KUBICZ, T. et al.: Acta physiol. pol. 14, 339—47. (8)
524. KUHN, L. K. et al.: Amer. J. Cardiol. 12, 6, 795—801. (119)
525. KUKLOVÁ-STUROVÁ, B.: Acta neuroveget. 25, 265—77. (50)
526. KÜRZINGER, R.: Dtsch. Ges.-Wes. 18, 39, 1661—8. (190, 215)
527. KURAMITSU, H. et al.: Jap. circul. J. 27, 9, 671—82. (84)
528. KUSCHINSKY, G. et REUTER, H.: Arch. exper. Pathol. u. Pharmakol. 244,
        5, 457—65. (108)
529. KWOCZYNSKI, J.: Pol. tyg. lek. 18, 1276—9. (88)
530. KYRIELEIS, CHR.: Virchows Arch. 337, 142—63. (55)

531. LABORIT, G. et al.: Agressologie 4, 77—88. (115)
532. LABOS, I.: Srpski arh. celok lek. 91, 157—68. (158)
533. LACHMANN, W.: Z. Kreisl. Forsch. 52, 1, 31—99. (215)
534. LA DUE, J. S. et al.: Dis. Chest 43, 2, 120—30. (125)
535. LAGERGREN, H. et JOHANSSON, L.: Acta chir. scand. 125, 6, 562—6. (214)
536. LAGUTSCHEV, S. S.: Im Sammelband „Kompens. Hypertrophie",
        Medgiz (russ.). (143)
537. LAMB, L. E. et STOWE, D.: Cardiologia 43, 41—55. (14)
538. LANCELOTTI, A. et al.: Atti Soc. ital. Cardiol. 2, 308—9. (103)
539. LANDI, E.: Quad. clin. ostet. ginec. 18, 107—22. (50)
540. LANUSADZHANC, I. V. et al.: Problemi tuberk. (russ.) 41, 21—5. (160)
541. LAPINER, M. I.: Klin. Med. (russ.) 11, 139—40. (141)
542. LARKS, S. D.: Biomed. Sci. Instrum. 1, 293—7. (51)
543. —   Obstet. Gynec. 22, 427. (51)
544. LATOUR, H. et al.: Arch. Mal. Coeur 56, 3, 309—32. (198)
545. LAUFBERGER, V.: Probleme der räumlichen Vektorkardiographie,
        Bratislava, 43—54. (27)
546. —   daselbst, 29—42. (3)
547. —   daselbst, 15—24. (3, 27)
548. LAURO, V. et al.: Arch. Ostet. Ginec. 68, 672—90. (51)
549. LAWRENCE, L. T. et CRONIN, J. F.: Arch. intern. Med. 112, 3, 415—8. (77)
550. LEE, I. K. et al.: Korean. J. Intern. Med. 6, 157—60. (64)
551. LEGEZA, V. V.: Fiziol. Zh. (russ., Kiev) 9, 262—5. (107)

552. LEMMERZ, A. H. et SCHMIDT, R.: Z. Kreisl. Forsch. 52, 5, 521—36.
       [Besprechung in Internist 6, 8, 397 (1965).] (72)
552a. LEMPERT, G. L.: Der Ekg-Befund (lett.), Riga, 1963. (217)
553. — Grundlagen der Elektrokardiologie (russ.), Moskva, 1963. [Be-
       sprechung in Cor et Vasa 7, 1, 45 (1965) und Vnitř. lék. 11, 10,
       1031—2 (1965).] (12, 18, 67, 139, 146, 184, 205)
554. LENCI, E. et al.: Riforma med. 77, 141—63. (18, 152, 153)
555. LENÈGRE, J. et MOREAU, P. L.: Arch. Mal. Coeur 56, 8, 867—88.
       (108, 188)
556. — et al.: Arch. Mal. Coeur 56, 4, 361—87. (141)
557. LENGYEL, L.: Acta neuroveg. 25, 383—9. (108)
558. LEPESCHKIN, E.: Progr. cardiov. Dis. 5, 498—520. (8)
559. LEPLEY, D. jr. et al.: Amer. J. Surg. 106, 6, 933—7. (189)
560. LEV, M. et al.: Amer. Heart J. 66, 3, 399—404. (81)
561. LEVINE, H. D.: Amer. Heart J. 65, 4, 433—5. (216)
562. LEVINE, S. A.: Ann. intern. Med. 58, 4, 681—4. (206)
563. LEVY, A.: Presse Med. 71, 2737—9. (103)
564. — et al.: Arch. Mal. Coeur 56, 5, 559—66. (212)
565. LIBANOFF, A. J. et al.: Amer. J. Cardiol. 12, 6, 772—80. (123, 135)
565a. LILLEHEI, C. W. et al.: J. thor. cardiovasc. Surg. 45, 436. (189)
565b. LINDE, L. M.: Pediatrics 32, Suppl. 4 (II), 656—9. (98)
566. LINDEMANN, R. D. et al.: Amer. Heart J. 65, 1, 24—31. (21)
566a. LINENTHAL, A. J. et ZOLL, P. M.: Circulation 27, 1, 5. (209)
566b. LINN, H. et PICK, A.: Dis. Chest. 43, 6, 644—5. (119)
567. LINZBACH, A. J.: Dtsch. med. J. 14, 21, 678—83. (143)
568. LITTMANN, D.: Circulation 27, 2, 280—91. (73, 77)
569. LITWAK, R. S.: Amer. Heart J. 66, 5, 718—9. (214)
570. LIVANOV, M. N. et KATZ, P. D.: Azerb. med. zh. (russ.) 1, 15—21. (56)
571. LÖBEL, J. et al.: Med. Interne (Bucuresti) 9, 1129—32. (82)
572. LOLOV, V.: Kardiologija 3, 92—3 (russ.). (36)
573. LOOGEN, F. et PANAYOTOPOULOS, S. N.: Dsch. med. Wschr. 1, 19—24.
       (206)
574. LOMBARDI, M. et MASINI, G.: Atti Soc. ital. Cardiol. 2, 69—70. (124)
575. LOMBARDO, G. et al.: Cuore Circol. 47, 304—9. (209)
576. LORENZ, K. et SCHUBERT, W.: Arch. Kinderheilk. 168, 217—30. (104)
577. LOWN, B. et al.: New Engl. J. Med. 269, 7, 325—31. (215)
578. — Amer. J. med. Sci. 246, 3, 257/64. (215)
579. LUCCHINA, G. G. et PHIPPS, C. G.: Aerospace Med. 34, 230—1. (10)
580. LUCENA, D. T. et al.: Rev. Brasil. Malar. 15, 369—90. (103)
581. LÜBECK, J. et al.: Z. ges. inn. Med. 18, 6, 241—4. (166)
582. — Z. ges. inn. Med. 18, 1073—7. (173)
583. LUMB, G. D. et HARDY, L. B.: Circulation 27, 717. (115)
584. LUNDBERG, Å.: Acta pediatr. 51, Suppl. 143—271. (57, 191, 194, 197)
584a. LUNDERVOLD, A. et al.: Nord. med. 70, 853—5. (105)
585. LURIA, M. H. et al.: Amer. Heart J. 65, 3, 357—60. (190, 209)
586. LUTS, M.: Tartu ülik. toimetis. (estn.) 134, 89—90. (31)
587. — et VIHANDU, L.: Tartu ülik. toimetis. (estn.) 134, 48—9. (43)
587a. LUTTEROTTI, M. v. et KORTH, C.: Atlas der klinischen Elektrokardio-
       graphie, 3. Aufl., Urban u. Schwarzenberg, München. (218)

588. MADAN, B. R.: Arch. intern. Pharmacodyn. 144, 3—4, 299—309. (115)
589. MAESTRINI, D.: Policlinico (med.) 80, 96—112. (18, 153)
590. MAHAIM, CH.: Cardiologia 42, 141—7. (190)

591. Maiskij, V. A.: Biofizika (russ.) 8, 5, 588—96. (110)
592. Malamos, B. et al.: Amer. J. Cardiol. 12, 3, 414—6. (112, 114)
593. Malamov, E.: Tr. med. inst. Sofia 42, 75—84. (158)
594. Mantellini, M. et al.: Minerva Anest. 29, 210—24. (105)
595. Mantero, O. et al.: Minerva cardioangiol. 11, 519—28. (122)
596. Marchal, M.: Concours med. 85, 31—45. (212)
597. Marciniak-Skubiszynska, A.: Pol. arch. med. wewnetr. 33, 659—65. (112, 114)
598. Marin, R. et al.: Arch. Mal. Coeur 56, 5, 574—86. (173)
599. Marini, A.: Cardiologia 42, 5, 319—25. (25)
600. — Cardiologia 42, 5, 326—32. (148, 25)
601. Marriott, H. J. J.: Florida med. Ass. 50, 440—2. (217)
602. Maros, T. et al.: Arch. Mal. Coeur 56, 3, 341—7. (209)
603. Marsenic, B. et al.: Tuberkuloza (serb.) 15, 366—9. (160)
604. Martin, R. W.: Med. Klinik 58, 9, 340—3. (100)
605. Marty, J. et al.: Arch. Mal. Coeur 56, 4, 460—7. (202)
606. Marusenko, A. V.: Tr. Harjkov. med. inst. (russ.) 59, 199—205. (156)
607. Maschio, G. et al.: Folia cardiol. 22, 47—57. (202)
608. — Folia cardiol. 22, 353—66. (146)
609. Mashima, S. et al.: Jap. Heart J. 4, 4, 303—12. (76)
610. Massih, N. A. et al.: New Engl. J. Med. 269, 10, 483—6. (131)
610a. Master, A. H. et al.: The Ecg and Chest X-Ray in Diseases of the Heart. Lea & Febiger, Philadelphia. (218)
611. Mattingly, R. F. et Larks, S. D.: J. amer. med. Ass. 183, 245—8. (50)
612. Matsumoto, S.: Naika (jap.) 12, 1153—8. (60)
613. Mattos de A. G. et Lima, de, D. P.: Atq. brasil. Cardiol. 16, 171—86. (152)
614. Mauck, H. P. J. et al.: Circulation 28, 5, 765. (49, 80)
615. Maurat, J. P.: Rev. Prat. 13, 1707—14. (184)
616. — Rev. prat. 13, 1691—705. (45)
617. Mayer, B. T. et al.: Med. J. Austr. 2, 905—12. (50)
618. Mayer, J. W. et al.: Amer. J. Cardiol. 11, 5, 613—21. (122)
619. Mazurowa, A.: Poznan. Tow. Prz. nauk; wydz. lek. 25, 79—144. (109)
620. McCredie, R. M. et al.: New Engl. J. Med. 267, 4, 174—9. (20, 177)
621. McDonald, L. et al.: Lancet, 7310, 708—9. (215, 217)
622. McLaurin, R. L. et al.: Amer. J. Dis., Child. 105, 216—8. (20)
623. Medeljanovskij, A. N. et Kiselev, O. I.: Pat. fiziol. i eksp. ter. (russ.) 7, 1, 86—7. (8)
624. Medow, A. et Dreifus, L. S.: Amer. J. Cardiol. 11, 1, 87—8. (215)
624a. Medrano, G. A. et al.: Arch. Inst. cardiol. México 33, 6. (134)
625. Mehl, J.: Arch. Mal. Prof. 24, 321—6. (62, 96)
626. Meier, G. et Reindell, H.: Z. Kreisl. Forsch. 52, 12, 1172—84. (205)
626a. Melichar, F. et al.: Acta med. Scand. 174, 6, 761—8. (138)
627. Melinkos, M. et al.: Hellen. Yatr. 32, 1091—9. (73)
628. Melville, K. I. et al.: Amer. J. Cardiol. 12, 6, 781—91. (49, 119)
629. Menges, G. et al.: Thoraxchir. 11, 150—7. (212)
630. Merchant, H. C. et al.: Indian. J. med. Sci. 17, 11, 857—75. (211)
631. Mercier, J. N.: Cah. méd. interprof. 3, 24—8. (100)
632. — et al.: Presse Méd. 71, 41, 1911—4. (110)
633. Merger, M. R.: Bull. Acad. Nat. Méd. 147, 27—28, 570—4. (50, 51)
634. Mesquita, de Q. H.: Arq. brasil. Cardiol. 16, 113—26. (126)
635. — Arq. brasil. Cardiol. 16, 187—94. (74)

636. MICHAEL, E. D. jr. et WOLFFE, J. B.: Arch. phys. Med. 44, 327—31. (92)
637. MICHELI, A. DE et al.: Acta cardiol. 18, 6, 483—514. (73)
638. MIHĂILESCU, V. et al.: Med. Interne (Bucuresti). Pers. Mitteilung. (146)
639. MIHULOVÁ, L. et al.: Sborn. Ved. Prac. Lék. Fak. Karlov. Univ. 6, Suppl., 643, 6. (66)
640. MILLEDGE, J. S.: Brit. Heart J. 25, 3, 291—8. (107, 160)
641. MIORI, R. et FURLANELLO, F.: Folia cardiol. 22, 127—45. (108)
642. MIRALDI, C. et al.: Boll. Soc. ital. Cardiol. 8, 206—11. (64)
643. MIROWSKI, M. et al.: Circulation 27, 864—77. (30)
644. — Circulation 28, 1116—27. (181)
645. MITCHELL, J. H.: Pediatrics, 32, Suppl. 4, II, 660—70. (143)
646. — et al.: J. clin. Invest. 42, 55—9. (78)
647. MITO, A.: Jap. Circ. J. 27, 47—50. (160)
648. MJASNIKOV, A. L. et al.: Experimentelle Myokard-Nekrosen (russ.), Medgiz, 1963. (110, 117)
649. MOELLER, H. C.: Med. Klinik 58, 18, 737—41. (217)
650. MOLL, A. et RUCKES, J.: Cardiologie 42, 47—64. (148)
651. MONI, A. et TARGIONI, A.: Minerva Cardioangiol. 11, 31—9. (19)
652. MOORE, H. S.: E. Afr. Med. J. 40, 12, 618—22. (190)
653. MORAWSKA, Z. et OSTRAWSKA-SKÓRA, J.: Probleme der räumlichen Vektorkardiographie, Bratislava, 205—12. (44, 57)
654. MOREAU, PH. et al.: Arch. Mal. Coeur 56, 6, 609—28. (67, 188)
655. MORENO JUAREZ, G.: Prensa Med. Mex. 28, 63—70. (218)
656. MORIN, G. et al.: Marseille Méd. 100, 905—28. (7)
656a. MORRISEY, J. F. et al.: Amer. Heart K. 66, 4. (140)
657. MOSIN, L. J.: Kardiologija (russ.) 6, 73—5. (76, 155, 202)
658. — et JAKOVLEV, V. M.: Uch. zap. Stavrop. med. inst. (russ.) 12, 428—9. (60)
659. MOTTOLA, N. et al.: Rass. int. clin. ter. 43, 1040—5. (205)
660. MÜLLER, C.: Tidskr. norske Laegefor. 3, 312. (191)
661. MÜLLER-BÜCHELE, S. et al.: Arch. Kreisl. Forsch. 41, 3—4, 212—38. (3, 22)
662. MÜLLER, H.: Dtsch. Gesundh. Wes. 18, 45, 1055—62. (95)
663. MULLER, J. et al.: Z. ges. inn. Med. 18, 170—4. (160)
664. MUÑOZ ARMAS, S. et al.: Arch. Inst. Cardiol. Méx. 33, 2, 207—25. (101, 108)
665. MURASHKO, V. V. et SJOMIN, N. D.: Kardiologija (russ.) 3, 6, 47—53. (156)
666. MURATA, K. et al.: Jap. Circ. J. 27, 359—66. (35, 121)
667. — Acta Geront. Jap. 38, 17—25. (121)
668. MUSSAFIA, A. et COLJCA, A.: Clin. terap. (Roma) 24, 4, 354—65. (214)
669. MYERBURG, R. J. et al.: Amer. J. Cardiol. 11/3, 418—23. (199)

670. NADEAU, R. A. et JAMES, T. N.: Circulation Res. 13, 5, 388—91. (108, 114)
671. NAIK, B. K. et al.: Arch. intern. Med. 111, 729—33. (108)
672. NAMIN, E. P. et al.: Dis. Chest. 44, 313—14. (181)
673. NARDINI, A. et al.: Cardiol. Prat. 14, 431—41. (120)
674. NASI, C. et al.: Cardiol. prat. 14, 171—90. (48)
675. NATHAN, D. A. et al.: Circulation, 27, 4/2, 682—85. (101, 211)
675a. — Amer. J. Cardiol. 11, 362. (213)
676. NATTORI, K.: Jap. Circ. J., 27, 621—640. (23)
677. NEDLINA, E. M.: Klin. med. (russ.), 9, 124—26. (137)

678. Nelson, C. V. et Matsuoka, S.: Amer. Heart J. 65/6, 774—88. (3)
679. Nemes, B. et al.: Gyermekgyogyaszat, 14, 172—74. (103)
680. Nesterov, V. S. et al.: Das Herzaneurysma (russ.), Medgiz, (132)
681. Neuhaus, G. et al.: Zschr. Kreislauff. 52, 164—70. (115)
682. Ng, M. et al.: Circulation, 28, 5, 778. (160)
683. Nigro, G. et al.: G. Gerontol. 11, 119—25. (58)
683a. Niitani, H. et al.: Mod. Med. 18, 9, 1996—2014. (104)
684. Nikitin, V. P.: Kardiologija (russ.) 3, 3, 33—8. (113, 146)
685. Nonami, K. et al.: Iryo (jap.) 17, 510—5. (104)
686. Noseda, V. et al.: Cardiologia. 42, 243—55. (72)

687. Obiassi, M. et al.: Minerva cardioangiol. 11, 319—25. (15)
688. —   Minerva cardioangiol. 11, 274—84. (15)
689. Oczkowicz, A. et al.: Kardiol. Pol. 6, 35—9. (135)
690. Ogawa, G. et al.: Obstet. Ginec. (jap.) 7, 711—25. (53)
691. Ogawa, M.: J. Chiba med. Soc. 38, 6, 551—66. (103)
692. Okada, R. H. A.: JEEE Trans. Bio-med. Elektron. 10, 3, 95—8. (22)
693. Okajima, M. et al.: JEEE. Trans. Biomed. Electr. 10, 106—14. (11)
694. —   et Yasui, S.: Jap. J. Med. Electron. and biol. Eng. 1, 4, 277—89. (11)
695. Olejniczak, P.:   Probleme   der   räumlichen   Vektorkardiographie,
        Bratislava, S. 67—86. (27)
696. Olivér, H.: Progr. med. (Napoli) 19, 672—4. (10)
697. Opie, Th. et al.: Lancet, 2, 551—3. (113)
698. Oshima, S. et al.: Acta pediatr. Jap., 67, 353—8. (57)
699. Ostapiuk, F. E.: Ter. Arkh. (russ.), 5, 51—9. (194)

700. Paci, A. et al.: Riv. Clin. Pediat. 72, 32—44. (82, 141)
700a. Paes de Carvalho, A. et Langan, W. B.: Amer. J. Physiol. 205,
        375. (111)
701. Palarea, E. R.: J. amer. geriatr. Soc. 11, 1077—82. (160)
702. —   Ja. amer. geriatr. Soc. 11, 1083—8. (60, 160)
703. Palma, A.: Cardiol. prat. 14, 464—71. (153, 171)
704. Palma Gracia, S. et al.: Rev. Med. Hosp. Gen. (Mex), 26, 9—18. (103)
705. Papadopoulos, C. et Blazek, C. J.: Amer. J. Cardioal. 11, 1, 107—11.
        (196)
706. Papazoglou, N. et al.: Arch. mal. coeur. 56, 6, 682—94 .(152)
707. —   Arch. mal. goeur 56, 5, 489—500. (105, 152)
708. Parker, B. M. et al.: J. amer. med. Ass. 186, 8, 754—8. (214)
709. Parkin, T. W.: Postgrad. Med. 33, 590—2 (142)
710. —   Postgrad. Med. 34, 2. 265—7. (157)
711. —   Postgrad. Med. 34, 397—9. (3. 114)
712. —   Postgrad. Med. 34, 590—2. (162)
713. Parsonnet, V. et al.: Angiology, 14/7, 343—49. (211)
714. —   Thor. and cardiovasc. Surgery 45, 6, 801—12. (212)
715. Pastega, G. et al.: G. ital. Tuberc. 17, 198—226. (160)
716. —   Lotta Tuberc. 33, 786—96. (160)
717. Pastinszky, I. et Kenedi, I.: Acta med. Acad. Sci. Hung. 19, 23—30.
        (49, 103)
718. —   et al.: Borgyogy vener. Szende 39, 193—7. (49, 103)
719. —   Z. ärztl. Fortb. 57, 1293—6. (49, 103)
720. Pastukhov, N. B.: Kardiologija (russ.), 3, 3, 56—9. (105)
721. Pawlikowskaja, J. V.: Kardiologija (russ.) 3, 6, 78—9. (201)
722. Pawluk, M.: Kardiol. Pol., 6, 41—7. (84)

722a. Payne, J. P.: Proc. Roy. Soc. Med. **56**, 92. (105)
723. Payne, Ch. A. et Greenfield, J. C. jr.: Amer. Heart J., **65**, 4, 436—40. (103)
724. Pazourek, M.: Čas. lék. česk., 102, 970—3. (127)
725. Pedemonte, L. E.: Rev. Sa nid. Milit. Argent. **62**, 295—6. (103)
726. Peleška, B.: Circul. Res. **13**, 1, 21—3. (215)
726a. —　et al.: Čas. Lék. čes. **102**, 26, 705—10. (214)
727. Pelkonen, R. et Pitkänen, E.: Acta med. Scand., 173—1, 41—14. (103)
728. Perko, V. et Pieri, A.: Acta Gerontol. (Milano) **13**, 3, 143—8. (103)
729. Perčinkovski, R. et al.: Zborn. Med. Fakt. Skopje 10, 56—63. (160)
730. Permutti, B. et Vincenzi, M.: Boll. Soc. ital. Cardiol. 8, 118—22. (20, 181)
731. Perricone, G. et Ricevuto, C.: Clin. Obstet. Ginec. **65**, 121—47. (105)
732. Perrin, P. et al.: Arch. mal. coeur 16, 10, 1108—24. (127)
733. Petuhova, N. I.: Ter. Arkh. (russ.) **35**, 2, 93—8. (211)
734. Phaire, W. B.: Cand. med. Ass. J. 89, 25, 1274—6. (206)
735. Phibbs, B.: Amer. Heart J. **65**, 2, 283—5. (199)
736. —　Circulation 28, 5, 949—50. (193)
736a. Philippart, C.: Acta anaesth. Belg. **14**, 2, 219—37. (105)
737. Phillips, J. H. et Burch, G. E.: Amer. Heart J. **66**, 818—32. (8, 151, 153, 156, 157, 158, 165)
738. —　et al.: Amer. Heart J. **66**, 3, 338—42. (8, 124)
738a. Pianigiani, A. et al.: Atti Accad. Fisioter. Siena (Medicofis.), **12**, 1801—14. (61)
739. Piccolo, E. et al.: Boll. Soc. ital. Cardiol. 8, 173—6. (121, 122)
740. Pick, A.: Amer. Heart J. **66**, 2, 147—50. (67)
741. Pileggi, P.: St. Vincent Hosp. med. Bull. (Bridgeport) 5, 28—9. (110)
742. Pillay, R. P.: Med. J. Malaya 17, 170—6. (104)
743. Pimenov, A. I.: Vopr. ochr. mat. det. (russ.), 8, 40—44. (101)
744. Pipberger, H. V. et al.: Prog. cardiov. Dis., 5, 378—42. (11)
745. Planta, P. von: Praxis (Schweiz), 52, 38, 1140—43. (115)
746. Plas, F. R.: J. sport. Med., 3, 131—6. (100)
747. Plonsey, R.: JEEE Trans. Bio-Med. Electron. 10, 9, 12. (3)
748. Plotnikov, J. P.: Zdravookr. Tadzhik. (russ.), 3, 3—6. (107)
749. Polis, O. et al.: Brux. méd. **43**, 26, 757—69, (209)
750. Pomeranzev, A. P.: Klin. med. (russ.) **41**, 10, 127—30 (136)
751. Ponomarev, A. A.: Ter. Arkh. (russ.) **35**, 10, 53—8. (156)
752. Portheine, H. et Hesse, G.: Med. Welt 17, 925—31. (122, 124)
753. —　Verh. dtsch. Ges. Kreisl. Forsch. 28, 371—4. (8)
754. Porus, R. L. et Marcus, F. I.: New Engl. J. Med. **268**, 24, 1338—42. (114, 209)
755. Postiglione, F. et al.: Riforma Med. **77**, 174—8. (103)
756. Postnikov, A. T.: Klin. med. (russ.) **41**, 5, 124—6. (182)
757. Pozhariskij, K. M.: Kardiologija (russ.) **3**, 4, 25—31. (76, 184)
758. Prescott, R. et al.: Amer. Heart J. **66**, 1, 42—8. (126, 150)
759. Prokoph, S.: Z. ärztl. Fortb. **57**, 18—23. (50)
760. Pruit, R. D. et al.: Progr. cardiov. Dis. **6**, 2, 85—106. (141)
760a. Pryor, R.: Dis. Chest, **44**, 201—2. (72)
761. Puccinelli, R. et al.: Rev. méd. Aero (Paris) 2, 371—5. (8)
762. Puech, P. et al.: Arch. mal. coeur **56**, 3, 298—308. (197)
763. Pund, E. E. jr. et al.: Amer. J. Cardiol. 12, 249—53. (141)
764. Pupkewitsch-Diamant, J. A.: Kardiologija (russ.) **3**, 3, 72—5. (103)

765. Pyke, D. A.: Proc. Roy. Soc. Med. **56**, 567—9. (61)

766. Race, D. et al.: Ann. Surg. **158**, 1, 100—8. (214)
767. Rafalowicz, A. et al.: Kardiol. pol. 6, 201—3. (81)
768. Rajskina, M. E.: Im Sammelw. „Probleme der Nerventrophik"
        (russ.), Medgiz, 1963. (49)
769. — et al.: Kardiologija (russ.) **4**, 45—50. (117)
770. Ramos, J. jr. et al.: Arch. brasil. Cardiol., 16, 277—94. (108)
771. Ranzi, C. et al.: Osped. maggiore **58**, 946—62. (148)
772. Rasmussen, E. B. et Kristjansen, P.: Amer. J. Psychiat. **119**, 781—82.
        (114)
773. Raunio, H. et al.: Ann. med. intern. Fenniae **52**, 217—29. (129, 197)
774. Razzak, M. A.: Circulation, 28, 1, 32—4. (93, 203)
775. Regazzini, A. et al.: Mal. Cardiovasc. 4, 915—38. (113)
776. Reissner, J. et Bilger, R.: Z. Kreisl. Forsch. **52**, 9, 865—73. (12)
777. Ribeyre, J. et al.: Arch. mal. coeur, **56**, 10, 1125—30. (101)
777a. Ricordeau, G. et Piwnica, A.: Ann. Chir. thor. Card. **2**, 459. (212)
778. Rijlant, P.: Atti Soc. ital. Cardiol., 2, 55—7. (218)
779. Rivkin, L. M.: J. Thorac. Cardiovasc. Surg. **46**, 6, 755—64. (215)
780. Rizzon, P. et al.: Folia cardiol. **22**, 147—65. (114)
780a. — Mal. cardiovasc. **4**, 4, 989—97. (65)
781. Roberts, J. et al.: Circul. Res. **13**, 2, 149—58. (114, 115)
782. Robertson, P. G. C. et al.: Brit. Heart J. **25**, 6, 755—62. (82)
783. Robicsek, F. et al.: Angiology 14, 9, 445—8. (206, 215)
784. Robinson, A. et al.: Arch. Dis. Child **38**, 334—42. (104)
785. Rochlitz, K.: Magy. beloyw. Arch. **16**, 5, 262—67. (201)
785a. Roesler, H. et Fletcher, E.: An Atlas of Electrocardiography.
        Williams & Wilkins, Baltimore. (218)
786. Rokseth, R.: Tidskr. norske Laegefor. **3**, 311. (209)
786a. — et Storstein, O.: Arch. intern. Med. 111, 184—9. (115, 207)
786b. — Acta Med. Scand. **174**, 2, 171—8. (115, 207)
787. Roganti, M. et al.: Cardiol. prat. **14**, 367—75. (98)
788. Rogel, S. et Kaplinsky, E.: Amer. Heart J. **66**, 4, 453—9. (80)
789. Romano, C. et al.: Minerva Ped. **15**, 655—69. (108, 112)
790. Romanov, A. J.: Tr. Kuibischev. med. inst. (russ.) **28**, 218—23. (109)
791. Romoda, T. et Istvanffy, M.: Orv. Hetil, 104, 29, 1367—70. (20, 152)
792. Roseff, I. et Bernstein, A.: Dis. Chest. **43**, 305—8. (199)
793. Rosenblum, R. et Delman, A. J.: Arch. intern. Med. (Chicago) **112**,
        4, 488—90. (108)
794. Rosenkranz, K. A. et Drews, A.: Verh. dtsch. Ges. Kreisl. Forsch.
        28, 352—6. (141)
795. Roshchevskij, M. P.: Trudi Komi fil. A. N. SSSR (russ.) **12**, 87—9. (85)
796. Ross, G.: Brit. Heart J. **25**, 4, 460—4. (166)
797. Rossi, E. et Weber, J. W.: Cardiologia **43**, 6, 339—61. (102, 150)
798. Roszkowski, J. et al.: Rev. fr. Gynec. **58**, 517—24. (50)
799. — Ginek. Pol., 341, 181—92. (50, 129)
800. Roth, O.: G. P. **27**, 95—9. (108, 114)
801. Rozenblat, V. V.: Usp. Sovr. Biol. (russ.) **56**, 341—64. (90)
802. Rubin, J. L. et al.: Amer. J. Cardiol. 11, 5, 659—65. (35, 196)
803. Rubtsova, P. T.: Kazan. med. zh. (russ.), 1, 18—9. (146)
804. Rumball, C. A. et Acheson, E.: Brit. M. J., I, 1, 423. (100)
805. — et Acheson, E.: Rev. int. serv. Santé 36, 473—7. (98)
806. — Lancet, 2, 20. (45)

807. Rushmer, R. F. et al.: Circulation 27, 118—41. (100, 115)
808. Russo, D.: Rass. med. indust. 32, 405. (62)
809. Rutledge, D. J.: Med. clin. N. Amer. 47, 2, 267—78. (139)
810. Rybak, B.: Path. Biol. (Paris) 11, 639—52. (218)

810a. Sacre, J.: Acta chir. belg. 62, 3, 295—314. (212)
811. Sagarminaga, J. et Wynands, J. E.: J. Canad. anaesth. Soc. 10, 328—42. (105)
811a. Salomon, S.: Dis. Chest 43, 439—40. (93)
812. Samet, Ph. et al.: Amer. J. Cardiol. 11, 5, 594—9. (189)
813. Sanchez-Cascos, A. et Deuchar, D.: Brit. Heart J. 25, 2, 202—10. (178)
814. Sanna, S. et Mouquin, M.: Arch. mal. coeur, 56, 9, 970—77. (119)
815. Sanocka, J.: Kardiol. pol., 6, 167—71. (35)
816. Sanson, J. et al.: Am. Heart J. 66, 301. (140)
817. Saveljev, A. A.: Kardiologija (russ.) 3, 6, 76—8. (200)
818. Scebat, L. et al.: Arch. mal. coeur 56, 4, 388—405. (118, 119)
819. — Arch. mal. coeur 56, 756—71. (118, 119)
820. Schad, N. et al.: Fortschr. Roentgenstr. Suppl. 99, 1—450. (164)
821. Schaefer, A.: Die Medizin heute. München: Piper Verlag. (Vorwort, 4)
821a. Schamroth, L.: An indroduction to elektrocardiography. Davis. Philadelphia. (Bespr. in J. amer. med. Assoc. 189, 11, 870, 1964). (218)
822. — et Chesler, E.: Brit. Heart J. 25, 2, 219—26. (75, 114, 196)
823. — et Marriot, H. J. L.: Circulation 27, 1043—9. (200)
824. Schaub, F. et Senning, A.: Cardiologia 42, 3, 152—60. (212)
824a. Scher, A. M.: Mem. 4. Congr. mund. Cardiol., México, p. 383—5. (5)
825. Scher, D. M.: Harefuah (Isr.) 65, 332—3. (50, 211)
826. Scherf, D. et al.: Amer. J. Cardiol. 11, 5, 757—62. (192, 208)
827. — Cardiologia 43, 133—42. (30)
828. — Amer. J. Cardiol. 12, 4, 527—38. (201)
829. — et Bornemann, C.: Amer. J. Cardiol. 11, 1, 123—8. (211)
830. Scherlis, L. et al.: Circulation 28, 288—305. (151, 152, 153, 155, 156, 163, 167)
831. — et Lee, J. C.: Amer. J. Cardiol. 11, 2, 173—86. (76, 134, 153, 155, 156, 163)
832. Schleusing, G. et Bartsch, Ch.: Arzneimittelforsch. 13, 470—4. (115)
833. Schmidt, J.: Z. Kreisl. Forsch. 52, 6, 623—39. (145, 148, 150, 163)
834. — Z. Kreisl. Forsch. 52, 7, 721—36. (145, 163)
835. — Internist. Prax. 3, 4, 513—21. (46)
836. Schmidt-Voigt, J.: Monatskurse ärztl. Fortb. 13, 7, 384—97. (58, 98)
837. Schneegans, E. et al.: Arch. Franc. Pediat. 20, 6, 645—74. (102)
838. Schnitzer, I. S.: Klin. med. (russ.), 41, 5, 147—51. (203)
839. Schölmerich, P. et Herfarth, C.: Thoraxchir. 10, 3, 363—76. (105, 173)
840. Scholl, O.: Arch. Gynaek. 198, 103—10. (51)
840a. Schubert, E.: Habilit.-Schrift, Leipzig. (23)
840b. Schröder, R. et Südhof, H.: Praktische Ekg-Auswertung. 2. Aufl. Schattauer Verlag, Darmstadt. (218)
841. Schuster, B. et Imm, C. W.: Amer. J. Cardiol. 12, 4, 575—8. (205)
842. Schwartz, L. S. et Schwartz, S. P.: Amer. J. Cardiol. 12, 4, 505—15. (209, 215)
843. Schwarz, H. G.: Zbl. Arbeitsmed. 13, 14, 267—77. (93)
844. Schwarzbach, W.: Z. Kreisl. Forsch. 52, 7, 692—703. (162)

844a. Schwarzbach, W.: Internist. Prax. **3**, 3, 359—68. (113)
845. Schwedel, J. B. et Escher, D. J. W.: Amer. Heart J. **66**, 1, 136—7.
       (212, 213, 214)
846. Scorsone, A. et al.: Folia med. (Napoli) **46**, 1070—7. (104)
847. Scott, O. et Franklin, D.: Brit. Heart J. **25**, 4, 441—50. (56)
848. Seeliger, E. et al.: Elektromedizin 8, 4, 221—5. (212)
849. Segall, H. N.: Canad. med. Ass. J. **88**, 396—410. (58)
850. Seifert, S. et Schiller, V.: Dtsch. Gesundh. Wes. **18**, 52, 2267—71.
       (137)
851. Semler, H. J. et Gustafson, R. H.: Circulation **28**, 5, 802. (47, 91)
852. Setekleiv, J.: Tidsskr. Norske Laegefor. 3, 309. (50)
853. Shaher, R. M.: Birt. Heart J. **25**, 6, 726—34. (177)
854. —   Brit. Heart J. **25**, 4, 465—73. (181)
855. Shatalov, N. N. et al.: Dokl. vsesojuzn. nauchn.-prakt. soveschtsch.
       po izutsch. deistviya shuma na org. (russ.), 48—50. (50)
856. Shevchuk, M. G. et Berezhnitskij, I. M.: Fiziol. Zh. (russ., Kiev),
       9, 260—2. (119)
857. Shishkin, S. S.: Wiederholte Myokardinfarkte, (russ.), S. 182. (129)
858. Sidnons, H. et Davies, J. G.: Lancet, 2, 7319, 1204—6. (211)
859. Sidorenko, G. I.: Ter. arkh. (russ.) **35**, 7, 55—9. (202)
860. Sidorowitsch, S. L.: Ter. arkh. (russ.) **35**, 9, 76—9. (131)
861. Simic, B. S. et al.: Acta med. Jugoslav. **17**, 154—74. (113)
862. Simonson, E.: Amer. Heart J. **66**, 4, 552—70. (90, 92, 95, 97)
863. —   Fiziol. i patol. serdca (russ.), 177—200. (219)
864. —   et al.: J. appl. Physiol. 18, 402—4. (39)
865. Skelton, R. B. et Lipschutz, A. T.: New Physic. **12**, 17—82. (110)
866. Slade, P.: J. thor. cardiov. Surg. **45**, 6, 775—88. (152)
867. Sladki, E.: Med. Welt 25, 1346—8. (108)
868. Slama, R. et al.: Arch. mal. coeur **56**, 8, 915—20. (212)
869. Sleeper, J. C. et Orgain, E. S.: Amer. J. Cardiol. **11**, 338—47. (87)
870. Smirk, F. H. et Wallis, A. T.: Amer. Heart J. **66**, 1, 68—72. (12)
871. Smirnov, A. I. et al.: Biull. eksp. biol. Med. (russ.), 56, 52—6. (48)
872. Smith, R. et Stevens, A. E.: Lancet, 2, 7301, 225—6. (115, 209)
873. Sodi-Pallares, D. et al.: Prog. Cardiov. Dis. **6**, 2, 107—36. (82)
874. —   Amer. J. Cardiol. 12, 2, 139—41. (4)
874a. —   Dis. Chest, **43**, 4, 424—42. (118)
875. Sokolov, E. I.: Kardiologija (russ.) **3**, 4, 90—1. (194)
876. Soloff, L. A.: Amer. J. Cardiol. **12**, 451—5. (157, 167)
877. Solti, F.: Z. ges. inn. Med. 18, 18, 820—3. (108)
878. —   et al.: Acta Physiol. Acad. Sci. Hung. **23**, 1—7. (48)
879, —   Acta med. Acad. Sci. Hung. 19, 1—10. (103)
880. Somlyo, A. P. et Grayzel, J.: Amer. Heart J. **65**, 68—76. (30)
881. Sorinson, S. N. et Morozov, A. P.: Kislorodn. nedostat. (russ.),
       517—26. (107)
882. Sorland, S. et al.: Tidskr. Norske Laegefor. **83**, 22, 1654—9. (51)
883. —   Tidskr. Norske Laegefor., 22, 1654—9. (211)
884. Sova, J. et Ježek, V.: Čas. Lék. Čes. **102**, 24, 649—4. (52, 82, 190)
885. Spach, M. S. et al.: Amer. Heart J. **65**, 5, 664—73. (32)
886. Speranza, S. et Spinelli, I.: Riforma med. **77**, 400—4. (160, 167)
887. Spiazzi, R.: Riv. neurol. **33**, 384—9. (115)
888. Spiridonova, M. V.: Klin. med. (russ.) **41**, 6, 49—51. (108)
889. Spirina, P. V.: Kazan. med. zh. (russ.), 4, 17—8. (146)

890. Spodick, D. H. et al.: Amer. Rev. resp. Dis. 88, 14—9. (158, 167)
891. Sribner, V. A.: J. vischej nervn. dejat. (russ.), 13, 3, 462—4. (192)
892. Stander, R. W. et al.: Obstet. Gynec. 22, 265—70. (50)
893. Standl, R.: Med. Klin. 58, 2004—7. (33)
894. Steenhouwer, B. et al.: Lille méd. 8, 5, 416—37. (59)
895. Steiger, F. C.: Techn. Rundschau 55, 47, 9—11. (11)
896. Stein, J.: Angiology, 14, 1, 23—7. (99)
897. Stoichiță, M. et al.: Stud. cercet. med. intern. (Bucureşti) 4/6, 803—15. (104)
898. Storstein, O.: Tidskr. Norske Laegefor. 83, 193—8. (5)
899. Strachan, R. W.: Scot. med. J. 8/10, 302—7. (142)
900. Strandell, T.: Acta med. Scand. 174, 479—99. (59, 96)
901. Strang, R. H. et al.: Amer. J. Cardiol. 12, 6, 758—66. (151, 156)
902. Straneo, G. et al.: Minerva cardioangiol. 11, 436—40. (90)
903. Strasser, H.: Schweiz. med. Wschr. 93, 8, 329—36. (3, 126)
904. Stratbucker, R. A. et al.: JEEE Trans. Biomed. Electr. 10, 145—9. (7)
905. Suárez, L. D. et al.: Prensa med. argent. 50, 2401—8. (80)
906. Suckling, L.: New Zeal. med. J. 62, 555—9. (3)
907. Sukiasjan, H. et al.: Vtr. bolesti (Sofia) 2, 3, 78—83. (198)
908. Sunder-Plassmann, P. et al.: Med. Klin. 15, 581—6. (214)
909. Surawicz, B.: Amer. J. Physiol. 205, 785—9. (112)
910. — Amer. J. Cardiol. 12, 656—62. (112)
911. — et al.: Circ. Res. 12, 145—51. (110, 112)
912. Sutnick, A. J. et Soloff, L. A.: Circulation 28, 5, 814. (148, 166)
913. Suzuki, K.: Med. J. Osaka Univ. (jap.) 15, 3—4, 71—6. (121)
914. Suzuki, F.: Ochanomizu med. J. (jap.) 11, 3, 91—8. (108)
915. Suzumura, M. et Kikuchi, S.: Obstet. Gynec. (Osaka) 6, 375—81. (51)
916. Swann, N. H.: J. Tenn. med. Ass. 56, 49—51. (68, 108)
916a. Swynghedauw, B.: Concours med. 42 (Suppl.), 5—36. (218)
917. Swedberg, J.: Thoraxchir. 11, 166—70. (212)
917a. Sykosch, J.: Thoraxchir. 11, 2, 176—82. (212)
918. — Chirurg 34, 1, 11—6. (214)
919. — et al.: Elektromedizin 8, 3, 139—41. (45, 212)

920. Šanda, Z. et al.: Čas. Lék. čes. 102, 749—53. (74)
921. Šumbera, J. et al.: Čas. Lék. čes. 102, 49, 1337—41. (20, 175)

922. Tabeau, J. et al.: Pol. arch. med. wewnet 33, 39—46. (73, 199)
923. Taccardi, B.: Circ. Res. 12, 341—52. (3, 5)
924. — et Marchetti, G.: J. Physiol. (Paris) 55, 342—3. (3, 5)
925. Taccola, A. et al.: Minerva cardioangiol. 11, 536—41. (211)
926. — Minerva cardioangiol. 11, 395—406. (76)
927. Tagungsbericht d. 4. Weltkongresses f. Kardiologie 7.—13. X. 62, Z. Kreisl. Forsch. 52, 1, 82—7. (29, 76, 79, 207)
928. Takahashi, N. et al.: Jap. Heart J. 4, 2, 105—17. (95, 114)
929. — et Koyama, S.: Jap. Heart J. 4, 233—8. (205)
930. Takasugi, M.: Fukuoka acta med. (jap.) 54, 5, 565—91. (103)
931. Tamazaki, Y.: J. Otorhinolar. Soc. Jap. 66, 940—58. (105)
932. Tamura, K. et al.: Jap. Heart J. 4, 3, 294—300. (141, 199)
933. Tan, K. M.: Acta Paediatr. Sinica 4, 276—85. (182)
934. Tannenbaum, D. et al.: Amer. Heart J. 65, 349—56. (16)
935. Tasih, D. et Cvetkov, R.: Med. pregl. (Zagreb) 16, 3, 177—80. (198)
935a. Taylor, H. L. et al.: Cuore e Circol. 47, 277. (62)

936. Teitelbaum, I.: Lancet 1, 115. (115)
937. Testoni, F. et al.: Arch. Kreisl. Forsch. **41**, 73—86. (110)
938. —　Boll. Soc. ital. Cardiol. **8**, 182—91. (124)
939. —　daselbst, 192—9. (124)
940. —　daselbst, 200—5. (124)
940a. Titus, J. L. et al.: Amer. J. Anat. **113**, 407. (31)
941. Tobien, H. H. et Götting, E.: Z. Kreisl. Forsch. **52**, 3, 252—60. (83, 195, 197)
942. Tolles, W. E.: Progr. in cardiov. Dis. **5**, 6, 595. (90)
943. Toole, J. G. et al.: Amer. Heart J. **65**, 1, 77—86. (8, 15, 25, 156)
944. Torregiani, G. C.: Folia cardiol. **22**, 461—71. (96)
944a. Torresani, J. et al.: Arch. mal. coeur. **56**, 189. (190)
945. Toso, M.: Cuore Circ. **47**, 153—57. (78)
946. Toyoshima, H.: Jap. Circ. J. **27**, 73—82. (25)
946a. Trautwein, W. et Uchizono, K.: Z. Zellforsch., Abt. Histochemie **61**, 96. (28)
947. Trethewie, E. R.: Cardiologia **43**, 170—82. (148)
948. Trever, R. W.: Ann. intern. Med. **59**, 5, 732. (196, 215)
949. Triggiani, G. et al.: Minerva cardioangiol. **11**, 796—803. (187)
950. Trimbos, J. B. M.: Folia Med. Neerl., Suppl. II, 49—65. (104)
951. Trinquet, G. et al.: Pumon, coeur **19**, 5—18 (160)
952. Tschirdewahn, B. et al.: Arch. Kreisl. Forsch. **42**, 1—4, 45—63. (92)
953. Tucker, V. L. et al.: Circul. Res. **13**, 5, 420—31. (108)
954. Tuszkiewicz, A. R. et Hauzlik, I.: Pol. tyg. lek. **18**, 43, 1607—10. (127)

955. Ueda, H.: Jap. Heart J. **4**, 2, 141—72. (61)
956. —　Jap. Heart J. **4**, 3, 239—84. (217)
957. —　et al.: Jap. Heart J. **4**, 4, 356—63. (48, 210)
958. Urban, J. et al.: Čas. Lék. čes. **102**, 6, 155—60. (132)
959. Utiyama, K.: Nihon Univ. Med. J. (jap.) **22**, 4—5, 262—72 (184)

960. Vallarino, G. et Poggi, L.: Minerva pediatr. **15**, 37, 947—53. (84)
961. Vallbona, C. et al.: Biol. Neonat. **5**, 3—4, 159—99. (54)
962. Valora, N. et al.: Boll. Soc. ital. Biol. **39**, 1524—7; 1552—8, 1583—9. (113)
963. Valori, C. et al.: Minerva cardioangiol. **11**, 792—6. (205)
964. Vassale, M. et Greenspan, K.: Amer. J. Cardiol. **12**, 692—701. (111, 112)
965. Vesell, H. et Lowen, G.: Dis. Chest. **43**, 94—6. (75, 202)
966. — —　Amer. Heart J. **66**, 3, 329—37. (75)
967. Vick, R. L.: Circulat. Research **13**, 1, 39—47. (186)
968. Vidimski, G.: Kardiologija (russ.) **6**, 31—6. (158)
969. Vignali, M.: Minerva Ginec. **15**, 4, 209—15. (51, 115)
970. Vítek, B. et Valenta, J.: Scripta med. (Praha) **36**, 7—8. (20)
971. —　et al.: Scr. med. fac. Brunensis **36**, 363—9. (20).
971a. —　et Šumbera, J.: Čs. Pediat. **18**, 2, 129—34. (190)
972. Vlahakos, A. B.: Texas J. Med. **59**, 36—8. (22)

973. Wahi, P. L.: Amer. Heart J. **66**, 6, 748—54. (146)
974. Waldman, S.: Dis. Chest **44**, 90—2. (110, 112)
975. Wallon, G.: C. R. Soc. Biol. **157**, 1216—21. (112, 119)
976. Walsh, Z. S.: Cardiologia **42**, 2, 209—18. (53)
977. —　Brit. Heart J. **25**, 6, 784—94. (53)

978. Walsh, Z. S.: J. amer. med. Ass. 186, 1, 14—17. (53, 85)
979. — Brit. Heart J. 25, 1, 42—7. (53, 53)
980. — Amer. Heart J. 66, 1, 36—41. (53, 53)
981. — Acta paediat. Stockholm, Suppl. 145, 1—38. (53, 56)
982. Warembourg, H. et al.: Lille méd. 8, 24—6. (113, 167)
983. — Lille méd. 8, 407—15. (150, 164)
984. — Lille méd. 8, 810—4. (203)
985. — Lille méd. 8, 815—21. (58)
986. Wasserburger, R. H. et al.: Dis. Chest 43, 6, 594—600. (73)
986a. — The Normal and Abnormal Unipolar Electrocardiogram in Infants and Children. Williams & Wilkins, Baltimore (Besprechung in Cardiologia 43, 4, 258, 1963). (58)
987. Watanabe, J. et al.: Amer. J. Cardiol. 12, 5, 702—10. (111, 112)
988. Weil, G. et al.: Bull. Féd. Gynec. Obstet. Fr. 15, 707—8. (51)
989. Wendkos, M. H.: J. canad. med. Ass. 89, 1297. (115)
990. Wershing, J. M. et Walker, C. H. M.: Brit. Heart. J. 25, 5, 601—9. (56)
991. Weslaw, T.: Kardiol. pol. 6, 113—5. (45)
992. Whately, M. T.: Arq. brasil. Cardiol. 16, 157—70. (2)
993. Whitby, J. D.: J. Anaesth. 35, 624—30. (105)
994. Widmon, W. D. et al.: Surg. Forum 14, 260. (212)
995. Wieberdink, J. et Meijler, F. L.: Thorax 18, 125—6. (21)
996. Wiegand, G.: Münch. med. Wschr. 2, 83—5. (131, 212)
997. Wilkinson, R. S. et al.: Amer. J. Cardiol. 11, 24—35. (134)
998. Williams, E. M. V.: Amer. Heart J. 66, 4, 569—71. (203)
999. Williams, R. M. et al.: Oral Surg. 16, 1270—5. (49)
1000. Wilmore, I. R. et Horvath, S. M.: Am. Heart J. 66, 3, 353—62. (96)
1001. Wilson, A. G.: Grace Hosp. Bull. 83, 72—83. (8)
1002. Wilson, W. S. et al.: New Engl. J. Med. 270, 446—8. (196)
1002a. Winaver, S. J. et al.: Arch. intern. Med. 111, 647. (108)
1003. Winiavski, W. et al.: Pol. tyg. lek. 18, 1060—5. (104)
1004. Winsor, T.: Amer. Heart J. 43, 2, 221. (126, 128, 152)
1005. Wirth-Solereder, R.: Internist. Praxis 3, 1, 293—302. (98)
1006. — Z. Kreisl. Forsch. 52, 9, 874—8. (146, 156)
1007. Woods, J. D. et al.: Lancet 2, 265—9. (138, 139)
1008. Wyss, O. A.: Schweiz. med. Wschr. 93, 33, 1020—4. (35)
1009. Wyss, S. et Töndury, G.: Z. Kreisl. Forsch. 52, 5, 478—85. (52, 190)
1010. Wystrach, C.: Med. Klin. 58, 1418—22. (114)

1011. Yamamoto, J. et al.: J. Ther. (Tokyo) 45, 1059—69. (114)
1012. Yoshimura, S. et al.: Naika (Jap.) 12, 30—48. (8)
1013. Yoshitoshi, Y. et al.: Vitamins (Jap.) 28, 3, 221—4. (113)
1014. Young, T. Y. et Huggins, W. H.: JEEE Trans. Biomed. Electron. 10, 3, 86—95. (11)
1015. — Biomed. Sci. Instrum. 1, 335—9. (11)

1016. Zamfir, K. et al.: Kardiologija (russ.) 3, 6, 71—2. (79)
1017. Zao, Z. Z.: Amer. J. Cardiol. 11, 130—1. (121, 153)
1018. Zgliczynski, S.: Pol. arch. med. wewnet. 33, 171—6. (108)
1019. — Pol. arch. med. wewnet. 33, 287—95. (107, 108)
1020. Zheleznova, A. I.: Voprosy kardiol. (russ., Gorkij), 264—72. (101, 108)
1021. Zoll, P. M. et Linenthal, M. D.: Circulation 28, 3, 455—66. (212)
1022. Zoob, M. et Smith, K. S.: Brit. med. J. 5366, 1149—53. (188, 189)
1023. Zucchini, M. et Fanfani, A.: Acta geront. (Milano) 13, 3—15. (160)

1024. Zucchini, M. et al.: G. Geront. 11, 6, 501—32. (59, 211)
1025. Zulik, R. et Keller, L.: Orv. Hetil 10, 454—6. (124)
1026. Zwerjajew, A. P.: Pediatrija (russ.) 12, 64—5. (101)

Literatur 1964

In Klammern — Seitenhinweise

1. ABARQUEZ, R. F. et al.: Amer. J. Cardiol. **13**, 3, 310—9. (91, 95)
1a. ABE, Y. et GOTO, M.: Japan. J. Physiol. **14**, 2, 123—34. (112)
2. ABEL, H. et HERTLE, F.: Z. Kreisl. Forsch. **53**, 3, 300—4. (15, 154)
3. — — Z. Kreisl. Forsch. **53**, 11, 1161—6. (122, 130)
4. — — Abstracta d. IV europ. Kardiologen-Kongresses in Prag (weiter „Prager Abstracta"), S. 11. (39, 122)
4a. ABDULLAJEV, D. M. et AKHVERDIJEV, O. T.: Vopr. serd.-sosud. i endokr. patol. (russ., Baku), S. 48—53. (59)
5. ABILDSKOV, J. A.: Amer. J. Cardiol. **14**, 3, 285—6. (219)
6. ABRAMOVICH, D. G.: Klin. med. (russ.) **42**, 3, 39—49. (120)
7. ABRAMS, L. D. et NORMAN, J. C.: Ann. N. Y. Acad. Sci. **111**, 3, 1030—40. (211)
8. ABRAMSON, H.: Canad. med. Ass. J. **90**, 15, 903—9. (23, 122)
9. ACTIS-DATO, A. et al.: Prager Abstracta, S. 12. (215)
9a. — et al.: Minerva Med. **55**, 47, 1878—86. (215)
10. ADAMS, A. K.: Anaesthesia **19**, 585—92. (105)
11. ADAMS, C. W.: Dis. Chest **45**, 90. (140)
12. — Dis. Chest **45**, 546—7. (49, 210)
13. — Dis. Chest **46**, 87—8. (108)
14. AKULINICHEV, I. T. et al.: Vestn. AMN SSSR (russ.) **19**, 60—6. (10, 90)
15. ALEXANDER, C. S.: Circulation **30**, 4, Suppl. 3, 40—1. (88, 103, 112)
15a. ALTMAN, K. A.: J. Amer. med. Ass. **190**, 8, 781—3. (209)
16. ALTIERI, S.: Folia cardiol. (Milano) **23**, 187—221. (41)
16a. ALTUKHOV, V. G. et al.: Sov. med. (russ.) **28**, 9, 127—9. (11)
17. AMIROV, R. Z.: Prager Abstracta, S. 14. (5)
18. — Fiziol. Zh. SSSR (russ.) 1, 1500—6. (5, 8, 26)
18a. ANDERSEN, I.: Ugeskr. Laeg. **126**, 346—7. (8)
19. ANDERSON, H. N. et al.: Ann. Surg. **160**, 2, 251—62. (214)
20. ANDERSSEN, N. et SKJAEGGESTED, Ø.: Acta med. Scand. **176**, 1, 123—6. (130)
21. ANDRIANI, A.: Arch. Ostet. Ginec. **69**, 204—20. (53)
22. ANFOSSI, F. et al.: Arch. Sci. Med. (Torino) **118**, 208—24. (103)
22a. — Cardiol. Prat. **15**, 446—54. (110)
23. ANGELAKOS, E. T. et TORRES, J. C.: Cardiologia **44**, 6, 355—64. (211)
24. ANGELINO, P. F. et al.: Minerva Med. **55**, 90—3. (84)
25. ANGELONE, A. et COULTER, Jr., N. A.: J. appl. Physiol. **19**, 3, 479—82. (198)
26. ANTALÓCZY, Z. et ERDÉLYI, A.: Mag. belorv. Arch. **17**, 5, 270—6. (108, 114)
27. ANTONI, H.: Prager Abstracta, S. 16. (114)
28. ANTONIOU, C. A. et al.: Circulation **30**, 4, Suppl. 3, 42. (141)
29. ANTONOVA, L. T.: Sov. med. (russ.) **28**, 10, 108—13. (187, 210)
29a. APERT, J.: Electron. méd. **28**, 52—3. (9)
30. APTHORP. G. H. et al.: Brit. Heart J. **26**, 218—26. (94)

31. Aravanis, Chr. et al.: Amer. J. Cardiol. **13**, 1, 77—80. (84)
31a. Aresin, L.: Zbl. Gynaek. **86**, 1152—5. (52)
31b. Arnason, G. et al.: Acta med. Scand. **176**, 5, 535—8. (103)
32. Arnold Jr., T. G. et al.: US Naval Sch. Aviat. Med., 1—14. (10)
32a. Arnold, W.-D.: Dissertation, Leipzig. (2, 24)
33. Arnoljevich, V.: Prager Abstracta, S. 17. (104)
34. Arnould, P. et al.: Compt. rend. Soc. biol. **158**, 3, 621—4. (108)
35. Arntzenius, A. C.: Prager Abstracta, S. 18. (7)
36. Aronson, P. R.: Clin. Pharmacol. Ther. **5**, 5, 553—60. (106, 115)
37. Arrigo, L. et Dulio, C.: Boll. Soc. ital. biol. sperim. **40**, 11, 581—4.
    (48, 147)
38. — — Boll. Soc. ital. biol. sperim. **40**, 11, 585—8. (187)
38a. Arsenescu, G. L. et Sabău, M.: Rev. med. (rum.) **10**, 4, 389—93. (24)
39. Arshavskaja, E. I.: Fiziol. Zh. im. Sech. (russ.) **6**, 707—15. (48, 55)
40. Arzbaecher, R. C. et al.: JEEE **11**, 29—34. (9)
40a. Arzhanikh, N. G.: Med. Parazitol. (russ.) **33**, 7/8, 425—30. (106)
41. Asa, M. M. et al.: Amer. J. Cardiol. **14**, 4, 530—2. (9, 50)
42. Asai, K.: Geriatrics **19**, 4, 271—4. (101)
43. Askanas, A.: Kardiol. Pol. **7**, 33—6. (174)
44. — Pol. Tyg. lek. **19**, 3—6. (135)
45. — Pol. Arch. Med. Wewnet. **34**, 1—10. (134)
46. Atanasov, A. et al.: Khirurgia (bulg.) **17**, 188—9. (60, 105)
47. Averill, K. H. et al.: Amer. J. Cardiol. **14**, 4, 556—60. (105, 189)
48. Avramidis, A. V.: Nosokom. chron. **26**, 1, 92—100. (108)
49. Ax, A. F. et al.: Biomed. Sci. Instrum. **2**, 229—33. (10)

50. Babsky, E. B. et Uljaninsky, L. S.: Prager Abstracta, S. 21. (209)
51. — et al.: Dokl. AN SSSR (russ.) **156**, 1472—5. (40)
52. Bachmann, D. et al.: Fortschr. Röntgenstr. **100**, 4, 460—4. (177)
53. Bäckmann, H. et al.: Ann. med. intern. Fenniae **53**, 1, 1—8. (115)
54. Badeer, H. S.: Circulation **30**, 1, 128—36. (143)
55. Baedeker, W. D. et al.: Z. Kreisl. Forsch. **53**, 4, 341—7. (170, 215)
56. — Z. Kreisl. Forsch. **53**, 7, 787—92. (148)
57. Bakulev, A. N. et al.: Khirurgija (russ.) **10**, 18—24. (212)
58. Balagot, R. C. et al.: J. thorac. cardiovasc. Surg. **47**, 4, 487—504. (214)
59. Ban, T. A. et al.: Canad. Med. Ass. J. **91**, 537—40. (115)
60. Bandiera, G. et al.: Cardiol. prat. **15**, 212—26. (68)
61. Banta, H. D. et Estes, Jr., E. H.: Amer. J. Cardiol. **13**, 2, 218—25.
    (147, 169)
62. — et al.: Amer. J. Cardiol. **14**, 3, 330—8. (44, 59, 72, 135)
63. Baranova, L. V. et Lenkov, D. N.: Nauchn. trudi Leningr. ped. inst.
    (russ.) **239**, 89—91. (117)
64. Barr, L. et Berger, W.: Pflügers Arch. ges. Physiol. **279**, 2, 192—4. (28)
65. Barletta, R. et Palma, P.: Cuore e Circol. **48**, 1, 1—50. (200)
66. Barry, W.: J. appl. Physiol. **19**, 427—34. (10)
66a. Bartels, B. et Schubert, E.: Acta biol. med. germ. **13**, 905—15. (2)
67. Barth, P. et al.: Z. Kreisl. Forsch. **53**, 272—86. (165, 179)
68. Bartoš, J.: Persönl. Mitteil. (119)
68a. Battaglia, G. et al.: Mal. Cardiov. **5**, 547—64. (35)
69. Bauer, G. E.: Amer. J. Cardiol. **14**, 3, 346—51. (69, 75, 134)
70. — Circulation **29**, 5, 730—8. (134)
71. — Brit. Heart J. **26**, 2, 167—79. (75)
72. — Austr. Ann. Med. **13**, 1, 62—71. (69, 75)

73. Baum, D. et al.: Circulation **30**, 5, 755—8. (181)
73a. Bauman, A. et Rosen, K.: N. Y. St. J. Med. **15**, 1938—44. (108, 112)
74. Bawa, Y. S. et al.: Brit. Heart J. **26**, 1, 148—50. (103, 188)
75. Bayerl, C.: Ärztl. Forsch. **18**, 4, 190—208. (59 210)
76. Bean, W. B.: Prager Abstracta, S. 28. (130)
77. Beard, E. F.: Amer. J. Cardiol. **14**, 2, 169—73. (140)
77a. Beerens, J. et al.: Poumon Coeur **20**, 1031—68. (46)
78. Beischer, D. E. et al.: Aerospace Med. **35**, 939—44. (8)
78a. Beiz, J. et al.: Arzneimittelforschung **14**, 3, 230—5. (12)
79. Bellet, S. et al.: Circulation **29**, 3, 366—75. (62)
80. Belli Cortés, E. et al.: Arch. Inst. cardiol. Mex. **34**, 92—101. (56)
81. Belz, J. et al.: Arzneimittel-Forsch. **14**, 3, 230—5. (12)
82. Benchimol, A. et al.: Circulation **30**, 4, 542—53. (189)
83. — Calif. Med. **100**, 168—74. (34, 121)
84. Benedikt, A.: Kinderärztl. Praxis **32**, 201—5. (56)
84a. Benveniste, D. ét al.: Acta Obstet. Gynec. Scand. **43**, 214—31. (50)
85. Bereczky, A. et al.: Prager Abstracta, S. 33. (171)
86. Beresnij, E. A.: Trudi Leningr. san.-gig. inst. (russ.) **78**, 280—7. (17)
86a. — Trudi Leningr. san.-gig. inst. (russ.) **78**, 259—69. (18)
87. Bernstein, H. et al.: New Physician **13**, 62—3. (215)
88. — New Physician **13**, 64—5. (103)
89. Berthaux, P. et al.: Rev. franç. Geront. **10**, 371—5. (59)
89a. — Rev. franç. Geront. **10**, 413—4. (59)
89b. Bertolotti, L. et al.: Cardiol. prat. **15**, 552—9. (158)
90. Besoain, M.: Rev. med. Chile **92**, 533—40. (143)
91. Beswick, F. W. et Jordan, R. C.: Amer. Heart J. **67**, 5, 657—71. (24)
91a. Betteto, D. et al.: G. Veneto Sci. med. **19**, 4, 249—56. (131)
92. Beuren, A. J. et al.: Amer. J. Cardiol. **13**, 4, 471—83. (177)
92a. — Verh. Deutsch. Ges. Kreislauff. **30**, 370—5. (149)
93. Bilger, R. et al.: Arch. Kreisl. Forsch. **43**, 1—3, 209—20. (164)
94. — Arch. Kreisl. Forsch. **44**, 1—2, 95—123. (181)
95. Binaghi, G. et al.: Folia cardiol (Milano) **23**, 285—97. (147)
96. Binet, J. P.: Prager Abstracta, S. 35. (212)
96a. Biörck, G. et Orinius, E.: Acta med. Scand. **176**, 4, 407—23. (84)
97. Black, A. et Black, M. M.: Amer. J. Cardiol. **13**, 1, 71—6. (215)
98. Black, J. F. S.: Circulation **30**, 4, Suppl. 4, 48—9. (105, 189)
99. Blackburn, H. et Katigbak, R.: Amer. Heart J. **67**, 2, 184—5. (92)
100. — et al.: Amer. Heart J. **67**, 2, 186—8. (92)
101. Blackman, J. R. et al.: Clin. Res. **12**, 104. (96)
102. Blackmann, N. S. et Kuskin, L.: Amer. Heart J. **67**, 3, 304—12. (36, 87)
103. — et al.: Dis. Chest **46**, 4, 484—5. (36)
103a. Blake, T. M.: An Introduction to Electrocardiography. Meredith.
    New York (Besprechung in Amer. Heart J. **69**, 1, 145—6, 1965).
    (218)
104. Blomquist, G. et al.: Prager Abstracta, S. 38. (11, 15, 98, 115)
105. Blondeau, M. et Lenègre, J.: Arch. Mal. Coeur **57**, 1, 1—19. (188)
106. — et al.: Arch. Mal. Coeur **57**, 4, 393—415. (179)
107. Bock, K.: Dtsch. med. Wschr. **17**, 817. (Vorwort)
108. Bodnár, E. et Büky, B.: Prager Abstracta, S. 40. (169)
109. Böhme, H.: Prager Abstracta, S. 41. (114)
109a. Bohenszky, G. et al.: Magy. belorv. Arch. **17**, 6, 316—22. (157)
110. Boineau, J. P. et al.: Amer. Heart J. **64**, 5, 637—51. (178)

111. BOITEAU, G. M. et BOURASSA, M. G.: Un. Med. Canada **93**, 842—5. (73)
112. BOLLINGER, A.: Schweiz. med. Wschr. **94**, 35, 1202—7. (119)
113. BOLTE, A.: Geburtsh. u. Frauenheilk. **24**, 10, 850—64. (52, 53)
114. BOMEY, G. et al.: Policlinico, Sez. prat. **71**, 1417—23. (47)
115. BONDARENKO, B. B. et al.: Klin. med. (russ.) **42**, 6, 101—4. (103)
116. BONERA, E. et al.: Folia cardiol. **23**, 1—11. (103)
117. BONGINI, O. et al.: Rif. med. **78**, 645—50. (168)
118. BOPP, P. et al.: Arch. intern. med. **113**, 1, 19—22. (101)
119. BOR, I.: Acta univ. Carol. Med. (Praha) **10**, 1, 3—33. (129, 131)
120. BOSTROEM, B. et al.: Réanim. et org. artific. **1**, 1, 69—75. (213)
121. BOUQUIN, P. et al.: J. Méd. Lyon **45**, 1217—27. (104)
122. BOUVRAIN, Y.: Prager Abstracta, S. 43. (215)
123. — et al.: Arch. Mal. Coeur **57**, 3, 241—72. (212)
124. — Arch. Mal. Coeur **57**, 9, 1019—35. (211)
125. — Bull. Soc. méd. Hop. Paris **115**, 3, 193—207. (212)
126. BOWEN, P. J. et al.: Circulation **30**, 4, Suppl. III, 52. (163)
127. BOYLE, D. McC. et al.: Brit. Heart J. **26**, 4, 477—800. (152)
128. BRAGUZZI, E. et al.: Arch. Sci. med. **117**, 1—9. (112)
129. BRAMBILLA, J.: Acta cardiol. **19**, 71—89. (39)
130. BRAUCH, F.: Med. Welt 12, 625—32. (85, 114)
131. BRAUDO, M. et al.: Amer. J. Cardiol., 14, 5, 599—607. (35, 149)
132. BRAUN, L.: Med. Klin. **59**, 128—34. (105)
133. — Z. Kreisl. Forsch. **53**, 11, 1167—76. (172)
133a. BRAUNWALD, E. et al.: Circulation **30**, 5, Suppl., 3—119; 207—13. (148)
134. — Amer. J. Med. **37**, 5, 700—11. (215)
134a. BRAUNWALD, N. S. et al.: Amer. J. Cardiol. **14**, 3, 385—93. (215)
135. BRAVO, S. et ALZUA, J.: Prager Abstracta, S. 45. (61, 160, 169)
136. BREDIKIS, Y. I. et KOSTENKO, J. G.: Pat. fiz. i eksp. ter. (russ.) 8, 3, 25—9. (213)
137. BRADLOW, B. A.: How to Produce a readable Ecg. Springfield, Ill., 1964. (9)
138. BREINING, H. et LEUTSCHAFT, R.: Arch. Kreisl. Forsch. **44**, 1—2, 122—35. (181)
139. BRIGDEN, W. et ROBINSON, J.: Brit. med. J., 5420, 1283—9. (103)
140. BRØCKNER, J. et CHRISTIANSEN, J.: Ugeskr. Laeg. **126**, 31, 1059—61. (114)
140a. BRONZINI, A. et SCOTTI, G.: Minerva med. **55**, 27, 1040—6. (113, 118)
141. BROWN, C. C. et al.: Psychophysiol., 1, 192—4. (9)
142. BRUCHI, M. et al.: Rass. stud. Psychiat. 53, 299—301. (109)
143. BRUCK, A. Z.: Kreisl. Forsch. **53**, 10, 1061—6. (212)
144. BRUSCA, A. et al.: Mal. cardiovasc. **5**, 3, 447—58. (181)
144a. — — Mal. cardiovasc. **5**, 4, 509—24. (155)
145. BUDA, A.: Boll. Soc. Ital. biol. sperim. **40**, 9, 429—31. (109)
146. BÜCHERL, E. S. et LIGDAS, D.: Berl. Med. 15, 16, 481—9. (214)
147. BUECHNER, CH. et al.: Dtsch. med. Wschr. **89**, 41, 1932. (214)
147a. BUFFA, V. et al.: Pediatria (Napoli), **72**, 4, 781—99. (54, 107)
148. BUNSE, W.: Hellige Mitteil., 6, 5—12. (85, 149)
149. BURCH, G. E. et DE PASQUALE, N.: A History of Electrocardiography, Chicago, 1964. (Besprechung in Amer. J. Cardiol. **16**, 5, 769, 1965) (Vorw., 218)
149a. BURCHELL, H. B. et al.: Amer. J. Med., **37**, 5, 764—77. (212)
150. BURGER, H. C. et al.: Amer. Heart J. **67**, 4, 512—5. (24, 103)

151. BURSTEIN, J.: Suom. Laak., 19, 398—403 (115)
152. BUTEIKO, K. P. et al.: Eksp. Khir. Anest. (russ.), 9, 11—3. (177)
153. —   Kardiologija (russ.) 4, 2, 67—8. (148)
153a. BUTLER, W. T. et al.: Proc. Soc. exp. Biol. Med. N.Y., 116, 4, 857—63.
     (115)
154. BUTTIGLIERO, J. B. et al.: Canad. med. Ass. J., 91, 331—4. (212)

155. CACERES, C. A. et al.: Ann. N. Y. Acad. Sci., 118, 85—102, (11)
155a. CADY, L. D. jr.: Trans. Ass. Life Insur. med. Div. Amer. 48, 96—117.
     (8)
156. CALDERAZZO, A.: Acta anaesth. (Padova), 15, 127—60. (105)
157. CALLEJA, H. B. et KISSANE, R. W.: Dis. Chest, 46, 198—204. (182)
158. CAMERINI, F. et al.: Prager Abstracta, S. 53. (129)
159. CAMMILLI, L. et al.: Ann. N. Y. Acad. Sci. 111/3, 1007—1029. (211)
160. CANENT, Jr. R. V. et al.: Pediatrics, 33/6, 926—30. (210)
161. CAPELLARO, F. et al.: Rass. med. industr., 33, 443—5. (104)
161a. CAPRILLI, R. et al.: Med. clin. sper. 56, 11—5. (103)
161b. — — Med. clin. sper. 14, 4, 334—48. (103)
162. Cardiac Pacemakers. Ann. N. Y. Acad. Sci., 111/3, 813—1122. (214)
162a. CARLETON, R. A. et al.: J. amer. med. Ass. 190, 10, 938—40. (212)
162b. CARLETON, R. P. et al.: J. Thor. Cardiov. Surg., 48, 684. (211)
163. CARLSTEN, A.: Scand. J. Clin. Lab. Invest. 15. Suppl. 76, 54. (101)
164. CARMELIET, E. E.: J. gen. Physiol. 47, 3, 501—30. (112)
164a. CARR, Jr. E. A. et al.: Amer. Heart J. 68, 5, 627—36. (117)
165. CARTER, W. A. et ESTES, E. H.: Amer. Heart J. 68, 2, 173—92. (143, 154)
165a. CASELLAS, B. A. et al.: Rev. Esp. Cardiol. 17, 1, 220—32. (118)
166. CASKEY, T. D. et ESTES, E. H.: Amer. J. Med. 36, 3, 424—9. (87)
167. CASSANO, G. B.: Amer. J. Cardiol. 13, 708—13. (169, 177)
168. CASTELLANOS, A. et al.: Amer. J. Cardiol. 13, 6, 767—73. (54, 175)
169. —   Cardiologia 44, 392—407. (175)
170. CASTELLANOS, A. Jr. et al.: Circulation 30, 4, Suppl. III, 59. (215)
171. —   Arch. mal. coeur 57, 1, 71—81. (70, 81)
172. —   et LEMBERG, L.: Brit. Heart J. 26, 6, 747—54. (212)
172aa. CATELLI, E. et al.: G. Clin. Med., 45, 226—43. (103, 118)
172a. CENTER, S. et al.: J. thor. cardiovasc. Surg. 48, 4, 513—26. (213)
172b. CECCHI, A. et al.: Boll. Soc. ital. biol. Sperim. 40, 18, 1070—2. (64)
173. CERKEZ, C. T. et al.: Canad. med. Ass. 91, 14, 727—32. (10)
174. CHACHAVA, K. V. et al.: Akush. i ginekol. (russ.), 3, 23—9. (51)
174a. CHAIT, L. O. et al.: Amer. Heart J. 67, 3, 364—73. (109—161)
175. CHAMBERLAIN, D. A. et al.: Brit. med. J. 5412, 784—7. (105)
175a. CHAPTAL, J. et al.: La Sem. des Hôp. Annales de Pédiatrie, 40, 2, 90.
     (102)
176. CHARDACK, W. M.: Progr. cardiov. Dis. 6, 6, 507—37. (214)
177. —   Amer. J. Cardiol. 14, 3, 374—84. (215)
178. —   Anm. N. Y. Acad. Sci. 111, 3, 893—906. (211)
178a. — Ann. N. Y. Acad. Sci. 111, 3, 1075—92. (212)
179. —   et al.: Circulat. Res. 15, 6, 497—502. (208)
179a. CHERCHI, A. et al.: Folia med. (Napoli) 47, 962—84. (161)
180. CHEVALIER, R. B.: J. Indiana Med. Ass. 57, 121—5. (191)
181. CHOU, T.-CH. et al.: Circulation 30, 3, 400—10. (37, 87)
182. CHRISTENSSON, B. et al.: Acta med. Scand. 175, 6, 727—34. (100)
183. CHRISTIAENS, L. et al.: Lille méd. 8, 9, 2, 183. (131)

250   Literatur 1964

184. CHUNG, K.-J. et al.: Amer. J. Cardiol. 13, 2, 209—18. (201)
185. — Amer. J. Cardiol. 13, 2, 255—61. (201)
186. — Amer. J. med. Sci., 248, 212—20. (78)
187. — Jap. Heart J. 5, 2, 171—9. (187)
188. CISNEROS, F.: Neumòl. Cir. Torax (Sp.), 25, 343—8. (159)
188a. CLARK, E.: Bull. N. Y. Acad. Med. 40, 7, 511—21. (142)
189. CLEEREMANS, R. W.: Hospitals, 38, 73—4. (8)
190. CLÉMENT, D. et al.: Arch. mal. coeur 57, 4, 361—74. (215)
191. COELHO, E. Prager Abstracta, S. 61. (68, 103)
192. COHEN, R. J. et al.: Vasc. Dis., 1, 269—75. (125, 149)
193. COLE, D. S. et YARROW, S.: N. Z. med. J. 63, 379, 127—37. (212)
194. COMAN-KUND, W. et al.: Prager Abstracta, S. 62. (172)
195. CONFORTI, P. et al.: G. Psichiat. Neuropat., 92, 247—54. (21)
195a. CONSTANTINEANU, M. et BUCUR, N.: Rev. roumaine méd. interne,
      1, 1, 59—68. (199)
196. CONSTANTINIU, J.: Med. intern. (rum.), 16, 1343—6. (44, 108)
197. CONTE, G. et al.: Cardiol. prat. 15, 16—24. (114, 199)
198. COOPER, J. K. et CACERES, C. A.: Milit. Med. 129, 5, 457—64. (11)
198a. COOPER, K. H.: US Air Force Sch. Aerosp. med. 1, 10. (10)
199. COPELAND, G. D. et al.: Ann. intern. Med. 60, 6, 999—1008. (19, 30)
200. CORDAY, E. et al.: New Physician, 13, 249. (98)
200a. CORNWALL, J. B. et TATTAM, F. C. IEEE: Trans. Bio-med. engin.
      11, 1—2, 24—8. (50)
201. CORCI, V. et al.: Prager Abstracta, S. 64. (127)
202. COSNETT, J. E. et PUDIFIN, D. J.: Brit. Heart J. 26, 4, 544—8. (129)
202a. COVA, N. et al.: Atti Acad. med. Lombard. 19, 1, 6—10. (110)
203. COWLEY, R. A. et al.: Bull. Sch. med. Maryland 49, 3, 34—5. (214)
204. CRANEFIELD, P. F. et al.: Bull. N. Y. Acad. Med. 40, 11, 903—13. (215)
204a. CRISTOFANI, M.: Osped. magg., 59, 2, 163—76. (108)
205. CORABOEF, E.: Českosl. fysiol. 13, 5, 417—28. (2)
206. CROCE, L. et NOSEDA, V.: Minerva med. 55, 6, 158—63. (84)
207. CROCKETT, J. E. et al.: Amer. J. Cardiol. 14, 3, 394—8. (140)
208. CROCE, L.: Cardiologia 44, 105—23. (102)
209. CRUZ, A. B. et al.: Circulation 30, 4, Suppl. III. 65. (212)
210. CSIKY, N. et MAROS, T.: Prager Abstracta, S. 69. (208)
211. CULLEN, K. I. et COLLIN, R.: Lancet, 2, 7362, 729—30. (64, 199)
212. CUZZOCREA, D.: Gazz. int. med. Chir., 69, 194—206. (127)

213. DAHNAN, SH. S. et ORFALY, H.: Amer. J. Cardiol. 14, 2, 178—83. (104)
213a. DAIMON, S. et KITAMURA, K.: Jap.-Heart J. 5, 6, 562—73. (150)
214. DAIWA, K.: Iryo (jap.), 18, 387. (105)
215. DALDERUP, L. M. et al.: Lancet, 2, 1345. (93)
216. DALL, J. L. C.: Brit. Heart J. 26, 4, 537—43. (68, 108)
217. DALLA VOLTA, S.: Prager Abstracta, S. 71. (174)
218. DAMIR, A. M. et KOLOMEJSKAJA, M. B.: Terap-arh. (russ.) 36, 5, 3—8.
      (99)
219. DANILENKO, M. V.: Klin. khir. (russ.), 5, 34—9. (173)
219a. DANILOVIC, V.: Med. interna (Bucur.), 16, 12, 1425—9. (101, 104)
220. DATEY, K. K. et al.: Brit. Heart J. 26, 5, 614—9. (10, 104)
221. DAVIES, C. T. M. et HARRIS, E. A.: J. appl. Physiol. 19, 5, 857—62. (93)
222. — et al.: J. appl. Physiol. 19, 2, 325. (10)
223. DAVIS, D. A.: Clin. Pharmacol. Ther. 5, 5, 546—52. (9)
224. DAY, J. L. et al.: Phychophysiol., 1, 174—82. (10)

225. DEAN, D. C. et al.: Circulation 30, 4, Suppl. III, 67. (215)
226. DEBENEDETTI, V. et RAVERA, M.: Prager Abstracta, S. 73. (162)
227. DECK, K. A.: Pflügers Arch. ges. Physiol. 280, 2, 120—30. (186)
228. —   Pflügers Arch. ges. Physiol. 280, 2, 131—40. (34, 155, 164)
229. —   et TRAUTWEIN, W.: Pflügers Arch. ges. Physiol. 280, 1, 63—80. (28)
229a. DÉCOURT, L. V. et al.: Rev. Hosp. Clin. Fac. Med. S. Paolo, 19,
        6, 301—10. (201)
230. DE HEMPTINNE, A.: Arch. intern. Pharmacodyn. 147, 3—4, 590—3.
        (104)
231. DEJEVA, M. M.: Vopr. ohr. mat. i det. (russ.) 9, 10, 27—32. (161)
232. DEKKER, E. et al.: Ned. T. Geneesk. 108, 45, 2160—4. (211)
233. DELANEY, TH. B. et al.: Amer. J. Cardiol. 13, 451—61. (152)
234. DE LEON, Jr. A. C. et al.: Amer. J. Cardiol. 14, 5, 695—701, (177)
234a. DE LIMA, C. P. et DE MATTOS, A. G.: Arch. brasil. Cardiol., 17, 1,
        31—44. (180)
235. DELLA SALDA, C.: Arch. sci. med. (Torino) 118, 315—25. (103)
235a. DE LUCA, G. et al.: Minerva pediat. 16, 1456—60. (113)
236. DEMBO, A. G. et al.: Klin. med. (russ.) 42, 7, 32—40. (122, 129)
237. DE MICHELI, A. et al.: Arch. Inst. Cardiol. Mex. 34, 334—51. (159)
237a. DE MONCHY, C.: Maandschr. Kindergeneesk. 32, 750—61. (182)
238. DENEF, W. et al.: Rev. méd. Liège 19, 437—40. (108)
239. DE PASQUALE, N. P. et al.: Amer. Heart J. 68, 5, 697—709. (111,
        121, 127, 136)
240. DE PAULINI, G. C.: Clin. obstet, ginec., 66, 180—4. (52)
241. DE SAINT PIERRE, G.: Prager Abstracta, S. 75. (115)
242. DESAUTELS, S. et al.: Canad. med. Ass. J. 90, 17, 1030—1. (115)
243. DESROCHERS, Y. et al.: Un. med. Canada, 93, 645—51. (87, 111)
244. —   et KARAMEHMETOGLU, A.: Un. med. Canada, 93, 54—60. (22)
245. DESSERTENNE, F.: Arch. mal. coeur. 57, 12, 1421—35. (209)
246. —   et STÉPHAN, P.: Sem. Hôp. Paris 40, 31, 1791—4. (209)
247. DIEDRICH, K. W. et al.: Arch. Kreisl. Forsch. 44, 3—4, 202—24.
        (149, 164, 176)
247a. DI LORENZO, M.: Rass. fisiopatol. clin. ter. 36, 6, 587—98. (106)
248. DI PERRI, T. et GENNARI, C.: Prager Abstracta, S. 80. (19, 192)
249. —   et al.: Mal. cardiov., 5, 83—112. (193)
250. DITTMAR, H. A. et WEIDINGERN, H.: Med. Welt. 17, 958—63. (211, 214)
251. DJOURNO, A.: Compt. rend. soc. biol. 158, 1, 41—2. (214)
252. DOBREANU-ENESCU, V. et al.: Stud. Cercet. med. intern. (rum.), 5,
        5, 397—418. (159)
252a. DOGLIOTTI, G. C. et al.: Hospital (Rio), 66, 12, 1235—51. (155)
253. DOLGOPLOSK, A. N. et SUBKOVA, R. R.: Ter. arch. (russ.) 36, 1, 117—21.
        (132)
254. DONKERLO, W. T.: Nederl. T. Geneesk., 108, 305—7. (90)
254aa. DONOSO, E. et al.: Amer. Heart J., 67, 2, 150—7. (68)
254a. DORCHIES-LEBRUS, A.: Thèse Méd., Lille, 1964. (Komplette Biblio-
        graphie zur Frage der ECTG). (7)
255. DOROFEJEVA, Z. Z.: Kardiologija, 6, 8—17. (149—215)
256. DOSOREC, J. L. et BOGDANOVICH, G. I.: Med. radiologija (russ.) 9,
        11, 15—8. (107)
257. DOWER, G. E. et al.: Amer. Heart J. 67, 524—8. (9)
258. DRAGO, E. E. et AQUILINA, J. T.: Amer. J. Cardiol. 14, 4, 568—72. (162)
259. DRAPER, H. W. et al.: Circulation 30, 6, 853—64. (11, 15, 25)

260. DREIFUS, L. S. et al.: Circulation **30**, 4, Suppl. III, 70. (175)
261. —   et MCKNIGHT, E. H.: Dis. Chest. **45**; 421—2. (119)
262. DRESSLER, W.: Amer. Heart J. **68**, 1, 19—34. (213)
263. —   et JONAS, S.: Amer. Heart J. **67**, 6, 724—33. (212)
263a. DUCHOSAL, P. W. et al.: Cardiologia, **44**, 283—303. (174)
263aa. DUCHÊNE-MARULLAZ, P.: Compt. rend. Soc. biol. **158**, 11, 2070—2.
         (50)
264. DUEGER, W. C. Jr. et al.: Circulation **30**, 4, Suppl. III, 70. (127, 140, 210)
265. DUMPE, E. P. et KOSTENKO, I. G.: Kardiologija (russ.) **4**, 3, 60—3. (162)
266. DURRER, D. et al.: Amer. Heart J. **68**, 6, 765—76. (119)
267. DZHELIEV, I. T.: Patol. fiziol. i eksp. ter. (russ.) **8**, 1, 19—24. (49)
267a. —   Patol. fiziol. serd.-sos.-sist., I (russ., Tbilisi) 239—41). (49)
268. DZIATKOWIAK, A. et al.: Prager Abstracta, S. 88. (105, 218)

269. EBELS, I. G.: Trudi I. Rizhsk. detsk. bol. (russ.), 1964. (101)
269a. EDSON, J. N.: Trans. Ass. Life Insur. med. Div. Amer. **48**, 83—95. (10)
269aa. EDELSTEIN, M. M. et al.: N. Y. St. J. Med., **64**, 15, 1952—7. (196)
270. EFFERT, S. et al.: Dtsch. med. Wschr. **89**, 14, 654—7. (212, 214)
270a. EGENBERG, K. E.: Acta med. scand. **175**, 239. (179)
271. —   Tidskr. Norske laegefor. **84**, 16, 1102—6; 1121. (26)
271a. EICHBAUM, F. W.: Virchovs Arch. path. Anat., **338**, 1, 78—90. (50)
272. —   et PEREIRA, C. B.: Cardiologia **44**, 1, 46—56. (88, 210)
273. EISELSBERG, K. et al.: Z. Kreisl. Forsch. **53**, 1, 89—96. (66)
274. EKMEKÇI, A.: Turk. Tip. Cem. Mex., 30, 231—40. (89)
275. —   Turk. Tip. Cem. Mec., 30, 241—55. (89)
276. —   Turk. Tip. Cem. Mec., 30, 256—68. (89)
276a. ELEK, S. R.: Clinical electrocardiograms, Thomas. (218)
277. ELIOT, R. S. et al.: Circulation **30**, 4, Suppl. III, 73. (44, 174)
277a. —   Amer. J. Cardiol. **14**, 5, 679—94. (182)
278. ELLIOT, L. P. et al.: Brit. Heart J. **26**, 3, 302—11. (85, 181)
278a. EPSTEIN, F. H. et al.: Amer. J. med. Sci., 247, 687—93. (219)
279. ERNST, R. H.: Ann. N. Y. Acad. Sci. 111, 3, 869—70. (213)
279a. ERSHOVA, M. V. et al.: Kardiologija, **4**, 4, 81—2. (115, 212)
279aa. ESAYAN, M. A.: Vopr. nedostat. miokarda (russ.), 47—8. (172)
279b. ESCHER, D. J. W. et SCHWEDEL, J. B.: Ann. N. Y. Acad. Sci. **118**,
         1, 125—33. (211)
280. —   et al.: Ann. N. Y. Acad. Sci. 111, 3, 981—91. (211)
280a. ESHIMA, H. et OIKAWA, T.: J. Transport. Med. (Tokyo) **18**, 1, 32—7.
         (149)
281. EYZAGUIRRE, G. A.: An fac. med. Lima, 47, 98—127. (182)

282. FABRA JIMENEZ, L.: Prager Abstracta, S. 95. (104)
283. FABRE, R. et al.: J. Physiol. (Paris), 56, 345—6. (93)
283a. FABRIS, F. et al.: Acta chir. ital. **20**, 511—5. (10, 105)
284. FAIVRE, G. et al.: L'entrainement électrique du coeur, Paris, 1964. (214)
285. —   Arch. mal. coeur **57**, 2, 212—23. (133)
286. FALKIEWICZ, A. et al.: Pol. arch. med. wewnet. **34**, 3, 357—61. (160)
287. FARINA, A.: G. med. milit., **114**, 38—40. (161)
288. FARINELLI, A. et al.: Brit. Heart J. **26**, 2, 282—4. (85)
289. FARKAS, E.: Acta paediat. Acad. Sci. Hung., **5**, 103—11. (102)
290. FEARRINGTON, E. L. et al.: Amer. Heart J. **67**, 599—609. (103)
290a. FEIEREIS, H.: Intern. Prax. **4**, 1, 21—30. (152)
290b. —   Intern. Praxis **4**, 3, 337—51. (142)

291. FENDERSON, R. W. Jr.: Amer. J. Cardiol. 13, 415—7. (192, 208)
292. FERGUSSON, D. J. G. et al.: S. Afr. med. J., 38, 37, 864—7. (177)
292a. FERRER, M. I.: Electrocardiographic Notebook. 2"nd ed. Harper, New York. (218)
293. — et HARVEY, R. M.: Amer. Heart J. 68, 2, 153—65. (210, 215)
294. — — Amer. Heart J., 68, 6, 725—6. (207)
295. FIDECARO, A.: Boll. soc. ital. biol. sperim. 40, 9, 434—7. (109)
296. FIORELLI, G.: Acta neurochir. (Wien), Suppl. 13, 60—70. (105)
297. FISCH, C. et al.: J. clin. Invest. 43, 9, 1769—75. (112)
298. — Amer. J. Cardiol. 14, 3, 357—61. (111, 193)
298a. — et al.: Progr. cardiovasc. Dis., 6, 4, 343—65. (114)
298b. FISCHER, T.: Psychiat. et Neurol. (Basel), 147, 6, 397—401. (186)
299. FISCHMANN, E. I. et ELLIOT, B. J.: Amer. Heart J. 67, 792—803. (24)
300. FISH, F.: Brit. J. Psychiat. 110, 465, 205—10. (198)
301. FIZEL, A. et FIZELOVÁ, A.: Z. Kreisl. Forsch. 53, 630—40. (102)
302. — — Z. Kreisl. Forsch. 53, 707—17. (148)
303. FLEISCH, A. O.: Cardiolagia 44, 177—86. (36, 95)
304. FLOWERS, N. C. et al.: Circulation 30, 3, 440—6. (201)
305. — Circulation 30, Suppl. 4, 77. (4)
306. FÖLDVARY, G.: Wien. med. Wschr. 39, 665. (131)
307. Foetal Electrocardiography (Übersicht ohne Autor) Lancet, 2, 515. (3)
308. FOGUELSON, L. Y. et JASBURSKIS, B. I.: Prager Abstracta, S. 105. (10, 62, 91)
309. — — Kardiologija (russ.) 4, 4, 67—73. (10, 62, 91)
309a. FOJT, E. et al.: Kardiol. pol. 7, 323—5. (76, 93)
310. FOLKMAN, J. et LONG, Jr. D. M.: Ann. N. Y. Acad. Sci. 111, 3, 857—68. (213)
311. FONSECA COSTA, A. F. et al.: Amer. Heart J. 67, 1, 4—14. (55)
312. FORFAR, J. O. et al.: Brit. med. J. 5400, 7—12. (106)
313. FRAGOYANNIS, G. Z.: Kreisl. Forsch. 53, 3, 294—300. (42)
314. FRANCOIS, G. et al.: Anesth. Analg. Reanim. 21, Suppl. 2, 11—20. (38, 215)
315. FRANKE, E. et BAUMGÄRTEL, C.: Z. ges. inn. Med. 19, 11, 485—90. (29)
316. FRASER, G. R. et al.: Quart. J. Med., 33, 361—85. (106, 112)
316a. FRATTEGIANI, A.: Clin. Pediat. (Bologna) 45, 10, 771—83. (103)
317. FRAU, G.: Prager Abstracta, S. 107. (141)
318. FREUNDLICH, E. et al.: Amer. J. Cardiol. 13, 6, 721—33. (103)
318a. FREUNDLICH, J. et KAVANAGH-GRAY, D.: Canad. Med. Ass. J., 91, 22, 1145—8. (104, 135)
318b. FRICK, M. H.: Acta med. Scand., 176, 6, 763—7. (104)
319. FRIEDBERG, C. K. et al.: Ann. N. Y. Acad. Sci. 111, 3, 835—47. (64, 69, 188)
319a. — Modern trends in diseases of coronary arteries and ischemic heart disease. N. Y., Grune & Stratton, 1964. (89)
320. FRIEDMAN, S. et al.: Harefuah (Isr.) 66, 213—6. (53)
321. FRIESE, G.: Nauheimer Tagung 1964, Autoreferate. (214)
321a. FROLOV, V. A. et al.: Patol. fiziol. serd.-sos. sist. T.I Tbilisi (russ.), 113—5. (200)
322. FRITZ, E.: Z. Kreisl. Forsch. 53, 3, 226—39. (132.)
322a. FURBETTA, D. et al.: Cardiol. prat. 15, 269—83. (68)
323. FURMAN, S. et al.: Circulation 30, 4, Suppl. III, 79. (211)
324. FUSCO, M. et al.: Atti soc. ital. cardiol., 2, 88—9. (98)

325. GAAL, P. G. et al.: Circulation 30, 4, 592—6. (190)
326. GÁBOR, G. et BÖSZÖRMENYI, A.: Magy. belov. arch. 17, 2, 82—8. (98)
327. GADBOYS, H. L. et LITWAK, R. S.: Progr. cardiovasc. Dis. 6, 6, 566—80. (105, 189)
328. — et al.: J. amer. med. Ass. 189, 97. (212)
329. GALASSI, A. et al.: Acta med. (Liège), 17, 107—17. (103)
330. GAMBOA, R. et al.: Circulation. 30, 4, Suppl. III, 82. (155)
330a. GARCIA CARILLO, E.: Rev. med. Costa Rica., 21, 221—3. (219)
331. GARCIA-PALMIERI, M. P. et al.: Amer. Heart J. 68, 4, 556—68. (175)
332. GARELLO, L. et al.: Folia cardiol. (Milano), 23, 127—35. (73)
333. GAULT, J. H. et KILLIP, TH.: Circulation 30, 4, Suppl. III., 82. (204)
334. GAZES, P. C. et al.: Amer. Heart J. 67, 830—9. (98)
334a. GEBICKI, L. et TKACZEWSKI, W.: Kardiol., pol., 7, 3, 177—82. (118)
335. GELERNTER, H. L. et SWIHART, J. C.: Biophys. J. 4, 285—301. (3)
335a. GEORGOPOULOS, A. et al.: Galenos 6, 11, 830—7. (85, 114)
336. GENIN, N. M. et al.: KHIRURGIJA (russ.) 40, 58—65. (173)
337. GENNARI, C. et al.: Rass. Derm. Sif., 17, 234—43. (112)
338. GERARD, R. et al.: Arch. mal coeur 57, 2, 176—98. (56)
339. GERBAUX, A. et LENÈGRE, J.: Arch. mal. coeur 57, 3, 286—312. (213)
340. — et al.: Arch. mal. coeur 57, 3, 272—85. (212)
341. GERMINIANI, H. et al.: Rev. inst. med. trop. S. Paulo, 6, 123—5. (103)
342. GERST, P. H. et al.: Circulation 30, 4, Suppl. III, 83. (208)
343. GESELOWITZ, D. B.: Amer. J. Cardiol. 14, 3, 301—6. (4)
344. GESSNER, I. H. et al.: Amer. Heart J. 68, 4, 459—67. (177)
345. GIBBS, C. L. et al.: Biophys. J. 4, 4, 329—33. (1)
346. GIBERT-QUERALTO, J. et al.: Prager Abstracta, S. 117. (179)
347. GIEGLER, I. et FIEHRING, H.: Z. Kreisl. Forsch. 53, 1, 18—25. (19, 153)
347a. GIEROŃ-ZASADZIENOWA, M. et RUTTKAY-NEDECKY,, J.: Polsk. tyg. lek. 19, 31, 1179—80. (44)
348. GILGENKRANTZ, I. M. et al.: Prager Abstracta, S. 117. (212)
349. GILLMANN, H. et BETZNER, I.: Z. Kreisl. Forsch. 53, 11, 1114—27. (164, 176)
350. — et ENGSTFELD, G.: Z. Kreisl. Forsch. 53, 4, 367—78. (88, 105)
351. GILSON, J. S. et al.: Amer. J. Cardiol. 13, 2, 204—17. (9)
352. GINSBURG, I. B.: Klin. med. (russ.) 42, 3, 127—32. (131)
352a. GIONGO, F.: Osped. Magg. 59, 12, 1330—43. (22)
353. GIOTTI, A.: Minerva med. 55, 38, 1499—500. (28)
353a. GIROLA, M.: Minerva cardioangiol. 12, 12, 539—58. (115)
354. GIUFFRIDA, G. et al.: Prager Abstracta, S. 118. (179)
355. GIUSTI, C. et al.: Prager Abstracta, S. 120. (75, 134)
356. — et al.: Folia cardiol. (Milano), 23, 49—60. (99)
356a. — Cuore circ. 48, 331—46. (26, 37)
357. GLASS, H. J. et al.: Amer. Heart J. 67, 1, 137—8. (211).
357a. GLAZUNOV, I. S. et al.: Cor et Vasa 6, 4, 274—80. (89)
358. — et KRILOVA, E. A.: Kardiologija (russ.) 4, 42—7. (62)
358a. GO, T.: J. Jap. Ass. thor. Surg., 12, 12, 992—1003. (189)
359. GOCHBERG, S. H.: Amer. J. Obstet. Gynec. 88, 2, 238—41. (52, 190)
359a. GOLDMAN, M. J.: Principles of electrocardiography, Lange. (218)
360. GOLTSMAN, A. V.: Biofizika (russ.), 9, 111—7. (38, 45)
361. — Vrach, delo (russ.), 2, 39—43. (38, 45)
362. GONIN, A. et al.: Coeur med. intern, 3, 415—26. (114)
363. GONZÁLES DE COSSIO, A. et al.: Amer. Heart J. 67, 2, 166—72. (103)

363a. Goodwin, J. F.: Amer. Heart J., 68, 2, 264—86. (173)

364. Gordon, A. S. et al.: Circulation 30, 4, Suppl. III, 87a. (215)

365. — Circulation 30, 4, Suppl. III, 87b. (214)

366. Gordon, M. K.: Kardiologija (russ.) 4, 5, 84—6. (85)

367. Gordon, S. et al.: Amer. J. Cardiol. 14, 5, 709—13. (181)

368. Gorman, P. A. et al.: Med. Ann. 90, 33, 97—9. (218)

369. — Amer. Heart J. 67, 1, 39—43. (59)

370. Gossmann, H. H.: Dtsch. med. Wschr., 89, 2460—4. (218)

371. Gottsegen, G.: Prager Abstracta, S. 123. (148)

372. Gough, J. et Gaipin, O. P.: Brit. med. J. 5394, 1359. (39, 188)

373. Goulon, M. et al.: Coeur med. intern., 3, 19—30. (110)

374. Gowing, D. et al.: Anesthesiology 25, 5, 668—71. (50, 105)

374a. Graf, W. S. et Etkins, P.: J. amer. med. Ass. 190, 5, 470—1. (215)

375. — et Gunther, L.: Amer. J. Cardiol. 13, 6, 836—9. (122, 125)

376. — et al.: Amer. J. Cardiol. 13, 2, 266—73. (170)

377. Graff, Ch. et Nitschkoff, St.: Dtsch. Gesundh. Wes., 19, 44, 2033—41.
        (149)

377a. Graettinger, J. S. et al.: J. clin. Investig. 43, 12, 2290—302. (115,
        215)

377b. Granata, A. et al.: G. Clin. Med., 45, 1420—33. (115)

378. Granath, A. et Strandell, T.: Acta med. Scand. 176, 4, 447—66. (96)

379. Grangu, M. et al.: Ginécol. et obstétr. 63, 3, 397—405. (53)

380. Graupner, K. I. et al.: J. Neuropsychiat., 5, 344—50. (115)

381. Graybiel, A.: Amer. J. Cardiol. 14, 6, 828—36. (206)

382. Greenwood, R. J. et Finkelstein, D.: Sinoatrial Heart Block,
        Springfield, (Besprechung in: Z. Kreisl. Forsch. 54, 6, 846, 1965).
        (65)

383. Gregorszyk, K. et Christman, R.: Pol. arch. med. wewn. 34, 7,
        853—6. (19)

384. Grigorov, S. S. et al.: Klin. med. (russ.) 42, 2, 124—6. (214)

384a. Grondin, P. et al.: J. Thorac. cardiovasc. Surg., 48, 6, 941—52;
        979—83. (212)

385. Gross, D.: Z. Kreisl. Forsch. 53, 9, 955—67. (88)

386. — Rev. clin. Esp., 93, 318—22. (133)

387. Gross, H. et al.: Amer. J. Cardiol. 14, 5, 669—74. (34, 121)

388. Grossi, L. et al.: Cardiol. prat., 15, 151—67. (98)

388a. — et Beltrami, M.: Cardiol., prat., 115,5 523—37. (199)

388b. Gruber, F. et al.: Beitr. Klin. Erforsch. Tuberk., 129, 473—5. (154)

389. Grützner, F. et Schmidt, J.: Prager Abstracta, S. 127. (45)

390. Gubbay, E. R. et Mora, C. A.: Amer. Heart J. 68, 2, 166—72. (190, 213)

391. Guilbault, P. et al.: J. Physiol. (Paris), 56, 371—2. (40)

392. Gup, A. M. et al.: Amer. Heart J. 68, 5, 596—8. (35)

393. Gurevich, I. B. et Murazyan, R. M.: Sov. med. (russ.), 1, 37—40. (112)

393a. Gurevich, M. I. et Povzhitkov, M. M.: Cor et Vasa 6, 4, 297—307.
        (119)

393b. Gurvich, N. L.: Patol. fiziol. serd.-sosud. sist. I Tbilisi (russ.), 37—8.
        (204)

394. Gusman, S. M. et Khalfen, E. Sh.: Azerb. med. zh. (russ.), 4, 19—24.
        (127)

395. Gustafson, J. E.: Data acquis. and proc. biol. and Med., Vol. 2.
        New York, 253—8. (11)

396. Gutheil, H.: 50. Beiheft z. Arch. f. Kinderheilk., Stuttgart. (175, 182)

396a. GUTHEIL, H.: Die Bestimmung des Druckes in den Herzkammern mit Hilfe des Elektrokardiogramms bei angeborenen Herzfehlern des Kindes, Econ-Verlag, Düsseldorf. (175)
397. GVOZDJÁK, I. et al.: Prager Abstracta, S. 128 (102)

398. HAAN, D.: Z. Kinderheilk. **53**, 4, 348—50. (18)
399. — Kreisl. Forsch. **53**, 9, 967—73. (104)
399a. HAGER, W.: Intern. Prax. **4**, 2, 171—82. (182)
400. — et ORTH, H. F.: Cardiologia **45**, 299—311. (105)
400a. HAN, J. et al.: Circulation Res. **14**, 516—24. (108)
400b. HALLÉN, A.: Acta chir. Scand. Suppl. 323. (130, 142)
401. HANCOCK, E. W.: Amer. J. Cardiol. **14**, 5, 608—15. (179, 187)
402. HANSON, J. S. et TABAKIN, B. S.: New Engl. J. Med. **271**, 181—5. (10, 64)
403. HARRIS, W. E. et al.: Amer. Heart J. **67**, 6, 812—6. (115, 192)
403aa. HARRISON, M. T. et GIBB, B. H.: Lancet **2**, 7357, 429—30. (104)
403a. HARVEY, W. P. et al.: Progr. cardiovasc. Dis. **7**, 1, 17—42. (102)
403c. HASHIMOTO, Y.: J. Okayama med. Ass. **76**, 1—3, 131—9. (103)
404. — J. Jap. Soc. intern. Med. **53**, 3, 252—62. (103)
404a. HAYASHI, A. et al.: Resp. Circulat. (jap.) 12, 12, 911—4. (149)
405. HAYES, J. M. et HALL, G. V.: Med. J. Austr. **51**, I, 23, 865—8. (104)
406. HAYES, W. L. et KERBY, G. F.: Amer. Heart J. **68**, 2, 252—3. (66)
407. HEGGTVEIT, H. A.: Amer. J. Cardiol. **14**, 1, 112—7. (69, 180)
408. HELM, R. A. et CHOU, T. C.: Amer. J. Cardiol. **14**, 3, 317—32. (3, 12)
409. HENRY, E. et al.: Presse méd. **72**, 26, 1545—8. (89)
410. HERBST, H. et al.: Dtsch. Gesundh. Wesen **19**, 41, 1900—8. (214)
411. HERLES, F. et JEDLIČKA, J.: Acta Univ. Carol. (Med.), Praha **10**, 363—94. (37)
412. HERMAN, B. et HERMANOVÁ, K.: Prager Abstracta, S. 135. (118, 120)
413. HERNANDEZ, T.: Med. Ann. D. C. **33**, 9, 421—4. (133)
414. HERRMANN, G. R.: Circulation **30**, 6, 895—6. (10)
414a. — et al.: La med. Soc. (Texas) **116**, 5, 145—58. (114)
415. HERSCH, C.: Brit. Heart J. **26**, 6, 785—93. (104)
416. HESS, O. W. et al.: Conn. med. 28, 427—34. (9, 50)
417. HILL, S. A.: Southern med. J. **57**, 1121—2. (10)
418. HIMBERT, J.: Vie méd., Num. sp. sept. 97—102. (114, 136)
419. — et al.: Arch. mal. coeur **57**, 9, 998—1018. (103)
420. HINKEL, Jr., L. E. et al.: New Y. Arch. envir. Hlth. **9**, 1, 14—20. (46, 139, 210)
421. HIRSCH, E. F. et al.: Arch. Path. **78**, 5, 523—32. (64)
422. HIRSCH, J. T. et al.: Circulation **30**, 4, Suppl. III, 95. (46, 47)
422a. HIXSON, W. C. et al.: US Naval Sch. Aviat. Med., Monogr. 10, 1—112. (10)
423. HOAGLAND, R. J.: Amer. J. med. Sci. **248**, 1, 1—6. (103)
424. HOFFMAN, B. F.: Circulat. Res. **15**, 5, II, 202—9. (28)
424a. — et CRANEFIELD, P. F.: Amer. J. Med. **37**, 5, 670—84. (184)
425. — et SINGER, D. H.: Progr. cardiovasc. Dis. **7**, 3, 226—60. (113)
426. HOFFMAN, J. et COSBY, R. S.: Calif. Med. **100**, 4, 264—7. (10)
427. — et al.: Circulation **29**, Suppl. 562—76. (122)
427a. HOLLOS, O.: Elektromedizin **9**, 4, 227—9. (64, 97)
428. HOLMES, L. B. et al.: Amer. J. Cardiol. **13**, 6, 828—35. (213)
429. HOMOLA, D.: Prager Abstracta, S. 138. (79, 194)
430. — Cor. et Vasa **6**, 3, 240—8. (85, 101, 195)
431. — et NEVRTAL, M.: Prager Abstracta, S. 138. (82)

432. Hon, E. H.: Med. Arts. Sci. 18, 63—6. (9, 51)
433. — et Lee, S. T.: Obstet. Gynecol. 24, 1, 6—14. (51)
434. — et al.: Med. Electr. Biol. Engin. 2, 71—6. (50)
435. Horan, L. G. et al.: Amer. Heart J. 68, 3, 362—9. (23, 25)
436. — Circulation 30, 4, Suppl. III, 96. (4, 11, 25)
437. — Progr. Cardiovasc. Dis. 7, 2, 115—24. (102)
438. — Circ. Res. 15, 2, 131—45. (11, 34)
439. Horeau, J. et al.: J. méd. Nantes 3, 271—98. (113)
439a. Horecký, J. et E.: Bratisl. Lék. Listy 44, 1, 212—22. (105)
440. Horký, K. et al.: Sborn. lék. 66, 10, 304—15. (108)
441. Hornbacher, W.: Ärztl. Forsch. 18, 99—101. (8)
442. Hradecky, L. et al.: Česk. Gynek. 29, 493—6. (53)
442a. Hromádka, L. et al.: Čas-Lék. Česk. 103, 319—21. (219)
442b. Hrnčiř, Z. et al.: Sborn. Ved. Prac. Lék. Fak. Karlov. Univers. 7, 673—85. (124)
443. Hünig, R. et Viets, C.: Münch. med. Wschr. 106, 40, 1759—63. (209)
444. Hugenholtz, P. G. et Gamboa, R.: Circulation 30, 4, 511—30. (143, 147)
445. Human, G. P.: Circulation 30, 4, 562—8. (153)
445a. Hunter-Crittenden, I. et al.: Amer. J. Dis. Child. 108, 1, 104—8 (188)
446. Hunziker, A. et al.: Schweiz. med. Wschr. 94, 14, 470—9. (193)
447. Huo, L. et al.: Chinese med. J. 85, 5, 307—15. (212)
448. Hupka, J. et Palát, M.: Prager Abstracta, S. 143. (159)
448a. Hurst, J. W. et al.: Amer. J. Med. 37, 5, 728—41. (207)
449. Hurwitz, M. et Eliot, R. S.: Dis. Chest. 45, 6, 617—26. (137)
449a. Hutter, O. F.: Pharmac. card. funkt., Praha, 87—94. (50)

449b. Ibragimova, A. G.: Nauchn. tr. Kazansk. med. inst. 14, 185—6. (106)
450. Iliescu, C. C. et Chitá, M.: Prager Abstracta, S. 144. (93, 99)
451. Ionescu, V. et Stoiculescu, P.: Prager Abstracta, S. 145. (103)
452. Ira, G. H. et al.: J. amer. med. Ass. 188, 707—10. (211)
453. Iriarte Ezcurdia, M. M. et al.: Rev. Clin. Esp. 93, 315—8. (149)
454. Isaacs, J. H.: Amer. J. med. Electronics 3, 34—40. (8)
455. — Prager Abstracta, S. 146. (8)
456. Isobe, C. et al.: Iryo (Jap.) 18, 399—405. (136, 207)
457. Ito, Y.: J. Jap. Soc. intern. Med. 52, 10, 1235—42. (140)
457a. Ivane, H.: J. Tokyo Med. Coll. 22, 3—4, 303—25. (204)
458. Ivemark, B. et Thorén, C.: Acta med. Scand. 175, 2, 227—37. (103)

459. Jacobson, Jr., J. H. et al.: Arch. Surg. 89, 5, 905—14. (107)
460. Jacoby, Jr., W. J.: Amer. J. Cardiol. 14, 6, 866—73. (181)
461. Jacono, A. et al.: Riforma med. 78, 1161—3. (89)
462. Järvinen, P. A. et al.: Ann. chir. gynaec. Fenniae 53, 72—8. (50)
463. Jagielski, J. et al.: Kardiol. pol. 7, 87—96. (53)
463a. — et Grežlikowski, J.: Pol. tyg. lek. 19, 24, 897—9. (23)
463b. — et Kozłowski, W.: Pol. tyg. lek. 19, 30, 1137—9. (24)
464. — et Paszkowski, P.: Prager Vkg-Symposium, Abstracta 5. (24, 25)
465. J. amer. med. Ass. 18, Suppl., 835 (ohne Autor!). (8)
466. James, T. N. et Nadeau, R. A.: Amer. Heart J. 67, 6, 804—11. (115)
467. — et al.: Arch. intern. Med. 114, 3, 339—43. (103)
468. — New Engl. J. Med. 217, 2, 92—4. (103)
469. Janushkevichius, Z. et Lukoshevichiute, A.: Prager Abstracta, S. 148. (215)
470. Jefuni, C. N.: Vopr. anest. i reanim., Stavropol (russ.), 264—7. (105)

471. JELANSKI, N. N. et al.: Klin. med. (russ.) 42, 8, 37—46. (111)
472. JEŽEK, V. et al.: Sborn. lek. 66, 41—8. (98)
473. JOHANOVSKA, K. et TOMÁŠEK, R.: Prager Abstracta, S. 149. (112)
474. JOHANSSON, B. W.: Amer. Heart J. 68, 2, 282—3. (213)
474a. JOHNSON, R. et LAMS, L. E.: Aerospace Med. 35, 97. (63)
475. JOHNSTONE, M.: Anaesthesist 13, 7, 215—7. (210)
476. JOSIPOVIČ, V. et POPOVIČ, D.: Prager Abstracta, S. 150. (142)
477. JOUVE, A.: Prager Vkg-Symposium, Abstracta. (24)
478. —   et al.: Prager Abstracta, S. 151. (215)
479. —   Arch. Mal. Coeur 57, 4, 416—32. (3)
479a. — et GÉRARD, R.: Arch. gén. et trop. 41, 6, 359—60. (3)
480. JUBIZ, A. et al.: Rev. Colombia Obstet. Ginec. 15, 333—40. (53)
481. JUCHEMS, R. et BÖRNER, W.: Z. Kreisl. Forsch. 53, 3, 287—94. (107)
482. JUDGE, R. D. et al.: New Engl. J. Med. 270, 26, 1391—5. (213)
482a. JULIAN, D. G. et al.: Amer. J. Med. 37, 6, 915—27. (135, 136)
483. JULKUNEN, H. et LUOMANMAKI, K.: Acta med. Scand. 176, 4, 401—5.
        (188)
484. JURKOVIČS, V. et VOKROUHLICKÝ, S.: Prager Abstracta, S. 152. (106)

484a. KAHN, D. R. et al.: J. Thorac. cardiovasc. surg. 48, 6, 898—905. (215)
485. KAJEVITSER, I. M.: Kardiolagoja (russ.) 4, 5, 43—9. (45)
486. KAKHNOVSKI, I. M. et MAKOLKIN, V. I.: Ter. arkh. (russ.) 36, 6, 102—6.
        (210)
486a. KALISZEWICZ, S. et MATCZAK, J.: Pol. tyg. lék. 19, 42, 1920—1. (103)
487. KAMBE, T.: Vitamins (Kyoto) 30, 1, 48—58. (113)
488. —   Vitamins (Kyoto) 30, 1, 59—77. (113)
489. KAMENETSKAJA, I. J. et al.: Vrach. delo (russ.) 5, 22—5. (120)
489a. KANEMATSU, H.: Acta paediatr. japon. 68, 2, 101—6. (57)
490. KANEOKA, T. et al.: Obstet. Gynec. Ther. (Osaka) 9, 493—500. (105)
491. KANGOS, J. J. et GRIFFITHS, S. P.: Circulation 30, 4, Suppl. III, 102. (188)
492. KANJUH, V. J. et al.: Circulation 30, 6, 911—7. (182)
493. KANTHER, R.: Med. Welt 12, 608—10. (113)
493a. KAPADIA, R. M.: J. Indian. Med. Ass. 43, 10, 461—4. (104)
494. KAPLAN, B. M. et BERKSON, D. H. M.: Ann. intern. Med. 60, 3, 430—5.
        (139)
495. KAPRALOVA, R. S. et al.: Vopr. Okhr. Mat. (Det. (russ.) 9, 59—64. (53)
495a. KARAPETYAN, D. V.: Vopr. nedost. miokarda (russ., Erevan), S. 53—4.
        (174)
496. KARIV, I. et al.: Amer. J. Cardiol. 13, 6, 734—9. (102)
497. KAROLCZAK, B.: Prager Abstracta, S. 159. (6)
498. —   et FILIPEK, B.: Prager Vkg-Symposium, Abstracta. (25, 72)
499. —   et al.: Prager Vkg-Symp., Abstracta. (6, 25)
499a. KAROLCZAK, B.: Postepy. hig. med. dosw. (Pol.) 18, 777—836. (6)
500. KÁRPATI, P. et al.: Prager Abstracta, S. 159. (35, 180)
501. KATO, A.: J. Ther. (Tokyo) 46, 445—52. (58)
501aa. KATO, M.: J. Nagoya CY Univ. med. Ass. 15, 3, 380—407. (119)
501a. KATOH, Y.: Jap. Circul. J. 28, 10, 733—37. (211)
502. KAWAI, C. et HULTGREN, H. N.: Amer. Heart J. 68, 3, 409—20. (96,
        100, 113)
503. KAY, E. B. et al.: Amer. J. Cardiol. 14, 2, 139—47. (174)
504. KECHKER, M. I. et POKROVSKAJA, M. V.: Kardiologija (russ.) 4, 3,
        36—45. (163)
505. KEDRA, M.: Pol. tyg. lek. 19, 1088—91. (111)

506. KENDALL, B. et al.: Amer. J. Obstet. Gynec. 90, 3, 340—4. (52)
507. — Amer. J. Nurs. 64, 75—8. (53)
508. KERESZTY, A.: Z. Kreisl. Forsch. 53, 10, 1046—52. (10)
509. KERKOVITS, G. Y. et MÁZSÁR, M.: Prager Abstracta, S. 167. (19, 193)
510. — — Orv. Hetil. 105, 45, 2115—21. (114)
511. KHALFEN, E. SH.: Ter. arkh. (russ.) 36, 5, 27—34. (149)
512. KHORSANDIAN, R. S. et al.: Amer. J. Cardiol. 14, 1, 118—24. (199)
512a. KIDO, M.: Acta med. Nagasaki 9, 1—2, 29—39. (104)
513. KIENLE, F. A. N.: Das elektrische Herzportrait (zusammenfassender
       Forschungsbericht), Teile 1—4. (5, 13, 121, 122)
514. — Prager Abstracta, 171—2. (5, 13)
515. KIESSLING, C. E. et al.: Amer. J. Cardiol. 13, 598—602. (36, 46)
516. KIGER, R. G.: J. S. C. med. Ass. 60, 2, 41—4. (114, 210)
517. KILINSKII, E. L. et EGART, F. M.: Fed. Proc. 23, 2, 301—3. (109)
518. KIMURA, E. et al.: Jap. Heart J. 5, 212—23. (11)
519. — Clin. All. Round (Osaka) 13, 976—9. (8)
520. — Jap. J. Clin. Path. 12, 37—44. (11)
520a. KIMURA, N. et al.: Jap. Heart J. 5, 6, 574—82. (149)
521. KINAWI, M. et al.: J. Egypt. med. Ass. 47, 294—306. (98)
522. KING, G. E.: Amer. Heart J. 68, 3, 295—7. (9)
523. KIRCHHOFF, H. W.: Hellige Mitteil. 6, 15—22. (63)
524. — Zbl. Verkehrs-Med. 10, 1, 16—23. (63, 107)
525. — Zbl. Verkehrs-Med. 10, 2, 65—73. (98)
526. KITAMURA, H.: J. industr. Med. (jap.) 6, 4, 10—6. (115)
526a. KLAUSNER, M. et al.: J. Newark Beth. Isr. Hosp. 15, 3, 135—6. (137)
526b. KLAUS, W.: Z. naturw. med. Grundlag.-Forsch. 2, 43. (115)
527. KOECHLIN, R.: Prager Vkg-Symposium, Sonderbeilage. (11)
528. KOGAN, B.: Prager Abstracta, S. 176. (168)
529. — et MIHINA, V. S.: Ter. arkh. (russ.) 36, 3, 83—9. (132)
530. KING, T. Q. et PROUDFIT, W. L.: J. amer. med. Ass. 187, 1, 60—1. (215)
531. KONG, Y. et al.: Circulation 30, 1, 17—20. (210, 215)
532. KOPILOVA, G. N. et UDELNOV, M. G.: Fiziol. Zh. SSSR (russ.) 50,
       10. (32)
533. KORALNIK, O. et BERGOZ, R.: Cardiologia 44, 187—92. (161)
534. KOSKELO, P. et al.: Brit. med. J. 5396, 1479—80. (104)
535. KÓSMIDER, S. et ZAJUSZ, K.: Cardiologia 45, 2, 77—90. (114)
536. KOSOWICZ, J. et al.: Endokrin. pol. 15, 2, 229—36. (108)
536a. KOUWENHOVEN, W. B.: Bull. John Hopkins Hosp. 115, 6, 425—46. (8)
536b. KOWARZYK, H.: Acta physiol. polon. 15, 5, 47—53. (47)
537. — et KOWARZYKOWA, Z.: Pol. tyg. lek. 19, 20, 741—4. (24)
538. — — Prager Vkg-Symposium, Abstracta. (25)
539. — Prager Vkg-Symposium, Abstracta. (25, 44, 45)
539a. — et al.: Pol. tyg. lek. 19, 22, 820—3. (23)
539b. — Pol. tyg. lek. 19, 41, 1533—5. (23, 44)
539c. — Pol. tyg. lek. 19, 777. (23)
539d. — et Z.: Arch. immunol. et therap. experim. (poln.) 12, Suppl.
       79—80. (2)
539e. — Arch. immunol. et therap. experim. (poln.) 12, Suppl., 80 (2)
539f. KOWARZYKOWA, Z. et al.: Arch. immunol. et therap. experim. (poln.) 12,
       Suppl. 81. (200)
539g. KRAUSE, M. et TUGANOWSKI, W.: Acta physiol. polon. 15, 6, 785—92.
       (215)

540. KREUZER, H. et al.: Z. Kreisl. Forsch. **53**, 8. 790—8. (66, 104, 108, 114, 202)
541. KRISTOFFERSEN, M.: Dan. med. bull. **11**, 4, 127—30. (215)
542. KROSCH, H.: Prager Abstracta, S. 189. (98)
543. —   et al.: Cor et Vasa 6, 120—4. (40, 112)
544. —   6, 125—9. (108, 112)
545. KROTKIEWSKI, A. et al.: Po. arch. med. wewn. **34**, 9, 1223—8. (104)
545a. KUBERGER, M. B.: Pediatrija (russ.) 6, 30—6. (55)
546. KUBIS, M. et al.: Vnitřni lék. **10**, 2, 172—9. (103)
546a. KUBO, K. et al.: Operation (Tokyo) **18**, 7, 551—9. (174)
547. KÜRZINGER, R.: Deutsch. Gesundh. Wes. 19, 318—23. (218)
548. —   Deutsch. Gesundh. Wes. 19, 558—61. (218)
549. —   Deutsch. Gesundh. Wes. 19, 1027—30. (218)
549a. —   Deutsch. Gesundh. Wes. **19**, 1561—4. (218)
550. KUHN, E. et al.: Jap. Heart J. **5**, 1, 81—4. (200)
551. KUHN, L. A.: Amer. Heart J. **67**, 5, 709—11. (215)
552. KURAMITSU, H.: J. Jap. soc. intern. Med. **53**, 446—53. (49)
553. KUVALDINA, O. A.: Ter. arkh. (russ.) **36**, 11, 98—100. (190)
553a. —   Ter. arkh. (russ.) **36**, 12, 14—9. (113)
554. KUZIN, M. J. et DREIZINA, A. M.: Klin. med. (russ.) **42**, 6, 69—74. (103)
555. KYRIACOPOULOS, J. D. et al.: Amer. Heart J. **67**, 1, 81—7. (71, 155)

556. LAGERGREN, N.: Nord. med. **71**, 399 (211)
557. LAGERLÖF, A. et MALMSTRÖM, G.: Prager Abstracta, S. 190. (98)
558. LAKS, M. M. et ELEK, S. R.: Dis. Chest **46**, 5, 609—10. (110, 129)
559. LAMB, L. E. et POLLARD, L. W.: Circulation **29**, 5, 694—701. (63, 207)
559a. LAMELA, M.: Arch. med. panameños **13**, 2—3, 133—8. (207)
560. LANARI, A. et al.: Amer. Heart J. **67**, 2, 357—63. (110, 208)
561. LANGNER, P. H. Jr.: Amer. Heart J. **67**, 2, 712. (9)
562. LANGREHR, D.: Nauheimer Tagung d. Dtsch. Ges. f. Kreisl. Forsch., Autorefer. (215)
563. LARKS, S. D.: Obstet. et Gynec. **24**, 1, 1—5. (52)
564. —   et al.: Amer. J. Obstet. Gynec. **90**, 1350—4. (51)
565. LASHCHEVKER, M. V.: Kardiologija (russ.) **4**, 2, 74—5. (129, 198)
566. LATTA, H. et CRITTENDEN, J. H.: Lab. Invest. **13**, 3, 214—21. (188)
567. LAUFBERGER, V.: Spatiocardiography, Prague, 1964 (Besprechung in: Z. Kreisl. Forschg. **54**, 9, 938, 1965). (11, 27)
568. —   et al.: Prager Abstracta, S. 193. (122)
568a. —   Sborn. Ved. Prac. Lek. Fak. Karlov Univ., **7**, 481—4. (27)
569. LAURICHESSE, J. et al.: Arch. Mal. Coeur **57**, 6, 703—24. (180)
569a. LAWRENCE, G. H. et al.: J. amer. med. Ass. **190**, 13, 1093—8. (212)
570. LAYANI, F. et MAY, V.: Gaz. med. Fr. **71**, 6, 1095—102. (103)
571. LAZARIDES, D. P. et ALIVISATOS, C. N.: Prager Abstracta, S. 194. (141)
572. LEBEDEVA, Z. G.: Ter. arkh. (russ.) **36**, 11, 55—9. (35)
572a. LEBEDJ, A. N.: Med. Promishl. SSSR, 18, 48—9. (8)
573. LEDBETTER, M. K. et al.: Amer. Heart J. **68**, 5, 599—611. (101)
573a. LEE, W. C. et al.: Arch. int. Pharmacodyn. **152**, 1—2, 156—69. (108)
574. LEGLER, J. F. et BENCHIMOL, A.: Geriatrics 19, 7, 468—75. (202)
575. LEMBERG, L.: J. Florida med. Ass. **51**, 583—6. (130)
576. —   et al.: Circulation **30**, 2, 163—70. (115, 215)
577. —   Circulation **30**, 4, Suppl. III, 111. (213)
578. LEMMERZ, A. H.: Hellige Mitteil. 7, 19—24. (9)

579. Lemmerz, A. H. et Schmidt, R.: Registrierfehler in der Ekg-Praxis, Stuttgart (Besprechung in Ztschr. Kreisl. Forsch. 54, 6, 636, 1965). (9)
579a. — — et Kranemann, J.: Die Deutung des Ekg, Karlsruhe (Besprechung in: Internist 6, 316, 1965). (218)
580. Lenègre, J.: Cor et Vasa 6, 4, 249—63. (188)
581. — Progr. cardiov. Dis. 6,5, 409—44. (70, 188)
582. — Prager Abstracta, S. 196. (70, 135, 188)
582a. Lenzi, F. et al.: Prager Abstracta, S. 196. (112, 115)
583. Lenzi, S. et al.: Arch. pat. clin. Med. 41, 3—35. (120)
584. Lepeschkin, E.: Progr. Cardiovasc. Dis. 6, 445—71. (70)
585. — et al.: Arch. Inst. Cardiol. Mexico 64, 34, 183—96. (111)
585a. Lev, M.: Amer. J. Med. 37, 5, 742—8. (188)
586. — Progr. cardiovasc. Dis. 6, 4, 317—26. (188)
586a. — Ann. N. Y. Acad. Sci. 111, 3, 817—29. (5, 64)
587. — et Cassels, D. E.: Circulation 30, 4, Suppl. III, 111, 844. (178, 188)
588. — et al.: Amer. J. Cardiol. 14, 4, 464—76. (105, 180, 189)
589. Levander-Lindgren, M.: Prager Abstracta, S. 198. (101)
589a. — Cardiologia 45, 362—82. (101)
590. Levine, H. D. et Angelakos, E. T.: Amer. Heart J. 68, 3, 320—4. (114)
591. Levine, I. M. et al.: J. amer. med. Ass. 188, 794—8. (10)
592. Levine, S. A.: Circulation 29, 3, 325—7. (123)
593. Levy, M. J. et al.: Amer. J. Cardiol. 14, 5, 587—98. (181)
593a. — Amer. J. Med. Electron. 3, 4, 242—8. (214)
594. Libanoff, A. J.: Amer. J. Cardiol. 14, 3, 339—45. (44, 72, 135)
595. Liebow, J. M. et al.: J. chronic. Dis. 17, 609—17. (138)
596. Lillehei, C. W. et al.: Ann. N. Y. Acad. Sci. 111, 3, 938—49. (211)
596a. Lin, T. K.: Arch. intern. Med. 114, 4, 538—40. (76)
597. Linde, L. M. et al.: J. thor. cardiovasc. Surg. 48, 2, 303—9. (180)
597a. Lindgren, G. et al.: Duodecim 80, 1077—9. (9)
598. Linko, E.: Duodecim 80, 19, 840—5. (115)
599. Linquette, M. et al.: Lille méd. 9, 482—3. (136, 207)
599a. Lipman, B. S. et Massie, E.: Clinical Scalar Electrocardiography, 5th Ed. Theyear Books Publ. (218)
600. Lipoveckij, B. M.: Ter. arkh. (russ.) 36, 7, 39—44. (122)
601. Lister, J. W. et al.: Amer. J. Cardiol. 14, 4, 494—503. (213)
602. — Science 145, 3633, 723—5. (65, 115)
603. Littmann, D.: Amer. J. Cardiol. 14, 3, 420—6. (78)
604. Liu, T.—I. et al.: Chin. med. J. 83, 6, 391—4. (142)
605. Lo Bue, B. et al.: Minerva cardioangiol. 12, 8, 294—305. (85, 177)
605a. Lombardi, M. et al.: Cardiologia prat. 15, 307—23. (130)
605aa. — — Cardiologia prat. 15, 4, 431. (119)
605b. Lorente, P. et al.: Presse méd. 72, 56, 3423—6. (198)
605c. Lopez, J. F. et al.: Circulat. Res. 15, 5, 414—29. (215)
606. Ludwig, O. et al.: Z. Tuberk. 121, 177—82. (105)
606a. Lübeck, J. et al.: Z. Ges. inn. Med., 19, 905—9. (113)
606b. Lukasik, S. et Wojewódzka, M.: Pol. Arch. Med. Wewnet., 34, 12, 1617—24. (99)
607. Lukomsky, P. E.: Prager Abstracta, S. 202 (Volltext in Cor et Vasa 7, 1, 8—13, 1965). (171)
608. Lopez, Jose, F. et al.: Circ. Res. 15, 5, 414—29. (215)
609. Lund, H.: Ugeskr. Laeg. 126, 20, 695—7. (136, 192)
609a. Machado, N. et al.: Arch. Bras. Cardiol. 17, 4, 213—24. (118)

610. Mackenzie, G. J. et Pascual, S.: Brit. Heart J. **26**, 4, 441—51. (195, 198)
611. Mac Leod, D. et Reynolds, A. K.: Canad. J. Physiol. Pharmacol. **42**, 4, 431—45. (210)
611a. Madzharov, D. I. et al.: Vestn. Khir. im. Grekova, **93**, 91—3. (105)
612. Maestrini, D.: Prager Abstracta, S. 205. (18, 153)
613. — Atti soc. ital. cardiol. **2**, 53—4. (18, 153)
613a. Maggi, G. C. et Bannò, S.: Mal. Cardiovasc., **5**, 4, 525—30. (32)
614. Mainardi, M.: Rass. med. industr. **33**, 420—9. (104)
615. Maitra, S. R. et Sen, G. P.: Indian J. Physiol. all. Sci. **18**, 1, 11—5. (96)
616. Makolkin, V. I.: Kardiologija (russ.) **4**, 2, 56—61. (29)
617. — et Sivkov, I. I.: Sov. med. (russ.) **28**, 5, 29—34. (163, 172, 175)
618. Makous, N. et al.: Circulation **30**, 1, 77—85. (98)
619. Makowska, I. et al.: Pol. tyg. lék. **19**, 431—3. (131)
619a. Makrenko, I. M. et Moiseev, V. S.: Ter. Arkh. **36**, 12, 72—9. (101)
620. Maksimuk, A. P.: Vrach. delo (russ.) 1, 48—50. (40, 104)
620a. Malméjac, J. et al.: J. physiol. (fr.) **56**, 3, 400. (105)
621. Mamlin, J. J. et al.: Circulation **30**, 4, 539—41. (129)
622. Manning, G. W. et al.: Circulation **29**, 224—30. (147)
623. Mansure, F. T.: Amer. Heart J. **67**, 1, 88—91. (7, 9)
624. Mantellini, M. et al.: Minerva anest. **30**, 16—27. (105)
625. Maranhao, M. F. et al.: Arq. Brasil. Cardiol. 17, 169—78. (69)
626. Marchese, S. et al.: Arch. Maragliano pat. clin. **20**, 49—68. (187)
627. Mariani, G.: Arch. mal. coeur **57**, 10, 1153—69. (35, 87)
627a. Marini, A. et al.: Ann. Ostet. Ginec. **86**, 10, 809—17. (103)
628. Marino, M.: Gazz. int. med. chir. **69**, 1689—704. (104)
629. Markoff, R.: Schweiz. med. Wschr. **94**, 19, 647—55. (120)
630. Marriott, H. J. L.: G. P. **30**, 96—110. (210, 211)
631. — Progr. cardiovasc. Dis. 7, 2, 99—114. (65, 84, 102)
631a. Marshall, R.: Brit. Heart J. **26**, 140. (218)
632. Martinez, A.: Amer. J. Cardiol. **14**, 3, 352—6. (121)
632a. — Amer. J. Cardiol. **14**, 3, 352—6. (135)
633. Martinez Caro, D. et al.: Rev. esp. cardiol. 17, 551—62. (105)
634. Martinez-Muñoz, A.: Rev. esp. cardiol. 17, 717—26. (9)
635. — Med. clin. (Barc.) **42**, 270—6. (9)
635a. — Arch. de enf. del. cor y vasos **67**, 37. (7)
636. Mashima, S. et al.: Jap. Heart J. 2, 337—46. (39)
637. Masljuk, V. I. et al.: Kardiologija (russ.) **4**, 5, 15—9. (172)
638. Mason, J. R. et al.: J. amer. med. Ass. **188**, 2, 187. (104)
639. Mason, R. E. et al.: Circulation **30**, 4, Suppl. III, 123. (10)
639a. Masoni, A. et al.: Minerva med. **56**, 15—9. (115)
640. Master, A. M. et Geller, A. J.: N. Y. St. J. Med. **23**, 2865—9. (90)
641. — et Rosenfeld, I.: Amer. Heart J. **68**, 2, 274—6. (91)
642. — — J. amer. med. Ass. **190**, 494—500. (95)
643. Matajessi, M.: Nagasaki med. J. **39**, 3, 234—40. (104)
644. Mathivat, A. et Clement, D.: Ann. méd. acc. et trafic 1, 32. (62)
645. — et al.: Arch. mal. coeur **57**, 4, 373—92. (215)
646. — Prager Abstracta, S. 214. (215)
647. — Presse méd. **72**, 32, 1901—4. (215)
648. Mathur, K. S. et al.: J. Indian Med. Ass. **42**, 416—22. (61)
648a. Matsuo, H.: Naika (jap.) 14, 1147—50. (103)
649. Matter, B. J. et Hayes, W. L.: Amer. J. Cardiol. **13**, 2, 284—6. (81

650. Mauck, H. P. et al.: Amer. Heart J. **68**, 1, 98—101. (80)
651. Maurice, P. et al.: Arch. Mal. Coeur **57**, 12, 1393—408. (120)
652. — Arch. mal. coeur **57**, 4, 441—53. (102)
653. Mazo, R. E.: Instrument. met. issl. v pediatr. (russ., Minsk). (58)
654. Mazzoleni, A. et al.: Circulation **30**, 6, 808—35. (143, 147, 154)
655. McDonald, L. et al.: Brit. Heart J. 1, 1468. (215)
656. McGoon, D. C. et al.: Ann. N. Y. Acad. Sci. **111**, 3, 830—4. (105, 189)
656a. — Amer. J. Med. **37**, 5, 749—53. (189)
657. McGregor, M. et Klassen, G. A.: Circulat. Res. **15**, 5 (II), 215—24. (213)
658. McGuire, L. B. et Fox, L. H.: Ann. intern. Med. **60**, 1, 125—30. (103)
658a. McIntosh, H. D. et al.: Amer. J. Med. **37**, 5, 712—27. (198)
659. McNally, E. et al.: Circulation **30**, 4, Suppl. III, 126. (214)
659a. Medrano, G. A. et al.: Arch. inst. cardiol. México **34**, 2, 157—73. (135)
659aa. — Arch. Inst. Cardiol. México **34**, 3, 309—27. (57)
659ab. Medeljanovskij, A. N. et Tabarovskij, I. K.: Patol. fiziol. serd.-sos. sist. II, Tbilisi (russ.) 65—8. (119, 137, 213)
659b. Meerson, F. Z. et al.: Exp. Cell. Res. **36**, 3, 568—78. (143)
660. Meesmann, W.: Fortschr. Med. **82**, 13, 469—71. (114)
661. Metha, M. C. et Sharma, V. N.: Brit. Heart J. **26**, 1, 67—74. (195)
661a. Meister, F. J.: Z. Kreisl. Forsch. **53**, 9, 918—30. (8)
662. Melichar, F. et al.: Vnotřni lék. **10**, 2, 111—7. (138)
663. Mellerowicz, H. et al.: Z. Kreisl. Forsch. **53**, 856—60. (64, 91)
664. Mellius, R. B. et al.: Brit. Heart J. **26**, 5, 584—91. (180)
665. Melvin, J. P.: J. Mississippi med. Ass. 5, 84—6. (10)
666. Menci, S.: S. gazz. int. med. chir. **69**, 98—109. (115)
667. — et al.: Minerva cardioangiol. 12, 481—3. (202)
668. Mendez, C. et al.: Naunyn-Schmiedeberg's Arch. exp. Path. Pharmak. **248**, 2, 99—116. (48, 108)
668a. Menon, J. S.: Lancet, **2**, 7357, 433—4. (104, 130)
669. Meshalkin, E. N.: Ter. arkh. (russ.) **36**, 4, 71—7. (172)
670. Meurer, K.-A. et Lechner, W.: Med. Welt **46**, 2455—60. (163)
671. Meyer, P. et Merlen, J.-F.: Arch. mal. coeur **57**, 10, 1191—8. (40, 113)
672. Meyers, F. et Evans, J. M.: Amer. Heart J. **67**, 1, 15—7. (117)
672a. Meyers, G. H. et al.: Amer. J. Med. Electron, **3**, 4, 233—6. (213)
673. Michaeli, E. W.: Prager Abstracta, S. 218. (104)
674. Michelassi, P. L. et al.: Minerva radiol. **9**, 3, 68—74. (173)
675. Miettinen, P. et al.: Acta ophthalm. (Köbenhavn) **42**, 496—500. (105)
676. Mikhailov, A. A.: Ter. arkh. (russ.) **36**, 4, 54—60. (89)
677. Miller, D. I. et Nachlas, M. M.: Circ. Res. **15**, 3, 199—207. (209)
678. Miller, G. A. H. et al.: Amer. Heart J. **68**, 3, 298—304. (181)
679. Miller, H. S.: J. amer. med. Ass. **189**, 7, 549—52. (215)
680. Miller, H. I. et Spertus, I.: Dis. Chest **46**, 5, 578—91. (166)
681. Miller, P. B.: Geriatrics **19**, 3, 185—90. (93, 192)
681a. Milovanovitch, J. B. et Mouquin, M.: Soc. Fr. Card. **19**, 1, (7)
682. Mirowski, M. et al.: Pediatrics **33**, 334—40. (68)
682a. Mito, A. et al.: Resp. Circulat. (jap.) 12, 11, 821—5. (42)
682aa. Mithoefer, J. C. et Kazemi, H.: J. appl. Physiol. **19**, 6, 1151—6. (104)
683. Mocek, J. et al.: Scripta med. (Brno) **37**, 5, 205—13. (127)
684. Moe, G. K. et Abildskov, J. A.: Circul. Res. **14**, 5, 447—60. (204)
685. — et al.: Amer. Heart J. **67**, 2, 200—20. (11, 204)

686. MOE, G. K.: Circ. Res. **15**, 1, 51—63. (187)
686a. — Pharmac. card. funct. Czechosl. Med. Press (Praha), 115—8. (204)
687. MOISEJEV, S. G. et PONTRJAGINA, A. J.: Prager Abstracta, S. 225. (141)
688. MOLES, S. et al.: Amer. J. Cardiol. **14**, 5, 720—2. (177)
689. MONMA, K. et al.: Resp. Circulat. (Jap.) **12**, 8, **613**—18. (93, 192, 200)
690. —   Jap. Heart J. **5**, 3, 243—53. (85, 181)
691. MOORE, E. N. et al.: Amer. Heart J. **68**, 3, 347—61. (71, 155)
692. —   Circ. Res. **15**, 1, 77—82. (108, 195, 200)
693. MORDOVSKII, K. P.: Eksper. khir. i anesteziol. (russ.) **3**, 30—1. (115)
694. MORETTI, G. F. et al.: Presse méd. **72**, 11, 605—6. (103, 188)
695. MORGAN, C. L. et NADAS, A. S.: Amer. Heart J. **67**, 5, 617—27. (192)
696. MORI, H. et al.: Jap. circulat. J. **28**, 4, 259—65. (147)
697. MORRIS, Jr. J. J. et al.: Amer. J. Cardiol. **14**, 1, 94—100. (215)
698. —   Circulation **29**, 2, 242—52. (169)
698a. MORTON, G. W. et al.: Ann. N. Y. Acad. Sci. **118**, 1, 27—35. (11, 50)
698b. MORROW, A. G.: Amer. J. Med. **37**, 5, 754—63. (211)
699. MOSIN, L. I. et YAKOVLEV, V. M.: Sov. med. (russ.) **28**, 4, 24—9. (185)
700. MOSSBERG, S. M.: Brit. med. J. 5388, 948—50. (131)
700a. MOTOKI, Y.: Shikoku Acta med. **20**, 4, 375—90. (50)
700b. — Shikoku Acta med. **20**, 4, 391—7. (107)
701. MOTTOLA, N. et al.: Rass. int. clin. ter. **44**, 175—81. (40, 60)
702. MOULOPOULOS, S. et al.: New Engl. J. Med. **271**, 895—7. (209, 212)
703. MÜLLER, O. F. et al.: Prager Abstracta, S. 233. (215)
704. MUKAINO, S.: Jap. Circ. J. **28**, 148—52. (103)
705. MULLICAN, W. S. et FISCH, C.: Amer. Heart J. **68**, 3, 383—8. (41, 110, 202)
705a. MURATA, K. et al.: Jap. Heart J. **5**, 6, 543—8. (147)
706. MURAYAMA, M. et al.: Jap. Heart J. **5**, 4, 312—22. (91)
707. MUSIAŁ, W. et al.: Prager Vkg-Symposium, Abstracta, 7. (24, 25, 44)
707a. — Kardiol. polska 7, 4, 291—8. (25)
708. MUSSAFIA, A.: Prager Abstracta, S. 235. (99, 115)
709. MUSTARD, W. T.: Amer. J. Surg. **107**, 3, 480—5. (180)

710. NADAS, A. S. et al.: Circulation **29**, 167. (181)
711. NÁDOR-NIKITITS, J. et SZÉPLAKI, S.: Prager Abstracta, S. 235. (130)
712. NAKAMOTO, K.: Jap. Circ. J. **28**, 505—22. (41)
713. —   Jap. Circ. J. **28**, 581—94. (107)
714. —   Jap. dtsch. med. Ber. 9, 1, 87—103. (41, 107)
714a. NAKAMURA, F. F. et NADAS, A. S.: New Engl. J. Med. **270**, 1261—8.
       (212)
715. NAKONO, J.: Amer. J. Physiol. **206**, 3, 547—52. (198)
715a. NAMAZOVA, A. A. et al.: Pediatrija (russ.), 6, 37, 42. (58)
716. NAMIN, E. P. et al.: Amer. J. Cardiol. **13**, 6, 757—66. (55)
717. —   Dis. Chest **45**, 207—8. (181)
718. —   et D'CRUZ, J. A.: Brit. Heart J. **26**, 5, 689—96. (56)
719. NATH, K. et al.: J. Indian Med. Ass. **42**, 108—14. (161)
720. NATHAN, D. A. et al.: Progr. Cardiovasc. Dis. **6**, 6, 538—65. (211, 212)
721. NAUGHTON, J.: J. Oklah. Med. Ass. **57**, 502—3. (9)
722. NECCHI DELLA SILVA, A.: G. Geront., 12, 251—5. (103)
723. NEMICKAS, R. et al.: Amer. J. Cardiol. **14**, 4, 456—63. (177)
724. NESTERENKO, J. A. et al.: Grudn. khirurg. (russ.), 1, 28—31. (211)
724a. NEVRTAL, M. et KUČERA, J.: Vnitřni lék. **10**, 1, 8—15. (149)
725. NEZLIN, V. E.: Klin. med. (russ.) **42**, 4, 75—83. (172)
726. NICKEL, G.: Z. Kreisl. Forsch. **53**, 11, 1149—56. (211)

727. NICOLAS, A. A.: Rev. méd. Liège 19, 53—6. (53)
728. NISSEN, A. W. et BERTE, J. B.: Arch. intern. Med. 113, 2, 275—82.
     (140, 210)
729. NITSCHKOFF, ST.: Dtsch. Gesundh. Wes. 19, 39, 1802—7. (69)
730. NOIRET, R. et al.: Acta cardiol. 19, 6, 558—72. (50, 129)
731. NORDSTRÖM-OHRBERG, G.: Acta med. Scand. 420, Suppl., 1—75.
     (100, 113)
732. NORLAND, C. C. et SEMLER, H. J.: J. amer. med. Ass. 190, 115—8. (9)
733. NORMAN, J. C. et al.: Ann. Surg. 159, 344—61. (212)
734. NOVITSKIJ, A. S.: Pediatr., akush. i ginekol. (russ.), 1, 55—7. (47)

734a. OBIASSI, M.: Campo Elettrico Cardiaco, Milano, Besprechg.: Am.
     Heart J. 69, 6, 845, 1965; Z. Kreisl. Forsch. 54, 9, 944, 1965. (2)
735. OHYAMA, Y. et al.: Jap. Circ. J. 28, 320—3. (131)
736. OKAJIMA, M. et al.: Clin. All Round. (jap.) 13, 1145—51. (11)
737. OKUMURA, H. et al.: J. clin. digest. Dis. 6, 9, 759—62. (179)
738. OLEJNICZAK, P.: Prager Vkg-Symposium, Abstr., 8. (4, 25)
739. OMURA, Y. et al.: Circulation 30, 4, Suppl. III, 134—5. (113)
740. ONISHCHENKO, N. A. et al.: Trudi inst. terap. AMN SSSR, 5. (108, 115)
741. ONISHI, S. et al.: Resp. Circulat. 12, 2, 141—7. (177)
742. ONO, I. et al.: Jap. Heart J., 5, 272—86. (111)
742a. ORAM, S. et Davies, J. P. H.: Lancet, 1, 1294. (215)
742b. ORKAND, B. K. et NIEDERGERKE, R.: Science 146, 3648, 1176—7. (112)
743. OSKOLKOVA, M. K.: Pediatrija (russ.) 42, 45—50. (41)
744. OSTFELD, A. M. et al.: J. chron. Dis. 17, 3, 265—76. (88)
745. OSTRANDER, L. D. Jr.: Circulation 30, 6, 872—82. (68)
746. —   et WEINSTEIN, B. J.: Circulation 30, 1, 67—76. (113, 115)
747. OTTO, T. J. et OBROWSKA, D.: Pol. przegl. Chir. 36, 7, 937—40. (209)
747a. OUGIER, J. et al.: Semaine d. Hopiteaux 26, 19, 1078—9. (80)
748. OWEN, S. G. et al.: Postgr. Med. 40, 59—65. (218)
749. OYA, Z. et al.: Naika (jap.) 13, 555—61. (9)
750. OYAKE, Z.: Fukuoka Acta med. 55, 79—85. (9)

751. PACI, A. et al.: Riv. clin. pediatr. 73, 90—109. (56)
752. PAFF, G. H. et al.: Anat. Res. 149, 2, 217—23. (65, 113)
753. PALMA, A.: Minerva cardioangiol., 12, 369—71. (18, 171)
753a. — Riforma med. 78, Suppl., 1483—6. (18, 153, 171)
754. —   Rass. int. clin. ter. 44, 18—32. (89)
755. —   Rass. int. clin. ter. 44, 606—15. (18)
755a. PALMA, P. et al.: Boll. Soc. ital. cardiol. 9, 101—7. (122)
756. PALMA-GRACIA, S. et al.: Angiology 15, 174—83. (47)
757. PANSINI, R. et al.: Minerva med. 55, 41, 1641—55. (101)
758. PARADISE, R. R. et STOELTING, V. K.: Proc. Soc. exp. Biol. (N. Y.) 116,
     1, 72—4. (114, 115, 198)
759. PARIHAR, L. M. et TULPULE, T. H.: J. Indian Med. Ass. 42, 9, 410—6.
     (55, 61)
760. PARKIN, T. W.: Postgr. Med. 35, 2, 218—20. (147, 166)
760a. — Postgr. Med. 35, 4, 370—2. (166)
761. —   Postgrad. Med. 36, 164—5. (88)
762. —   Postgrad. Med. 36, 628—9. (197)
763. PARSONNET, V. et al.: Ann. N. Y. Acad. Sci. 111, 3, 915—21. (213)
764. —   Progr. cardiovasc. Dis. 5, 472—89. (211)
765. PASTINSZKY, J. et al.: Prager Abstracta, S. 248. (49)

766. PATAKI, L.: Orv. Hetil. **105**, 18, 841—3. (68)

766a. PAVLENKO, M. M. et PISKOV, V. S.: Vrach. delo. **11**, 136—7. (99)

767. PAVLOV, T. et BACHVAROV, T.: Prager Abstracta, S. 249. (73, 175)

768. PAVLOVA, T. D. et PAVLOV, V. G.: Kardiologija (russ.) **4**, 5, 90—3. (26, 171)

768aa. PAWLUK, W.: Pol. Tyg. lek. **19**, 38, 1461—3. (83)

768a. PAYNE, J. P.: Brit. med. J. **1**, 603. (210)

769. PECKHAM, C. B. et al.: Canad. med. Ass. J. **91**, 12, 639—43. (176)

770. PEIPER, U.: Med. Klinik, 12, 594—9. (28, 184)

771. PELÁEZ GÓMEZ, A.: Rev. esp. Cardiol. **17**, 379—85. (131)

772. PELEŠKA, B. et al.: Rozhl. chir. (Praha) **43**, 248—52. (214)

773. — Prager Abstracta, S. 250. (212, 213)

774. PELL, S. et D'ALLONZO, C. A.: New Engl. J. Med. **270**, 915. (134)

774a. PELLEGRINI, P. et al.: Boll. soc. ital. Cardiol., 9, 3, 174—7. (102, 107)

774b. PEÑALOZA, D. et al.: Pediatrics **34**, 4, 568—82. (57)

775. PERACCHIA, A. et al.: Minerva cardioangiol. **12**, 6, 225. (213)

776. PEREZ-CRUET, J. et GANTT, W. H.: Am. Heart J. **67**, 1, 61—72. (115)

777. PERLOFF, J. K.: Circulation **30**, 5, 706—18. (120)

777a. PERNA, N. et JACONO, A.: L'electrocardiograma nelle cardiopatie congenite. Soc. editr. univ., Roma (Bespr. in Amer. Heart J. **69**, 4, 575—6, 1965). (182, 218)

778. — et al.: Riforma med. **78**, 57—61. (149)

779. PERTSOVSKIJ, M. N.: Sov. med. **28**, 9, 34—7. (89)

780. PESCADOR, L. et al.: Nauheimer Tagung der dtsch. Gesellschaft für Kreislaufforschg.; Verhandlungen auch in Sonderausgabe erschienen.(211)

781. PETKOVICH, M. D. et al.: Amer. Heart J. **68**, 3, 391—6. (103)

781a. PETROVSKIJ, V. I.: Serd.: sos. sistema v norme i patol. (Petrozavodsk, russ.), 46—8. (89)

782. PHILLIPS, S. J. et al.: Amer. Heart J. **68**, 4, 524—33. (106)

783. PIERAU, F. K. et DÖRNER, J.: Naunyn-Schmiedeberg's Archiv **248**, 2, 174—84. (202)

783a. PILEGGI, F. et al.: Arch. Bras. Cardiol. 17, 6, 487—94. (177)

784. PILLEN, D. et SCHNEIDER, H.: Z. Kreisl. Forsch. **53**, 7, 695—706. (210)

785. PIPBERGER, H. V.: Heart Buel. **13**, 44—7. (4, 11)

786. — et PIPBERGER, H. A.: Amer. J. Cardiol. 14, 3, 307—16. (9, 12, 39)

787. — et al.: Ann. N. Y. Acad. Sci. **115**, 1115—28. (11)

787a. PITKIN, F. I.: Trans. Ass. Life Insur. med. Div. Amer. **48**, 235—50. (37)

788. PLAS, F. et al.: Ann. méd. acc. et trafic, 15. (62)

789. — Rev. med. Aero (Paris), 3, 59—60. (37)

790. PLAVŠIČ, Č. et LAMBIČ, I.: Cardiologia **44**, 17—27. (41, 114)

791. POLETTI, T.: Minerva cardioangiol. **12**, 10, 443—9. (114)

792. PONOMAREV, A. A.: Kazan. med. zh. (russ.), 1, 18—21. (161)

793. — et SIMRNOVA, Z. A.: Vrach. delo (russ.), 1, 46—8. (159, 169)

794. PÖNTINEN, P. I. et al.: Duodecim **80**, 16, 693—9. (215)

795. POPOV, I. P. et al.: Pat. fiziol. i. eksp. ter. (russ.), 8, 69—73. (109)

795a. POPOVA, N. K. et al.: Patol. fiziol. serd.-sos. sits., I, Tbilisi (russ.), 173—5. (208)

796. POPPER, R. W. et al.: Amer. Heart J. **68**, 1, 32—7. (210)

797. PÓR, F. et al.: Z. Kreisl. Forsch. **53**, 12, 1201—8. (160)

798. PORFIRJEV, G. I.: Vrach. delo (russ.), 1, 80—4. (108, 161)

799. PORTO, C. C.: Arq. Brasil. Cardiol. 17, 313—46. (103)

800. POWELL, S. J.: Centr. Afr. J. Med. **10**, 54—6. (61)

801. Pracka, H.: Prager Vkg-Symposium, Abstr. 8. (25, 74, 163)
802. Prato, G. H. et Bouchard, F.: Arch. mal. coeur 57, 1, 50—63. (180)
803. Presnjakov, D. F.: Kardiologija (russ.) 4, 3, 80—2. (25)
804. Price, J. H.: Clin. Anesth., 2, 61—85. (9)
805. Prichard, B. N. C. et Gillam, P. M. S.: Brit. med. J., 5411, 725—7. (115)
806. Priola, D. V. et Randall, W. C.: Circulat. Res. 15, 6, 463—72. (49)
806a. Prokopjeva, E. M.: Patol. fiziol. serd.-sos. sist., T.I, Tbilisi (russ.), 85—6. (105)
807. Proskurikova, N. S.: Mater. nauchn. sessii Dnepropetr. med. inst. (russ.), 178—9. (57, 187)
808. Pruitt, R. D.: Amer. Heart J. 68, 1, 111—8. (209)
809. Pryor, D.: Dis. Chest. 46, 2, 226. (35, 153)
810. — Dis. Chest. 45, 328—9. (72, 135)
811. — et Blount, Jr. S. G.: Amer. J. Dis. Child 107, 4, 428—30. (215)
812. Pshenichnyi, I. P.: Fiziol. zh. im Sech. SSSR 50, 9, 1144—9. (40)
813. Puceiko, O. K.: Kardiologija (russ.) 4, 4, 79. (92)
814. Puddu, V. et al.: Prager Abstracta, S. 264. (62, 64, 97)
815. Puech, P. et al.: Arch. mal. coeur 57, 8, 897—918. (85, 114, 198)
816. Punsar, S.: Suom. Laak. 19, 417—26. (S. 89)
817. Purjesz, I. et Huttner, I.: Steroids 3, 4, 471—8. (108, 118)

818. Quaglia, G. B. et al.: Panminerva med. 6, 275—6. (83)
819. Quarti, M. et al.: Osped. Maggiore 59, 423—41. (101)
820. Quivers, W. W. et al.: Amer. J. Cardiol. 14, 5, 616—21. (161, 169)

821. Raab, W. et al.: Proc. Soc. exp. Biol. (N. Y.) 116, 3, 665—9. (118)
821a. Rabbino, M. D. et al.: J. amer. med. Ass. 190, 417. (215)
822. Rabinowitz, M. et al.: Prager Abstracta, S. 266. (215)
823. Race, D. et al.: J. thor. cardiovasc. Surg. 47, 3, 271—82. (209)
824. Rachev, M. et al.: Prager Abstracta, S. 270. (58, 89)
824a. Radushkevich, V. P. et al.: Elektron. i khimija v kardiol. (Voronezh, russ.) 359—68. (215)
825. Rajskina, M. E.: Mat. 16 sessii inst. ter. AMN SSSR (russ.), S. 24. (136, 208)
825a. — et Rastorgujeva, B. P.: Patol. fiziol. s.-s. sist., T1, Tbilisi, 177—9. (136)
826. Randall, W. C. et Priola, D. V.: Proc. Soc. exp. Biol. (N. Y.) 115, 1, 46—8. (49)
827. Rapado, E. A. et al.: Rev. clin. Esp. 93, 171—6. (103)
828. Rautaharju, P. M. et Blackburn, H. W.: Circulation 30, 4, Suppl. III, 143. (91)
829. Rautenberg, H. W.: Med. Welt, 12, 636—40. (12)
830. Reale, A.: Prager Abstracta, S. 272. (215)
830a. Recavarren, S. et Arias-Stella, J.: Brit. Heart J. 26, 6, 806—12. (107)
831. Ree, M. J.: Brit. Heart J. 26, 4, 566—71. (115)
832. Reeve, R. et MacDonald, D.: Amer. J. Cardiol. 14, 3, 415—9. (162, 169)
833. Reiderman, M. I. et Golcman, R. R.: Ter. arkh. (russ.) 36, 3, 122—6. (209)
834. Reindell, H. et al.: Arch. Kreisl. Forsch. 43, 1—3, 3—85. (158)
835. Renner-Mada, F. H.: Arzneimittelforsch. 14, 3, 235—7. (12)
836. Reynolds, B. H. et Scherl, N. D.: New Engl. J. Med. 270, 24, 1301—2. (206)

837. REYNOLDS, Jr. E. W.: Amer. Heart J. **67**, 5, 651—6. (1)
838. — et YU, P. N.: Circulation **30**, 4, Suppl. 4, 144—4. (38)
839. — — Circ. Res. **15**, 1, 11—9. (38, 208)
840. — et al.: Amer. J. Cardiol. **14**, 4, 513—21. (114, 210)
841. RI, E.: Acta paediatr. jap. **68**; a-867-75; b-876-82; c-883-92; d-893-903.
        (41, 57, 111)
842. RICHARDS, CH. C. et FREEMAN, A.: Anesthesiology **25**, 3, 388—91. (20)
842a. RICORDEAU, G. et al.: Presse méd. **72**, 49, 2907—12. (212)
842b. RIJLANT, P.: Electrophysiol. of the Heart (Proc. of Milano), Pergon
        Press. 309, S. 309—40. (11)
843. RINGEL, J.: Česk. pediat. **19**, 399—405. (198)
844. RIZZON, P. et al.: Mal cardiovasc. **5**, 2, 179—202. (50, 129)
845. — Cuore circul. **48**, 235—80. (104)
846. ROBB, G. P. et MARKS, H. H.: Amer. J. Cardiol. **13**, 603—18. (95)
847. ROBINSON, J. S. et al.: Med. J. Austr., 1, 427—32. (9, 136)
848. RODEWALD, G. et al.: Z. Kreisl. Forsch. **53**, 8, 860—4. (211)
849. RODMAN, E. T. et al.: Circulation **29**, 182—5. (212)
850. RODOKANAKIS, C. et SYMÉONIDIS, J.: Prager Abstracta, S. 277. (103)
851. RODSTEIN, M. et al.: Amer. J. Cardiol. **13**, 619—23. (147)
852. ROGEL, S. et al.: Amer. Heart J. **67**, 4, 516—23. (84)
852a. ROLDUGINA, K. E.: Elektron. i khimija v kardiol., Voronezh (russ.),
        155—63. (181)
852b. ROLLASON, W. N.: Electrocardiography for the anesthesist, Davis. (105)
853. ROMERO, L. et al.: Prensa med. Argent. **51**, 692—8. (76)
854. ROSE, K. D. et DUNN, F. L.: Nebraska med. J. **49**, 9, 447—56. (10, 63,
        90, 103)
854a. ROSENBAUM, B. B.: Progr. cardiovasc. Dis. **7**, 3, 199—255. (103)
855. ROSENFELD, I. et MASTER, A. M.: Circulation **29**, 2, 212—8. (10, 95)
856. — et al.: Circulation **29**, 2, 204—11. (10, 95)
857. ROSENKRANZ, K. A. et DREWS, A.: Z. Kreisl. Forsch. **53**, 6, 615—8. (91)
858. ROSETTANI, E. et al.: Minerva med. **55**, 1988—90. (13)
859. ROSKAMM, H. et al.: Arch. Kreisl. Forsch. **43**, 178—209. (60)
860. — Dtsch. Arch. klin. Med. **209**, 331—59. (93, 95, 96, 130)
861. ROSS, E. M.: Arch. intern. Med. **114**, 6, 811—4. (209, 215)
862. ROSSI, L.: Acta cardiol. **19**, 286—304. (69)
863. ROTBERG, J. T. et al.: Arch. Inst. Cardiol. Mexico **34**, 1, 49—57. (131)
863a. ROZENBLIT, J. et REICH, J.: Kardiol. pol. **7**, 4, 317—21. (79, 85)
864. RUDOLPH, W. et al.: Réanim. et organes artific. **1**, 1, 77—9. (215)
865. RUDJAKOV, J. I.: Ter. arkh. (russ.) **36**, 7, 45—51. (157)
866. — Kardiologija (russ.) **4**, 2, 72—3. (157)
867. RULLI, V.: Cuore circ. **48**, 51—6. (60)
868. RUSSEK, H. I. et HOWARD, Jr. J. C.: J. amer. med. Ass. **189**, 2, 108—12.
        (115)
869. RUTTKAY-NEDECKÝ, I. et MAYER, R.: Prager Abstracta, S. 284. (171)
869a. RYBAKOV, I.: Nov. med. tekhn. (russ.) **2**, 3—15. (8)

870. SACREZ, R. et al.: Med. infant (Paris) **71**, 425—9. (56)
871. SAGÜÉS, A. et MARTINEZ CARO, D.: Prager Abstracta, S. 286. (105)
871a. SAKAKIBARA, S. et al.: Surg. Ther. (Tokyo) **11**, 1, 120—3. (152)
872. SAKAUCHI, G. et al.: Jap. Circul. J. **28**, 8, 595—601. (140)
873. SALTZMANN, P. W. et al.: Circulation **30**, 4. Suppl. III, 150—1. (74, 134)
874. SALVETTI, A. et al.: Cuore circ. **48**, 192—208. (98)
875. SALVO, E. et al.: Boll. soc. ital. cardiol. **9**, 214—25. (178)

876. SAMET, PH. et al.: Amer. J. Cardiol. 14, 4, 477—82. (189, 213)
876a. SAMITLER, J. et al.: Clin. lab. (Zaragoza) 78, 401—7. (18)
877. SÁNCHEZ CASCOS, A. et al.: Rev. clin. Esp. 92, 423—9. (148)
878. SANDERS, C. A. et al.: Medicine (Baltimore) 43, 3, 393—9. (148)
879. SANDLER, A. J. et MARIOTT, H. J.: Circulation 30, 4, Suppl. III, 151. (206)

880. SANNA, S.: Prager Abstracta, S. 289. (119)
881. SANO, T. et SCHER, A. M.: Circ. Res. 14, 2, 117—27. (204)
882. — et al.: Jap. Heart J. 5, 4, 347—58. (41, 71, 124, 154)
882a. — et al.: Japan. J. Physiol. 14, 659—68. (28)
883. SANTOLI, C. et al.: Rass. int. clin. ter. 44, 78—87. (159)
883a. SARKISJAN, H. M.: Pediatrija (russ.), 11, 28—34. (58)
884. SASAMOTO, H. et al.: Jap. Circ. J. 28, 833—9. (98)
884a. SASHENKOVA, T. P.: Pediatrija (russ.) 43, 63—4. (57)
885. SAUVAN, R.: Poumon coeur 20, 9, 995—1004. (214, 215)
885a. SAVELJEV, V. S. et al.: Grudn. khir. (russ.) 6, 99—100. (211)
886. SCEBAT, L. et al.: Arch. mal. coeur 57, 2, 199—211. (118)
887. SCHAEDE, A. et al.: Z. Kreisl. Forsch. 53, 1209—17. (89)
888. SCHAMROTH, L.: Cardiologia 44, 37—45. (200, 201)
889. — Prager Abstracta, S. 290. (200)
890. — et BRADLOW, B. A.: Brit. Heart J. 26, 2, 285—88. (72)
891. SCHEININ, T. M. et al.: Duodecim 80, 16, 700—6. (215)
892. SCHENNETTEN, F. et al.: Z. ges. Inn. Med. 19, 59—65. (115)
892a. — Vademecum d. klinischen Elektrokardiographie, 7. Aufl. (218)
893. SCHER, A. M.: Amer. J. Cardiol. 14, 3, 287—93. (33)
894. SCHERF, D. et COHEN, J.: Dis. Chest 46, 6, 725—6. (66)
895. — — The AV-Node and selected cardiac Arrhythmias. N.-Y (Besprechung in Z. Kreisl. Forsch. 54, 1, 115—6, 1965). (79, 211)

896. — Amer. J. Cardiol. 13, 2, 219—25. (190)
897. — et al.: Cardiologia 45, 2, 57—64. (141, 195)
898. SCHMIDT, J.: Med. Welt 38, 1989—92. (145)
898a. — Intern. Prax. 4, 3, 353—64. (143)
898b. — Intern. Prax., 4, 4, 507—18. (146)
899. SCHNEIDER, H.: Amer. Heart J. 67, 5, 628—34. (211)
899a. SCHOR, S. S. et al.: Ann. intern. Med. 61, 6, 1006—14. (139)
900. SCHOTT, A.: Postgraduate Med. J. 40, 19—23. (219)
901. SCHRIRE, V.: S. Afr. med. J. 38, 3, 46—9. (60)
902. — S. Afr. med. J. 38, 28, 598—601. (61)
903. — et BARNARD, C. N.: S. Afr. med. J. 38, 41, 721—8. (172)
903a. SCHRÖDER, R. et SÜDHOF, H.: Praktische Ekg-Auswertung, Stuttgart (218)

904. SCHUBERT, E.: Z. ges. inn. Med., 19, 1, 17—22. (2)
904a. — Mitteil. Blatt d. biophys. Gesellsch. d. DDR, 4, 2—10. (2)
904b. — Zschr. inn. Med. (Leipzig) 19, Tagungsbericht, S. 109. (184)
905. — et JAGIELSKI, J.: Z. ges. inn. Med., 19, 354—8. (14)
906. — et THOSS, F.: Arch. Kreisl. Forsch. 45, 162—71. (2)
907. SCHUDER, J. C. et al.: Circ. Res. 15, 3, 258—64. (214)
908. — Circulation 30, 4, Suppl. III, 154—5. (211)
909. SCHÜLLER, H. et al.: Thoraxchirurg. 12, 3, 189—92. (213)
910. SCHULDT, H.-H.: Z. Kreisl. Forsch. 53, 6, 648—55. (215)
910a. SCHULTE, F. J. et al.: Klin. Wschr. 42, 3, 140—6. (112)
910b. SCHULER, G. et ROY, O. Z.: Proc. 17th Conf. engeen. med. biol., 122. (2)

911. Schwab, R. H. et al.: Amer. J. med. Sci., 248, 290—303. (105)
912. Schwarzbach, W.: Internist. Praxis 4, 3, 365—80. (114)
913. — Z. Kreisl. Forsch. 53, 10, 1002—13. (159, 169)
913 a. Schwarzer, F. et al.: Elektromedizin, 9, 156—60. (8)
914. Schwartz, H. J.: Arq. Brasil. cardiol. 17, 99—112. (69)
915. Schwartz, L. S.: Progr. cardiovasc. Dis. 6, 4, 366—407. (114)
916. — et Schwartz, S. P.: Amer. J. Cardiol. 14, 4, 483—93. (191)
917. Schwartze, H. et al.: Prager Abstracta, S. 296. (52)
918. Schwedel, I. B. et Escher, D. J. W.: Ann. N. Y. Acad. Sci. 111,
        3, 972—80. (211)
919. Schweitzer, P.: Z. Kreisl. Forsch. 53, 5, 489—95. (153)
920. Scoppola, L.: Policlinica 71, 1218—25. (104)
921. Segal, N. et al.: J. clin. Invest. 43, 8, 1541—50. (213)
921 a. Sekimoto, T.: J. Keio med. Soc., 41, 3, 207—14. (107)
922. Selzer, A. et Wray, W.: Circulation 30, 1, 17—26. (209)
923. Semenov, V. N.: Ter. Arkh. (russ.) 36, 5, 94—7. (215)
924. Seymour, J. et al.: Brit. med. J., 5397, 1551—2. (113)
925. Shafer, N. et al.: Amer. J. Med. 38, 2, 316—20. (104)
926. Shalan, L. J. et al.: Amer. Heart J. 68, 3, 387—90. (115, 198)
927. Shapiro, H. S. et al.: Amer. J. Cardiol. 14, 2, 232—6. (131)
928. Shapiro, H. et al.: Amer. J. med. Electron., 3, 41—9. (46)
929. Shee, J. Ch.: Brit. Heart J., 26, 1, 151—3. (101)
930. Shem-Tov, V. et al.: Harefuah 67, 1, 1—4. (132)
931. Shestakov, S. V.: Ter. arkh. (russ.) 36, 11, 55—9. (103, 115, 207)
931 a. Shilinskaite, Z. I.: Tezisi nauchn. konfer. kardiologov LitSSR,
        Kaunas. (russ.). (7)
931 b. — Tezisi dokl. III s'ezda terap., Kaunas. (russ.). (7)
932. Shields, D. E. et Perez-Mera, R.: Amer. J. med. Sci. 247, 1, 48—56.
        (36, 61)
932 a. Shouse, E. E. et Acker, Jr. J. E.: Obstet. et Gynec. 24, 6, 817—8.
        (214)
933. Shubeck, F.: Univ. Mich. med. Cent. J. 30, 19—20. (53)
934. Sibilla, D. et al.: Cuore Circ. 48, 98—111. (190)
935. Sidorenkov, M. I.: Ter. arkh. (russ.) 36, 4, 49—54. (130)
936. Simonson, E. et al.: Amer. Heart J. 68, 4, 438—42. (4, 17, 45)
937. Singer, E. P.: Anigiology 15, 276—9. (123)
938. Sipilä, W.: Suom. Laak 19, 405—15. (119)
939. Sirbulesco, R. et al.: Prager Abstracta, S. 302. (132)
940. Skachilova, N. V. et Agranenko, V. A.: Klin. med. (russ.) 42, 8,
        51—8. (111)
941. Skinner, Jr. N. S. et al.: Amer. J. Med. 36, 3, 342—50. (206)
942. Skoulas, A. et Horlick, L.: Amer. J. Cardiol. 14, 2, 174—7. (205)
943. Slochevski, P. M.: Kardiologija (russ.) 4, 4, 48—55. (157)
944. Smirk, F. H. et al.: Amer. J. Cardiol. 14, 1, 79—88. (195, 198)
945. Smirnov, K. M. et Zaiceva, N. V.: Teorija i prakt. fiz. kult. (russ.),
        7, 27—30. (40)
946. Smith, R. F.: Circulation 29, 5, 672—9. (63)
947. — U. S. Naval Sch. Aviat. Med. 11, 1—20. (63)
948. Smith, W. G. et al.: Brit. Heart J. 26, 4, 469—76. (64)
949. Smolarz, W.: Pol. arch. med. wewn. 34, 1, 63—7. (111)
950. — et al.: Pol. arch. med. wewn. 34, 210—4. (139)
951. So, C. S. et Blömer, H.: Med. Klin., 59, 569—73. (163, 164)

952. Sodi-Pallares, D. et al.: Atti soc. ital. cardiol., 2, 107—12. (112, 118)
953. Sokolov, A. V.: Kardiologija (russ.) 4, 3, 48—54. (7)
954. Soloff, L. A. et Inglessis, G.: Circulation 30, 4, Suppl. III, 167. (165, 176)
955. Soloman, S.: Pers. Mitt. (129)
956. Solovjeva, V. S.: Kardiologija (russ.) 4, 3, 71—3. (149)
957. Solti, F. et al.: Z. ges. inn. Med. 19, 558—61. (42)
958. — Z. Kreisl. Forsch. 53, 6, 607—14. (104)
959. Somló, E.: Mag. belorv. arch. 17, 5, 236—42. (193)
960. Sonnivo, E. et al.: Gazz. int. med. chir. 69, 1661—72. (109)
961. Sorokin, P. A.: „Funkcii organisma" (russ.), t. 3, 116—25. (103, 106)
962. Soscia, J. L. et al.: Amer. J. Cardiol. 13, 4, 553—7. (141)
963. Sowton, E.: Brit. Heart J. 26, 6, 737—46. (213)
964. — et Davies, J. G.: Brit. med. J., 5396, 1470—4. (212)
964a. — et al.: Lancet, 2, 7369, 1098—100. (212)
965. Spann, J. F. Jr. et al.: New Engl. J. Med. 271, 427—31. (136)
966. Spesivceva, V. G. et Hanmamedova, I. V.: Ter. arkh. (russ.) 36, 10, 117—22. (108)
967. Spiridonova, M. V.: Sov. med. (russ.) 28, 9, 18—22. (107)
968. — Kardiologija (russ.) 4, 5, 81. (107, 192)
969. Sprawls, Jr. P. et al.: Radiology 82, 1, 44—5. (8)
970. Sprüth, G et Lauer, A.: Z. Kreisl. Forsch. 53, 2, 153—63. (157)
971. Squadrito, G. et al.: Boll. soc. ital. cardiol., 9, 360—4. (124, 147)
971a. — — Boll. Soc. ital. Cardiol. 9, 2, 69—71. (69)
972. Srikantia, S. G. et al.: Circulation 29, 1, 118—23. (60)
973. Srivastava, S. C. et Robson, A. O.: Lancet, 2, 7357, 431—3. (104)
974. Staewen, W. S. et al.: Maryland Med. J. 13, 70—3. (9)
975. Stallmann, F. W.: Amer. Heart J. 67, 1, 136—7. (11)
976. Starmer, C. F. et al.: Amer. J. Cardiol. 14, 4, 537—46. (9)
977. Stasinski, T. et Olejniczak, P.: Z. ges. inn. Med. 19, 15, 74—7. (164, 172)
978. — et al.: Z. ges. inn. Med., 19, 405—10. (173)
979. Steen, S. N.: Hosp. Progr. 45, 120. (105)
980. Steinbach, G. et Giegler, I.: Dtsch. Gesundh. Wes. 19, 44, 2066—70. (159)
981. Steibereitner, K.: Cah. anesth. 12, 2, 145—58. (105)
982. Steiner, I. et Formanek, G.: Z. Kreisl. Forsch. 53, 3, 594—9. (182)
983. Steinmetz, E. F. et al.: J. Indiana med. Ass. 57, 3, 213—9. (215)
984. Stenzel, K. H. et al.: J. amer. med. Ass. 187, 372—3. (112)
985. Stephenson, Jr. S. E. et Brockman, S. K.: Ann. N. Y. Acad. Sci. 111, 3, 907—14. (213)
986. Sterz, H.: Med. Klinik, 59, 611—4. (157)
986a. — Beitr. Klin. Erforsch. Tuberk. 129, 164—8. (159)
987. Stoeckle, H. et al.: Circulation 30, 4, Suppl. III., 167. (211)
988. Stoermer, J. et al.: Arch. Kinderheil. 170, 125—41. (44, 175)
989. Storer, W. R. et al.: Surg. Gynec. Obstet. 119, 6, 1233—6. (53)
990. Storstein, O.: Exp. Med. Surg. 22, 1, 13—23. (103)
990a. — Acta chir. Scand. 128, 6, 574—7. (179)
990b. Stoyanov, P. K.: Med. Klin. 59, 52, 2055—6. (137)
991. Straube, K.-H.: Z. Kreisl. Forsch. 53, 1, 68—77. (140)
992. Stscheglowa, M. A.: Dtsch. Gesundh. Wes. 19, 7, 303—8. (101)

992a. Stscheglowa, M. A. et Strelkova, E. T.: Dtsch. Gesundh. Wes. **19**, 33, 1521—5. (215)
992b. Stypowa, I.: Kardiol. pol. **7**, 299—309. (41)
993. Suarez, R. M. Sr. et al.: Bol. asoc. med. P. Rico **56**, 123—35. (105)
994. Subramanian, G.: Indian Heart J. **16**, 5—25. (147)
994a. Suékané, K. et Coraboeuf, E.: J. physiol. (Paris) **56**, 6, 777—87. (112)
994b. — et al.: Compt. rend. Soc. biol. **158**, 6, 1203—7. (50)
995. Sugeno, H. et al.: Jap. Heart J. **5**, 2, 140—9. (85)
996. Suma, K.: Resp. Circulat. (jap.) **12**, 6, 437—42. (212)
997. Sumarokov, A. V.: Sov. med. (russ.) **27**, 10, 104—8. (202)
998. Sumner, R. G. et al.: Circulation **30**, 4, 578—87. (176)
999. Surawicz, B. et al.: Circulation **30**, 4, Suppl. III, 167—8. (208)
1000. — Mod. Conc. cardiovasc. Dis. **33**, 875—80. (112)
1001. — et MacDonald, M. G.: Amer. J. Cardiol. **13**, 2, 198—208. (200)
1002. Sureau, C et al.: Gynec. et Obstet. **63**, 2, 149—69. (52)
1003. Sutin, G. J. et Schrire, V.: Amer. Heart J. **67**, 749—56. (54, 61)
1004. — et al.: Lancet, 2, 532—3. (55)
1004a. Suzuki, M.: J. Jap. Soc. intern. Med. **53**, 9, 1170—84. (129)
1005. Swales, J. D.: Lancet, 2, 7374, 1365—6. (110)
1006. Swanepoel, A. et al.: Amer. Heart J. **67**, 1, 1—3. (61)
1007. Swynghedauw, B.: Concours méd. (Suppl.) 8, 37—72. (218)
1008. — Concours méd. (Suppl.) 73—108. (218)
1009. Sykosch, J. et al.: Zbl. Chir. **89**, 479—84. (213)
1010. Symposium über Pacemakers. Ann. N. Y. Acad. Sci. 111, 3, 813—1022. (213)
1011. Szàm, J.: Z. ges. inn. Med. **19**, 14, 585—8. (210)
1012. Ščeglová, M. V.: Cas. lék. česk. **103**, 234—7. (42)
1013. Štejfa, M., Jr. et al.: Scripta med. (Brno) **37**, 5, 193—202. (127)
1013a. Štulhofer, M. et al.: Klin. Med. (Wien) **19**, 9, 401—5. (211)
1014. Šwiderski, J. et al.: Prace i mater. nauk. JMD (pol.) II, 203—5 (auch in Brit. Heart J. **24**, 5, 561—80, 1962). (84)

1015. Tabeau, J. et al.: Pol. tyg. lek. **19**, 1318—21. (87)
1016. Taber, R. E. et al.: Circulation **29**, 2, 182—5. (212)
1017. Taccardi, B. et al.: Atti soc. ital. cardiol. 2, 55—6. (5)
1017a. — et Marchetti, G.: Proc. Istit. Cardiol. Sper., Milano, 257—80. (5)
1018. — Prager Abstracta, S. 323. (5, 122)
1019. Taccola, A. et al.: Folia med. (Napoli) **47**, 229—37. (104)
1019a. — Folia med. (Napoli) **47**, 952—61. (41)
1020. Taikh, Ya J. et al.: Ter. arkh. (russ.) **36**, 7, 109—11. (205)
1021. Takač, M. et al.: Cardiologia **45**, 276—87. (208)
1022. Takashima, T. et al.: Anesth. Analg. Curr. Res. **43**, 2, 201—8. (105)
1023. — — Clin. Surg. (Tokyo) **19**, 1271—7. (105)
1024. — Resp. Circulat. (jap.) **12**, 6, 433—5. (18, 154)
1025. Takasugi, M.: Fukuoka acta med. **55**, 628—37. (149)
1026. Takkunen, I.: Ann. acad. sci. Fenn. **107**, Suppl. 1—82. (58)
1027. Tamura, K. et al.: Jap. Heart J. **5**, 2, 180—7. (141)
1027a. Tardini, A. et al.: Riv. Anat. Prat. **25**, 1, 1—16. (145)
1028. Tarlov, E. L. et Steinhardt, J. I.: Ter. arkh. (russ.) **36**, 10, 84—90. (159, 169)
1029. Tarr, M. et Sperelakis, N.: Amer. J. Physiol. **207**, 3, 691—700. (28)
1029a. Tartakovskij, M. B.: Osnovi klin. vektorkardiografii (russ., Leningrad). (26)

1030. TASSOPOULOS, N. M. et al.: Dis. Chest 46, 2, 130—7. (113)
1030a. TATTER, D. et al.: Amer. J. Dis. Child 108, 1, 88—93. (101, 193)
1031. TAVEL, M. E. et FISCH, C.: Circulation 30, 4, 493—500. (212)
1032. — — Amer. Heart J. 68, 4, 534—7. (34, 115, 121)
1033. TAYMOR, R. C. et al.: Circulation 30, 6, 865—71. (154, 171)
1034. TELERMAN, M. et al.: Prager Abstracta S. 325. (212)
1035. TESTA, O. et al.: Minerva cardioangiol. 12, 31—4. (104)
1035a. TESTONI, F. et al.: Boll. Soc. ital. Cardiol. 9, 108—14. (120)
1036. TETERIS, N. J. et al.: Ohio med. J. 60, 246—51. (53)
1037. THULESIUS, O.: Svens Lokartid. 61, 2240—7. (210, 218)
1038. THURMANN, M. et al.: Missouri Med. 61, 175—81. (182)
1039. TITUS, J. L. et al.: Amer. Heart J. 67, 5, 588—92. (181)
1039a. TKACHENKO, B. I.: Dokl. AN SSSR (russ.) 154, 4, 994—7. (186)
1039b. TODA, N. et al.: Jap. J. Pharmacol., 144, 412—24. (108)
1040. TOMOMATSU, T. et al.: Jap. Circ. J. 28, 905—12. (108)
1040a. — Jap. Heart J. 5, 583—91. (104)
1040b. TOMOV, L. et al.: V'tr. Bol. (Sofia) 3, 6, 869—73. (205)
1041. TORRES, J. C. et ANGELAKOS, E. T.: Amer. J. Physiol. 207, 1, 199—202.
        (65, 105, 186)
1041a. TORRESANI, J. et al.: Marseille méd. 101, 1, 27—33. (212)
1042. TOURNIAIRE, A. et al.: Le coeur pulmonaire chronique, Paris 1964
        (Besprechung in Arch. mal. Coeur 58, 1, 150, 1965). (162)
1043. TOYAMA, S. et al.: Jap. Circ. J. 28, 4, 230—4. (74)
1044. TOYAMA, Y. et al.: J. Ther. (Tokyo) 46, 419—29. (218)
1045. TOYOSHIMA, H. et al.: Amer. J. Cardiol. 13, 4, 498—509. (88, 117)
1045a. TRANCHESI, J. et al.: Arq. Brasil. Cardiol. 17, 495—504. (122)
1046. TRAUTWEIN, W.: Nauheimer Tagung, Autoreferate. (204)
1047. TREVER, R. W.: Ann. intern. Med. 59, 5 (I), 732—7. (215)
1048. TRONCONI, L. et al.: Mal. Cardiovasc. 5, 127—37. (168)
1049. — Minerva cardioangiol. 12, 28—31. (9, 213)
1050. — Minerva anest. 30, 305—13. (105)
1051. — Prager Abstracta, S. 331. (105)
1051a. TSUJI, Y. et al.: Surgery (Tokyo) 26, 4, 407—11. (214)
1052. TURCHETTO, B. et al.: Boll. soc. ital. cardiol. 9, 3, 169—73. (102)
1052a. TUROVA, A. D.: Farmakol. i toksikol. (russ.) 27, 5, 561—4. (114)
1052b. TURNER, R.: Electrocardiography, 2nd Ed. (218)

1053. UDELNOV, M. G.: Kardiologija (russ.) 4, 2, 92. (29)
1054. UEDA, H. et al.: Jap. Heart J. 5, 4, 359—72. (48)
1055. — Naika (jap.) 13, 149. (121)
1055a. — Naika 14, 1119—39. (10)
1056. UHLEY, H. N. et RIVKIN, L. M.: Amer. J. Cardiol. 13, 1, 41—7. (71)
1057. UNDERHILL, W. L. et al.: Circulation 29, 5, 762—7. (21)
1058. URINA DAZA, M. et al.: Arch. Inst. Cardiol. Mexico 34, 469—77. (103)
1059. URR, I.: Prager Abstracta, S. 334. (79)
1060. UZSOY, N. K.: Amer. J. Cardiol. 13, 3, 320—8. (103)

1060a. VADOT, L. et al.: Path. Biol. (Paris) 12, 849—53. (105)
1061. VAKIL, R. J.: Amer. J. Cardiol. 14, 1, 55—63. (120)
1062. VALENTE, J. L.: Gaz. med. Port. 17, 356—60. (103)
1062a. — C. R. Soc. Biol. (Paris) 158, 1783—5. (104)
1063. VAN DAM, R. et DURRER, D.: Amer. J. Cardiol. 14, 3, 294—300.
        (3, 39, 87)

1064. Van Dam, R. et al.: Amer. J. Cardiol. 14, 2, 184—92 (33)
1065. Van Dijk, L. M.: Prager Abstracta, S. 77. (212)
1066. Van Mierop, L. H. et al.: Amer. J. Cardiol. 13, 407—14. (28)
1067. Vassalle, M. et al.: Amer. J. Physiol. 207, 2, 334—40. (28, 65, 111)
1067a. Veloso, C. et al.: Arq. Brasil. Cardiol. 17, 505—18. (103)
1068. Venerando, A. et al.: J. Sport. Med. 4, 135—41. (64)
1068a. Verdun, W. et di Cantogno, L.: Mal. Cardiov. 5, 4, 603—24. (119)
1069. Vercel, R. M. et al.: J. de méd. de Bordeaux 141, 1, 59—66. (162)
1070. Verger, P. et al.: Arch. Franç. pediatr. 21, 2, 200. (102, 169)
1071. Verhave, J. H.: Rocky Mountain Med. J. 61, 40—3. (130)
1072. Vernant, P.: Coeur med. intern. 3, 71—82. (182)
1072a. Vincenzi, M. et al.: Folia cardiol. 23, 5, 467—88. (156)
1073. Vintera, J.: Čas. lék. česk. 103, 258—64. (25)
1073a. Visco, G. et al.: G. mal. infett. 16, 703—12. (104)
1073b. Visioli, O. et al.: G. Clin. Med., 45, 1267—79. (143)
1074. Vítek, B.: Česk. pediatr. 19, 495—503. (20)
1075. —   et Valenta, J.: Scr. med. fac. med. Univ. Brunensis 37, 185—92.
            (20)
1076. Vitolo, A.: Clinica (Bologna) 23, 4, 174—9. (215)
1077. Völkner, E. et Gayda, P.: Z. ges. inn. Med. 19, 18, 123—5. (114)
1078. Vogel, J. H. et al.: Amer. Heart J. 67, 158—61. (210)
1079. Volpin, E. A.: Akush. i ginekol. (russ.) 6, 30—6. (53)
1079a. —   Trudi nauchn. konf. I Mosk. med. inst. (russ.), 204—6. (53)
1080. Vuylsteek, K. et al.: Prager Abstracta, S. 342, (38, 45)
1081. Vyhnálek, J. et Zapletal, Z.: Ann. paediat. (Basel) 202, 3, 161—70.
            (55)

1082. Wada, T.: J. Ther. (Tokyo) 46, 430—44. (115)
1083. —   J. Ther. (Tokyo) 46, 980—4. (218)
1084. —   J. Ther. (Tokyo) 46, 613—7. (218)
1085. Wagner, L.: Wien. med. Wschr. 114, 180—6. (104)
1086. Wagner, M. L. et Arbeit, S. R.: Amer. J. Cardiol. 13, 1, 81—3. (136)
1087. Wakabayashi, A. et al.: Resp. circul. (jap.) 12, 8, 605—10. (149)
1088. Walker, W. J. et al.: New Engl. J. Med. 271, 12, 597—601. (108, 212)
1089. Wallace, A. G. et Dagget, W. M.: Circ. Res. 15, 2, 93—102. (49, 115)
1090. — —   Amer. Heart J. 68, 5, 661—6. (190, 204)
1090a. —   et Sarnoff, S. J.: Circul. Res. 14, 86. (49)
1091. Walsh, S. Z.: Amer. Heart J. 68, 2, 182—92. (55)
1092. —   Mschr. Kinderheilk. 112, 291—7. (56)
1093. —   Brit. Heart J. 26, 5, 679—87. (54)
1094. Ward, O. C.: J. Irish med. Ass. 54, 332, 103—6. (102)
1094a. Warembourg, H. et al.: Acta tuberc. Belg. 55, 205—16. (159)
1095. Wata, T.: J. Ther. (Tokyo) 46, 1339—44. (30)
1096. Watson, H.: Amer. Heart J. 68, 1, 3—11 (Kritik b. Zakopoulos, K. S.,
            Amer. Heart J. 69, 1, 144, 1965) (20, 30, 103).
1097. —   Circulation 29, 2, 284—305. (20, 53)
1098. Watt, T. B., Jr. et Pruitt, R. D.: Circ. Res. 15, 3, 234—39. (76,
            115, 187)
1099. Weill, G. et al.: Rev. fr. gynec. obstet. 59, 57—66. (61, 105)
1100. Weinmann, J.: J. thor. cardiovasc. Surg. 48, 4, 690—2. (211)
1101. Weise, H.: Münch. med. Wschr. 106, 537—44. (104)
1102. Weitzmann, D.: Brit. Heart J. 26, 3, 330—6. (105, 115)
1102a. Wendkos, M. H.: J. New Drugs 4, 322—32. (115)

1103. WENER, J. et al.: Amer. Heart J. **67**, 2, 221—31. (112)
1104. WENGER, N. K. et al.: Amer. J. Cardiol. **13**, 6, 774—8. (46)
1105. WENGER, R. et al.: Cardiologia **44**, 408—16. (66)
1105a. — Endokardfibrosen. Thieme, Stuttgart. (102)
1106. WESSEL, G.: Z. ärztl. Fortbild. **58**, 12, 669—71. (103).
1107. WHALEN, R. E. et al.: Ann. N. Y. Acad. Sci. **111**, 3, 922—31. (212)
1108. WHITACKER, W. et al.: Circulation **30**, 6, 918—22. (177)
1109. WHITBY, J. D.: Brit. J. Anesth. **36**, 63—4. (105)
1110. WHITLEY, J. E. et al.: Acta radiol. (Stockh.) **2**, 1, 17—31. (180)
1111. WIDMANN, W. D.: Ann. N. Y. Acad. Sci. **111**, 3, 992—1006. (211)
1111a. WIELICZAŃSKI, H.: Kardiol. pol. **7**, 299—309; 327—9 (18, 73)
1112. WIENER, L. et al.: Amer. Heart J. **67**, 5, 684—8. (129)
1113. WILAND-ŽERA, A. et al.: Pol. tyg. lék. **19**, 16, 589—93. (20)
1114. WILSON, W. S. et al.: New Engl. J. Med. **270**, 446—8. (195)
1115. WILLIAMS, C.: Prager Abstracta, S. 348. (34, 121)
1115a. WINKELMANN, J.: Med. Welt **12**, 641—7. (219)
1116. VINOGRADSKIJ, O. V.: Ter. arkh. (russ.) **36**, 5, 19—23. (133)
1117. WIRTH-SOLEREDER, R.: Z. Kreisl. Forsch. **53**, 5, 471—88. (38)
1118. WÓJCIKIEWICZ, O.: Pol. tyg. lék. **19**, 81—5. (73)
1118a. WOLLENBERGER, A.: Circulat. Res. **15**, 5 (Suppl.), 184—201. (28)
1119. WOLTER, H. H.: Réanim. et organ. artif. **1**, 1, 51—62. (215)
1119a. WOSKE, H. M.: Med. Clin. N. Amer. **48**, 1441—57. (37)

1120. YAHINI, J. H. et al.: Amer. J. Cardiol. 14, 2, 248—54. (195)
1121. YANAGA, T. et al.: Jap. Heart J. **5**, 4, 380—8. (114, 115, 196, 198)
1122. YANO, K. et PIPBERGER, H. V.: Amer. Heart J. **67**, 1, 44—52. (15, 147)
1123. — et al.: Circulation **29**, 1, 107—17. (4, 11, 15)
1124. YARBROUGH, R. et al.: Amer. J. Cardiol. 14, 4, 504—12. (214)
1125. YASUI, S. et al.: Jap. J. clin. Path. **12**, 32—6. (42)
1126. — Amer. Heart J. **68**, 2, 236—42. (11)
1127. YOSHIDA, T. et al.: Jap. Heart J. **5**, 1, 85—92. (102)
1128. YOSHITOSHI, Y. et al.: Naika (jap.) 14, 971—7. (103)
1128a. — Jap. Heart J. **5**, 6, 497—511. (127, 137)
1129. — Resp. Circulat. (jap.) **12**, 6, 445—9. (103)
1130. YOUNG, D.: Amer. Heart J. **67**, 4, 565—6. (198)
1130a. YOUNG, T. Y. et al.: JEEE Trans. Biomed. Electron. **11**, 6, 60—7. (11)

1130b. ZAGOUTO, F. et al.: Réanim. et organs artific. **1**, 35. (214)
1130c. ZABOTIN, V. I.: Nervn. sist. (russ., Leningr.) **5**, 151—8. (3)
1131. ZĂGREANU, I. et al.: Med. intern. (Bucur.) **16**, 729—32. (111)
1131a. — et VLAICOU, R.: Rev. Roum. Med. intern. 1, 4, 353—60. (152)
1132. ZAKOPOULOS, K. S. et al.: Dis. Chest **45**, 646. (207)
1133. — Dis. Chest **46**, 3, 346. (81)
1133a. ZAMFIRESCU-GHEORGHIU, M. et al.: Rev. roum. méd. interne 1, 2,
        171—80. (113)
1134. ZANKIEWICZ, W.: Kardiol. pol. **7**, 3, 221—4. (19)
1135. ZAO, Z. Z.: Prager Abstracta, S. 350. (45)
1136. — Cardiologia **45**, 333—46. (45)
1137. — Amer. Heart J. **68**, 3, 426—7. (24)
1138. ZARNSTORFF, W. C. et al.: J. thorac. cardiovasc. Surg. 47, 1, 122—8. (189)
1139. ZERBI, F. et al.: Acta Neurol. (Napoli) **19**, 582—99. (104)
1140. ZHERDUKALOVA, L. F. et al.: Mat. ob'ed. sessii zakavkazsk. inst.
        AMN SSSR (russ.), 191—3. (171)

1140a. ZHUK, E. A. et al.: Pat. fisiol. eksp. ter. 8, 36—41. (99)

1141. ZIELIŃSKA, W.: Kardiol. pol. 7, 1, 57—61. (68, 104)

1141a. ZILIANTI, M.: Rev. Obstet. Ginec. Venez. 24, 525—33. (52, 187)

1142. ZINGERMAN, L. S. et al.: Kardiologija (russ.) 4, 4, 69—72. (105)

1143. ZINZADZE, I. N. et ZINZADSE, G. I.: Z. ges. inn. Med. 19, 18, 121—3.
       (19, 205)

1143a. ZOLI, A. et al.: Rev. crit. clin. med. 64, 6, 209—19. (19)

1144. ZOLL, P. M. et LINENTHAL, A. J.: Circulation 30, 4, Suppl. III, 180—1.
       (214, 215)

1144a. — et al.: Ann. N. Y. Acad. Sci. 111, 3, 1068—79. (212)

1145. — Ann. Surg. 160, 3, 351—65. (212)

1146. ZONDEK, H.: Brit. Heart J. 26, 2, 227—32. (108)

1147. ZOOB, M.: Brit. Heart J. 26, 5, 716—8. (103, 207)

1148. ZUCKER, I. R. et al.: Circulation 30, 4, Suppl. III, 184. (212)

1149. — Circulation 29, 4, Suppl. 1, 157—60. (213)

1150. ŽÁK, J. et al.: Vnitřni lék. 10, 11, 1052—62. (158)

Namen- und Sachverzeichnis